T0200347

Bewegt Altern

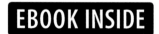

Norbert Bachl · Piero Lercher ·
Barbara Schober-Halper

Bewegt Altern

Professionelle Strategien für ein
gesundes und aktives Älterwerden

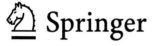 Springer

Norbert Bachl
Wien, Österreich

Piero Lercher
Bad Kleinkirchheim, Wien, Österreich

Barbara Schober-Halper
Oberwart, Wien, Österreich

ISBN 978-3-662-56041-9   ISBN 978-3-662-56042-6   (eBook)
https://doi.org/10.1007/978-3-662-56042-6

Die Deutsche Nationalbibliothek verzeichnet diese Publikation in der Deutschen Nationalbibliografie; detaillierte bibliografische Daten sind im Internet über http://dnb.d-nb.de abrufbar.

Geleitwort

Die aktuelle politische und sozialpolitische Diskussion dreht sich um demografische Faktoren, um die Alterung der Bevölkerung und die Zunahme älterer Menschen in den entwickelten Ländern. Ältere Menschen sind in der Regel biologisch jünger als in früheren Zeiten, viele sind bis ins höhere Alter in vielerlei Hinsicht aktiv, von Fernreisen bis hin zu kulturellen, sozialen und sportlichen Aktivitäten.

Im vorliegenden Buch sind Maßnahmen zur Verzögerung des Altersprozesses und zum Erhalt der Fitness Themata verschiedener medizinischer, pseudomedizinischer und komplementärer Verfahren. Letztere werden gerne unter dem Begriff „Anti-Aging" zusammengefasst.

Man kann das chronologische Altern („Aging") nicht aufhalten, wohl aber kann der physiologische Altersvorgang, die funktionelle Alterung, verlangsamt werden. Die in der Diskussion befindliche „Polypill" wird diesen Wunsch verstärken. In der Tat ist es verlockend, am Morgen eine Tablette für ein langes Leben zu schlucken, dafür aber seinen Lebensstil mit begleitenden Risikofaktoren wie Übergewicht, Nikotin, Fehlernährung und Bewegungsmangel beizubehalten. Inzwischen gibt es Hinweise, dass zu langes Sitzen, vor allem vor dem Bildschirm, sei es PC oder Fernsehen, ein kardiovaskulärer Risikofaktor ist; bereits hier gilt: Bewegungsmangel macht krank, führt zur Leistungsminderung, begünstigt im Alter Stürze, fördert die soziale Ausgrenzung und mindert die Lebensqualität, besonders bei älteren Menschen. Allerdings gibt es eine wirksame Polypill schon lange: lebenslange regelmäßige körperliche Aktivitäten – man muss sie nur ins tägliche Leben integrieren!

Die kritische Darstellung des vorliegenden Buches von Norbert Bachl, Barbara **Schober-Halper** und Piero Lercher sowie der Gastautoren zeigt, dass Altern auf funktioneller Ebene nur durch regelmäßige körperliche Aktivität aufgehalten werden kann. Die im Alter eintretenden funktionellen Einschränkungen können vor allem durch körperliche Aktivität, Bewegung und Training kompensiert werden. Dieses wird eindrücklich in diesem Buch über Alter und Bewegung dargestellt. Alle Aspekte von der Epidemiologie über Molekulargenetik, Physiologie sowie Prävention, Therapie und Rehabilitation werden ausführlich erörtert und mit aktuellen wissenschaftlichen Arbeiten belegt. Auch sind die Empfehlungen von

Fachgesellschaften aus In- und Ausland berücksichtigt. Diese Empfehlungen beruhen nicht zuletzt auf den sportmedizinischen Studien und Erkenntnissen der letzten Jahrzehnte, und, im vorliegenden Fall, auch auf den Studien und praktischen Erfahrungen der Buchautoren. Ein Buch, welches auf den Schreibtisch jeden Arztes gehört.

Als wesentlicher Kerninhalt wird gezeigt, dass körperliche Aktivität und Bewegung auch im Alter wirksam ist. Auch der ältere Mensch kann trainiert werden. Es ist nie zu spät, mit dem Training zu beginnen. Ziel dabei ist in erster Linie der Erhalt oder die Verbesserung der Lebensqualität im Alter sowie die Selbstbestimmung, Autonomie oder Unabhängigkeit des älteren Menschen. Wünschenswert ist, dass jeder Mensch schon möglichst in frühen Jahren mit einem dosierten Trainingsprogramm beginnt. Das Ziel sollte sein, auch im Alter fit zu bleiben. Auf diese Weise ist es möglich, auch ab dem 60. Lebensjahr seine Fitness beizubehalten. Für die Beratung ist ferner bedeutsam, dass nach heutiger Erkenntnis bereits moderate körperliche Aktivität präventive oder therapeutische Wirkungen entfalten kann.

Bewegung umfasst aber auch die körperlichen Aktivitäten des täglichen Lebens. Wichtig erscheint, dass solche Aktivitäten weniger als Last denn als Lust oder Anreiz zu einer „Trainingseinheit" angesehen werden sollten. Jede Bewegung macht fit, auch kleinere Übungseinheiten während des Tages summieren sich zu einer Gesamttrainingseinheit an Aktivität.

Die Motivation eines Menschen zur Bewegung ist ein wichtiger Aspekt. Jeder Arzt sollte bei jedem Patientenkontakt nach der körperlichen Aktivität fragen, dies gilt als das 5. vitale Zeichen. Häufige, vom Arzt immer wieder getätigte Bewegungsempfehlungen sind durchaus wirksam für eine Motivation, eine motivierende Interviewtechnik hingegen ist die klassische Technik, jedoch mit einem größeren Zeitaufwand verbunden. In der Praxis hat sich vor allem ein Rezept für Bewegung bewährt („das grüne Rezept"), mit dem einem Patienten individuell Vorschläge und Empfehlungen zur körperliche Aktivität „verordnet" werden können.

Das vorliegende Buch enthält eine hervorragende Übersicht und Darstellung aller Bereiche und Fragen zu körperlicher Aktivität, Bewegung und Alter. Die umfangreichen sportmedizinischen Erkenntnisse, seit über 100 Jahren in unzähligen Studien durch Sportärzte erarbeitet, haben ganz wesentlich dazu beigetragen, körperliche Aktivität als elementaren Bestandteil mit hoher Evidenz unseres täglichen Lebens zu etablieren.

Körperliche Aktivität bedeutet, fit und leistungsfähig im Alltag zu bleiben, besser auszusehen und sich besser zu fühlen. Wer fit ins Alter kommen will, sollte in jedem Fall rechtzeitig mit regelmäßigem Training durch Bewegung und körperliche Aktivität beginnen und dieses routinemäßig zum Tagesablauf machen.

Dieses Buch wendet sich an alle Menschen im Gesundheitswesen, auch für interessierte Laien kann es als Leitfaden zu mehr Aktivität und Wohlbefinden dienen. Nach Umfang und Inhalt stellt das Werk ein aktuelles und umfassendes Lese- und Nachschlagewerk dar.

Wer dazu mehr und Einzelheiten darüber wissen möchte, sollte unbedingt zu diesem Buch greifen.

Univ.-Prof. Dr. med. Herbert Löllgen

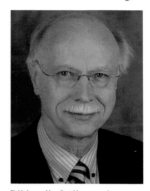

Bildcredit: Löllgen privat

Geleitwort

▶ „Ich hab' das Glück, dass ich noch sehr aktiv bin und jeden Tag trainiere."
Dagmar Koller

Aus meiner eigenen Erfahrung weiß ich um die Vorzüge eines gesunden Lebensstils, der durch regelmäßige körperliche Aktivität, Ballett-Training, Sing- und Atemübungen, aber auch durch kulturelle Aktivitäten und eine qualitativ hochwertige und ausgewogene Ernährung geprägt ist. Ansonsten wäre es gar nicht möglich gewesen, über 60 Jahre im Showbusiness zu reüssieren.

Die wesentliche Herausforderung ist hier die Selbstüberwindung und Motivation, diese Prinzipien auch zu leben. Und wenn man einmal nachlässig oder faul wird, so ist das ein nur allzu menschlicher Wesenszug. Es stellt auch gar kein Problem dar, denn man kann jederzeit von Neuem beginnen, einen gesunden Lebensstil zu pflegen. Gesundheitsgefährlich wird es aber dann, wenn Bewegungsmangel, schlechte Ernährung und negativer Stress überhandnehmen.

Man muss auch lernen, mit den Veränderungen des Alters fertig zu werden. Das Alter hat ja auch Vorzüge, so hab ich mich beispielsweise noch nie so frei gefühlt wie jetzt.

Dem Autorenteam des vorliegenden Buches ist wirklich zu danken, dass sie die wissenschaftlichen Daten, Fakten und Hintergründe rund um den Alterungsprozess verständlich und übersichtlich zusammengefasst haben. Sie haben auch sehr viele eigene Erfahrungen im Umgang mit älteren Menschen und deren Betreuung eingebracht. Diese neuesten Erkenntnisse und der reichhaltige Erfahrungsschatz werden als praxisbezogene und leicht realisierbare Strategien vermittelt, die letztendlich nicht nur den Betreuungspersonen, sondern auch den Betroffenen selbst zugutekommen.

In diesem Sinne wünsche ich viel Spaß beim Lesen und ein „Happy Aging".

Dagmar Koller

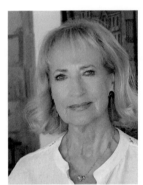

Foto: Dos Santos Entertainment

Vorwort

Die Zahl der über 60-, 70-, 80- und 90-Jährigen sowie der Centenarians, also der über 100-Jährigen steigt weltweit in den meisten Ländern an. Wir alle wollen alt werden, aber nicht alt sein! Dies bedeutet, dass nicht nur die auch an sich steigende Lebenserwartung, sondern besonders die sogenannten „Healthy Life Years", also die gesunden Lebensjahre, von entscheidender Bedeutung sind. Wer will nicht – auch im höheren Alter – reisen, Freunde treffen, Sport treiben, mobil sein und sich des Lebens erfreuen?

Fünf wesentliche Begriffe prägen den Text hinsichtlich der Strategie der WHO, die körperliche Aktivität in Europa für ältere Menschen zu erhöhen:

Funktionelle Kapazität, Healthy Life Years, Lebensqualität, Unabhängigkeit im Altersleben und Freizeit, Risikoreduktionen für chronische Erkrankungen.

Beim Lesen dieser WHO-Priorität 4 im Hinblick auf körperliche Aktivität sind sehr viele Maßnahmen vorgeschlagen, welche in die Kategorie der Verhältnisprävention einzuordnen sind, also Unterstützung der älteren Menschen durch öffentliche Einrichtungen, Kommunen, soziale Netzwerke und Gesundheitsberufe. In diesen wie auch in den anderen Prioritäten scheint den Herausgebern dieses Buches allerdings die Verhaltensprävention zu wenig akzentuiert zu sein. Es ist daher ein wesentliches Anliegen dieser Publikation, älteren Menschen sehr praxisbezogen jene Hilfestellungen zu geben, mit welchen sie eigeninitiativ dem Alter begegnen bzw. das Altern gesund gestalten können.

Vor dem Hintergrund der neuesten Ergebnisse der Altersforschung aller wissenschaftlichen Disziplinen kristallisieren sich immer mehr jene Verhaltensweisen heraus, welche neben der Genetik als sogenannte Lebensstilfaktoren bzw. -modulatoren eine entscheidende Rolle spielen, nämlich die regelmäßige lebenslängliche körperliche Aktivität, eine der jeweiligen Situation und den Lebensumständen angepasste, qualitativ hochwertige Ernährung, ein stabiles Immunsystem und viel positives Denken, verbunden mit Selbstbewusstsein, sozialen Kontakten und Gestaltungswillen.

Aus Gründen der besseren Lesbarkeit verwenden wir in diesem Buch überwiegend das generische Maskulinum. Dies impliziert immer beide Formen, schließt also die weibliche Form mit ein.

Einfach zu schreiben – schwer umzusetzen?

Ja und nein! Wie die Genetik sind verschiedene andere Lebensumstände oft schicksalshaft vorgegeben bzw. nicht leicht beeinflussbar. Der Rest, also der Lebensstil, ist gestaltbar! Dies drückt ein Zitat des bekannten Epidemiologen Dr. Ralf Seal Paffenbarger aus, der den Impetus der aktiven Lebensgestaltung formuliert hat: „Nur wer sich anstrengt, wird belohnt!". Dieser Satz hat nichts mit Ergomanie, also Leistungswahn, zu tun, sondern stellt eindrucksvoll dar, dass die Aktivität jenes Lebensprinzip ist, welches Risikofaktoren für chronische Erkrankungen und frühzeitige Mortalität hintanhalten bzw. die Chancen für eine stabile Gesundheit und insbesondere der Zunahme der „gesunden Lebensjahre" positiv beeinflussen kann.

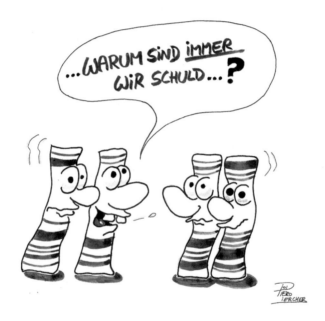

Gen-Talk

Voraussetzung dafür ist allerdings ein Basiswissen über jene Vorgänge, welche sich im Alter im Organismus abspielen, bzw. jene Risikofaktoren, die als „Lebensstilfaktoren" zu vielen chronischen Erkrankungen und damit zu Morbidität bzw. oft zu Polymorbidität, reduzierter Lebensqualität und Abhängigkeit von externen Einrichtungen (Pflege) führen.

Unser Leben ist ein dynamischer Prozess.

Daher kann man das Leben und insbesondere den Alternsprozess mit einem Rad mit 8 Speichen beschreiben: Physische Aktivität und Sport, Brain Jogging, Umwelt und Ernährung, zwischenmenschliche Beziehungen, Sexualität, soziale Aktivitäten, Interessen und Humor, Entspannung und Regeneration.

Wenn jede Speiche des Rades gleich lang ist, dreht es sich gleichmäßig.

Wenn ein Teilgebiet jedoch überbetont oder vernachlässigt wird, geht die gleichmäßige Bewegung, das Lebensgleichgewicht, verloren.

Die Herausgeber und Autoren des vorliegenden Buches haben sich bemüht, die wichtigsten Bereiche einer aktiven und gesunden Lebensgestaltung zusammenzufassen sowie einfache und übersichtliche Handlungsanleitungen für ein „bewegtes, gesundes Altern" zu geben. Nach einem einleitenden Kapitel über das „Phänomen Altern" werden zunächst die physiologischen und pathophysiologischen Veränderungen im Altersgang, bezogen auf Organe bzw. Organsysteme und deren Risikopotenzial für schnelles Altern, Entstehen von Risikofaktoren, Erkrankungen, Multimorbidität, Immobilität und Mortalität, dargestellt. Der anschließende Hauptteil ist in vier große Blöcke unterteilt, welche die „Chancen der Eigenverantwortlichkeit" beschreiben, nämlich das Psychomanagement, das Ernährungsmanagement, das Immunmanagement und das Bewegungsmanagement.

Neben der Beschreibung der physiologischen und pathophysiologischen Mechanismen, welche das „Altern" bedingen, liegt ein Hauptaugenmerk dieser vier Blöcke auf Umsetzungsmöglichkeiten in und für die Praxis. Dies soll jenen Bereich stärken, der in der Vorsorgemedizin Verhaltensprävention und Lebensstilmodifikation genannt wird. Dies bedingt Eigenverantwortung und einen positiven Blick in die Zukunft! Durch viele Abbildungen und Tabellen werden die wichtigsten Handlungsanleitungen in den angesprochenen Lebensstilbereichen einfach vermittelt, damit jeder Leser „seinen persönlichen Weg" finden kann, um mit Aktivität im Alltag, Sport und Training in der Freizeit, mit adäquater Ernährung sowie mit positivem Denken seine Lebensqualität und damit die gesunden Lebensjahre erhöhen kann. In diesem Sinn sind viele Links bzw. OR-Codes zu diversen Webpages angegeben, wobei allerdingst leider nicht garantiert werden kann, dass diese ständig aktiv sind bzw. regelmäßig gewartet werden.

Um einerseits die entsprechenden fachlich-wissenschaftlichen Grundlagen darzubieten und andererseits einfach Behandlungsanleitungen zu präsentieren, sind wir, die Herausgeber und Autoren, unseren „Gastautoren" für ihre Beiträge sehr dankbar, nämlich (alphabetisch) Herrn Dompfarrer Anton Faber, Frau Michaela Lang, Dr. Kurt Leitner, Frau Johanna Mayer, Frau Simone Ronacher und Frau Prof. Dr. Gerti Senger. Diese bekannten Persönlichkeiten bereichern die große Palette an alternsbeeinflussenden Faktoren mit ihren persönlichen Erfahrungen sowie Ergebnissen aus der wissenschaftlichen Literatur.

Aufgrund der inhaltlichen Verbindung von durchaus fachspezifischem Basiswissen mit vielen Ratschlägen zur praktischen Umsetzung im Alltagsleben wendet sich das vorliegende Buch daher an alle Gesundheitsberufe, welche mit „älteren Menschen" zu tun haben, sei es im Bereich der Gesundheitsvorsorge und Prävention, der Trainingslehre und Fitnessindustrie, der Rehabilitation, an die Medizinischen Trainingstherapeuten, pflegende und betreuende Personen, sowie an alle Ärzte, welche in ihren Praxen ältere Menschen beraten und betreuen.

Der Dank der Herausgeber gilt allen Gastautoren, Freunden und Mitarbeitern für ihre Inputs, Schreib- und Korrekturarbeiten, dem Springer-Verlag für die Möglichkeit, dieses Buch zu verfassen und zu gestalten, sowie den Mitarbeitern und Mitarbeiterinnen des Springer-Verlags für ihre Unterstützung.

In diesem Sinne viel Freude mit diesem Buch.

Legen Sie es nach dem Lesen nicht mit guten Vorsätzen zur Seite, sondern beginnen Sie sofort und aktiv, Ihr Leben so zu gestalten/zu verändern, damit Sie eine möglichst große Zahl an „gesunden Lebensjahren" erreichen können.

Univ.-Prof. Dr. med. Dr. hc. Norbert Bachl
Dr. med. Piero Lercher
Mag. Dr. Barbara Schober-Halper

Inhaltsverzeichnis

Über die Autoren

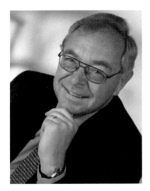

(Bildcredit: N. Bachl)

Univ. Prof. Dr. med. Dr. hc. Norbert Bachl geboren, und aufgewachsen in Wien, Promotion zum Dr. med. an der Universität Wien, 1971. Im Rahmen der Ausbildung Studienaufenthalte in USA, Deutschland und Frankreich. Er ist Facharzt für medizinische Leistungsphysiologie am Institut für Sportwissenschaften der Universität Wien. Von 1994 bis 2019 war er Direktor des Österreichischen Instituts für Sportmedizin (ÖISM) in Wien. Er ist derzeit Generalsekretär der Internationalen Gesellschaft für Sportmedizin (FIMS), ist Gründung- und Ehrenpräsident der Europäischen Gesellschaft für Sportmedizin (EFSMA), sowie Ehrenpräsident der Österreichischen Gesellschaft für Sportmedizin und Prävention (ÖGSMP). Im Rahmen seiner sportmedizinischen Tätigkeit im Leistungssport war Norbert Bachl Olympiaarzt, sowie langjähriges Mitglied der medizinischen Kommissionen des Internationalen, Europäischen und Nationalen Olympischen Komitees (IOC, EOC, ÖOC). Norbert Bachl war in mehreren Europäischen Konsensuskommissionen zur Erstellung von Bewegungsrichtlinien involviert und ist auch Mitglied einer Arbeitsgruppe in der EU zur Anerkennung von Sportmedizin als medizinisches Spezialfach. Er ist wissenschaftlicher Leiter des Universitätslehrganges für Public Health an der Medizinischen Universität Wien und Mitglied der Europäischen Akademie für Wissenschaften und Kunst (EASA). Seine Arbeits- und Forschungsschwerpunkte liegen in den Bereichen Leistungsprüfverfahren, zielgruppenspezifischen Trainings- und Bewegungsempfehlungen, künstliche Intelligenz in der personalisierte Prävention, körperliche Aktivität und Alter, molekulare Leistungsphysiologie, Sport und Genetik. Seine Hobbies sind der Radsport, Golf, Wandern, aber auch Musik, Kunst und Kulinarik.

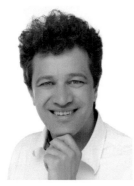

(Bildcredit: Manfred Baumann)

Univ.-Lekt. Dr. med. Piero Lercher geboren in Villach/Kärnten und aufgewachsen in Friaul-Julisch-Venetien und Kärnten, ist Sportarzt, Präventiv- und Umweltmediziner, Autor diverser Fachpublikationen und Bücher, Medizinjournalist und Karikaturist. Seit 1995 ist er Lehrbeauftragter an mehreren Universitäten und Bildungseinrichtungen, seit 2005 Lehrgangsleiter (Public Health) an der Medizinischen Universität Wien. Die Verbindung zwischen Theorie und Praxis und insbesondere der gesunde Lebensstil mit ausreichend Bewegung, richtiger Ernährung und positiver, lebensbejahender Denkweise, sind zentrale Themen seiner ärztlichen und wissenschaftlichen Tätigkeit. Er hat nicht nur sein Fachwissen in dieses Buch eingebracht, sondern auch seine zahlreichen Erfahrungen im Bereich der Altenbetreuung, sowie der Planung und Durchführung von innovativen Präventionsprogrammen, wie beispielsweise der Active-Aging-Gesundheitswochen der staatlichen Sozialversicherung.

Piero Lercher ist Vorstandsmitglied der Fachgesellschaft für Sportmedizin (ÖGSMP) und Vizepräsident der Gesellschaft für konservative Sportmedizin (GKSM). Zahlreiche Medienauftritte, Publikums- und Fachvorträge, sowie Einladungen zu internationalen Kongressen, aber auch zu internationalen Kunstfestivals und Ausstellungen dokumentieren sowohl sein medizinisches als auch sein künstlerisches Schaffen.

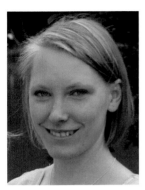

(Bildcredit: Halper privat)

Mag. Dr. Barbara Schober-Halper geboren und aufgewachsen im Südburgenland, war von Kindesbeinen an sportbegeistert. Ihre frühe Jugend war durch ihre Sporthauptschullehrerin vor allem durch die Sportarten Leichtathletik und Handball geprägt. Schon früh wurde der Entschluss gefasst Sportwissenschaften in Wien zu studieren. Als Sportmasseurin, Athletiktrainerin und Sportwissenschafterin blieben allerdings auch nach dem Studium einige Fragen offen, weshalb der nächste logische Schritt in Richtung Wissenschaft, erfolgte. Im Zuge des Forschungsprojektes Active Ageing an der Universität Wien, kam es zu zahlreichen interessanten Erkenntnissen, die ihr nationale und internationale Nachwuchs-Forschungspreise eingebracht haben und auch Teil dieses Buches sind. Derzeit arbeitet sie als Projektmanagerin für die Burgenländische Krankenanstalten-Gesellschaft m.b.H. Sie lebt mit Ihrem Mann und ihren 2 Kindern in Oberwart, wo auch das gemeinsame Fitnessstudio „Kraftkollektiv" beheimatet ist.

Das „Phänomen" Altern

1

Inhaltsverzeichnis

> ▶ **Trailer** Altern ist ein Phänomen, das die Menscheitsgeschichte von Anbeginn an beschäftigt. Sind es zunächst nur wenige, historisch verbriefte Menschen, die tatsächlich ein hohes Alter erreicht haben, so wird in diesem Kapitel die diesbezügliche Entwicklung bis zur heutigen Zeit erörtert. Es erfolgt auch eine Beantwortung der Kernfragen: Wie alt wird der Mensch? – Welche Faktoren beeinflussen die Lebenserwartung? Der Alterungsprozess ist oftmals durch Defizite und Verluste gekennzeichnet. Dass dies nicht immer so sein muss, wird anhand spannender Biografien eindrucksvoll illustriert. Diese zeigen auch, welche Aktivitäten und Leistungen bis ins hohe Alter möglich sind. Hier geht es nicht nur um lebenspraktische und berufliche Leistungen, sondern auch um sportliche Höchstleistungen, die man bis

© Springer-Verlag GmbH Deutschland, ein Teil von Springer Nature 2020
N. Bachl et al., *Bewegt Altern*, https://doi.org/10.1007/978-3-662-56042-6_1

dato für kaum möglich gehalten hat. Abgeschlossen wird das Kapitel mit den ökonomischen Benefits eines selbstbestimmten Alterungsprozesses.

1.1   Historische Betrachtung des Altersthemas

Die Anfänge der Menschheitsgeschichte waren vom Grundsatz „fressen und gefressen werden" geprägt. Nur wer schlau, ausdauernd und kräftig genug war, konnte dem Beuteverlangen der Raubtiere und den Auswirkungen der Naturgewalten entgegentreten oder entkommen. Kaum ein Mensch der Gattung *Homo sapiens sapiens* erreichte das 4. Lebensjahrzehnt, ältere, alte und greise Individuen waren zu den Zeiten, als der Mensch noch „Jäger und Sammler" war, weitgehend unbekannt. Das bestätigen auch anthropologische Untersuchungen von Skelettfunden aus allen Erdteilen, die darauf hindeuten, dass eine für damalige Verhältnisse bestehende Langlebigkeit – also ein Alter von über 30 Jahren – erst vor etwa 30.000 Jahren zu beobachten ist. Angesichts der langen Menschheitsgeschichte ist das also gar nicht so lange her.

Es fiel auf, wenn ein Mensch länger lebte oder mehr als zwei Generationen miterlebte. Die heute bekannten und im Kap. 3 beschriebenen Altersgebrechen waren weitgehend unbekannt.

Der US-amerikanische Anthropologe Rachel Caspari kommt sogar zur Aussage, dass der gegenüber anderen Lebewesen dominante und fortschrittliche Entwicklungsprozess der Spezies Mensch im Wesentlichen dem Faktum zuzuschreiben ist, dass durch die zunehmende Langlebigkeit eine Koexistenz mit einer dritten Generation, also der Großelterngeneration möglich wurde.

Einer der wenigen historisch verbrieften Fälle einer Person, die ein hohes Lebensalter erreichte, ist Ramses II (* um 1303 v. Chr.; † 27. Juni 1213 v. Chr.), auch Ramses der Große genannt. Er gilt als der mächtigste Herrscher des alten Ägyptens, seine Regierungszeit von rund 66 Jahren verlieh ihm den Nimbus, unsterblich zu sein. Er zählt nach wie vor zu den am längsten amtierenden Staatsoberhäuptern der Welt. Seine Feldzüge waren gefürchtet, sein Mut und sein Verhandlungsgeschick legendär. So schloss er mit den Hethitern auch den weltweit ersten schriftlich fixierten Friedensvertrag ab und sorgte für eine wirtschaftliche und kulturelle Hochblüte Ägyptens. Als er im biblischen Alter von 90 Jahren verstarb, wurde er einbalsamiert und blieb so der Nachwelt erhalten. Es ist eine Fügung des Glücks, dass seine Mumie im Zuge der vergangenen Jahrtausende nicht durch Grabräuber oder unkundige Finder zerstört wurde (Abb. 1.1 und 1.2).

Eine im Jahr 1976 von über 100 Wissenschaftlern unter der Leitung des französischen Prähistorikers Lionel Balout durchgeführte Untersuchung der gut erhaltenen Mumie führte zum Ergebnis, dass Ramses II an zahlreichen Altersgebrechen wie Rheuma oder Atherosklerose gelitten hatte. Er verstarb vermutlich an einer Sepsis, hervorgerufen durch einen schweren Abszess im Unterkiefer. Außerdem stellte man eine extreme Form der Parodontose fest, die auch den Kieferknochen affektiert hatte.

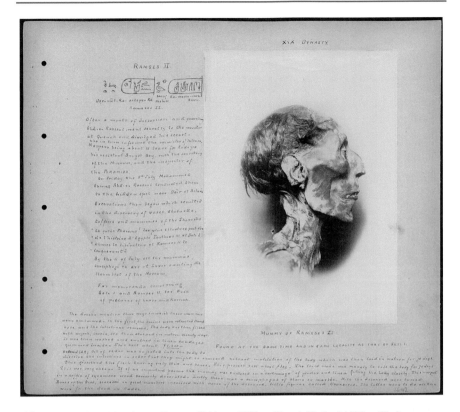

Abb. 1.1   Kopf der Mumie von Ramses II (* um 1303 v. Chr.; † 27. Juni 1213 v. Chr.)

Bezüglich verbriefter Daten und Fakten über alte Menschen, die in der Zeit der alten Hochkulturen gelebt haben, herrscht ein Informationsvakuum vor.

Interessant ist hier der kunsthistorische Aspekt, da Menschen bestrebt sind, Themen, die sie berühren und beschäftigen, auch in Form von Kunstwerken auszudrücken. So war in der Antike das bevorzugte Thema die Darstellung der formschönen Gestalt des jugendlichen Athleten. Ältere Menschen erschienen bevorzugt als Bildnisse von Göttern, Philosophen oder Staatsmännern. Die antiken Künstler beherrschten es, deren Gesichter so zu gestalten, dass Weisheit, Geist und Erfahrung ausgedrückt werden konnten. Was jedoch den Körper selbst betraf, meißelten sie unsentimental die Spuren des Alters in den Stein.

1.2   Die Gebote des Alters

Der römische Politiker, Anwalt, Schriftsteller und Philosoph Marcus Tullius Cicero (* 3. Januar 106 v. Chr.; † 7. Dezember 43 v. Chr.) verfasste eine denkwürdige schriftliche Abhandlung über das Altern mit dem Titel *Cato maior de*

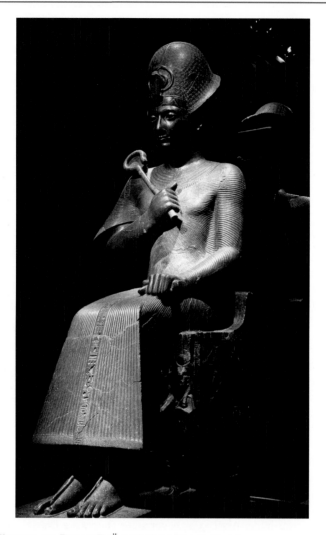

Abb. 1.2 Sitzstatue von Ramses II (Ägyptisches Museum, Turin)

senectute (Cato der Ältere über das Alter). In diesem fiktiven Gespräch mit einem Freund, der Angst vor dem Alter hat, beruhigt Cato diesen, indem er ihn auf die Vorteile und positiven Aspekte hinweist.

Ausgangspunkt ist die Feststellung, wie zufrieden und schmerzlos Cato sein hohes Alter zu ertragen scheint, währenddessen die meisten seiner Altersgenossen über den Verfall ihres Körpers und ihres Ansehens und somit über die Nachteile wie folgt lamentieren:

Erstens hält es von Taten ab (unam quod avocet a rebus gerendis), zum anderen macht es den Körper schwach (alteram quod corpus faciat infirmius), drittens beraubt es einem beinahe aller Genüsse (tertiam quod privet omnibus fere voluptatibus) und viertens ist es nicht weit vom Tod entfernt (quartam quod haud procol absit a morte).

Cato widerlegt diese Vorwürfe und plädiert für diese unumgängliche und dennoch erfreuliche Lebenszeit.

1. Die Taten des Alters würden sich nicht durch Kraft, Geschicklichkeit oder Schnelligkeit, sondern durch Voraussicht, Autorität und Entschlusskraft auszeichnen. Zum Vergleich beschreibt er die Tätigkeit eines Steuermanns, der nicht auf die Masten klettert, sondern mit Besonnenheit und Erfahrung das Schiff lenkt.
2. Nicht das Alter allein macht den Körper schwach. Schwachheit wird meistens von einem schlechten und unvernünftigen Lebenswandel verursacht. Kraftüberfordernde Anstrengungen sollen den Jungen überlassen werden, weshalb man mehr die geistigen Fähigkeiten schärfen und erhalten soll, sodass man bis zum letzten Atemzug über die Seinen zu herrschen vermag und sich nicht der Vergänglichkeit hingeben muss.
3. Übermäßige Lust steht dem vernünftigen Lebenswandel entgegen. Es ist daher kein Verlust, sondern ein Geschenk, von übermäßiger Lust befreit zu sein. Den Freuden der Lust stellt er die Freuden der geistigen Arbeit, der Beschäftigung mit der Landwirtschaft, aber auch der Pflege von Freundschaft und Gesellschaft gegenüber.
4. Die Nähe zum Tod ist unabhängig vom Alter und keine spezifische Eigenschaft des Alters. So hat ja der Greis bereits das Alter, das der Jüngling zu erreichen hofft.
5. Auch die Furcht vom Tod ist unbegründet, da dieser entweder die Seele vollständig auslöscht oder aber zu einem ewigen Leben führt.

Diese historische Diskussion repräsentiert auch den Duktus des Buches, das sowohl fachlich als auch persönlich zu einer aktiven und selbstbestimmten Auseinandersetzung mit einer wichtigen Lebensphase animieren soll.

1.3 Altern aus biologischer und physiologischer Sicht

1.3.1 Wie alt wird der Mensch

Wie alt wird der Mensch? Diese Frage wird immer wieder gerne gestellt und wie auch immer die Antwort ausfallen mag, jeder einzelne ist unzähligen endogenen und exogenen Faktoren ausgeliefert, die die Altersgrenze beeinflussen. Blättert man in der Bibel nach, so stößt man in der Genesis Kap. 5, Vers 21–27 auf Methusalem, dem ein Alter von 969 Jahren zugesprochen wird.

Interessant ist jedoch die Tatsache, dass im selben Buch, Kap. 6, Vers 3 eine biblische Altersverfügung für die Zeit nach der Sintflut beschrieben wird:

▶   „Da sprach der Herr: Mein Geist soll nicht für immer im Menschen bleiben, weil er auch Fleisch ist; daher soll seine Lebenszeit hundertzwanzig Jahre betragen."

Diese Zahl entspricht haargenau den aktuellen Erkenntnissen der Genetik. Wie auch immer – Ausnahmen bestätigen die Regel. So ist beispielsweise Jeanne Louise Calment (1875–1997) letztendlich 122 Jahre alt geworden. Sie gilt nach wie vor als der verbrieft älteste Mensch der Welt. Calment wurde im hohen Alter berühmt, nicht nur weil sie als junges Mädchen in einem Farbengeschäft gearbeitet und unter anderem Vincent Van Gogh Malutensilien verkauft hat, sondern selbst bis ins hohe Alter Sportarten wie Tennis, Schwimmen und Rollschuhlaufen ausgeübt hat. Calment fing mit 85 Jahren mit dem Fechtsport an und fuhr noch als 100-Jährige mit dem Fahrrad. Dass sie eine begeisterte Klavierspielerin war und gerne die Oper frequentierte, mag eine Erklärung für die Erhaltung der Feinmotorik und das Training ihres Gedächtnisses sein (Abb. 1.3, 1.4 und 1.5).

1.3.2 Kalendarisches, biologisches und psychisches Alter

▶   „Alle Menschen wollen alt werden, aber nicht alt sein!"

Das kalendarische Alter richtet sich nach dem genauen Geburtsdatum und wird üblicherweise in Jahreszahlen angegeben. Hierbei werden krankheitsbedingte Veränderungen und sonstige Geschehnisse ausgeblendet. Fast jeder Mensch vergleicht sich gerne mit anderen. Wenn man nur das kalendarische Alter berücksichtigt, fällt dies leicht!

Das biologische Alter hingegen orientiert sich am Zustand des Menschen und berücksichtigt anatomische, biologische und physiologische Veränderungen, in welche mehrere Faktoren eingerechnet werden müssen. Als Beispiel seien zwei

Abb. 1.3 Jeanne Louise Calment im Alter von 40 Jahren (1915). (Bildcredit: Public domain)

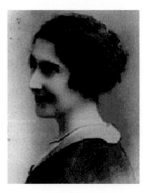

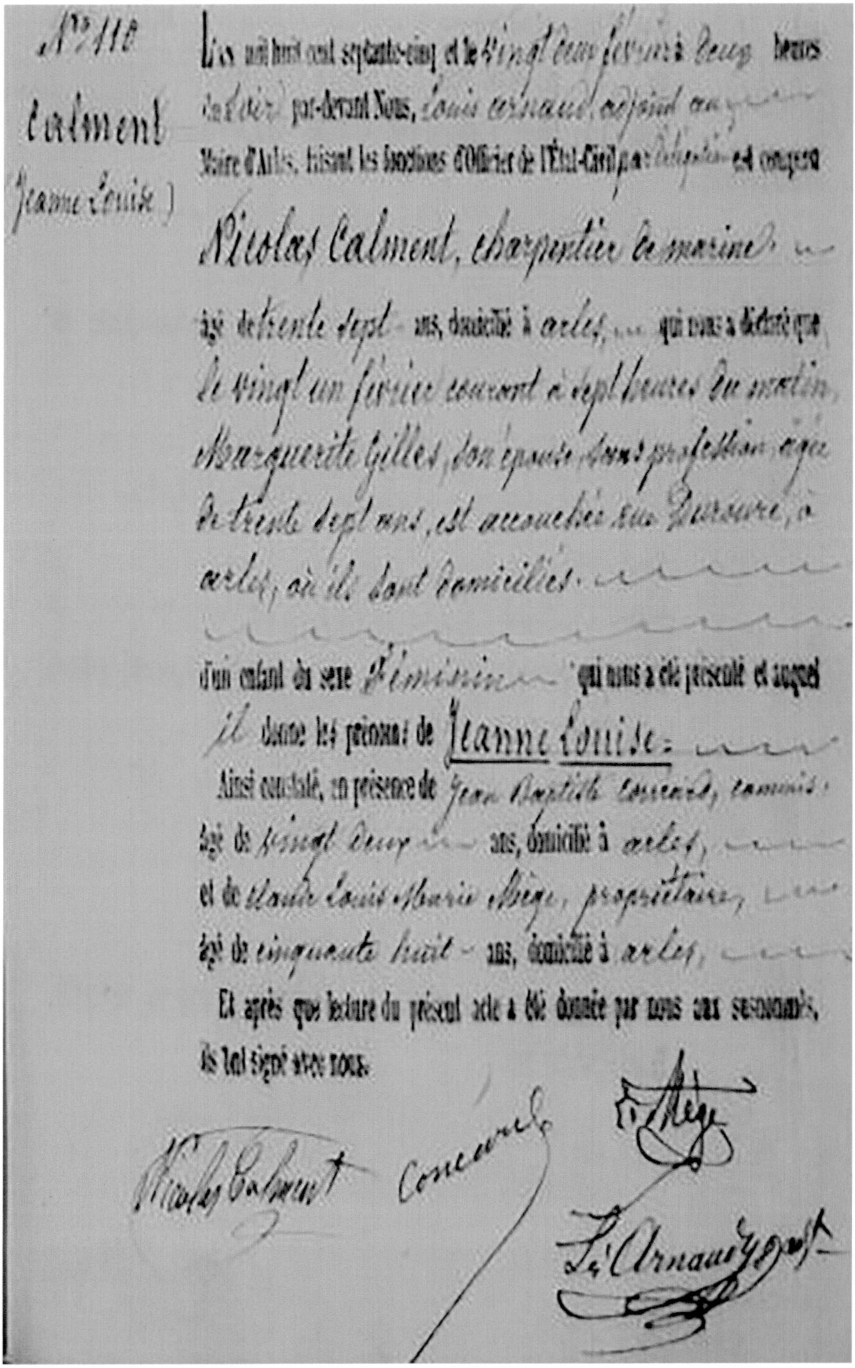
No 110
Calment
(Jeanne Louise)

L'an mil huit cent septante-cinq et le vingt deux février à deux heures du soir par-devant Nous, Louis Arnaud, adjoint au Maire d'Arles, faisant les fonctions d'Officier de l'État-Civil par délégation est comparu Nicolas Calment, charpentier de marine âgé de trente sept ans, domicilié à Arles, qui nous a déclaré que le vingt un février courant à sept heures du matin Marguerite Gilles, son épouse sans profession âgée de trente sept ans, est accouchée rue Dursure, à Arles, où ils sont domiciliés d'un enfant du sexe féminin qui nous a été présenté et auquel il donne les prénoms de Jeanne Louise.
Ainsi constaté, en présence de Jean Baptiste Concaud, commis âgé de vingt deux ans, domicilié à Arles, et de Claude Louis Marie Mège, propriétaire, âgé de cinquante huit ans, domicilié à Arles.
Et après que lecture du présent acte a été donnée par nous aux ..., ils l'ont signé avec nous.

Nicolas Calment Concaud Mège L. Arnaud adj.

Abb. 1.4 Die Geburtsurkunde von Jeanne Louise Calment. (Bildcredit: creative commons/Etat civil d'Arles)

Schulkollegen aus der Volksschule nach 40 Jahren verglichen, welche sich im Laufe der Jahre unterschiedlich entwickelt haben. Unter der Annahme, dass der eine einen überwiegend sitzenden Beruf in einem Büro ausübt und der andere ein Hochleistungssportler war und danach regelmäßig weiter Ausdauer trainiert hat, sind etliche biologische Faktoren zu erwähnen, in denen sich die beiden womöglich unterscheiden:

- unterschiedliche Herzgröße und Schlagvolumen (vergrößertes Sportherz)
- unterschiedliches Lungenvolumen
- unterschiedliche Leistungsfähigkeit und Belastungstoleranz
- unterschiedliche Abnutzung der Gelenke (durch hohe Trainingsbelastungen)
- unterschiedlich gealterte Haut durch Sonnenbelastung (beim Training im Freien)
- unterschiedliche Sehkraft (durch ständige Computerarbeit)
- unterschiedliche koordinative Fähigkeiten
- unterschiedliche Abnutzung der Wirbelsäule

> **Hinweis:** Es gibt nach wie vor Diskussionen und Zweifel bezüglich der Altersangaben von Jeanne Louise Calment: https://www.ncbi.nlm.nih.gov/pmc/articles/PMC6424156/pdf/rej.2018.2167.pdf

Somit wäre der Leistungssportler zwar in einigen Punkten wie etwa Herz, Lunge und Leistungsfähigkeit „biologisch jünger", jedoch könnten die Gelenke des überwiegend sitzenden Freundes weniger Abnutzungserscheinungen aufweisen. Auf der anderen Seite ist die in einem Büro arbeitende Person einem höheren Risiko einer Muskelatrophie, Osteoporose sowie von Übergewicht und Stoffwechselveränderungen (z. B. Diabetes mellitus Typ 2) ausgesetzt und seine Sehkraft sowie seine Haltung (Wirbelsäulenbeschwerden) könnte sich durch das lange Arbeiten am Computer verschlechtert haben. Allerdings sinkt bei geringerem Sonnenkonsum das Hautkrebsrisiko, was sich aber wiederum schlecht auf den Vitamin-D-Spiegel auswirkt. Diese Vergleiche können beliebig weiter angestellt werden und veranschaulichen, dass das biologische Alter aufgrund seiner Komplexität nicht isoliert betrachtet werden kann.

An diesem Beispiel manifestiert sich der „Circulus vitiosus", also der negative Kreislauf der Inaktivität. Zunehmendes Alter und frühzeitig auftretende chronische Erkrankungen (z. B. Diabetes mellitus Typ 2, Durchblutungsstörungen u. a.) bewirken einen Leistungsabfall, welcher die körperlichen Fähigkeiten und die Belastbarkeit drastisch reduziert, woraus natürlich eine weitere Abnahme der körperlichen Aktivität die Folge ist – da sie auch nur mehr eingeschränkt möglich ist! Dies führt zu dem „Sich-alt-Fühlen", welches nicht dazu beiträgt, positive Lebensreize zu setzen, vielmehr in eine depressive Stimmungslage führt, welche aufgrund der mangelhaften funktionellen Kapazität und der Einsamkeit weiter in eine noch deutlichere Inaktivität führt; hier schließt sich der Kreis!

Würden sich die beiden Schulkollegen mit 85 Jahren wieder treffen, spielen die kognitiven Parameter zusätzlich eine wichtige Rolle, da die geistige Gesundheit und das Verständnis zur Erfassung und Interpretation von Umwelteindrücken (auch in der Pflege), ein wichtiger Punkt des biologischen Alters ist. Fachkräfte aus dem Pflegepersonal beurteilen das biologische Alter daher vielfach eher nach kognitiven Parametern und geistiger Mobilität und weniger nach kleineren Gelenks- oder etwa Stoffwechselbeschwerden. Natürlich ist eine Voraussage über kognitive Parameter schwierig, fest steht jedoch aus einer Vielzahl von Untersuchungen, dass regelmäßige körperliche Aktivität ein Schutzfaktor vor Burnout, Depressionen, Alzheimer und Demenz ist.

Zusammengefasst ist daher das biologische Alter eher ein Gradmesser für den individuellen körperlichen Zustand und die Gesundheit eines Menschen als das kalendarische Lebensalter.

1.3.3   The Lost Generation

Mit dem Tod der Italienerin Emma Martina Luigia Morano-Martinuzzi (* 29.11.1899, † 15.04.2017) verstarb der letzte im 19. Jahrhundert geborene Mensch. Mit ihrem Tod ging nicht nur eine Generation, sondern eine Jahrhundertgeneration zu Ende (Abb. 1.5).

Abb. 1.5 Emma Martina Luigia Morano-Martinuzzi im Alter von 30 Jahren. (Bildcredit: Marcello.sarica/ gemeinfrei)

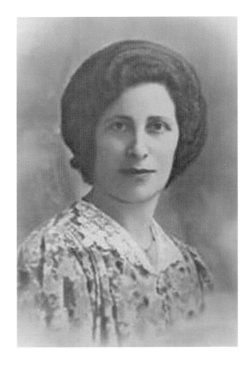

Doch so sang- und klanglos darf der „Verlust" dieser Generation nicht vonstattengehen, weshalb wir hier auch nochmal einen Rückblick auf die letzten Vertreterinnen dieser Generation werfen wollen.

Die am 15.12.1899 geborene Frieda Schmidt verstarb als letzte Deutsche, die im 19. Jahrhundert geboren wurde, am 06.11.2010, Adelheid Wehrle-Rieger (geb. am 19.11.1899) verstarb als letzte Schweizerin des 19. Jahrhunderts am 28.05.2010.

Als letzte Österreicherin, die im 19. Jahrhundert geboren wurde, gilt die Wienerin Hermine Hinner (* 16. Mai 1899–† 14. Februar 2009). Die letzte „Altösterreicherin" war Theresia Staffler genannt „Simele-Thres" (* 15. November 1898, † 11. Januar 2010) aus dem Ultental in Südtirol. Das, was sie uns als Vermächtnis mitgegeben hat, sind folgende Worte und Weisheiten, die ihr Rezept für ein hohes Alter waren:

▶ „Stets humorvoll sein und recht viel lachen, nicht zu wenig arbeiten im Leben, sich vertragen und nicht zu oft streiten, jeden Tag ein Gläschen Wein und auch ein Schnäpschen zwischendurch, nicht rauchen und manchmal ein bisschen mit dem Herrgott reden!" (Abb. 1.6).

Eine Analyse der Biografien dieser Menschen, die die maximale Lebenszeit „ausgeschöpft" haben, zeigt, dass Verhaltensweisen wie regelmäßige körperliche Aktivität, bewusste Ernährung, Humor, Kunstsinnigkeit und Musik, Glaube und Psychohygiene und vor allem das Verfolgen von Zielen bis zum Lebensende wesentliche Eckpfeiler eines langen und selbstbestimmten Lebens sind.

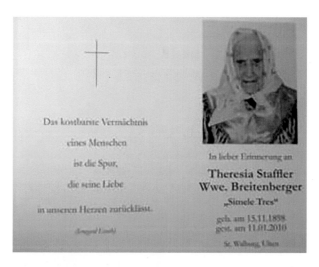

Abb. 1.6 Sterbebild von Theresia Staffler. (Bildcredit: Staffler privat)

1.3.4 Die Lebenserwartung

Was raubt uns Lebensjahre?

Starke Langzeitraucher (mehr als 10 Zigaretten tgl.)	Männer Frauen	9,4 Jahre 7,3 Jahre
Schwache Langzeitraucher (weniger als 10 Zigaretten tgl.)	Männer Frauen	5,3 Jahre 5,0 Jahre
Adipositas (BMI über 30)	Männer Frauen	3,1 Jahre 3,2 Jahre
Hoher Alkoholkonsum	Männer Frauen	3,1 Jahre 1,0 Jahre
Hoher Konsum von rotem Fleisch und Wurst (mehr als 120g/Tag)	Männer Frauen	1,4 Jahre 2,4 Jahre
Zu wenig Obst und Gemüse (weniger als 200g/Tag)	Männer Frauen	1,3 Jahre 0,8 Jahre
Gesamtverlust (keine Addition)	Männer Frauen	17 % 13,9 %

Mehr Lebensjahre durch Bewegung?
Beispiel Bewegung: Eine Stunde Bewegung entspricht einem Äquivalent von bis zu 7 Stunden Lebensverlängerung.
Regelmäßiges Joggen in niedrigem Tempo führt zu einem Gewinn an Lebenszeit:
Männer 2,6 bis 6,2 Jahre
Frauen 2,01 bis 5,6 Jahre
Bemerkung
Siehe auch nachfolgenden Abschnitt „Blue Zones".
Quelle: Deutsches Krebsforschungszentrum Heidelberg, 2018

Um demografische Analysen machen zu können, vergleicht man nicht nur interindividuell das erreichte Höchstalter, sondern die Lebenserwartung, also die zu erwartende Zeitspanne, die einem Menschen ab der Geburt bis zu seinem Tod verbleibt. Die hohe Kindersterblichkeit, unhygienische Bedingungen, mangelhafte medizinische Möglichkeiten und schlechte Ernährung waren hauptverantwortlich für die niedrige Lebenserwartung (Tab. 1.1).

So betrug in der griechischen und römischen Antike die durchschnittliche Lebenserwartung etwa 25–35 Jahre. Diese Erkenntnisse beruhen im Wesentlichen auf der unscharfen Analyse von Grabinschriften und Grabproben. Infektionskrankheiten wie Cholera, Tuberkulose und Pocken sorgten dafür, dass die Lebenserwartung bis ins 14. Jahrhundert nach Christus nicht wesentlich anstieg.

Tab. 1.1 Die Lebenserwartung im Wandel der Epochen

Epoche	Lebenserwartung in Jahren
Paläolithikum	33
Neolithikum	20–33
Bronze- und Eisenzeit	26
Antikes Griechenland	25–35
Antikes Rom	20–30
Präkolumbianische Zeit, Südliche Vereinigte Staaten	25–30
Maritime Provinzen Kanadas (u. a. Nova Scotia, Prince Edward Island, Quebec) in der französischen Kolonialzeit	60
Mittelalterliches Islamisches Kalifat	35+
Spätmittelalterlicher englischer Adelsstand	30
Frühes modernes England	33–40
Weltdurchschnitt im Jahre 1900	31
Europa im Zeitraum 1930–1950	41–55 (Männer) 45–59 (Frauen)
Weltdurchschnitt im Jahre 1950	48
Weltdurchschnitt im Jahre 2014	71,5
Europa im Jahre 2018	69–79 (Männer 78–84 (Frauen)

Im Mittelalter verachtete und verabscheute man in der Kunst das Äußere des alten Menschen, daher wurden Alte in der Plastik meistens als Propheten und verehrungswürdige Heilige dargestellt.

Als Ausdruck der unaufhaltsamen und unveränderbaren Realität des Alterungsprozesses des Körpers ist auch die Idee des Jungbrunnens und seine Thematisierung in der Kunst des späten Mittelalters und der Renaissance. Die wohl berühmteste Darstellung dieses Motivs stammt aus dem Jahr 1546 von Lucas Cranach dem Älteren (Abb. 1.7).

Vom 15. bis zum 18. Jahrhundert an stieg die Lebenserwartung in Europa und pendelte in einem Bereich von 30 bis 40 Jahren.

Doch Ausnahmen bestätigen die Regel. Der französische Forschungsreisende und Kolonisator Samuel de Champlain (1574–1635) berichtete über kanadische Völker (Mikmaq und Huron), die in den maritimen Regionen lebten, sich von magerem Fleisch, Gemüse und Hülsenfrüchten ernährten und ein Alter von 100 Jahren erreichten.

Das öffentliche Interesse an außergewöhnlich alten Menschen wurde durch solche Berichte gefördert und im 17. und 18. Jahrhundert entstand sogar ein regelrechter „Hundertjährigenkult".

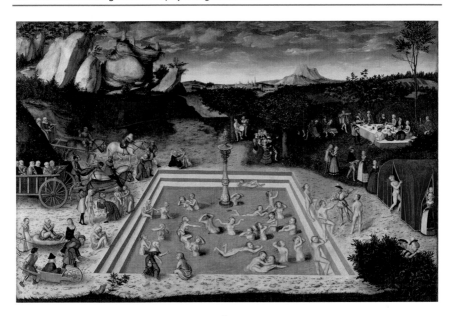

Abb. 1.7 Der Jungbrunnen; Lucas Cranach der Ältere (1472–1553). (Bildcredit creative commons)

Die Kunst der Renaissance betrachtete das Alter eher zwiespältig. So wurden alte Menschen, die dem Klerus, dem Adel und der Oberschicht angehörten, als würdig, weise und schön dargestellt, alte Menschen des Bauernstandes und der Unterklasse hingegen als verbraucht, komisch und gehässig. In keiner Epoche zuvor wurde der alte Körper so hässlich und abscheulich dargestellt. Selbst Rembrandt Harmenszoon van Rijn (1606–1669) betonte in seiner Souveränität der Menschendarstellung die äußeren Zeichen des Alters und versuchte diese nicht zu glätten. Im krassen Gegensatz dazu portraitierte Peter Paul Rubens (1577–1640) wiederum in diversen Gemälden alte Menschen als Apostel oder Götter in kaum zu überbietender Altersschönheit.

Die moderne Wissenschaft postuliert, dass die Inzidenz von Hundertjährigen vor dem 18. Jahrhundert maximal 1 pro Jahrhundert gewesen sein könnte. Der endgültige Beweis, dass vor dem 19. Jahrhundert bereits 100-jährige Menschen existierten, steht noch aus, auch statistisch gesehen waren die Populationen bis zu diesem Zeitpunkt nicht groß genug, um noch weitere Hundertjährige überliefern zu können.

Für die populärwissenschaftlich beschriebenen Fälle extrem alt gewordener Menschen bis zum Jahr 1900 fehlen bis dato schlüssige und valide Beweise.

Die in der Tab. 1.2 aufgelisteten Persönlichkeiten weisen eine interessante Vita auf, waren teilweise in ihren Ländern sehr populär und hinterließen viele Zeugnisse ihrer Existenz. Sie hinterließen aber auch noch sehr viele Fragen, die bis heute unbeantwortet sind.

Tab. 1.2 Berühmte „Superalte" vor 1900

Name	Lebenszeit	Alter [in Jahren]
Catherine of Desmonde	1464–1604	140
Peter Henricson	1465–1592	127
Thomas Parr	1483–1635	152
Henry Jenkins	1501–1670	169
Petracz Czartan	1539–1724	185
Live Livsdatter	1575–1698	123
Jon Andersson	1582–1729	147
Christian Jacobsen Drakenberg	1626–1772	146
Joice Heth	1684–1845	>161
Yarrow Mamout	1685–1819	>134
Pierre Joubert	1701–1814	113
Christopher Vanpool	1754–1866	112
Samuel Mecutcheon	1767–1889	122
John and Sarah Rovin	Unbekannt/? 17. oder 18. Jhdt.	172/164

Im frühen 19. Jahrhundert wurde schließlich eine Verdoppelung der Lebenserwartung erreicht. Bessere hygienische Bedingungen, Zugang zu sauberem Wasser, Impfungen und eine deutlich verbesserte medizinische Versorgung und Ernährung waren die Garanten für diese positive Entwicklung.

Nicht zu vergessen sind hier die bahnbrechenden Erkenntnisse des österreich-ungarischen Arztes Ignaz Philipp Semmelweis (1818–1865), der durch die Implementierung des Händewaschens und der Händedesinfektion vor chirurgischen Eingriffen das tödliche Kindbettfieber und somit eine der häufigsten Todesursachen der damaligen Zeit eindämmen konnte. Leider wurden seine bahnbrechenden Erkenntnisse aus wissenschaftlicher Ignoranz erst viel später umgesetzt (Abb. 1.8).

Wenn man die künstlerische Darstellung des alten Menschen im 19. und 20. Jahrhunderts betrachtet – beispielsweise Francisco José de Goya y Lucientes (1746–1828), der sich in einem Selbstbildnis mit 50 darstellte, obwohl er bereits 70 Jahre alt war –, so weicht die anfängliche Selbstverleugnung allmählich den realistischen Komponenten insbesondere durch die Künstler und Künstlerinnen des sozialistischen Realismus der 1920er Jahre.

Bedingt durch das Massensterben vieler jungen Soldaten im Rahmen der beiden Weltkriege war das gesellschaftliche Leben durch das bewusste und lebensnotwendige öffentliche Auftreten von Frauen und älteren Menschen geprägt. Unvergesslich sind hier beispielsweise die Bilder der sogenannten Trümmerfrauen, die den Schutt der zerstörten Städte beseitigten, um eine Basis für den Wiederaufbau zu schaffen.

Abb. 1.8 Ignaz Semmelweis
(1818–1865). (Bildcredit
Eugen Doby)

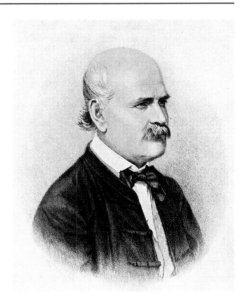

Der in den 1950er Jahren aufkommende Rock'n Roll begleitete in Kombination mit der Musik der sogenannten „Roaring Sixties" einen immer stärker gelebten Jugendkult, der bis heute in unserer Gesellschaft vorherrscht. Die Erhaltung des Jungseins und der Jugendlichkeit wurde zur absolut erstrebenswerten Wichtigkeit erhoben. Die Jugend wird als Phase der Selbstverwirklichung betrachtet, weshalb auch das Jugendlichkeitsideal über allen Lebensaltern steht – attraktiv und verlockend, aber auch dirigierend und fordernd.

Wir erleben aber aktuell auch einen Wertewandel. Zählt man mit 45 oder mit 50 Jahren tatsächlich schon zum „alten Eisen"? Diese Frage muss verneint werden!

Es ist unverständlich, dass es im Arbeitsprozess dementsprechende Tendenzen und Aktivitäten gibt, die letztendlich zum Verlust von Erfahrung und generationenübergreifender Intelligenz und Kompetenz führen. Der jüngere Arbeitnehmer mag zwar schneller und flexibler sein, der Ältere hat jedoch Erfahrung und Lösungskompetenz aufzuweisen.

Ein rasches Umdenken und eine Rückbesinnung zu generationsübergreifender Wissens- und Kompetenzvermittlung sind hier erforderlich.

Als diesbezüglich positive Vorreiter wirken heutzutage überraschenderweise nicht die Kunst und Literatur, sondern die Mode- und die Werbebranche, welche alte Menschen als attraktive und vitale Testimonials erkannt haben. In Kombination mit den Erkenntnissen der modernen Sportmedizin kommt man letztendlich zum Schluss, dass nicht die Höhe des Alters oder die Lebenserwartung maßgebend sind, sondern die Qualität und Selbstbestimmtheit, mit denen das höhere Alter gelebt wird. Nicht das kalendarische Geburtsdatum, sondern die geistige und körperliche Fitness sind die Altersdeterminanten der Zukunft.

Repräsentativ für das Alter ist letztendlich nicht die Anzahl der Lebensjahre, sondern die Fähigkeit eines selbstbestimmten Lebens. Das Motto lautet daher:

▶   „Nicht dem Leben mehr Jahre geben, sondern den Jahren mehr Leben geben."

Definition
Die Lebenserwartung drückt die durchschnittliche Anzahl der zu durchlebenden Jahre aus, die unter den herrschenden Sterblichkeitsbedingungen bei Geburt oder einem späteren, definierten Zeitpunkt erwartet werden kann. (Modifiziert nach Gabler Wirtschaftslexikon, LIT: http://wirtschaftslexikon.gabler.de/Archiv/12962/lebenserwartung-v9.html).

Es handelt sich dabei nicht um eine individuelle Vorhersage, sondern um einen Mittelwert, der auf statistischen Berechnungen und demografischen Analysen beruht.

Immer wieder werden die Begriffe „Lebenserwartung" und „durchschnittliches Sterbealter" verwechselt oder sinnentfremdet verwendet, weshalb hier eine Differenzierung beider Fachausdrücke erfolgt:

Unterschied durchschnittliches Sterbealter – Lebenserwartung

- Beim durchschnittlichen Sterbealter wird das durchschnittlich erreichte Alter aller Personen berechnet, die in einem Beobachtungszeitraum sterben. Dieser Wert hängt somit auch von der Altersstruktur einer Population ab: Bei identischer Sterblichkeit zweier Länder ist das durchschnittliche Sterbealter beispielsweise in der Bevölkerung höher, wo es mehr ältere Menschen gibt.
- Für die Berechnung der Lebenserwartung werden diese Altersstruktureffekte mithilfe der Sterbetafel herausgerechnet, sodass die Ergebnisse über die Zeit und zwischen verschiedenen Ländern trotz unterschiedlicher Altersstrukturen vergleichbar sind.

Nicht nur umgangssprachlich, sondern auch in der Fachliteratur wird die Langlebigkeit durch verschiedene Begriffe charakterisiert. Da deren Bedeutung von der Definition der Lebenserwartung abweicht wird nachfolgend ein Glossar präsentiert, das für zukünftige Forschungsarbeiten eine sinngemäße Verwendung der diesbezüglichen Termini technici ermöglichen soll. Zur Erleichterung der Interpretation und Analyse internationaler Forschungsarbeiten sind diese Begriffe auch in Englischer Sprache dargestellt.

Glossar der Langlebigkeit
P. Lercher, B. Schober-Halper und N. Bachl 2019

Lebenserwartung (Life Expectancy) = Zeitspanne, die ausdrückt, wie lange man leben kann, wenn man in einer bestimmten Zeit und in einer bestimmten Umgebung geboren wird

Lebensdauer (Life Span) = Ausdruck für den Zeitraum, wie lange ein Mensch tatsächlich lebt

Maximale Lebensdauer (Maximum Life Span) = die längste aufgezeichnete Lebensspanne für die jeweilige Spezies

Gesundheitszeitspanne (Healthy Life Years) = Anzahl der gesunden Jahre eines Lebens

Langlebigkeit (Longevity) = Zeitraum, wie lange man leben kann

Lebensstärke (Strongevity) = Stärke, die man physisch und mental im Laufe eines Lebens aufwenden kann

Die Lebenserwartung kann prinzipiell für jeden beliebigen Lebenszeitpunkt angegeben werden – am häufigsten wird jedoch der Zeitpunkt der Geburt herangezogen. Die so ermittelte Lebenserwartung wird als **mittlere Lebenserwartung** bezeichnet. Eine Bestimmung der Lebenserwartung in einem höheren Lebensalter wird als **fernere Lebenserwartung** bezeichnet.

Unter den nachfolgenden Links finden Sie ein Tool zur Berechnung der ferneren Lebenserwartung für Österreich, Deutschland und Schweiz:

Österreich: http://www.statistik.at/Lebenserwartung/Start.jsp

Deutschland: https://www.destatis.de/DE/ZahlenFakten/GesellschaftStaat/Bevoelkerung/Sterbefaelle/Tabellen/LebenserwartungDeutschland.html

Schweiz: https://www.bfs.admin.ch/bfs/de/home/statistiken/bevoelkerung/geburten-todesfaelle/lebenserwartung.html

Die Berechnung der Lebenserwartung erfolgt üblicherweise mitilfe von Sterbetafeln, die auf empirisch ermittelten Sterbehäufigkeiten der Vergangenheit beruhen. Ergänzt werden diese durch Rechenmodellannahmen für die zukünftige Entwicklung der Sterblichkeit.

So ist allein in den letzten hundert Jahren die Lebenserwartung in Österreich bei den Männern von ca. 48 auf 79,4 Jahre und bei den Frauen von ca. 52 auf 84,01 Jahre gestiegen, wobei weitere Veränderungen zu erwarten sind. Aktuelle Prognosen sagen voraus, dass im Jahr 2050 in Europa jeder dritte Mensch über 60 Jahre sein wird (Tab. 1.3).

Das Phänomen einer alternden Gesellschaft in den industrialisierten und entwickelten Ländern ist menschheitsgeschichtlich und demografisch betrachtet ein neues Phänomen. War es doch lange Zeit so, dass alte oder hochbetagte Menschen als rare gesellschaftliche Phänomene wahrgenommen wurden. Heutzutage spricht man sogar von einem Überaltern der Gesellschaft.

Aus globaler Sicht beobachtet man hinsichtlich der Lebenserwartung jedoch unterschiedliche Trends und Entwicklungen. In der sogenannten industrialisierten,

Tab. 1.3 Prognostizierte Lebenserwartung für D-A-CH

Lebenserwartung bei Geburt in Jahren (Prognose für das Jahr 2030)		
	Frauen	Männer
Deutschland	85,9	82,0
Schweiz	84,6	84,0
Österreich	86,2	81,4

„ersten" Welt führen die medizinischen und hygienischen Errungenschaften, das hochqualitative und in ausreichender Menge vorhandene Nahrungsmittelangebot und der Zugang zu sauberem Wasser seit Jahrzehnten zu einem stetigen Anstieg der Lebenserwartung.

In den Schwellenländern und in der sogenannten „dritten" Welt hingegen, bewirken Kriege, Umweltkatastrophen und Misswirtschaft einen Abwärtstrend. Besonders besorgniserregend ist die Tatsache, dass 30 afrikanische Länder und mit einer Ausnahme Afghanistan als einziges Land Asiens die Rangliste der Länder mit der niedrigsten Lebenserwartung anführen (Tab. 1.4). Hier erreichen sowohl Männer als auch Frauen einen Maximalaltersschnitt von knapp 50 Jahren.

In vielen Populationen geht so das Miterleben der dritten Generation wieder verloren, was ja bis dato eine wichtige Determinante für die evolutionäre Weiterentwicklung des neuzeitlichen Menschen war.

Die höchste Lebenserwartung haben die Menschen in Monaco mit 89,52 Jahren, die geringste Lebenserwartung im Tschad mit 49,81 Jahren. Weltweit liegt die durchschnittliche Lebenserwartung derzeit bei 71,4 Jahren (Global Health Observatory data 2015). Eine Übersicht über die globale Verteilung der Lebenserwartung ist in Abb. 1.9. dargestellt.

Die Lebenserwartung ist eine wichtige sozioökonomische Messgröße für den Lebensstandard der jeweiligen Bevölkerungsgruppe. Ein Anstieg ist letztendlich das Ergebnis einer bewussten und körperlich aktiven Lebensweise, adäquater Hygiene, einer hohen Lebensmittel- und Trinkwasserqualität, einem funktionierendem Immunstatus verbunden mit einer optimalen medizinischen Versorgung und vor allem dem Fehlen von kriegerischen Auseinandersetzungen und Umweltkatastrophen. Als unabhängige Schlüsselfaktoren mit negativem Einfluss fungieren Nikotinabusus, Adipositas, Hypertonie, Diabetes und Bewegungsmangel.

Zu diesem Ergebnis kommen auch Studien, welche die sogenannten Blue Zones (deutsch: Blaue Zonen) definieren.

Als Blaue Zonen werden Regionen der Welt bezeichnet, in denen die Menschen viel länger leben als der Durchschnitt. Der Begriff wurde im Jahr 2005 vom amerikanischen Autor Dan Buettner mit einem Expertenteam bestehend aus Anthropologen, Historikern, Ernährungsmedizinern und Genetikern geprägt, die dieses Phänomen für die Zeitschrift National Geographic mit dem Titel „The Secrets of

Tab. 1.4   Rangliste der 50 Länder mit der niedrigsten Lebenserwartung von Männern

Rang	Land	Lebenserwartung Männer (Jahre)
1.	Swasiland (Afrika)	32,10
2.	Botswana (Afrika)	33,90
3.	Lesotho (Afrika)	35,55
4.	Angola (Afrika)	37,47
5.	Liberia (Afrika)	37,99
6.	Sierra Leone (Afrika)	38,05
7.	Mosambik (Afrika)	39,53
8.	Sambia (Afrika)	39,76
9.	Simbabwe (Afrika)	40,39
10.	Dschibuti (Afrika)	41,86
11.	Malawi (Afrika)	41,93
12.	Afghanistan (Asien)	43,12
13.	Südafrika (Afrika)	43,25
14.	Zentralafrikanische Republik (Afrika)	43,46
15.	Niger (Afrika)	43,80
16.	Namibia (Afrika)	44,46
17.	Tansania, Vereinigte Republik (Afrika)	44,93
18.	Guinea-Bissau (Afrika)	45,08
19.	Tschad (Afrika)	45,88
20.	Elfenbeinküste (Afrika)	46,24
21.	Ruanda (Afrika)	46,26
22.	Nigeria (Afrika)	46,52
23.	Somalia (Afrika)	46,71
24.	Mali (Afrika)	47,05
25.	Burkina Faso (Afrika)	47,33
26.	Äthiopien (Afrika)	47,86
27.	Äquatorialguinea (Afrika)	48,00
28.	Guinea (Afrika)	48,34
29.	Kenia (Afrika)	49,78
30.	Demokratische Republik Kongo (Afrika)	50,01
31.	Burundi (Afrika)	50,07
32.	Mauretanien (Afrika)	50,88
33.	Kamerun (Afrika)	51,34
34.	Kongo (Afrika)	51,65
35.	Uganda (Afrika)	51,68

(Fortsetzung)

Tab. 1.4   (Fortsetzung)

Rang	Land	Lebenserwartung Männer (Jahre)
36.	Haiti (Nordamerika)	51,89
37.	Benin (Afrika)	51,90
38.	Gambia (Afrika)	52,30
39.	Gabun (Afrika)	53,21
40.	Laos (Asien)	53,45
41.	Madagaskar (Afrika)	54,93
42.	Bhutan (Asien)	55,02
43.	Togo (Afrika)	55,41
44.	Kambodscha (Asien)	57,35
45.	Eritrea (Afrika)	57,44
46.	Mayotte (Afrika)	57,59
47.	Sudan (Afrika)	57,69
48.	Senegal (Afrika)	57,70
49.	Ghana (Afrika)	58,07
50.	Myanmar (Asien)	58,07

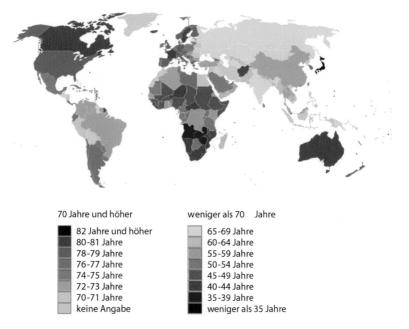

70 Jahre und höher

- 82 Jahre und höher
- 80-81 Jahre
- 78-79 Jahre
- 76-77 Jahre
- 74-75 Jahre
- 72-73 Jahre
- 70-71 Jahre
- keine Angabe

weniger als 70   Jahre

- 65-69 Jahre
- 60-64 Jahre
- 55-59 Jahre
- 50-54 Jahre
- 45-49 Jahre
- 40-44 Jahre
- 35-39 Jahre
- weniger als 35 Jahre

Abb. 1.9 Weltkarte, auf der die Lebenserwartung von Menschen zum Zeitpunkt der Geburt in den UN-Mitgliedstaaten farblich dargestellt wird. (Bildcredit: creative commons/CIA World Factbook: https://www.cia.gov/library/publications/the-world-factbook/fields/2102.html)

a Long Life" publizierten. Die derzeit erforschten Zonen befinden sich in Okinawa (Japan), Ikaria (Griechenland), Sardinien (Italien), Loma Linda (Kalifornien) und der Nicoya Halbinsel (Costa Rica).

Interessant ist, dass diese Menschen in unterschiedlichen geografischen Lagen oder Klimazonen leben, manche am Meer, manche in den Bergen und manche sogar in Städten leben und dennoch ein gemeinsames Schicksal einer Langlebigkeit erfahren. Auch hinsichtlich des Ernährungsverhaltens scheint es auf den ersten Blick wenig Übereinstimmung zu geben. Ein Vergleich der 3 Blue Zones Loma Linda, Sardinien und Okinawa ergab dennoch ein gemeinsames Bild (Abb. 1.10):

Die Gemeinsamkeiten der Bewohner von Blue Zones in der Lebensweise:

- **Viel natürliche Bewegung** (u. a. Gartenarbeit, Einkaufen und Erledigungen des Alltags zu Fuß oder Teigkneten gehört dazu).
- **Effektives Stressmanagement** (ausreichend Pausen, Mittagsschläfchen, größere Auszeiten, kein Zeitdruck)
- **Lebenssinn und Lebensplan** (wissen, wofür man aufsteht, erfüllende Arbeiten oder Hobbys)
- **Enge familäre Verbindungen** (Rituale und Feste, gegenseitige Unterstützung und Zugehörigkeitsbekundung, Enkel und Grosseltern sehen sich beinahe täglich)
- **Nachhaltige soziale Netzwerke** (lebenslange Freundschaften, gemeinsames Lachen, Plaudern und Genießen, gemeinsame spirituelle oder religiöse Wege)
- **Eine ausgewogene und nicht übermäßige Ernährung** (z. B. japanische Regel „Hara Hachi Bu": wenn der Magen zu 80 % voll ist, hört man auf zu essen)
- **Überwiegend (90–95 %) pflanzlicher Kost** essen (sehr wenig Fleisch und Zucker, eher etwas mehr Fisch, besonders Süßwasserfisch, auch Algen und insbesondere Hülsenfrüchte)
- **Mahlzeiten frisch kochen** (Lebensmittel sind regional und saisonal): z. B. in Okinawa viel Tofu, Algen und Süßkartoffeln, in Ikaria eher eine mediterrane Kost mit kaltgepresstem Olivenöl, viel Gemüse, Käse, Bohnen, Fisch. Frühstück und Abendessen sind eher klein, die Hauptmahlzeit wird immer mittags genossen. Softdrinks und zuckerhaltige Getränke werden gemieden

Unabhängig von den Blue Zones berücksichtigt das vorliegende Buch die wichtigsten und bewährtesten Lebensstilstrategien unter Einschluss der neuesten wissenschaftlichen Erkenntnisse. Eine gesunde und qualitativ hochwertige Ernährung, viel Bewegung, wenig Stress, gute Freunde, eine religiöse oder spirituelle Zugehörigkeit und eine Orientierung nach dem Tempo und dem Rhythmus der Natur gelten als wesentliche Bausteine für ein glückliches und selbstbestimmtes langes Leben.

Global Health Observatory (GHO) data: http://www.who.int/gho/mortality_burden_disease/life_tables/situation_trends/en/.

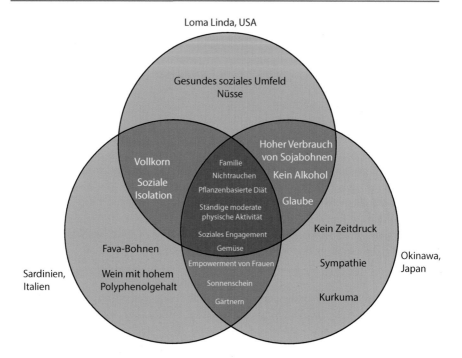

Abb. 1.10   Blue Zones. (Modifiziert nach Dan Buettner 2005)

1.4   Gesunde Lebensjahre/Healthy Life Years (HLY)

Die entscheidende Frage ist, ob die zusätzlichen Lebensjahre durch die gestiegene Lebenserwartung selbstbestimmt und bei bester Gesundheit verbracht werden können. Da sich diese Fragestellung durch die mittlere Lebenserwartung bei der Geburt nicht adäquat beantworten lässt, wurden Indikatoren für die Gesundheitserwartung entwickelt.

So hat die Weltgesundheitsorganisation (WHO) seit 2001 eine Statistik mit dem Titel „Gesunde Lebenserwartung" (Healthy Life Expectancy, HALE oder Healthy Life Years, HLY) veröffentlicht, die als die durchschnittliche Anzahl von Jahren definiert ist, die eine Person erwarten kann, in „voller Gesundheit" zu leben, ohne die Jahre, die in weniger als voller Gesundheit aufgrund von Krankheiten und/oder Verletzung verbracht werden.

Seit 2004 veröffentlicht Eurostat jährliche Statistiken unter Berücksichtigung des Indikators für gesunde Lebensjahre (GLJ), manchmal auch als „behinderungsfreie Lebenserwartung" bezeichnet. Im internationalen Sprachjargon werden diese Indikatoren als Healthy Life Years (HLY) bzw. „Disability-Free Life Expectancy" (DFLE) bezeichnet.

Die Healthy Life Years (HLY) stellen einen zusammengesetzten Indikator dar, der sich aus Periodensterbetafeln und der Prävalenz lang andauernder

Aktivitätsbeschränkungen, die wiederum aus dem Global Activity Limitation Indicator (GALI) errechnet werden, zusammensetzt. Der HLY misst also die Anzahl der verbleibenden Jahre, die eine Person eines bestimmten Alters noch ohne Behinderung leben soll.

Er hat sich mittlerweile als wichtige Messgröße für die relative Gesundheit von Bevölkerungsgruppen in der Europäischen Union (EU) etabliert. Gesunde Lebensjahre sind ein solider Indikator für die Überwachung der Gesundheit im Sinne eines Produktivitäts- und/oder Wirtschaftsfaktors. Der HLY-Indikator impliziert auch das Konzept der Lebensqualität. Dieses wird verwendet, um Lebensjahre, die frei von jeglicher Aktivitätsbeschränkung sind, von solchen zu unterscheiden, die mindestens eine Aktivitätsbeschränkung aufweisen. Die Betonung liegt hier nicht ausschließlich auf der Länge eines Lebens, sondern auf der Lebensqualität. Wenn also der HLY-Index in einer Bevölkerung schneller zunimmt als die Lebenserwartung, leben die Menschen nicht nur länger, sondern sie leben auch einen größeren Teil ihres Lebens ohne Behinderung und Einschränkung.

Ziele zur Verlängerung der „gesunden Jahre" (HLY)

- Stabilisierung bzw. Normalisierung des Körpergewichtes bei einem BMI unter 27
- Förderung einer qualitativ hochwertigen Ernährung (Eiweiß, Vitamine, Mineralstoffe und Spurenelemente zur Förderung einer anabolen Stoffwechsellage)
- Normalisierung des Glukose-Nüchtern-Wertes, Senkung des Insulinspiegels, Erhöhung der Insulinsensitivität
- Beeinflussung des Fettstoffwechsels im Hinblick auf Referenzwerte unter Berücksichtigung individueller Voraussetzungen
- Blutdruck langfristig unter 135/85 mmHg bzw. in höherem Lebensalter bis 140/90 mmHg (zerebrale Perfusion)
- Verbesserung der rheologischen Eigenschaften des Blutes
- Stärkung des Immunsystems zur Verbesserung der Infektabwehr, auch zur Rheuma – und Allergieprophylaxe
- Kräftigung der Muskulatur des Stütz- und Bewegungsapparates, Vermeidung muskulärer Dysbalancen und Einseitigkeiten
- Erhalt der Knochenmasse sowie Verminderung des Frakturrisikos
- Erhalt einer ausreichenden Koordination, Gelenkigkeit, Balance und Kognition
- Vermeidung von Risikofaktoren zur Arthroseentstehung
- Verbesserung der emotionalen Grundbefindlichkeit, Verbesserung der Stimmungslage, positiver Einfluss auf die Leistungen des zentralen Nervensystems
- Kontrolle wichtiger Impfungen (Tetanus, Grippe, Pneumokokken)

Somit wird auch der Tatsache Rechnung getragen, dass nicht alle Lebensjahre eines Menschen in absoluter Gesundheit gelebt werden. Gerade chronische Krankheiten, Gebrechlichkeit, körperliche und geistige Einschränkungen und Behinderungen nehmen mit zunehmendem Alter zu.

Jeder nennenswerte Gesundheitsverlust hat Folgeeffekte. Dazu gehören Veränderungen der Ressourcenzuweisung und -verteilung innerhalb des Gesundheitssystems, aber auch umfassende Auswirkungen auf das Konsum- und Produktionsverhalten in der gesamten Wirtschaft. Insbesondere für politische Entscheidungsträger ist es daher wichtig, sich der Folgekosten bewusst zu sein, wenn sie zu wenig finanzielle Mittel für die Prävention, Diagnose und Behandlung von vermeidbaren Erkrankungen und Verletzungen einplanen.

Die Berechnung der Healthy Life Years erfolgt nach der Sullivan-Methode, die seit den 1970er Jahren von Experten auf der ganzen Welt verwendet wird. Sie basiert auf Prävalenzzahlen des altersspezifischen Anteils der Bevölkerung mit und ohne Behinderungen sowie auf Mortalitätsdaten.

Der Vorteil liegt in der leichten Verfügbarkeit der Grunddaten und ihrer Unabhängigkeit von der Größe und Altersstruktur der Bevölkerung. Der Gesundheitszustand einer Population ist von Natur aus schwer zu messen, weil er in Bezug zu den Individuen, Populationen, Kulturen und sogar über Zeiträume unterschiedlich definiert wird.

Die mittlere Lebenserwartung wurde lange Zeit als ein demografisches Maß zur Evaluierung des Gesundheitsstatus einer Nation verwendet, da sie durch ein einziges wichtiges Merkmal charakterisiert ist, das alle Individuen und Populationen betrifft – dem Tod.

Die Idee für die Entwicklung eines neuen Indikators für die „Gesundheitserwartung", durch Aufteilung der Lebenserwartung in gesunde und nicht gesunde Lebensjahre wurde 1969 in einem Bericht des US-Ministeriums für Gesundheit, Bildung und Wohlfahrt veröffentlicht. Im Bericht wurde auch festgestellt, dass trotz des erheblichen Anstiegs der Lebenserwartung im 20. Jahrhundert der Gesundheitszustand der Bevölkerung insgesamt unbekannt war. Es wurde auch erkannt, dass die Zunahme der Lebenserwartung trotz steigender Inzidenz und Prävalenz chronischer Erkrankungen erfolgte.

Aber auch in Europa wurde die seit vielen Jahren stetig zunehmende Lebenserwartung zum Auslöser für die Entwicklung dieses Indikators. Der Zugewinn an Lebensjahren sollte dahingehend geprüft werden, ob er in Gesundheit oder Krankheit verbracht wird, also ob die Morbidität im Alter zu- oder abnimmt. Den hinzugewonnenen Lebensjahren wird somit eine Wertigkeit zugeschrieben.

Die wesentlichen Komponenten zur Berechnung des HLY waren die Aktivitätsbeschränkungsdaten im Rahmen der Erhebungen für das europäische Haushaltspanel (European Community Household Panel, ECHP) sowie die Sterbetafeln, die ein gängiges Instrument zur Ermittlung der Lebenserwartung einer Bevölkerung in einem bestimmten Alter darstellen.

Seit 2004 wird die Prävalenz-Komponente des Indikators, der Global Activity Limitation Indicator (GALI), im Rahmen des „Minimum European Health Modules" (MEHM) über die europäische Haushaltsbefragung „Statistics on Income and Living Conditions" (EU-SILC) erhoben. Die Auskunft für die teilnehmenden Haushalte erfolgt auf freiwilliger Basis und in schriftlicher Form. Diese Änderung der Datenquellen zur Berechnung der Prävalenz von Behinderung führte ab dem Jahr 2004 zu einem Bruch in den Datenreihen.

Hinsichtlich der Berechnungsergebnisse seien hier die aktuellen Eurostat-Daten zitiert.

Bei der letzten Analyse im Jahr 2015 hatten Frauen in der EU-28 eine um durchschnittlich 5,4 Jahre höhere mittlere Lebenserwartung als Männer. Allerdings ist davon auszugehen, dass Frauen in dieser längeren Lebenszeit mit Aktivitätsbeschränkungen und Behinderungen leben müssen. Tatsächlich fiel das geschlechtsspezifische Gefälle beim HLY-Indikator mit 0,7 Jahren zugunsten der Frauen deutlicher geringer als bei der Lebenserwartung insgesamt aus.

Betrachtet man alle EU-Mitgliedstaaten, so lag 2015 die Lebenserwartung bei der Geburt für Frauen zwischen 78,2 Jahren in Bulgarien und 85,8 Jahren in Spanien – die Differenz betrug 7,6 Jahre. Die Lebenserwartung von Männern war 2015 mit 69,2 Jahren in Litauen am niedrigsten und in Schweden mit 80,4 Jahren am höchsten, was einer Spanne von 11,2 Jahren entspricht. Die entsprechenden Werte für die bei der Geburt zu erwartenden gesunden Lebensjahre lagen für Frauen zwischen 54,1 Jahren in Lettland und 74,6 Jahren in Malta (eine Spanne von 20,5 Jahren) und für Männer zwischen 51,8 Jahren in Lettland und 74,0 Jahren in Schweden (eine Spanne von 22,2 Jahren). In Österreich betrugen die Werte 58,1 Jahre bei den Frauen und 57,9 Jahre bei den Männern, in Deutschland 67,5 Jahre bei den Frauen und 65,3 Jahre bei den Männern sowie in der Schweiz 57,7 Jahre bei den Frauen und 61,4 Jahre bei den Männern. In 19 EU-Mitgliedstaaten hatten Frauen mehr gesunde Lebensjahre bei der Geburt zu erwarten als Männer, wobei die Differenz zwischen den Geschlechtern durchweg relativ klein war; nur in den drei Mitgliedstaaten Litauen, Bulgarien und Polen betrug sie mehr als 3,0 Jahre.

Daraus geht hervor, dass es zwischen den EU-Mitgliedstaaten bei der Zahl der zu erwartenden gesunden Lebensjahre bei der Geburt erheblich größere Unterschiede gibt als bei der allgemeinen Lebenserwartung. Eine in Portugal geborene Frau konnte 2015 damit rechnen, knapp zwei Drittel (65 %) ihres Lebens ohne Beeinträchtigungen zu verbringen, während dieser Wert in Schweden bei 88 % und in Malta bei 89 % lag. 2015 konnten in Estland und in Österreich geborene Männer davon ausgehen, 73 % ihres Lebens ohne Aktivitätsbeschränkungen zu verbringen, während dieser Anteil in Malta 91 % und in Schweden 92 % erreichte. Bei den österreichischen Frauen betrug dieser Wert 69 %. Ein Vergleich zwischen den gesunden Lebensjahren von Männern und Frauen im Alter von 65 Jahren zeigt, dass 2015 in elf EU-Mitgliedstaaten Frauen mit mehr gesunden Lebensjahren rechnen konnten als Männer. Das galt insbesondere für Schweden, wo Frauen im Alter von 65 Jahren erwarten konnten, 1,1 Jahre länger ohne Beeinträchtigungen zu leben als Männer. Dagegen konnten Männer in Zypern und in den Niederlanden davon ausgehen, 1,1 Jahre länger ohne Beeinträchtigungen zu leben als Frauen, in Portugal 1,6 Jahre und in Luxemburg 2,0 Jahre.

In weiterer Folge wurde das „European Health and Life Expectancy Information System" (EHLEIS) projektiert.

Dieses Gesundheits- und Lebenserwartungsinformationssystem ist auf den Arbeiten der Europäischen Beobachtungsstelle für Gesundheitsmonitoring (EHEMU, www.ehemu.eu), einer Zusammenarbeit zwischen den Universitäten von Montpellier, Leicester und dem Belgischen Institut für öffentliche Gesundheit, basiert und hat die Aufgabe, festzustellen, ob die EU-Bevölkerung ein längeres und gesünderes Leben führt.

Das Bewusstsein und die Akzeptanz des HLY-Indikators wurden im Jahr 2006 auf europäischer Ebene evaluiert mit dem Ziel, der Europäischen Kommission dabei zu helfen, besser zu verstehen, wie die Verwendung des HLY-Indikators verstärkt und besser genutzt werden kann, um letztendlich die Strategien der Gesundheitspolitik in Bezug auf den demografischen Wandel zu optimieren.

Den Link zum Evaluierungsbericht finden Sie hier: http://ec.europa.eu/health/archive/ph_information/indicators/docs/rand_hly_en.pdf.

Geschwindigkeit des Alterns

Nicht nur nach theoretischen Überlegungen (siehe Abschn. 1.5 Centenarians und Hypercentenarians) liegt nach derzeitigem Wissensstand die maximale Lebenserwartung bei etwa dem 7- bis 8-fachen Knochenreifungsalter, was eine Lebensspanne von etwa 110 bis 125 Jahren bedeutet.

Interessant ist in diesem Zusammenhang daher nicht nur die Dauer des Lebens, sondern auch die Frage nach den gesunden Lebensjahren („healthy life years", HLY), welche ausdrücken, bis zu welchem Lebensalter keine chronischen Erkrankungen mit konsekutiver Polymorbidität, eingeschränkter Mobilität und Lebensqualität auftreten. Umgangssprachlich drückt sich in der Maßzahl der „gesunden Lebensjahre" auch der Parameter des „biologischen Alters" aus, welches auch mit Begriffen wie „deutlich gealtert", „jung geblieben" oder „jünger wirkend" sehr gut umschreiben lässt. Neue Erkenntnisse der Genetik und Epigenetik haben gezeigt, dass die Lebenserwartung auch von der genetischen Prädisposition des Individuums abhängt. Allerdings spielen epigenetische Faktoren, insbesondere Umweltfaktoren, wie regelmäßige Bewegung, Ernährung, Schadstoffbelastung, Wohnort, Familienverhältnisse, soziale Zufriedenheit und Stress-Coping als stark modulierende Größen eine entscheidende Rolle und determinieren daher die „gesunden Jahre" bzw. das „biologische Alter".

Die oft zitierte, eindrucksvolle Formulierung von Carl Friedrich von Weizäcker „Krank macht ein ungelebtes Leben" beschreibt neben dem wichtigen Impetus der Individualität des Lebens und Erlebens diese Wechselwirkung zwischen kalendarischem, biologischem und psychologischem Alter auf der Basis der Aktivität perfekt. Also nicht alles mit sich geschehen lassen, immer nur reagieren, sondern viel mehr agieren, Dynamik entfalten und „Aktivität" in psychophysischer Hinsicht als Lebens- und Gesundheitsziel umsetzen.

Daher beeinflussen körperliche Aktivität, Sport und Training, situationsgerechte und vitalstoffreiche Ernährung sowie positives Denken, Zufriedenheit und Stress-Coping das biologische Alter im Sinne der „epigenetischen Modifikationen", die Gesundheit sowohl die genetisch prädeterminierte Langlebigkeit.

In den Unterschieden zwischen kalendarischem und biologischem Alter spielt auch die Stoffwechselumsatzrate eine ganz entscheidende Rolle, was auch durch folgenden Erfahrungswert dokumentiert werden kann: „Je schneller man lebt, desto schneller ist man damit fertig" (siehe auch Abschn. 2.1). Nach neuen molekularbiologischen Erkenntnissen ist dafür vor allem die mTOR-Signalkette verantwortlich, welche für den anabolen und katabolen Proteinstoffwechsel verantwortlich ist. Dieser Signalweg, der für Entwicklung und Wachstum wesentlich ist, kann durch Überfunktion – in einem „Quasi-Programm" – zu einem beschleunigten Katabolismus führen.

Befunde, welche diese epigenetischen Einflussfaktoren in ihrer positiven Wirkung unterstützen, liegen auch aus den Ergebnissen der „Epic Norfolk Prospective Population Study" von Kay-Tee und Khaw und Mitarbeitern 2008 vor. Bei dieser prospektiven Populationsstudie an mehr als 20.000 Männern und Frauen ohne kardiovaskuläre oder Tumor-Erkrankungen in einem Alter zwischen 45 und 79 Jahren zum Ausgangspunkt der Studie wurde in einem Zeitraum zwischen 1993 und 2006 der „kombinierte" Impact auf die Mortalität untersucht. Die sogenannten Lebensstilfaktoren (Health-Behaviour Scores) waren: Rauchgewohnheiten, Vitamin-C-Gehalt als Ausdruck der täglichen Aufnahme von Gemüse und Früchten, die Alkoholkonsumation und die regelmäßige körperliche Aktivität. Nach 11 Jahren wurde an Hand verschiedenster statistischer Verfahren das relative Mortalitätsrisiko für Männer und Frauen erhoben, welche 3, 2, 1 oder keine dieser gesundheitlichen Lebensstilmaßnahmen befolgt hatten. Die Studienergebnisse bewiesen, dass die Einhaltung von 4 gesunden Lebensstilmaßnahmen eine vierfache Differenz in der Gesamtmortalität bei Männern und Frauen nach sich ziehen kann, was einem hochgerechneten Äquivalent von 14 Jahren (im Sinne des biologischen Alters), bezogen auf das chronologische Alter, entspricht.

Interessant ist in diesem Zusammenhang, dass neue Erkenntnisse über das Genom den Einfluss von Lebensstilfaktoren nachweisen können. In einer Studie von M. Du et al. 2012 konnte gezeigt werden, dass bei einem großen Kollektiv von über 30.000 Frauen (Nurses' Health Study) die Telomerenlänge, welche als ein Qualitätskriterium der Reproduktionsfähigkeit von Zellen angesehen wird, durch körperliche Aktivität und Sport verlängert werden kann, hingegen Inaktivität und vorwiegend sitzende Lebensweise die Telomerenlänge verkürzt. Gleichgerichtete Ergebnisse konnten in einer Studie einer Arbeitsgruppe der Ernährungswissenschaften der Universität Wien gezeigt werden, welche unter anderem einen positiven Effekt auf die Telomerenlänge sowie die Inflammation nach einer Intervention mit Pflanzenoxidanzien nachweisen konnten. Diese und andere Parameter sind wichtige gesundheitsbeeinflussende Faktoren, welche mit dem Altern, oxidativem Stress und der DNA-Stabilität zusammenhängen. Weitere Untersuchungen an größeren Kollektiven werden notwendig sein, um diese Effekte in verschiedenen Settings und in Kombination mit körperlicher Aktivität nachzuweisen zu können (Pointner A et al. 2017).

1.5   Centenarians und Supercentenarians

Prinzipiell unterscheidet man 2 Gruppen der Hochbetagten: die Centenarians und die Supercentenarians. Als Centenarian (deutsch: Hundertjähriger) wird eine Person bezeichnet, die das 100. Lebensjahr vollendet hat.

Neueste Daten des britischen Office for National Statistics belegen, dass die Centenarians in Großbritannien die am schnellsten wachsende Bevölkerungsgruppe ist, obwohl sie einen sehr kleinen Anteil der Gesamtbevölkerung ausmachen (0,02 % im Jahr 2016). Die Anzahl der Hundertjährigen hat sich in einem Zeitraum von 14 Jahren (von 7750 im Jahr 2002 auf 14.910 im Jahr 2016) fast verdoppelt. So gab es im Jahr 1986 gerade einmal 3642 Hundertjährige. Das Verhältnis weibliche zu männliche Hundertjährige beträgt 5:1. Laut einer Schätzung der Vereinten Nationen lebten im Jahr 2013 etwa 441.000 Hundert- und Überhundertjährige auf diesem Planeten. Global und demografisch betrachtet sind die Centenarians in den Entwicklungsländern generell die am schnellsten wachsende Bevölkerungsgruppe. Für das Jahr 2050 sind weltweit in etwa 3,4 Mio. Centenarians prognostiziert, das entspricht in etwa der jetzigen Einwohnerzahl Uruguays.

Als Supercentenarians werden Menschen bezeichnet, die mindestens 110 Jahre alt geworden sind.

Laut aktuellen Schätzungen leben weltweit derzeit in etwa 300 bis 450 Personen mit diesem „biblischen" Alter, wobei laut der Gerontology Research Group (www.grg.org) jedoch nur ca. ein Drittel davon auf Korrektheit und Validität ihrer Geburtsurkunden überprüft wurden. Immerhin gibt es nach wie vor Länder, wie beispielsweise Afghanistan, wo die erste amtliche Registrierung im Zuge des ersten Schulbesuches erfolgt und eine sogenannte Tazkira ausgestellt wird. Die Altersfeststellung erfolgt somit beispielsweise durch Schätzung des äußeren Erscheinungsbildes (Tab. 1.5).

Da eine aktualisierte Fassung dieser Auflistung tagtäglich erstellt werden müsste, wird auf diesen Link verwiesen: https://de.wikipedia.org/wiki/Liste_der_ältesten_Menschen.

Demografische Studienergebnisse weisen darauf hin, dass die Länder USA, Großbritannien, Japan, Frankreich und Italien jene mit den meisten Supercentenarians sind.

Tab. 1.5 Auflistung der bis dato verbrieft ältesten Supercentenarians. (Stand Jänner 2020)

Name	Geschlecht	Geburtsdatum	Todesdatum	Erreichtes Alter	Land
Jeanne Calment	F	21. Februar 1875	4. August 1997	122 Jahre und 164 Tage	Frankreich
Sarah Knauss	F	24. September 1880	30. Dezember 1999	119 Jahre und 97 Tage	USA
Nabi Tajima	F	4. August 1900	21. April 2018	117 Jahre und 260 Tage	Japan
Marie-Louise Meilleur	F	29. August 1880	16. April 1998	117 Jahre und 230 Tage	Kanada
Violet Brown	F	10. März 1900	15. September 2017	117 Jahre und 189 Tage	Jamaika
Emma Morano	F	29. November 1899	15. April 2017	117 Jahre und 137 Tage	Italien
Chiyo Miyako	F	2. Mai 1901	22. Juli 2018	117 Jahre und 81 Tage	Japan
Misao Okawa	F	5. März 1898	1. April 2015	117 Jahre und 27 Tage	Japan
Kane Tanaka	F	2. Januar 1903		117 Jahre und 5 Tage	Japan
María Capovilla	F	14. September 1889	27. August 2006	116 Jahre und 347 Tage	Ecuador

1.6 Altern und Höchstleistung

Eine Personengruppe, die immer mehr ins Interesse der aktuellen Forschung gelangt, sind hochbetagte Masterathleten und -athletinnen, die bis dato für unmöglich gehaltene Leistungen erbringen und immer mehr neue Rekorde erreichen. Dies wird längerfristig auch zu einem Paradigmenwechsel im Umgang mit, an Lebensjahren gemessen, alten Personen führen.

Während wir im Hochleistungssport langsam an alle Rekordgrenzen stoßen, garantieren uns Hochbetagten-Masterbewerbe die Rekorde der Zukunft. Als Beispiel dafür sei der Österreicher Alfred Proksch (* 11. Dezember 1908–† 3. Jänner 2011) genannt, der mit über 100 Jahren ältestes Mitglied des Österreichischen Leichtathletik-Verbandes war und an zahlreichen World-Masters-Athletics-Meisterschaften im Speerwurf, Diskuswurf und Kugelstoßen teilgenommen und dementsprechende Rekorde aufgestellt hat. Erwähnt sei hier auch der britisch-indische Läufer Fauja Singh (* 1. April 1911), der auch „The turbaned Tornado" genannt wird. Er ist der bis dato älteste Langstreckenläufer der Welt und absolvierte als erster Hundertjähriger einen Marathon (Toronto Waterfront Marathon) in einer Zeit von 8:11:06.

Am 24. Februar 2013 lief Singh mit 101 Jahren sein letztes Rennen. Er absolvierte die 10 km im Rahmen des Hong Kong Marathons, in einer Zeit von 1:32:28 und erklärte im Anschluss seinen Rücktritt vom Laufsport (Abb. 1.11).

Ein weiterer interessanter Alterssportler ist der Franzose Robert Marchand (* 26. November 1911 in Amiens), der am 4. Januar 2017 im Vélodrome National bei Paris mit 22,574 km den erstmaligen Stundenweltrekord in der Klasse „105plus" aufgestellt hat.

Der grazile Marchand, 1,52 m groß und ca. 50 kg schwer, stellte am 17. Februar 2012 auf der Radrennbahn des Weltsportverbandes in Aigle mit 24,251 km den ersten Stundenweltrekord für Überhundert-Jährige auf. Dieser Rekord war letztendlich Anlass, im Radsport die Wertungsklasse „100plus" einzuführen. Im selben Jahr stellte er den Rekord über 100 km für Überhundertjährige mit 4 h, 17 min und 27 s auf. Als 102-Jähriger verbesserte er seinen eigenen Stundenweltrekord im Velodrom von Saint-Quentin auf 26,952 km. Im Alter von 105 Jahren stellte er am 4. Januar 2017 im Vélodrome National bei Paris mit 22,574 km den weltweit ersten Stundenweltrekord in der Klasse „105 plus". Ein Jahr später beendete er auf Anraten seiner Ärzte seine leistungssportliche Laufbahn (Abb. 1.12).

Interessant ist die sportliche Karriere von Robert Marchand. Als 35-Jähriger nahm er an einem renommierten Zeitfahrrennen teil, dem Grand Prix des Nations, wo er Siebter wurde. Trotz des Erfolges machte er eine lange Pause und stieg erst mit 67 Jahren wieder in den Radsport ein.

Regelmäßige körperliche Aktivität war das Credo seines bisherigen Lebens. Anfangs war er Feuerwehrmann, nach dem 2. Weltkrieg arbeitete er unter anderem

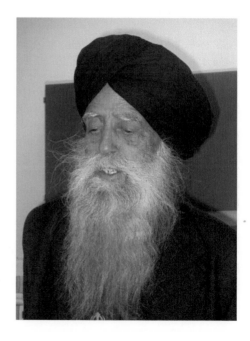

Abb. 1.11 Fauja Singh –
Der Tornado mit dem Turban.
(Bildcredit: Public domain)

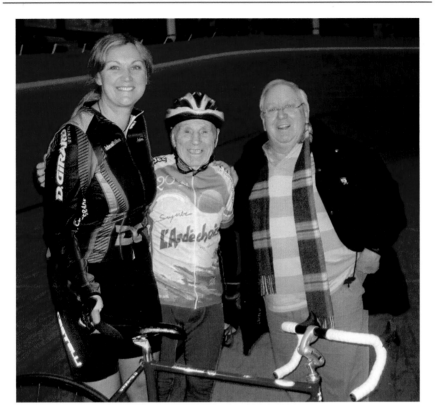

Abb. 1.12 Bildmitte: Robert Marchand, französischer Radsportler. (Bildcredit: Marcel Segessmann, creative commons)

als Holzfäller in Kanada, in den 1960er Jahren kehrte er wieder zurück nach Frankreich, wo er schließlich als Gärtner und Weinhändler bis zu seiner Pensionierung tätig war.

Erwähnenswert ist auch der am 22. September 1910 geborene Japaner Hidekichi Miyazaki, der den Weltrekord für den ältesten Sprinter über 100 m hält. Er lief als erster Hundertjähriger mit 29,83 eine Zeit unter 30 s und hält bis dato den Rekord für 100- bis 104-Jährige. Hidekichi Miyazaki gilt als Spätberufener, denn er hat erst im Jahr 2000 mit über 90 Jahren im Zuge eines Rehabilitationsprogramms nach einer Sturzverletzung mit einem regelmäßigen Leichtathletiktraining begonnen.

Die erfolgreichste Centenarian-Master-Athletin war Ruth Frith (* 23.08.1909–† 28.02.2014). Sie ist nach wie vor die aktuelle Weltrekordhalterin diverser Disziplinen, darunter Dreisprung, Kugelstoßen, aber auch Diskus- und Hammerwerfen.

Ihr langes Leben und ihre Erfolge führte sie auf folgende Devisen zurück:

1. „Don't eat vegetables, because I never eat vegetables. I know people that like diets that will scream at me, (but) don't eat vegetables. I never have." (Übersetzt: „Iss kein Gemüse, weil ich nie Gemüse gegessen habe. Ich kenne Leute, die Diäten mögen, die mich anschreien, (aber) ich rate kein Gemüse zu essen. Ich habe es nie getan.")
2. „Ich rauche und trinke nicht."
3. „Ich brauche hohe Ziele. Ich schau' mir an, was die 80-Jährigen können. Und mit ihnen messe ich mich."
4. „Ich trainiere täglich bis auf Samstag. Ich fahre drei Mal pro Woche mit dem Fahrrad oder Ergometer, gehe zwei Mal auf die Hantelbank. Mittwochs, donnerstags und sonntags betreibe ich Wurfdisziplinen." (Bemerkung: beim Bankdrücken schaffte sie mit knapp 100 Jahren noch unglaubliche 35 kg)
5. „Beim Krafttraining höre ich Walzer von André Rieu. Das motiviert mich."

Ruth Frith war zwar immer sehr sportlich und hat beruflich diverse administrative Tätigkeiten im Sportbereich durchgeführt, mit dem Wettkampfsport hat sie jedoch erst im Alter von 74 Jahren begonnen, als es ihr zu fad wurde, ihrer Tochter bei den Masters-Wettbewerben von der Tribüne aus zuzusehen.

Einen besonderen Rekord hat auch die Japanerin Mieko Nagaoka (*1914) geschafft. Sie hat als erste Hundertjährige überhaupt einen Schwimm-Wettkampf über 1500 m Freistil beendet. Als einzige Teilnehmerin in der Kategorie der 100- bis 104-Jährigen absolvierte sie diese Distanz in einer Zeit von 1 h und 14 min. Zum Vergleich: Der Langbahn-Weltrekord der Amerikanerin Katie Ledecky liegt bei 15:25,28 min, also nicht ganz eine Stunde weniger.

Nagakoa hat mit dem Schwimmsport erst im Alter von 80 Jahren begonnen, als ihr anlässlich einer Knieverletzung die Frequentation von Bädern sportärztlich empfohlen wurde. Ihr Credo ist, dass sie noch ein bisschen auf der Welt bleiben und Zukunftspläne schmieden möchte. Sterben könne man später noch. Was die Ernährung betrifft, so hat sie immer nur „das Beste" gegessen.

Eine Trainingssession findet man unter folgendem Link: https://purpose2play.com/2017/08/06/mieko-nagaoka-103-year-old-training-next-swim-race/

Bemerkung
Die Daten der erwähnten Personen und Rekorde beziehen sich auf den Zeitpunkt der Manuskriptabgabe.

Tab. 1.6 Übersicht über die Rekordleistungen von Hundert- und Überhundertjährigen im Vergleich zu den jeweiligen Weltrekorden in den Disziplinen Leichtathletik, Schwimmen und Laufen. (Modifiziert nach Lepers et al. 2016)

Laufsport
Männer

	Weltrekordhalter (Jahr)	Zeit (s)	Geschwindigkeit (m/s)	100plus-Masterathleten (Jahr)	Altersgruppe	Zeit (s)	Geschwindigkeit (m/s)	Unterschied (%)
60 m Indoor	Maurice Green (1998)	6,29	9,54	Everett Hosack (2002)	100–104	27,29	2,20	−77,0
100 m	Usain Bolt (2009)	9,58	10,44	Donald Pellmann (2015)	100–104	26,99	3,71	−64,5
				Hidekichi Miyazaki (2010)	100–104	29,83	3,35	−67,9
				Stanislaw Kowalski (2015)	105–109	34,5	2,90	−72,2
				Hidekichi Miyazaki (2015)	105–109	42,22	2,37	−77,3
200 m	Usain Bolt (2009)	19,19	10,42	Philip Rabinowitz (2004)	100–104	77,59	2,58	−75,3
400 m	Michael Johnson (1999)	43,18	9,26	Erwin Jaskulski (2003)	100–104	221	1,81	−80,5
1500 m	Hicham El Guerrouj (1998)	206	7,28	Leslie Amey (2000)	100–104	1006,41	1,49	−79,5

Leichtathletik-Springen

(Fortsetzung)

Tab. 1.6 (Fortsetzung)

	Weltrekordhalter (Jahr)	Distanz (m)	100plus-Masterathleten (Jahr)		Distanz (m)	
Männer						
Weitsprung	Mike Powell (1991)	8,95	Donald Pellmann (2015)	100–104	1,78	−80,1
Hochsprung	Javier Sotomayor (1993)	2,45	Donald Pellmann (2015)	100–104	0,9	−63,3
Leichtathletik-Wurfsport						
Männer						
Kugelstoßen	Randy Barnes (1990)	23,12	Donald Pellmann (2015)	100–104	6,56	−71,6
			Stanislaw Kowalski (2015)	105–109	4,27	−81,5
Diskuswerfen	Jürgen Schult (1986)	74,08	Donald Pellmann (2015)	100–104	14,86	−79,9
			Stanislaw Kowalski (2015)	105–109	7,5	−89,9
Hammerwerfen	Yuriy Sedykh (1986)	86,74	Trent Lane (2011)	100–104	11,32	−86,9
Speerwerfen	Jan Zelezny (1996)	98,48	Takashi Shimokawara (2007)	100–104	12,42	−87,4
Frauen						

(Fortsetzung)

Tab. 1.6 (Fortsetzung)

	Weltrekordhalter (Jahr)	Zeit (s)	Geschwindigkeit (m/s)	100plus-Masterathleten (Jahr)	Zeit (s)	Geschwindigkeit (m/s)	
Kugelstoßen	Natalya Lisovskaya (1987)	22,63		Ruth Frith (2010) 100–104	4,1		−81,9
Diskuswerfen	Gabriele Reinsch (1988)	76,8		Ruth Frith (2010) 100–104	9,3		−87,9
Hammerwerfen	Anita Wlodarczyk (2015)	81,08		Ruth Frith (2010) 100–104	11,3		−86,1
Speerwerfen	Barbora Spotakova (2008)	72,28		Ruth Frith (2010) 100–104	6,43		−91,1
Schwimmsport							
Männer							
Freistil							
50 m	Florent Manaudou (2014)	20,26	2,47	Jaring Timmerman (2009) 100–104	76,92	0,65	−73,7
				Tom Lane (1995) 100–104	126,66	0,39	−84,0
100 m	Amaury Leveaux (2008)	44,94	2,23	Jaring Timmerman (2014) 105–109	172,48	0,29	−88,3
				Jaring Timmerman (2009) 100–104	182,22	0,55	−75,3
				Tom Lane (1995) 100–104	272,29	0,37	−83,5
50 m	Cesar Celio (2009)	20,91	2,39	John Harrison (2014) 100–104	91,19	0,55	−77,1

(Fortsetzung)

Tab. 1.6 (Fortsetzung)

	Weltrekordhalter (Jahr)			100plus-Masterathleten (Jahr)				
100 m	Cesar Celio (2009)	46,91	2,13	Tom Lane (1995)	100–104	100,46	0,50	−79,2
				John Harrison (2014)	100–104	203,1	0,49	−76,9
				Tom Lane (1994)	100–104	245,98	0,41	−80,9
Rückenschwimmen								
50 m	Florent Manaudou (2014)	22,22	2,25	Jean Leemput (2014)	100–104	86,68	0,58	−74,4
				John Harrison (2014)	100–104	89,78	0,56	−75,3
				Jaring Timmerman (2009)	100–104	105,59	0,47	−79,0
				Tom Lane (1995)	100–104	122,52	0,41	−81,9
				Jaring Timmerman (2014)	105–109	189,55	0,26	−88,3
100 m	Nicholas Thoman (2009)	48,94	2,04	Jean Leemput (2014)	100–104	206,09	0,49	−76,3
				John Harrison (2014)	100–104	219,53	0,46	−77,7
				Jaring Timmerman (2009)	100–104	231,54	0,43	−78,9
				Hans Hahn (2008)	100–104	301,82	0,33	−83,8

(Fortsetzung)

Tab. 1.6 (Fortsetzung)

	Weltrekordhalter (Jahr)			100plus-Masterathleten (Jahr)				
50 m	Lian Tancock (2009)	24,04	2,08	Jean Leemput (2014)	100–104	89,13	0,56	−73,0
				John Harrison (2014)	100–104	92,2	0,54	−73,9
				Tom Lane (1994)	100–104	110,73	0,45	−78,3
100 m	Aaron Peirsol (2009)	51,94	1,93	Tom Lane (1994)	100–104	253,84	0,39	−79,5
Frauen								
Freistil								
200 m	Aaron Peirsol (2009)	111,92	1,79	Tom Lane (1994)	100–104	544,31	0,37	−79,4
50 m	Ranomi Kromowidjojo (2013)	23,24	2,15	Mieko Nagaoka (2009)	100–104	94,12	0,53	−75,3
100 m	Lisbeth Trickett (2009)	51,01	1,96	Mieko Nagaoka (2009)	100–104	210,49	0,48	−75,8
50 m	Britta Stefen (2009)	23,73	2,11	Mieko Nagaoka (2014)	100–104	101,88	0,49	−76,7
				Mary Maina (1994)	100–104	310,84	0,16	−92,4
100 m	Britta Stefen (2009)	52,07	1,92	Mieko Nagaoka (2014)	100–104	225,85	0,44	−76,9
200 m	Federica Pellegrini (2009)	112,98	1,77	Mieko Nagaoka (2014)	100–104	468,76	0,43	−75,9
400 m	Katie Ledecky (2014)	238,37	1,68	Mieko Nagaoka (2014)	100–104	996,8	0,40	−76,1

(Fortsetzung)

Tab. 1.6 (Fortsetzung)

	Weltrekordhalter (Jahr)			100plus-Masterathleten (Jahr)				
		Distanz (km)	Geschwindigkeit (m/s)			Distanz (km)	Geschwindigkeit (m/s)	
800 m	Katie Ledecky (2015)	487,39	1,64	Mieko Nagaoka (2014)	100–104	2284,3	0,35	−78,7
1500 m	Katie Ledecky (2015)	925,48	1,62	Mieko Nagaoka (2014)	100–104	4448,73	0,34	−79,2
Rückenschwimmen								
50 m	Etiene Medeiros (2014)	25,67	1,95	Mieko Nagaoka (2014)	100–104	98,71	0,51	−74,0
				Rosa Sellares (2010)	100–104	233,6	0,21	−89,0
100 m	Katinka Hosszu (2014)	55,03	1,82	Mieko Nagaoka (2014)	100–104	222,81	0,45	−75,3
200 m	Katinka Hosszu (2014)	119,23	1,68	Mieko Nagaoka (2014)	100–104	460,01	0,43	−74,1
50 m	Jing Zhao (2009)	27,06	1,85	Mieko Nagaoka (2014)	100–104	93,89	0,53	−71,2
100 m	Gemma Spofforth (2009)	58,12	1,72	Mieko Nagaoka (2014)	100–104	219,81	0,45	−73,6
200 m	Missy Franklin (2012)	124,06	1,61	Mieko Nagaoka (2014)	100–104	485,64	0,41	−74,5
Radsport								
Männer								
1 h Rekord	Bradley Wiggins (2015)	54,526	15,15	Robert Marchand (2014)	100–104	26,925	7,48	−50,6

In der Tab. 1.6 ist eine umfassende Auflistung von Rekordleistungen von Hundert- und Überhundertjährigen Masterathleten angeführt.

Eine französische Arbeitsgruppe um Romuald Lepers hat die Leistungen von 19 Centenarian-Masterathleten analysiert: 10 Leichtathleten (9 Männer und 1 Frau), 8 Schwimmer (5 Männer und 3 Frauen) und 1 Radsportler. Hierbei wurden die Masterrekorde mit den aktuellen Weltrekorden verglichen.

Verglichen mit allen bewerteten Disziplinen sticht der Rekord von Robert Marchand hervor, der im Vergleich zum aktuellen Stunden-Weltrekord eine Leistungseinbuße von nur 50,6 % zeigt. Bei allen anderen Rekorden der Centenarian-Masterathleten zeigten sich Leistungsdifferenzen von über 60 % und mehr. Die durchschnittliche Leistungsabnahme differierte um 78 %.

Interessant wäre es hier jedoch die interindividuelle Leistungsabnahme der Centenarian-Masterathleten im Vergleich zu den jeweiligen Bestleistungen im Jugendalter zu analysieren. Hier sind zukünftig weitere Forschungsarbeiten gefragt. Als Grundvoraussetzung für solche Forschungsarbeiten wird es jedoch notwendig sein, dementsprechende Institutionen zu implementieren, die sich für eine langjährige Speicherung der sportlichen Leistungen, auch im Bereich des Hobbysports, verantwortlich zeichnen. Aktuell liegt die Schwierigkeit diesbezüglicher Analysen auch in der Tatsache, dass viele Akteure, wie auch in den diversen Biografien beschrieben, erst im höheren Alter mit einer wettkampfmäßigen sportlichen Aktivität begonnen haben.

Spannend ist die Tatsache, dass in der Gruppe der 105- bis 109-Jährigen weltweit erst 2 Athleten an Wettkämpfen partizipiert haben. Eine Teilnahme eines Supercentenarians (Alter > 110 Jahre) an einem Masters-Wettbewerb hat es bis dato noch nicht gegeben. Es ist daher nur eine Frage der Zeit, bis auch diese Höchstleistung erreicht und eine neue Rekordjagd eröffnet wird.

> Take-Home-Message: Die Leistungen der hundertjährigen Athleten sollen nicht nur als außergewöhnliche biologische Beispiele betrachtet werden, sondern auch als Beweis dafür gelten, dass es nie zu spät ist, körperlich aktiv zu sein!

1.7 Höchstleistungen abseits vom Sport

Neben den sportlichen Rekorden gibt es eine Vielzahl von Höchstleistungen, die von „Personen eines höheren Lebensalters" in anderen Bereichen erreicht und geleistet wurden.

Kaum jemandem mag beispielsweise bewusst sein, dass Pablo Picasso (1881–1973) im Alter von 92 Jahren seine letzte Malerei vollendete. Allein in den letzten 3 Jahren seines Lebens zeichnete er mehr als 200 Bilder (Abb. 1.13).

Abb. 1.13 Pablo Picasso
1962. (Bildcredit: gemeinfrei)

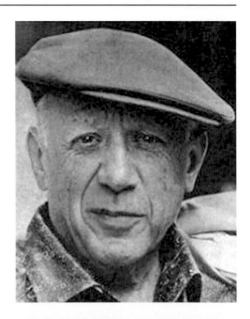

Abb. 1.14 Johannes
Heesters im März 2006.
(Bildcredit: gemeinfrei)

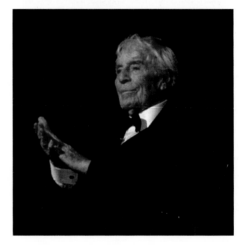

Unvergesslich bleibt der Niederländer Johannes „Jopie" Heesters (* 5.12.1903–† 24. Dezember 2011). Er galt bis zu seinem Tod als der weltweit älteste noch aktive darstellende Künstler. So stand er 90 Jahre auf der Bühne und 87 Jahre vor der Filmkamera (Abb. 1.14).

Im Jahr 1971 veröffentlicht Alice Pollock (1868–1971) im Alter von 102 Jahren ihr erstes Buch mit dem Titel „Portrait of My Victorian Youth". Ernest Eli Smith (* 21.12.1917) gilt laut der Federal Aviation Administration (FAA) als der älteste, aktive Pilot der Welt, er fliegt zwei- bis dreimal pro Woche und hat seine Fluglizenz seit dem Jahr 1946. Weitgehend unbekannt ist, dass der weltbekannte Wiener Neurologe und Psychiater Viktor Emil Frankl (1905–1997), beispielsweise erst im Alter von 67 Jahren den Pilotenschein gemacht hat und ebenfalls bis ins hohe Alter geflogen ist.

Franz Künstler (* 24.07.1900–† 27.05.2008), war der letzte überlebende Veteran der Mittelmächte. Er hat im ersten Weltkrieg für die Österreich-Ungarische Monarchie als Kanonier gekämpft und nach seiner Übersiedlung nach Deutschland knapp bis vor seinem Tode als Museumsführer im Jagdmuseum auf Schloss Haltenbergstetten in Baden-Württemberg gearbeitet.

Der letzte überlebende Soldat der Alliierten und zugleich des ersten Weltkriegs überhaupt – war eine Frau. Florence Beatrice Green (*19.02.1901–† 04.02.2012) war Mitglied der Britischen Women's Royal Air Force. Auf die Frage, wie es sich anfühle 110 zu sein, antwortete sie: „Nicht viel anders als 109 zu sein". Humor begleitete den Supercentenarian ein Leben lang.

Als Wissenschaftler mit Höchstleistungen bis ins hohe Alter gilt Leopold Vietoris (* 04.06.1891–† 09.04.2002). Vietoris ist auch der bis dato älteste Mann in der Geschichte Österreichs. Der Mathematiker verfasste seine letzte Publikation im Alter von 103 Jahren, bis zu seinem 95. Lebensjahr nahm er an den akademischen Skimeisterschaften teil und bis zu seinem 101. Lebensjahr war er aktiver Bergsteiger.

Weltweite Beachtung fand auch der Schweizer Ulrich Inderbinen (* 13.12.1900–† 14.06.2004), als er im Jahre 1990 im Rahmen einer Fernsehsendung zum 125. Jahrestag der Erstbesteigung des Matterhorns als 89-Jähriger ein weiteres Mal den 4478 m hohen Gipfel bestieg. Er arbeitete bis zu seinem 96. Lebensjahr als Bergführer, ein Sturz zwang ihn, seine Karriere zu beenden. Sein Motto war: „*Stress und Eile sind mir unbekannt. Ich lebe, wie ich klettere, mit langsamen und wohl überlegten Schritten. Bei meinen Kollegen bin ich dafür bekannt, dass ich es nicht mag, anzuhalten, bevor ich mein Ziel erreicht habe*".

Diese Weisheit erklärt nicht nur die vielen eindrucksvollen Leistungen bis ins hohe Alter, sondern mag auch Vorbildwirkung für nachfolgende Generationen haben. Nicht die Geschwindigkeit, mit der ein Weg bewältigt wird, zählt, sondern die Tatsache, dass der Weg bewältigt wird. Ferner ist es wichtig, immer Ziele vor Augen zu haben. Und hier sei Viktor E. Frankl zitiert: „*Es ist keine Schande, sein Ziel nicht zu erreichen, aber es ist eine Schande, kein Ziel zu haben*".

1.8 Bewegungsstatistik

Verfolgt man aktuelle Medien, so ist bekannt, dass in Österreich besonders mit zunehmendem Bevölkerungsalter ein chronischer Bewegungsmangel herrscht. Begonnen bei den Diskussionen um die tägliche Turnstunde, über Krankenstandsfälle bzw. das Potenzial, diese durch regelmäßige Bewegung zu verringern, bis hin zu Bewegung als Sturzprophylaxe, gibt es evidenzbasierte Empfehlungen.

Bei den letzten Gesundheitsbefragungen der Statistik Austria deuten die Zahlen zwar darauf hin, dass wir ein sehr bewegungsfreudiges Land sind; doch darf man nicht außer Acht lassen, dass diese Daten auf Befragungen beruhen und die Angaben daher als subjektiv zu werten sind.

Derzeit liegt die durchschnittliche Lebenserwartung in Österreich bei 79,4 Jahren für Männer und 84,01 Jahren für Frauen. Die Statistik zeigt uns, dass diese durchschnittliche Lebenserwartung in westlichen Industriestaaten im Schnitt um etwa 2,5 Jahre pro Jahrzehnt angestiegen ist. Anders ausgedrückt kann festgehalten werden, dass die durchschnittliche Lebenserwartung bei einem erreichten Alter von 60 Jahren, also ungefähr ab dem Pensionsalter, bei Frauen und Männern im Jahr 1900 13,4 und 12,8 Jahre betrug und in der Zwischenzeit auf 25,5 Jahre bei der Frau und 21,8 Jahre beim Mann angestiegen ist. Da diese Größe nicht nur die subjektive Lebensqualität, sondern auch die Summe aller Gesundheits- und Krankheitskosten (inklusive Pflege) ausdrückt, ist sie auch ein Indikator für alle präventiven Anstrengungen der einzelnen Länder. Leider muss festgehalten werden, dass im Vergleich zu Ländern wie Schweden und Norwegen, bei denen die gesunden Lebensjahre (HLY) etwa 69–74 Jahre ausmachen, dieser Wert für Österreich bei 57,9 Jahren für Männer und 58,1 Jahren für Frauen zu liegen kommt, wobei zu hoffen ist, dass diese Werte durch eine adäquate Gesundheitspolitik ansteigen werden.

Bewegungslosigkeit/Statistik

Selbstverständlich gibt es im höheren Alter verschiedene Faktoren, welche die Lebensqualität beeinflussen, einen wesentlichen Anteil daran haben jedoch die körperliche Aktivität und die damit verbundene Mobilität.

Der Begriff körperliche Aktivität wurde hierbei als „jede Bewegung des Körpers, die mit einer Kontraktion der Muskulatur einhergeht und den Energieverbrauch über den normalen Ruheenergiebedarf hinaus steigert", definiert. Körperliche Aktivität umfasst viele Sport- und Freizeitaktivitäten, aber auch tägliche Erledigungen wie zügiges Gehen, Hausarbeit und körperliche Anstrengung im Berufsalltag. Im letzten Jahrzehnt hat sich ein umfassendes Konzept von „gesundheitsfördernder körperlicher Aktivität" durchgesetzt, das neben den freizeitbezogenen Bewegungsaktivitäten die alltägliche körperliche Aktivität im Kontext der Berufs- und Hausarbeit sowie zum Zweck des Transports ebenso mit einbezieht.

So zeigen beispielsweise die Ergebnisse der Gesundheitsbefragung 2014, dass 14 % der österreichischen Gesamtbevölkerung keine bewegungsbezogenen Arbeitstätigkeiten durchführen, wobei dies eher bei Frauen (16 %) als bei Männern (12 %) zutrifft. Unterteilt in die Art der Tätigkeit, führen etwa gleich viele Männer wie Frauen vorwiegend sitzende oder stehende Tätigkeiten mit leichter körperlicher Anstrengung durch (42 % bzw. 39 %), wobei 42 % der Frauen und 34 % der Männer vorwiegend mäßig anstrengende körperliche Tätigkeiten (in diese Kategorie fällt auch die Hausarbeit bzw. Kinderbetreuung) durchführen. Vorwiegend schwere körperliche Arbeiten führen 13 % der Männer und nur 2 % der Frauen aus. Hieraus ist bereits erkennbar, dass fast die Hälfte der österreichischen Bevölkerung nicht bzw. kaum körperlich aktiv ihren Arbeitsalltag verbringt, was wenig überrascht.

In den Altersgruppen ab 60 Jahren werden pensionsbedingt noch häufiger keine arbeitsbezogenen Tätigkeiten ausgeführt als in den Altersgruppen unter 60 Jahren

(31 % der Altersgruppe 60–74 Jahre, 44 % ab 75 Jahren) (Quelle: Statistik Austria, http://www.statistik.at/web_de/statistiken/menschen_und_gesellschaft/gesundheit/gesundheitsdeterminanten/koerperliche_aktivitaet/index.html).

Um die Dauer der körperlichen Aktivität in der Freizeit berechnen zu können, wurde nach der Anzahl der Tage in einer typischen Woche gefragt, an denen man ohne Unterbrechung zumindest zehn Minuten Sport, Fitness oder eine körperliche Aktivität ausübt, sowie nach der Dauer dieser Tätigkeit. Ebenso wurde eine Frage zur Häufigkeit von Aktivitäten zum Aufbau bzw. zur Kräftigung der Muskulatur gestellt.

Etwa die Hälfte der österreichischen Bevölkerung im Alter von 18–65 Jahren gibt an, die Empfehlung der WHO (mindestens 150 min Sport, Fitness oder körperliche Aktivität in der Freizeit) zu erfüllen, wobei Männer nur geringfügig häufiger aktiv sind als Frauen (52 % bzw. 49 %). Doch nur etwa ein Drittel der österreichischen Bevölkerung übt zumindest zweimal in der Woche Tätigkeiten zum Aufbau oder zur Kräftigung der Muskulatur aus, wobei dies wiederum bei Männern etwas häufiger der Fall ist als bei Frauen (36 % bzw. 29 %).

Ab 30 Jahren nimmt der Anteil jener, die Fitness betreiben sowie Übungen zur Kräftigung der Muskulatur durchführen, ab. Während nur etwa jeder fünfte Mann im Alter von 30–59 Jahren die Empfehlung erfüllt, sinkt der Anteil ab 60 Jahren weiter auf ein Viertel in dieser Bevölkerungsgruppe.

Bei den Erwachsenen (18–60 Jahre) ist nur etwa ein Viertel aus gesundheitlicher Sicht ausreichend körperlich aktiv, was bedeutet, dass man sich etwa 150 min pro Woche bewegt und zusätzlich 2-mal pro Woche Kraft trainiert. Mehr als ein Drittel der Erwachsenen betreibt keine körperliche Aktivität, die zumindest mäßig anstrengend und somit bei mittlerer Intensität liegt.

Mit steigendem Lebensalter setzt sich dieser Trend weiter fort. Somit fällt der Anteil der Personen, die mindestens einmal pro Woche durch Bewegung ins Schwitzen kommen, im Vergleich zu den 15- bis 30-Jährigen deutlich ab. Es sei an dieser Stelle erwähnt, dass diese Zahlen auf fragebogenbasierten Erhebungen beruhen, was erwarten läßt, dass die tatsächliche Anzahl der Menschen, welche die WHO-Bewegungsempfehlungen einhalten, deutlich geringer ist (Quelle Statistik Austria).

Betrachtet man die österreichische Bevölkerung verglichen mit den Mitgliedsländern der Europäischen Union (EU), ist in Österreich der Anteil regelmäßig körperlich aktiver Personen geringer als im EU-Durchschnitt. Zwar liegt der Anteil der Person, die in ihrer Freizeit sportlich aktiv sind, mit 50 % über dem EU-Durchschnitt von 44 %. Hinsichtlich der körperlichen Aktivität im Alltag liegen die Österreicher allerdings weit unter dem EU-Durchschnitt.

Ergebnisse der OECD-Studie (2015)
(36 europäische Länder, Fragen nach Lebensstil, Krankheitsbildern, Risikofaktoren u. a.)
  Todesursachen in %:
  37 % Herz-Kreislauf-Erkrankungen
  27 % Karzinome
  8 % Erkrankungen der Atemwege
  5 % äußere Ursachen (Unfälle etc.)
  23 % sonstige Ursachen
  Die Lebenserwartung in den 28 EU-Mitgliedstaaten stieg von 74,2 Jahren
1990 auf heute 80,9 Jahre.
  Länder mit der höchsten Lebenserwartung (83 Jahre) sind Spanien, Ita-
lien, Frankreich.
  Jene mit der kürzesten Lebenserwartung (75 Jahre) sind Lettland,
Litauen, Rumänien und Bulgarien.
  In Österreich (♂ und ♀) beträgt die Lebenserwartung derzeit 81,7 Jahre.
  Männer 79,4 Jahre
  Frauen 84,01 Jahre
  Jeder zehnte Europäer ist chronisch krank.
  Der Raucheranteil in der EU beträgt 25 %, in Österreich liegt er bei 30 %.
  Im EU-Durchschnitt werden von einem Erwachsenen 10 l reinen Alkohol
pro Jahr, in Österreich 12,3 l pro Jahr konsumiert.
Die niedrigsten Gesundheitsausgaben pro Einwohner und Jahr sind in
Rumänien mit 816,– EUR anzutreffen, die höchsten in Luxemburg mit
6023,– EUR, in Österreich liegt der Betrag bei 3789,– EUR.

Die WHO empfiehlt 150 min körperliche Aktivität und 2 Einheiten Krafttraining
pro Woche, da damit ein verringertes Risiko unter anderem für Übergewicht,
Herz-Kreislauf-Erkrankungen, Diabetes und verschiedene Krebserkrankungen
verbunden ist. Bereits im Ernährungsbericht 2008 wurde auf das große Potenzial
an Gesundheitsförderung durch Steigerung der körperlichen Aktivität – vor allem
im Alltag – hingewiesen.

  Insgesamt ist das Ergebnis nicht als besonders schlecht anzusehen, wobei
es speziell in schlechter situierten Bevölkerungsschichten noch viel Potenzial
für Verbesserungen gibt. Ein Faktor, der nicht nur im Fokus dieses Buches liegt,
sondern auch sonst auffällig ist, ist die Tatsache, dass Menschen höheren Alters
(Senioren) nur mehr wenig körperlich aktiv sind. Selbst wenn der hochbetagten
Bevölkerungsgruppe das körperliche Training aufgrund diverser gesundheitlicher
Einschränkungen schwer fällt, gibt es dennoch Bewegungsformen oder Übungen,
welche durchaus ausgeführt werden können (siehe Abschn. 5.13).

1.9   Ökonomische Benefits des selbstbestimmten Alterns

Im Zuge des unerwartet schnellen und nachhaltigen Wirtschaftswachstums nach dem 2. Weltkrieg gelangte eine Personengruppe zunehmend in den Fokus der ökonomischen Betrachtungen – die Senioren und Pensionisten.

Sie gehörten einer Bevölkerungsgruppe mit hohem Wirtschaftspotenzial an, weil sie finanziell abgesichert waren, eine hohe Zahlungsmoral aufwiesen und verlässliche und treue Konsumenten waren. Viele Wirtschaftszweige, darunter auch der Tourismus und der Handel, profitierten von dieser Käuferschicht enorm.

Eine Analyse, die sich an den sozialpolitischen Gegebenheiten und Kategorien des psychophysischen Wohlbefindens orientierte, führte zur Differenzierung von drei Altersgruppen (Eibel T 1987):

1. die Vorruheständler oder „jungen Alten" (Altersspanne: 55–63 Jahre)
2. die „Senioren" (Altersspanne: 63–75 Jahre)
3. die Hochbetagten oder „Alten Alten" (Alter >75 Jahre)

Die „jungen Alten" gehören teilweise nicht mehr zur erwerbstätigen Bevölkerungsschicht, fühlen sich aber meistens noch jung, vital und aktiv. Diese Altersgruppe hat in den letzten Jahrzehnten durch die Frühpensionierungswellen eklatant zugenommen.

Die Senioren haben sich mit dem Status des Ruhestands schon arrangiert, zeigen nach wie vor Vitalität und Aktivität. Die meisten „altersgerechten" Handels- und Freizeitangebote orientieren sich derzeit an dieser Altersgruppe.

Die Gruppe der Senioren hat, wie in den vorangegangenen Kapiteln mehrfach beschrieben, in den letzten Jahrzehnten enorm zugenommen, ist aber durch einen sich sukzessive verschlechternden Gesundheitszustand gekennzeichnet.

Wesentliche Kofaktoren der Überalterung und Vergreisung der Gesellschaft sind die abnehmenden oder stagnierenden Geburtenraten, aber auch die sich zunehmend zum Nachteil entwickelnden sozioökonomischen Faktoren, die die Werte der klassischen Familie infrage stellen und die Kinderlosigkeit forcieren.

Selbstbestimmte, vitale und aktive Personen eines höheren Lebensalters tragen nicht nur zur Förderung der Wirtschaft bei, sondern sie bereichern auch die Generationensprünge durch Bewahrung von Wissen, Weisheit und Erfahrung und stellen eine wichtige Determinante der menschlichen Weiterentwicklung dar. Zudem belasten sie die finanziellen und personellen Ressourcen der Gesellschaft nicht wesentlich.

Im Gegensatz dazu stehen die „alten Alten", die eklatant zunehmen. Die hohe Wahrscheinlichkeit, dass in dieser Bevölkerungsgruppe Erkrankungen zunehmen und körperliche Einschränkungen und Behinderungen auftreten, erfordert kluge Strategien, um sowohl die personellen als auch finanziellen, gesellschaftlichen Ressourcen nicht zu überfordern.

Die Ökonomen sind hier zwiegespalten; die einen sehen Horrorszenarien auf die Gesellschaft und Wirtschaft zukommen, die anderen warnen davor, dass die Kostenexplosionen nicht nur dieser Altersgruppe vorgeworfen werden darf.

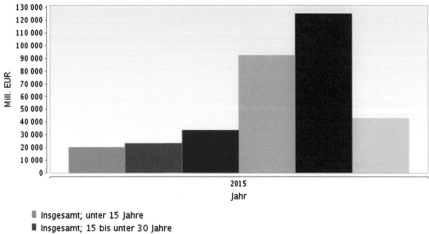

Abb. 1.15 Krankheitskosten in Deutschland. (Quelle: © Statistisches Bundesamt (Destatis), 2017)

So oder so sind also Präventionsprogramme gefordert und Aktivitäten, die am besten schon in der Kindheit und Jugend zu einem gesundheitsbewussten und selbstbestimmten Leben animieren und motivieren und lebenslang fortgesetzt werden sollen.

Dies umso mehr, da Analysen der Krankheitskosten aus Deutschland zu folgenden, überraschenden Ergebnissen bzw. Prognosen kommen (Abb. 1.15):

Die höchsten Krankheitskosten werden von der Altersklasse der 65- bis 85-Jährigen verursacht, zweitstärkster Kostenverursacher ist die Altersklasse der 45- bis 65-Jährigen. Diese Trends sind auch bei den Analysen der Krankheitskosten in Österreich zu beobachten. (Link: http://www.statistik.at/web_de/statistiken/menschen_und_gesellschaft/gesundheit/gesundheitsausgaben/index.html) und in der Schweiz (Link: https://www.bfs.admin.ch/bfs/de/home/statistiken/gesundheit/kosten-finanzierung/kosten.html#1988012765).

Die gesamten Krankheitskosten in Deutschland sind seit dem Jahr 2002 von 223,6 Mrd. auf 338,2 Mrd. EUR (also 4100 EUR pro Kopf) im Jahr 2015 gestiegen. Interessant ist hier die Tatsache, dass in diesem Zeitraum der Anteil der Älteren von 17,3 auf 21 % gestiegen ist, ihr Anteil an den Krankheitskosten stieg jedoch nur von 44 auf 49,8 %. Das kann zumindest ein Indiz dafür sein, dass die

Prognosen der optimistischen Gesundheitsökonomen eintreffen und die Krankheitskosten nicht so stark steigen, wie Pessimisten befürchten. Das bedeutet aber auch, dass die Älteren gesünder sind, als man es vielmals annimmt. Hinsichtlich der auch schon im Abschnitt der Healthy Life Years beschriebenen Zusammenhänge muss auch hier betont werden, dass Ergebnisse verschiedener Jahr nur bedingt vergleichbar sind.

Interessant ist diese Betrachtung hinsichtlich der Pro-Kopf-Ausgaben.

Die durchschnittlichen Pro-Kopf-Krankenkosten belaufen sich auf ca. 4100 EUR, bei den 15- bis 64-Jährigen auf 2780 EUR und in der Altersklasse der 65- bis 85-Jährigen auf 8350 EUR. Die Über-85-Jährigen verursachten pro Kopf Kosten von 19.790 EUR, also fast fünf Mal so viel wie die Einwohner im Durchschnitt, obwohl die Altersklasse gesamt nicht der größte Kostenverursacher ist.

Hinsichtlich der Rangordnung der kostenverursachenden Erkrankungen liegen nach wie vor die Herz-Kreislauf-Erkrankungen mit 13,7 % bzw. 46,4 Mrd. EUR vorne. Die psychischen Erkrankungen und Verhaltensstörungen folgen nur knapp dahinter mit einem Anteil von 13,1 % und 44,4 Mrd. EUR an Kosten. An dritter Stelle liegen die Krankheiten des Verdauungssystems mit 41,6 Mrd. EUR, wobei hier auch die Kosten für zahnärztliche Leistungen und Zahnersatz integriert sind. Erst an vierter Stelle folgten die Erkrankungen der Muskel- und des Skelettsystems mit einem Kostenanteil von 34,2 Mrd EUR.

In der Altersklasse der Über-80-Jährigen rangieren an erster Stelle die Kosten für psychische Störungen mit einem Pro-Kopf-Anteil von 4280 EUR. Das ist sozusagen ein gesundheitsökonomischer Hinweis auf die zunehmende Bedeutung der Folgen demenzieller Erkrankungen in einem immer älter werdenden Bevölkerungskollektiv.

Man muss also sowohl den optimistischen als auch den pessimistischen Gesundheitsökonomen Recht geben, denn es hängt immer davon ab, welche Kostenrechnung hier angestellt wird und welches Szenario hier analysiert wird.

Es steht mittlerweile außer Zweifel, dass umfassende und integrative Maßnahmen zur Förderung der Selbstbestimmtheit dringend gefordert sind und einen unverzichtbaren Bestandteil zukünftiger gesundheitspolitischer Aktivitäten darstellen. Hier geht es explizit nicht nur um Konzepte auf teurem Hochglanzpapier, sondern um praktikable Maßnahmen, die sofort umgesetzt werden können.

Ein sowohl in der Gesundheitsökonomie als auch in der Gesundheitspolitik viel zu lange negierter und unterschätzter Faktor ist das Thema Pflegepersonal für die Alten- und Langzeitpflege. Ältere Menschen benötigen nicht nur reine pflegerische Maßnahmen, sondern auch Zuwendung, Empathie und vor allem intensive Kommunikation. Es ist daher unabdingbar, das Image der Altenpflege aufzuwerten und besser zu bezahlen. Im Idealfall wird man ein neues Berufsbild implementieren, den Altentrainer.

Eine durch regelmäßige körperliche Aktivität verbesserte physische und psychische Leistungsfähigkeit ist nicht nur ressourcenschonend, sondern auch der beste Garant eines weitgehend selbstbestimmten und aktiven Lebens.

Literatur

Buettner, D: The Blue Zones: Lessons for Living Longer from the People Who've Lived the Longest, National Geographic. ISBN-13: 978-1426207556
Du M, Prescott J, Kraft P, Han J, Giovannucci E, Hankinson SE, et al. (2012) Physical activity, sedentary behavior, and leukocyte telomere length in women. Am J Epidemiol 175:414–22
Eibel T (1987) Der alte Mensch und sein Bild in der Gesellschaft: Ein Beitrag zur sozialen Gerontologie. Landauer Beiträge für Erziehungs- und Sozialwissenschaft. dipa-Verlag, Frankfurt a. M
Lepers R, Stapley PJ, Cattagni T (2016) Centenarian athletes: examples of ultimate human performance? Age and Ageing, 45(5):732–736
Pointner A, Magnet U, Tomeva E et al (2017) EGCG containing combined dietary supplement affects telomeres and epigenetic regulation. J Nutr Food Sci 7:577. https://doi.org/10.4172/2155-9600.1000577

Weiterführende Literatur

Allard M (1991) A la recherche du secret des centenaires. Le Cherche Midi Editeur, Paris
Allard M, Lèbre V, Robine J-M (1994) Les 120 ans de Jeanne Calment. Le Cherche Midi Editeur, Paris
Bowermann WG (1939) Centenarians. Trans Actuarial Soc Am 40:360–378
Caspari R (2012) The evolution of grandparents, senior citizens may have been the secret of our species's success. Sci Am 22:38–43
Gava P, Kern H, Carraro U (2015) Age-associated power decline from running, jumping, and throwing male masters world records. Exp Aging Res 41:115–135
http://www.statistik.at/web_de/statistiken/menschen_und_gesellschaft/gesundheit/gesundheitsdeterminanten/koerperliche_aktivitaet/index.html)
http://ec.europa.eu/eurostat/statistics-explained/index.php/Glossary:Sullivan_method
http://ec.europa.eu/eurostat/statistics-explained/index.php/Healthy_life_years_statistics/de
https://www.destatis.de/DE/ZahlenFakten/GesellschaftStaat/Gesundheit/Krankheitskosten/Methoden/Krankheitskostenrechnung.html
https://de.wikipedia.org/wiki/Liste_der_Staatsoberh%C3%A4upter_nach_Amtszeiten#Staatsoberh.C3.A4upter_mit_der_l.C3.A4ngsten_Amtszeit_vor_dem_20._Jahrhundert_.28Auswahl.29
https://www.destatis.de/DE/ZahlenFakten/GesellschaftStaat/Bevoelkerung/FAQ/Sterbealter_Lebenserwartung.html
http://ec.europa.eu/eurostat/statistics-explained/index.php/Healthy_life_years_statistics/de
Jeune B (1993) Centenarians – tail or tale? Presentation at the 46th annual scientific meeting of the gerontological society of America, New Orleans Manuscript
Jeune B (1995) In Search of the First Centenarians. In: Jeune B, Vaupel J.W. (Hrsg) Exceptional LongevityLongevity: From Prehistory to the Present. Odense University Press: Odense
Kontis V, Bennett JE, Mathers CD, Li G, Foreman K, Ezzati M (2017) Future life expectancy in 35 industrialised countries: projections with a Bayesian model ensemble. Lancet 389:1323–1335
La Momie de (1985) Ramsès II: contribution scientifique à l'égyptologie/Muséum national d'histoire naturelle; sous la dir. du doyen Lionel Balout et du Prof. C. Roubet, avec la participation de Mme Ch. Desroches-Noblecourt. Ed. Recherche sur les civilisations, Paris
Office for National Statistics/UK: https://www.ons.gov.uk/peoplepopulationandcommunity/birthsdeathsandmarriages/lifeexpectancies/bulletins/nationallifetablesunitedkingdom/2014to2016

Perls T, Levenson R, Regan M, Puca A (2002) What does it take to live to 100. Mech Ageing Dev 123:231–242

Sinn HW (2005) Das demographische Defizit – Die Fakten, die Folgen, die Ursachen und die Politikimplikationen. In: Birg H (Hrsg) Auswirkungen der demographischen Alterung und der Bevölkerungsschrumpfung auf Wirtschaft, Staat und Gesellschaft. Lit, Münster

The World Factbook: Country Comparison: Life Expectancy at Birth, 2. Januar 2016, https://www.cia.gov/library/publications/the-world-factbook/fields/2102.html

United Nations World Population Ageing (2013) New York, USA: Department of Economic And Social Affairs, Population Division, Report No.: ST/ESA/SER.A/348. http://www.un.org/en/development/desa/population/publications/pdf/ageing/WorldPopulationAgeing2013.pdf

Venturelli M, Schena F, Scarsini R, Muti E, Richardson RS (2013) Limitations to exercise in female centenarians: evidence that muscular efficiency tempers the impact of failing lungs. Age 35:861–870

Vischer AL (1945) Medizinische Betrachtungen bei einem Hundertjährigen. Schweizerische Medizinische Wochenschrift 75:747–748

Physiologische Veränderungen im Altersgang

2

Inhaltsverzeichnis

▶ **Physiologische Veränderungen im Altersgang** In diesem Kapitel erfolgt eine ausführliche und umfassende Darstellung der gewebe- und organspezifischen, physiologischen Veränderungen, die im Laufe eines natürlichen und physiologischen Alterungsprozesses des menschlichen Körpers auftreten können. Diese spielen sich verborgen im Körperinneren ab, zeigen sich aber auch als typische Veränderungen des Körperäußeren. Tatsache ist, dass die physiologischen Altersveränderungen individuell unterschiedlich stark ausgeprägt sein können und von genetischen Faktoren aber insbesondere auch vom Lebensstil abhängen. Eine Betrachtung der diesbezüglichen Theorien und Hintergründe schafft die Grundlagen für mehr Verständnis und für die Entwicklung von Strategien für ein selbstbestimmtes und gesundheitsbewusstes Altern.

© Springer-Verlag GmbH Deutschland, ein Teil von Springer Nature 2020
N. Bachl et al., *Bewegt Altern*, https://doi.org/10.1007/978-3-662-56042-6_2

2.1   Alternstheorien und genetische Hintergründe

▶   „Es ist schon schlimm, wenn man alt wird,
aber noch schlimmer ist es, man wird es nicht."
Heinz Erhardt

Trotz des schnellen Fortschritts und zahlreichen neuen Erkenntnissen in der Biologie und Genetik bleiben die genauen Vorgänge, welche menschliches Altern bis ins letzte Detail beeinflussen, noch ungeklärt. Dabei geht es nicht nur darum, dass die Herkunft jedes einzelnen Menschen eine Rolle spielt, weil dies zum einen natürlich genetische Hintergründe hat, eine weitere Rolle spielen hier Umwelteinflüsse, Essgewohnheiten und sonstige regionale Gegebenheiten. Da die Forschung hier zu noch keinem endgültigen Schluss gekommen ist, gibt es viele verschiedene wissenschaftliche Theorien. Dennoch kann man all diese Theorien in zwei Haupttheorien gliedern, nämlich in die Programm-Theorie und die Zerstörungstheorie (Jin 2010) (Abb. 2.1).

Die *Programm-Theorie* besagt, dass Altern nach einem biologischen Zeitplan erfolgt, welcher an die kindliche Entwicklung anschließt. Dabei wird in drei weitere Subkategorien unterteilt:

• Genetisches Modell: In dieser Theorie hängt Altern von Veränderungen in der Genexpression ab, welche weder zufällig noch ungeplant vonstattengehen, sondern eben wie die Entwicklung einen Plan verfolgen. Dabei schalten sich Gene in einer bestimmten Reihenfolge ein bzw. aus, wodurch der Alterungsprozess mit der Seneszenz verschiedener Gene verknüpft ist und beginnt bzw. irgendwann endet. Für diese Theorie spricht, dass die Lebenserwartung, ohne

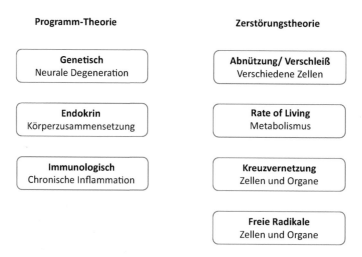

Abb. 2.1 Theorien des Alterns und der Wirkungsbereich der Schädigung

unvorhersehbare Unfälle, innerhalb einer Art relativ gleich ist. Ein weiteres Indiz für diese Theorie ist, dass sowohl bei Tieren durch Genmutation die Lebensdauer verlängert werden konnte, aber andererseits auch beim Menschen genetische Defekte (Werner-Syndrom oder Hutchinson-Gilford Syndrom) zu einer verkürzten Lebenszeit führen.

- *Endokrine Theorie:* Hierbei geben Hormone den Ton an, um die Geschwindigkeit des Alterns zu bestimmen. Hormone werden u. a. in der Hypophyse im Gehirn gebildet. Kontrolliert wird die Ausschüttung der Hormone durch den Hypothalamus, der Funktionen im Körper durch diese Ausschüttung steuern kann. Durch die Alterungsprozesse verliert der Hypothalamus jedoch seine Fähigkeit der präzisen Steuerung, wobei erschwerend hinzukommt, dass auch die Organe nicht mehr präzise auf die Befehle des Hypothalamus hören. Somit wird nicht nur die Produktion, sondern auch die Effektivität der Hormone reduziert. Die höchste Konzentration von zahlreichen Hormonen findet man mit Mitte der 20er Jahre. Bereits ab etwa 30 Jahren kommt es zu einer kontinuierlichen Reduktion von Hormonkonzentrationen im Blut. Mit Mitte 50 haben sich Hormone wie Testosteron um etwa ein Drittel, DHEA um mehr als die Hälfte und Wachstumsfaktoren um zwei Drittel vermindert. Zahlreiche Studien weisen darauf hin, dass speziell der Insulinähnliche-Wachstumsfaktor-1(IGF-1)-Signalweg (über mTOR) eine Schlüsselrolle in diesem Zusammenhang spielt. Durch das Senken dieser Konzentrationen im Blut kann es zu Defiziten von verschiedenen Funktionen im Körper kommen.
- Immunologische Theorie: Die Zellen des Immunsystems sind programmiert, sich im Laufe der Jahre zu verändern. Diese sogenannte Immunseneszenz wird durch eine Vergreisung der Zellen beschrieben, was zu einer erhöhten Infektanfälligkeit, Alterungserscheinungen und letzten Endes zum Tod führt. Laut dieser Theorie hat das Immunsystem in der Pubertät seinen Höhepunkt und verliert nach und nach an Effektivität. Eine genauere Beschreibung dieser altersspezifischen Veränderungen und den Anpassungsprozessen des Immunsystems erfolgt in Abschn. 3.2.

Die *Zerstörungstheorie* berücksichtigt überwiegend exogene Faktoren ökologischer bzw. umweltbeeinflussender Herkunft, welche auf verschiedenen Ebenen zu einer Schädigung und somit zur menschlichen Alterung führen. Im Grunde könnte man laut dieser Theorie die ineffizienten Reparaturprozesse unseres Körpers für das Altern verantwortlich machen. Auch die Zerstörungstheorie lässt sich in folgende Subkategorien einteilen:

- Die Abnutzungs- oder Verschleißtheorie besagt, dass Zellen beispielsweise durch Einflüsse von Toxinen, radioaktiven Strahlen, UV-Licht oder freie Radikale geschädigt werden und nicht zur Gänze repariert werden können. Bestimmte Zellen und Gewebe unterliegen dadurch einer Abnutzung und altern somit. Ähnlich wie bei einem Auto gibt es demnach auch im Körper Teile, die durch verschiedene Einflüsse abgenutzt werden, wodurch ihre Funktion nachlässt, was sich auf den Gesamtorganismus bzw. die Lebensdauer auswirken kann. Diese Theorie wurde bereits 1882 durch Dr. August Weismann begründet.

Am Beispiel der Mitochondrien, den Kraftwerken der menschlichen Zellen, lässt sich die Abnutzungstheorie etwas präziser beschreiben. Mitochondrien bilden in unserem Körper das lebensnotwendige Adenosin-Triphosphat (ATP). ATP ist für die Funktion der Zellen essenziell, dennoch kann es der Körper nur in sehr geringen Mengen speichern, was zu einer kontinuierlichen Produktion von ATP durch oxidative Prozesse aus Kohlenhydraten und Fetten führt. Durch die Produktion von ATP entstehen allerdings auch freie Radikale als Koprodukt. Diese beeinflussen nicht nur die Effizienz der Mitochondrien, sondern auch deren Anzahl negativ, was vor allem mit zunehmendem Alter zum Tragen kommt. Die freien Radikale müssen vom Körper abgebaut werden, wodurch ein energetischer Mehraufwand und in weiterer Folge oxidativer Stress entsteht. Vermehrte oxidative Schäden in den Zellen führen zu einem verfrühten oder eben altersbedingten Verfall bzw. zur Apoptose (Zelltod).

- Die Rate-of-Living-Theorie ist gekennzeichnet durch die Philosophie: Lebe schnell, stirb jung. Die Grundidee dieses Modells geht bereits auf Max Rubner (1908) zurück, wobei er bezogen auf die Lebensspanne von Tieren die Beobachtung, dass kleine Tiere kürzer leben als große, so interpretierte, dass ein großer Metabolismus eine größere Lebensspanne haben muss. In weiteren Untersuchungen von Pearl (1928) wurde bestätigt, dass ein verlangsamter Metabolismus zu einer verlängerten Lebensdauer führt. Auf den heutigen Lifestyle umgelegt, lässt sich dieser Satz damit erklären, dass es beispielsweise gesünder ist, sich nicht ständig überkalorisch zu ernähren, sondern bewusst Fastenphasen zu planen, um die Gesundheit und somit die Langlebigkeit zu fördern. Diese Philosophie lässt sich auch auf andere Bereiche wie Arbeit und Sport umlegen, wobei ebenfalls belegt ist, dass zu viel Stress, egal ob psychisch oder körperlich, eher schädigend als gesundheitsfördernd wirkt. Diese Theorie kommt der Abnutzungstheorie sehr nahe und verfolgt dieselbe Grundidee, wobei man hier selbst Einfluss auf die „Abnutzung" nehmen kann.

- Die Kreuzvernetzungstheorie steht dafür, dass eine Ansammlung von kreuzvernetzten Proteinen verschiedene Zellen und Gewebe schädigt bzw. zerstört und dadurch Prozesse innerhalb des Körpers, wie z. B. den Stoffwechsel hemmt. Dies funktioniert dadurch, dass Zucker und Zuckerverbindungen gemeinsam mit Sauerstoff Verbindungen mit Proteinen eingehen, welche die Funktionen von Zellen negativ beeinflussen. Prinzipiell haben Proteine wichtige Aufgaben im Stütz- und Erhaltungsstoffwechsel. Durch die Verbindung mit Zucker verlieren Proteine diese Fähigkeiten. Je älter wir werden, umso mehr dieser Vernetzungen finden statt, welche wiederum die Alterung begünstigen. Diese Prozesse spielen auch bei Diabetikern eine Rolle, da hier eine höhere Neigung zur Vernetzung besteht als bei gesunden Menschen.

- Die Theorie der freien Radikale, basiert auf dem Einfluss von freien Radikalen und der oxidativen Schädigung von Makromolekülen. Diese bestehen aus vielen (bis zu mehreren Hunderttausend) gleichen oder unterschiedlichen Bausteinen bestehen und damit eine relativ große Molekülmasse ergeben.

Durch die Anhäufung von Schädigungen kann es zu Veränderungen in der Zelle oder in Organen kommen, welche dadurch in ihrer Funktion beeinträchtigt werden. Antioxidanzien ermöglichen dem Körper allerdings, diese Vorgänge zu hemmen, was anhand von Tierversuchen gezeigt werden konnte.

Allerdings sind diese Befunde nicht in gleichem Maße auf Menschen übertragbar. Einige Pilotstudien haben gezeigt, dass durch längerdauernde isolierte Gaben von Antioxidanzien auch negative Veränderungen nicht auszuschließen sind.

Altern und Genetik: Der innere Rhythmus
Aus bisherigen Studien werden neuerdings sogenannte Gerontogene diskutiert, das sind „Langlebigkeitsgene", die durch eine Loss-of-function-Mutation die Lebensspanne um 40–100 % verlängern können. Entdeckt und nachgewiesen wurden sie bei Fadenwürmern *(Caenorhabditis elegans)* und Taufliegen *(Drosophila melanogaster)*, man vermutet jedoch, dass sie auch beim Menschen eine Rolle spielen. Zu den bisher entdeckten Gerontogenen zählen u. a. folgende Gene: age-1 (Signaltransduktion), daf-2 (Proteinmetabolismus: Insulin-IGF1-Rezeptor), clk-1 (mitochondriales Clock-Gen). Unabhängig von diesen Tierstudien zeigen Ergebnisse an equadorianischen Enklaven, wo kleinwüchsige Menschen außergewöhnlich langsam altern, dass eine Vielzahl von Genen bzw. beeinflussende Lebensstilfaktoren eine entscheidende Rolle zur Langlebigkeit spielen, was durch weitere Studien erhärtet werden muss.

Hinsichtlich der genomischen Instabilität ist bekannt, dass diverse endogene und exogene Faktoren im Laufe des Lebens Schäden an der DNA verursachen, welche so gut wie möglich, aber nicht perfekt repariert werden. Da diese Reparaturmechanismen mit zunehmendem Alter quantitativ und qualitativ schlechter werden, können die daraus resultierenden Veränderungen in der DNA über unterschiedliche Expressionsmuster der Gene zu veränderten Funktionen der verschiedenen Zelltypen und daher einem zellulären Alternsprozess führen (Wagner KH et al. 2011). Während beim jungen Menschen viele dieser Zellen durch apoptotische oder autosomale Prozesse abgebaut werden, tritt dies mit zunehmendem Alter in den Hintergrund, wodurch diese Mutationen zur Entstehung von Krankheiten, wie z. B. diversen Karzinomen beitragen können. In diesem Zusammenhang ist folgendes interessantes Ergebnis zu beobachten, und zwar konnte gezeigt werden, dass DNA-Schäden bis zu einem bestimmten Alter ansteigen, allerdings bei hochaltrigen Personen eine Art „Leveling-off" stattfindet (Franzke B. et al. 2014). Welche Einflussfaktoren, wie z. B. körperliche Aktivität, dafür maßgeblich sind, ist derzeit ungeklärt.

In diesem Zusammenhang scheint auch die epigenetische Kontrolle der Genexpression eine Rolle zu spielen. Der sogenannte „epigenetische Drift" bezeichnet die individuell unterschiedliche Veränderung in der DNA mit zunehmendem Alter, was ebenfalls die Genexpression modulieren kann. Ferner wird in diesem Zusammenhang auch eine Art „epigenetische" Uhr postuliert, welche bei allen Menschen im Alterungsprozess auftritt und in Zukunft für die Vorhersage des chronologischen Alters herangezogen werden kann.

Auch das Phänomen der „Telomerenverkürzung", welche letztlich für ein Absterben von Zellen verantwortlich gemacht wird, spielt hier eine Rolle. Weiter interessant ist, dass z. B. Krebszellen ein Enzym, die Telomerase, besitzen, welches in der Lage ist, die Telomere wieder zu verlängern. Daraus ergibt sich die Diskrepanz, dass auf der einen Seite Telomerenverkürzungen mit einer Reihe von altersassoziierten Erkrankungen wie Arteriosklerose, Herz-Kreislauf-Erkrankungen oder Osteoarthritis in Zusammenhang gebracht werden, andererseits eine Verlängerung der Telomere mit einem erhöhten Risiko einer Tumorentstehung verbunden ist.

Genetische wie epigenetische Kontrollen der Genexpression werfen letztlich die Frage nach der „inneren Uhr" eines Menschen auf. Es ist bekannt, dass in unserem Körper unzählige Rhythmen bestehen, der Tagesrhythmus, Wochen- und Jahresrhythmus, aber auch schnellere Rhythmen, wie z. B. der Herzschlag. Unzählige dynamische Prozesse, wie Energiestoffwechsel, Körpertemperatur, die pulsatile Ausschüttung verschiedener Hormone sowie die Aktivität von Immunzellen, orientieren sich am 24-h-Takt, im Laufe dessen sich ihre Aktivitäten unterschiedlich verändern, wie Zeitreihenuntersuchungen beweisen. Da hierbei individuelle Variationen zu beobachten sind, sprechen Fachleute davon, dass alle Rhythmen einen sogenannten „menschlichen Zeitorganismus" bilden, welcher wie viele andere Einflüsse auf unseren Körper wirkt (Moser 2018). Erwähnenswert ist noch die enge Verbindung gesundheitsrelevanter Prozesse mit dem Schlaf-Wach-Rhythmus, welcher einerseits durch permanente Störungen wie Nacht- oder Schichtarbeit zur Ausprägung verschiedener Erkrankungen führen kann, andererseits auch therapeutisch als sogenannte Chronotherapie genutzt werden kann.

Entgegen älteren vorherrschenden Meinungen, dass es nur eine innere Uhr gäbe, spricht man heute von einem hierarchisch organisierten System, bei dem jede Zelle die Fähigkeit hat, innere Uhren zu erzeugen, mit anderen Zellen zu kommunizieren bzw. sich zu synchronisieren. Je besser diese Abstimmungen, desto gesünder scheint ein Mensch leben zu können. Schlecht abgestimmte Zellen und eine verstummende Rhythmik sind üblicherweise Zeichen von Krankheit und Alterung (Moser et al. 2008; Moser 2018). Ein gutes Beispiel dafür ist die Herzfrequenzvariabilität, welche z. B. bei degenerativen Herz-Kreislauf-Erkrankungen eingeschränkt ist bzw. Stunden vor einem Infarkt komplett verschwinden kann. Daher rührt auch der Impetus der Rhythmusforscher, Menschen durch Chronotherapie so zu beeinflussen, dass deren Rhythmen auch mit zunehmendem Alter möglichst „jung" bleiben.

In diesem hierarchisch organisierten System der „Zelluhren" liegt der übergeordnete Schrittmacher im Zwischenhirn, nämlich der Nucleus suprachiasmaticus; dieser liegt dicht am Sehnerv und kann die zirkadianen Rhythmen auf den Tages(hell)- und Nacht(dunkel)rhythmus abstimmen. Schon vor Jahrzehnten hat man herausgefunden, dass es in der Netzhaut sogenannte „zirkadiane Sehzellen" gibt, welche nicht bildgebend, sondern lichtwahrnehmend sind. Deren Lichtempfindlichkeit liegt im blau-grünen Bereich, also dem Tageslicht. Dies steht im

Gegensatz zu einer Rot-Dunkelfärbung für Dämmerung und Abend und zwar vor
dem Schlaf. Als Konsequenz daraus ist zu folgern, dass blau-grünes Licht, wie es
bei Computer- oder Handymonitoren vielfach gegeben ist, das Schlafverhalten,
insbesondere das Einschlafverhalten drastisch verschlechtern kann.

Wiewohl hier eine gewisse genetische Komponente gegeben ist, muss festgehalten werden, dass die innere Uhr des Menschen zweifellos auch massiv
epigenetisch, also kulturell überformt ist und Kinder von den Gewohnheiten
ihrer Eltern lernen. Studien (Moser) haben gezeigt, dass viele junge und
ältere Menschen über 50 gewisse Ähnlichkeiten aufweisen, die man auch als
„Morgenmensch" typisieren kann. Menschen mittleren Lebensalters sind eher
„Abendmenschen", allerdings muss festgehalten werden, dass hierbei starke individuelle Schwankungen gegeben sind und langjährig tradierte Lebensgewohnheiten das System der inneren Uhr maßgeblich beeinflussen können.

Für den alternden Organismus scheint ein stabiler Tages-Nacht-Rhythmus
wesentlich zu sein, auch um die Schlafqualität zu erhöhen, und damit auch die
zerebrale Regeneration über das lymphatische System (dem Lymphsystem des restlichen Körpers entsprechend) zu garantieren. Sogenannte chronotherapeutische
Konzepte versuchen daher, die Stabilität des inneren Rhythmus durch Lichttherapie,
durch einen festen Aktivitäts- und Essrhythmus oder aber auch über Medikamente wie z. B Melatonin zu erreichen. Die meisten Rhythmusforscher empfehlen
auch, körperliche Aktivität, vor allem höherer Intensität und längerer Dauer eher
morgens durchzuführen (zumal ältere Menschen vielfach eher „Morgenmenschen"
zu sein scheinen). Jedoch sind hier individuelle Unterschiede aufgrund von wechselnden Lebenssituationen zu berücksichtigen. Allerdings muss auch festgehalten
werden, dass bei einem guten Schlaf bzw. einer guten Schlafqualität die sportliche
Leistungsfähigkeit am Morgen mit Sicherheit eine bessere ist. Weitere Forschungen
und Studien sind notwendig, um diverse Lebensstilfaktoren so einsetzen zu können, dass sie der sogenannten „Chronotypologie" der Patienten, speziell von älteren
Menschen, entsprechen und damit gesundheitsfördernd wirken.

2.2   Physiologische Veränderungen im Alter: Endogen und exogen

Die folgenden drei Zitate zeigen, dass dieses Thema aus verschiedensten Gesichts-
punkten seit jeher in Geschichte und Literatur von Interesse ist:

▶   „Das Leben gehört dem Lebendigen an, und wer lebt, muss auf Wech-
    sel gefasst sein." (Johann Wolfgang von Goethe)

▶   „Wenn der Wind der Veränderung weht, bauen die einen Mauern und
    die anderen Windmühlen." (Chinesisches Sprichwort)

▶   „Du musst Dein Ändern leben." (Rainer Maria Rilke)

Altern ist per se ist keine Erkrankung, sondern ein natürlicher, physiologischer Vorgang, der mit Veränderungen einhergeht, die nicht nur Verluste, sondern auch potenzielle Gewinne einschließen (siehe Tab. 4.1). Jedes Alter hat je nach Standpunkt des Betrachters gewisse Nachteile, aber natürlich auch jede Menge Vorteile. Man muss nur bereit sein, die positiven Seiten zu erkennen. Jedes Jahrzehnt hat sozusagen seine eigene Qualität. Diese gilt es zu entdecken.

Durch die steigende Lebenserwartung ist das höhere Lebensalter nicht mehr als „Restzeit" anzusehen, sondern als eigenständige, langfristigere Lebensphase, die es selbstbestimmt und aktiv zu gestalten gilt. Das gängige Gesellschaftsbild vom gebrechlichen, wenig aktiven, an geistigen Verlusten leidenden und an auf fremde Hilfe angewiesenen Hochaltrigen ist nicht mehr aktuell. Das zeigen auch die Ergebnisse der ersten Österreichischen Hochaltrigenstudie (ÖIHS), weshalb das negative und defizitorientierte Bild eines alten Menschen verworfen werden muss.

Genauso wie bei der Pubertät, Schwangerschaft oder Menopause handelt es sich beim Altern um einen physiologischen, natürlich ablaufenden Prozess. Der Alterungsprozess kann jedoch mit Beeinträchtigungen und Krankheiten verbunden sein; genauso wie man beispielsweise auch in der Schwangerschaft oder in der Pubertät erkranken kann. Ursächlich dafür ist hier eine verringerte Anpassungs- und Widerstandsfähigkeit, die in ihrer unterschiedlichen Ausprägung diverse Erkrankungsrisiken dementsprechend beeinflussen.

Im Zuge des Alterungsprozesses kommt es zu sogenannten alterskorrelierten, multifaktoriellen Funktionsveränderungen, die individuell unterschiedlich ausgeprägt sein können. Auch sind das Ausmaß und der Zeitpunkt des Auftretens dieser Veränderungen individuell sehr unterschiedlich.

Die Haut beispielsweise prägt das äußere Erscheinungsbild des Menschen. Aufgrund diverser natürlicher Erscheinungen, wie Sommersprossen, Naevi, Altersflecken und Faltenbildung, ist sie Hauptobjekt der Ästhetik und der Kosmetik.

Die Haut und ihre Anhangsgebilde sind meistens auch die ersten Strukturen, die einem sichtbaren und auch für Laien erkennbaren Alterungsprozess unterworfen sind. Das soll aber nicht bedeuten, dass die physiologischen Alterungsprozesse exakt in dieser Reihenfolge ablaufen. Faktoren wie Lebensstil, Genetik und umgebungsbedingte Einflüsse sind Hauptdeterminanten des Alterungsprozesses.

Die Altersveränderungen der Haut- und Hautanhangsgebilde sind maßgeblich für das exogene Erscheinungsbild des Alterungsprozesses verantwortlich.

Exogene Zeichen des Alterungsprozesses
- „Graue Haare" (Canities)
- Haarausfall (Alopecia)
- Forcierte Faltenbildung
- Dys- und Hyperpigmentierungen (u. a. sogenannte Altersflecken)

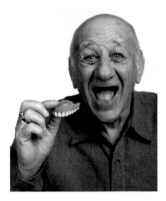

Bildrechte: © Photos.com

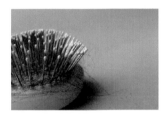

Bildrechte: © Mellimage/Fotolia

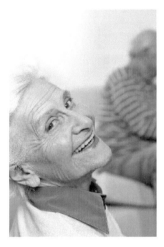

Bildrechte: © Robert Kneschke/stock.adobe.com

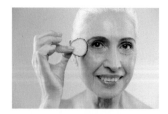

Bildrechte: © Drobot Dean/stock.adobe.com

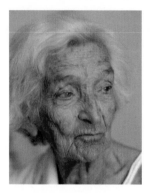

Bildrechte: (c) Arteria Photography

Endogene Veränderungen

Die Organe und Gewebe unterliegen mit fortschreitendem Lebensalter unterschiedlichen Veränderungsprozessen, wobei die Widerstands- und Regenerationsfähigkeit im Wesentlichen das Ausmaß der Veränderungen bestimmen. Die altersbedingten Veränderungen sind per se nicht letal, auch stirbt niemand am Alterungsprozess selbst, sondern an den Erkrankungen, die im Alter auftreten.

Die Widerstands- und Regenerationsfähigkeit der unterschiedlichen Gewebe und Organe bestimmen letztendlich Ablauf, Reihenfolge und Ausmaß der Alterungsprozesse, und diese werden in weiterer Folge näher beschrieben.

2.2.1   Die Körperzusammensetzung im Altersgang

Eine Analyse der Körperzusammensetzung wird zunehmend von prognostischer und praktischer Bedeutung, weil reine anthropometrische Gewichts- oder Körpergrößen-Messungen und davon abgeleitete Indices, wie beispielsweise der BMI, keinerlei Aussagen erlauben, ob etwaige Abweichungen durch einen veränderten Fett- oder Muskelanteil bedingt sind.

Gerade beim alternden Menschen ist es wichtig, regelmäßig diagnostische Kriterien im Hinblick auf die Sarkopenie zu erheben, um rechtzeitig mit adäquaten Trainingsmaßnahmen entgegenwirken zu können.

Für die Bestimmung der Körperzusammensetzung stehen mittlerweile verschiedene, leicht anwendbare Methoden zur Verfügung. Am bekanntesten sind die Plikometrie mittels Caliper, die bioelektrische Impedanz Analyse (BIA), die Infrarotmethode (NIR – near-infrared interactance), die DEXA (Dual energy X-Ray Absorptiometry), die Messung nach dem Archimedischen Prinzip (Unterwasserwaage) oder MRT-Messungen des Körperfettanteils. Den Goldstandard stellt nach wie vor die In-vivo-Neutronen-Aktivierungsanalyse dar, die jedoch aufgrund der hohen Strahlenbelastung nur experimentell und nicht in der Routine und im Klinikalltag eingesetzt werden kann.

Im Altersgang kommt es im Wesentlichen zu einer Verminderung des Gesamtkörperwassers. Es zeigt sich eine Abnahme des Plasmavolumens und des Intra- und des Extrazellulärvolumens. Untersuchungen ergaben, dass die Hydratation bei Männern im Altersgang gleichmäßig abnimmt: von der 7. Dekade ($70,2 \pm 7,7$ %) zur 10. Dekade ($65,9 \pm 8,2$ %). Bei Frauen zeigten sich diesbezüglich höhere Durchschnittswerte als bei Männern, aber geringere altersassoziierte Abnahmen (72,5 % bzw. 68,5 %).

Der Körperfettgehalt und die Körpermasse nehmen ab dem 18. Lebensjahr sowohl bei Frauen als auch bei Männern bis zur 5. oder 6. Lebensdekade kontinuierlich zu. Nach dem 60. Lebensjahr nimmt die Körpermasse, insbesondere die Muskelmasse, ab, wobei der Körperfettgehalt nach wie vor zunimmt. Das bedeutet, dass es im Altersgang zu einer zunehmenden „Verfettung" des Körpers – auch in und um innere Organe – kommt. Wenn das subkutane Fettgewebe bzw. insbesondere der Abdominalbereich davon betroffen sind, werden diese Veränderungen auch nach außen sichtbar.

Es ist nach wie vor nicht definitiv geklärt, ob die altersbedingte Zunahme des Körperfettgehaltes ein normales biologisches Muster ist oder mit einem „Sedentary Lifestyle" zusammenhängt. Die Problematik rührt daher, dass es kaum Longitudinalstudien gibt, die dieselbe Studienpopulation über einen längeren Zeitraum verfolgt und analysiert hat. Die meisten Studien analysieren verschiedene Subjekte unterschiedlicher Alterskategorien zur selben Zeit im Sinne einer Querschnittsstudie.

Pollock und Mitarbeiter konnten anhand von Follow-up-Studien über ein Zeitintervall von 20 Jahren zeigen, dass gewohnheitsmäßiges Ausdauertraining zumindest einen gewissen Schutz vor negativen Auswirkungen des Alterns auf die Körperzusammensetzung bewirkt. Auch regelmäßiges Krafttraining führt zu einer Steigerung der Muskelmasse und zur Abnahme des Körperfettgehaltes. Nach dem Motto „use it or loose it" muss dieses Training jedoch ein Leben lang durchgeführt werden, um die Muskelmasse zu halten. Dass dies möglich ist, zeigt das Beispiel des US-Amerikaners William Arnold „Bill" Pearl (* 30.10.1930). Er ist Inhaber von vier Mister-Universe-Titeln (1956, 1961, 1967 und 1971) und trainiert nach wie vor 6-mal pro Woche, um seine Muskelmasse zu erhalten (Abb. 2.2).

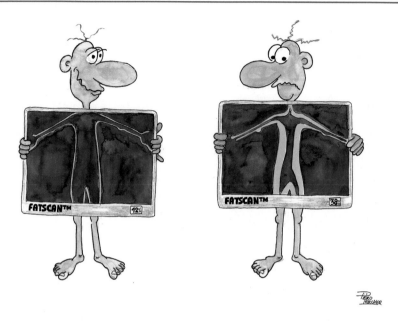

Abb. 2.2 Fatscan

Das bedeutet jetzt nicht, dass jeder alte Mensch zum Body-Building animiert werden sollte, es soll vielmehr zeigen, dass regelmäßiges Training auch im Alter möglich und zielführend ist. Am besten ist es eine Kombination aus Ausdauer- und Krafttraining durchzuführen, sodass für Abwechslung gesorgt ist und man motiviert und animiert bleibt (siehe hierzu auch Kap. 5; Abb. 2.3).

2.2.2   Herz-Kreislauf, Gefäßsystem, Blut, Immunsystem, Atmung

Herz-Kreislauf-System
Das Herzgewicht bleibt in Relation zum Körpergewicht konstant, der Herzmuskel kann jedoch zunehmend bindegewebig ersetzt werden. Man beobachtet Lipofuscin-Einlagerungen im Bereich der Zellkerne, eine Verdickung des Endokards, des Klappengewebes und arteriosklerotische Veränderungen der Koronarien. Auch Strukturen des Erregungsleitungssystems können durch Kollagen ersetzt werden, wodurch sich im EKG erkennbare Überleitungsstörungen ergeben können. Solche Überleitungsstörungen können sich auch als medikamentös schwer therapierbares Vorhofflimmern manifestieren und bedürfen einer ablativen Intervention (Katheterablation).

Bedingt durch eine Erhöhung des peripheren Widerstands im Gefäßsystem kann auch die Wanddicke des Myokards zunehmen, woraus erhöhte Blutdruckwerte resultieren können.

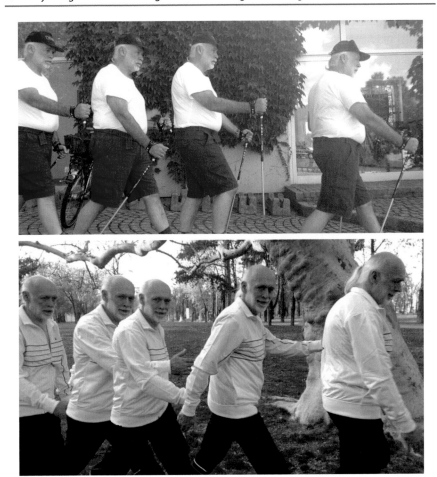

Abb. 2.3 Vorher – Nachher – ein eindrucksvoller Fotobeweis des Einflusses körperlicher Aktivität auf die Körperzusammensetzung. (Bildcredit: Christian Pohanka)

Die Herzfrequenz in Ruhe und unter submaximaler Belastung ist im Wesentlichen nicht altersabhängig. Mit zunehmendem Alter sinkt jedoch die maximal erreichbare Herzfrequenz bei Ausbelastung, was mit einer verminderten Ansprechbarkeit des Herzens auf eine Sympathikus-Stimulation in Verbindung gebracht wird.

▶   Es wird empfohlen, die Ermittlung individueller Trainingsherzfrequenzen für Ältere unbedingt mittels ergometrischer Leistungsdiagnostik unter Ausbelastung durchzuführen. Die so erhaltenen Maximalwerte differieren von rein durch Formeln ermittelten Werten und erlauben die Verordnung von präziseren Trainingsregimen.

Gefäßsystem

Das Blutgefäßsystem ist durch alter- wie lebensstilabhängige Prozesse charakterisiert, das heißt, dass es zur Verkalkung sowohl von Arterien (Makro- und Mikroangiopathien) als auch von Venen kommen kann. Männer sind ca. viermal häufiger von einer arteriellen Verschlusskrankheit betroffen als Frauen. Ein konsekutiver Elastizitätsverlust der Arterien kann zu Embolien und Gefäßverschlüssen führen, aber auch zur Manifestation einer systolischen Hypertonie. Ein venöser Rückstau wiederum kann Thrombosen und trophische Störungen bis zur maximalen Ausprägung in Form von Ulzerationen im betroffenen Gebiet verursachen.

In der Haut und in der Muskulatur kommt es zu einer Abnahme der Kapillarisierung, was zur Folge hat, dass die Sauerstoff-Ausschöpfung in der Peripherie und die arteriovenöse Sauerstoffdifferenz bei körperlicher Aktivität abnehmen.

Die Folge ist auch, dass man bei älteren Menschen verstärkt kalte Hände und Füße beobachtet und die Betroffenen ein erhöhtes Wärmebedürfnis haben.

> **Haben Sie gewusst, dass …**
> … 80-jährige Radrennfahrer eine ähnlich hohe Ausdauerleistungsfähigkeit aufweisen wie untrainierte 20- bis 30-jährige Männer?
> … die Herzmuskel von Seniorenathleten ähnlich elastisch sind wie die Herzmuskel untrainierter 30-jähriger Personen?

Blut

Das aktive rote Knochenmark wird im Zuge des Alterungsprozesses zunehmend durch Fett und Bindegewebe ersetzt. Dies wirkt sich stärker auf die Erythropoese als auf die Leukopoese aus, weshalb man im Blutbild von alten Menschen eine geringere Erythrozytenzahl sowie geringere Hämatokrit- und Gesamthämoglobinwerte finden kann. Diese müssen nicht immer mit einem Eisenmangel assoziiert sein. Im weißen Blutbild kann eine Reduktion der Lymphozyten, insbesondere der T-Lymphozyten um bis zu 25 %, zu einer Reduktion der immunologischen Kompetenz führen. Die Thrombozytenzahl unterliegt auch bei gesunden alten Menschen der normalen Schwankungsbreite und weicht hier nicht ab.

Die zirkulierende Blutmenge wird jedoch bezogen auf das Körpergewicht mit zunehmendem Alter deutlich kleiner.

Immunsystem

Die sukzessive reduzierte immunologische Kompetenz bei Älteren wird auch Immunoseneszenz genannt. Im Rahmen dieses komplexen entwicklungsbedingten Prozesses kommt es meistens nicht zu einer generellen Abnahme aller Immunfunktionen, sondern zu einer Umstrukturierung von Teilen des Immunsystems mit qualitativen Veränderungen. So zeigt sich die altersbedingte Leukopenie in Form einer Abnahme der T- und B-Lymphozyten. Die Anzahl der unspezifischen zytotoxischen NK-Zellen nimmt hingegen im Alter zu. Diese Reaktion und Umkehr der Zellverhältnisse bewirkt Veränderungen in der Zytokinausschüttung. Interleukin-2 wird im Alter signifikant weniger ausgeschüttet, während Interleukin-4 und Interferon-γ verstärkt gebildet werden. Dadurch erfolgen unter anderem eine schlechtere Reifung der B-Lymphozyten und eine reduzierte Produktion von Antikörpern. Die B-Lymphozyten vom Typ CD19 + sind im Alter nicht mehr so aktiv, um nach einem Kontakt mit Antigenen Antikörper auszuschütten, interessanterweise bleiben dagegen auch im hohem Alter die antigenpräsentierenden Zellen voll funktionsfähig.

Der französische Wissenschaftler Bruno M. Lesourd hat bereits in den 1990er Jahren beobachtet und postuliert, dass insbesondere eine Unterversorgung mit Proteinen zur Immunoseneszenz beiträgt. Dies wäre auch ein Ansatzpunkt für zukünftige therapeutische Maßnahmen. Hier sind sicherlich noch weitere Forschungsarbeiten notwendig.

Die Immunoseneszenz führt zu einer erhöhten Infektanfälligkeit, die sich am häufigsten in Form von Erkältungen, grippalen Infekten, Influenza und Bronchitiden manifestiert. Die Krankheitsbilder sind im Gegensatz zu jüngeren Menschen oftmals verändert, so kann das typische Fieber, aber auch die typische Leukozytose im Blut fehlen. Das Nachlassen der Immunfunktion wirkt sich auch auf diverse virale Erkrankungen aus, so zeigen sich Herpes Zoster- oder HPV-Affektionen bei Älteren häufiger. Außerdem können entartete oder krankhaft veränderte Körperzellen nicht mehr so effektiv erkannt und zerstört werden, wodurch Tumoren schneller und ungehinderter entstehen und wachsen können.

Ein positiver Aspekt der nachlassenden Immunfunktion ist, dass Allergien und Überempfindlichkeiten gedämpft werden, in der Häufigkeit und Intensität nachlassen oder sogar ganz sistieren können.

Atmung und Respirationstrakt
Die Anzahl der Alveolen beträgt bei der Geburt ca. 24 Mio. und erhöht sich bis zum 8. Lebensjahr auf 300 Mio. Diese Zahl bleibt das ganze Leben konstant. Im Laufe des Alterungsprozesses vergrößern sich im Lungenparenchym die Alveolen durch Verlust der Septen, wodurch die innere Oberfläche abnimmt. Ebenso kommt es zu einer Atrophie der Lungenkapillaren und elastischen Fasern. Durch die dadurch bedingte verminderte Diffusionskapazität kann auch weniger Sauerstoff aufgenommen werden. Längerfristig kann es durch eine verminderte Thorax-Compliance zu einer Zunahme des Atemwiderstands und zu einer Zunahme der funktionellen Residualkapazität kommen. Diese Veränderungen sind das physiologisch-anatomische Substrat des sogenannten Altersemphysems. Die maximale Sauerstoffaufnahme (VO_{2max}) nimmt im Altersgang ab etwa dem 30. Lebensjahr bei Männern um etwa 10 % pro Dekade ab und bei Frauen um etwa 7–8 % pro Dekade. Hinsichtlich der O_2-Sättigung kann man folgenden plastischen Vergleich anstellen: Alte Leute leben in Ruhe sozusagen in einer Meereshöhe von 1500 bis 2000 m.

Durch den zunehmenden Elastizitätsverlust im Alter, gekoppelt mit einer potenziell zunehmenden Bewegungseinschränkung des Oberkörpers und Thorax zeigt sich eine Abnahme der Vitalkapazität und der Lungen-Compliance. Der maximale exspiratorische Flow und das forcierte exspiratorische Volumen (FEV) nehmen ebenfalls ab.

2.2.3 Nervensystem

Eine deutliche Abnahme der Hirndurchblutung ist im Wesentlichen durch arteriosklerotische Prozesse bedingt. Beim gesunden alten Menschen wird die zerebrale Zirkulation nur um maximal 20 % reduziert, wobei die CO_2-Reaktivität voll erhalten bleibt. Ebenso sind beim gesunden Alten auch die intellektuellen Funktionen nicht eingeschränkt. Die Lernfähigkeit bleibt ebenfalls mit gewissen Einschränkungen bis zum Tod erhalten. Schlafstörungen, Aufmerksamkeitsdefizite, emotionale Verflachungen und Modifizierungen der endokrinen Funktionen beruhen weitgehend auf altersabhängigen Veränderungen der Neurotransmitterspiegel.

2.2.4 Bewegungsapparat: Muskulatur, Knochen- und Skelettsystem

Muskulatur
Eine der bekanntesten und häufigsten dynamischen Alterserscheinungen ist die sukzessive Abnahme der Muskelkraft.

Muskelfunktionstests zeigen, dass beim alternden Menschen die Muskelkraft am stärksten bei den Extremitäten schwindet, gefolgt von der Rumpfmuskulatur, die den Körper aufrichtet. Auch lässt im Alter die Handgriffkraft – vor allem bei Männern nach der Pensionierung – sukzessive nach, weshalb sich diesbezüglich dynamometrische Messungen als praktikables Assessment für Kraftstudien bei alten Menschen eignen und aktuell auch im Rahmen von Gesundheitsreihenuntersuchungen von Sozialversicherungen eingesetzt werden.

Aber auch die morphologische wie funktionelle Qualität des Muskels ändert sich mit fortschreitendem Alter: Verminderung der Muskelmasse, Abnahme der Anzahl von Muskelfasern und Myofibrillen, Einlagerung von Bindegewebe und Fetten (auch intramuskulär), Abnahme des Wassergehalts (auch intrazellulär), der Proteine und Proteinbildung, der Energiespeicher sowie der Enzyme für den aeroben und anaeroben Stoffwechsel. Hinsichtlich des genauen Pathomechanismus verweisen wir auf Abschn. 3.5.

Hinsichtlich der muskulären Leistungsfähigkeit lassen sich mit fortschreitendem Alter folgende Trends feststellen:

- Männer und Frauen erreichen ihre höchste muskuläre Leistungsfähigkeit zwischen dem 20. und 40. Lebensjahr. Hier ist auch die Querschnittsfläche des Muskels am größten. Daraus resultiert, dass die isometrische wie konzentrische Muskelkraft und die muskuläre Leistung der meisten Muskelgruppen nach dem Erreichen der Lebensmitte zunächst langsam, dann aber zunehmend schnell abnimmt, wenn keine Intervention im Sinne eines Krafttrainings erfolgt.
- Der beschleunigte Verlust der Muskelkraft geht mit einem Gewichtsverlust einher und mit einer Zunahme von chronischen Erkrankungen, wie Apoplexie, Diabetes mellitus, Arthritis und koronarer Herzkrankheit.

- Ein Kraftverlust bei älteren Menschen führt zu eingeschränkter Mobilität und körperlicher Leistungsfähigkeit sowie zu einer erhöhten Unfall- und Sturzwahrscheinlichkeit durch eine verschlechterte neuromuskuläre Koordination.

Haben Sie gewusst, dass…
…sich die Muskelmasse im Altersgang (ab etwa dem 30. Lebensjahr) ohne Training um ca. 0,5–0,8 % pro Jahr vermindert?
…dass es im Altersgang zu einer Verminderung des Wasser- und Kaliumgehaltes, aber auch zu einer Verminderung des Protein- und Glykogengehaltes kommt?
Die funktionelle Leistungsfähigkeit und die Muskelmasse nehmen ab, die Fähigkeit einer Adaptation an ein Krafttraining bleibt jedoch ein Leben lang erhalten.

Knochen- und Skelettsystem
Durch osteoporotische Prozesse (Verlust an Mineralsalzen, Verminderung der Spongiosastruktur und Verschmälerung der Kortikalis) werden die Knochen spröder und brüchiger und sind dadurch auch weniger belastbar. Das Knorpelgewebe verliert durch Nährstoff- und Wasserverlust an Elastizität und Substanz und wird im Extremfall durch Fehl- und Überbelastungen beansprucht.

In den Disci intervertebrales nimmt der Gehalt an Keratosulfat und Chondroitinsulfat zu und der Wassergehalt ab. Diese Prozesse führen zu einer Gewebsverdichtung, schließlich zu einer Degeneration und schlimmstenfalls zu einer Nekrose.

Generell nimmt im gesamten Bewegungsapparat die Regenerationsfähigkeit eklatant ab. Bei den Bändern kommt es zu Elastizitätsverlusten und bei den Sehnen zu Festigkeitseinbußen. Degenerative Prozesse im Sinne von Verkalkungen und Arthrosen führen zu einer deutlichen Abnahme der Gelenkbeweglichkeit.

2.2.5 Organe: Gastrointestinaltrakt, Leber, Niere

Gastrointestinaltrakt/Verdauungssystem
Beginnend mit Schluckstörungen, kann es auch zu Störungen der Ösophagusperistaltik kommen, die durch das Auftreten nichtpropulsiver, also nicht von oral nach aboral gerichteten Kontraktionen gekennzeichnet sind. Im Zuge des Alterungsprozesses beobachtet man auch eine Atrophie der Magenschleimhaut, die in eine atrophische Gastritis übergehen kann. Im Dünndarm ist vor allem die Regenerationsleistung des Darmepithels verzögert, wodurch die Resorptionsleistung vermindert wird.

Leber

Ab dem 5. Lebensjahrzehnt nehmen das Lebergewicht und die Leberdurchblutung ab, dadurch geht die Enzymaktivität auch deutlich zurück. Stoffwechsel- und Entgiftungsprozesse laufen langsamer ab, was sich auch hinsichtlich der Pharmakokinetik von Medikamenten bei alten Menschen auswirken kann und beachtet werden sollte. So nimmt beispielsweise die hepatische Clearance für Propanolol, Diazepam oder Antipyrin ab, nicht gestört ist hingegen die Clearance von Kumarinen oder Phenylbutanzon.

Die Clearance

Als Clearance bezeichnet man das Blutvolumen, das pro Zeiteinheit vollständig von einem Arzneistoff geklärt bzw. „entgiftet" wird. So wird die Clearance der Niere als renale Clearance und die Clearance der Leber als hepatische Clearance bezeichnet. Die Summe aus den individuellen Clearances aller Organe wird als totale Clearance bezeichnet.

Niere

Das Gewicht der Nieren reduziert sich im Laufe des Alterungsprozesses von 270 g (beide Nieren zusammen) in der 3. bis 4. Lebensdekade auf 185 g in der 9. Lebensdekade.

Die strukturellen Veränderungen in der Niere manifestieren sich im Wesentlichen durch den Verlust der Nephrone respektive der Glomerula. So ist beispielsweise im 8. Lebensjahrzehnt die Nephronenanzahl um 30 % reduziert. Durch die Verdickung der Basalmembran der Glomerula und Tubuli wird auch die Nierenfunktion dementsprechend eingeschränkt. Der renale Plasmafluss kann sich um bis zu 50 % reduzieren (ca. 50–70 ml/min), ebenso nehmen die glomeruläre Filtrationsrate und die Kreatinin-Clearance ab.

Die verminderte Nierenfunktion beim alten Menschen ist von therapeutischer Relevanz, weil bei nierengängigen Medikamenten, wie beispielsweise Penicillin, Tetrazyklinen oder Aminoglykosiden adäquate Dosierungsanpassungen erforderlich sind.

2.2.6 Metabolismus: Energiestoffwechsel, Säure-Basen-Haushalt

Energiestoffwechsel

Der Energieverbrauch des Menschen ist vom Grundumsatz, dem Leistungsumsatz und der bei der Nahrungsverwertung freiwerdenden Wärmeenergie (nahrungsinduzierte Thermogenese) abhängig. Unter dem Grundumsatz versteht man diejenige Energiemenge, die der Körper in nüchternem Zustand bei völliger Ruhe und einer Umgebungstemperatur von 20 °C zur Aufrechterhaltung der lebensnotwendigen Funktionen benötigt. Dazu zählen beispielsweise die

Herz-Kreislauf- und Atemtätigkeit, aber auch die Aufrechterhaltung einer Körperkerntemperatur von 37 °C. Der Grundumsatz macht üblicherweise mit etwa
60–75 % den Großteil des gesamten Energieumsatzes aus. Der Leistungsumsatz
charakterisiert den Energieverbrauch aller Tätigkeiten, die über den Grundumsatz
hinausgehen. Hierzu zählen vor allem die körperliche Aktivität und Sport.

Ohne Trainingsintervention nimmt ab dem 30. Lebensjahr der Grundumsatz im
Altersgang um ca. 3 % pro Lebensjahrzehnt ab, da diverse Stoffwechselvorgänge
langsamer ablaufen und die Muskelmasse abnimmt. Durch konsekutiven länger-
fristigen und chronischen Bewegungsmangel kann die Abnahme des Energieumsatzes jedoch deutlich höher ausfallen, da auch der Leistungsumsatz abnimmt.

Säure-Basen-Haushalt
Der Säure-Basen-Haushalt ist ein physiologischer Regelkreis, der den pH-Wert
des Blutes in einem Bereich zwischen 7,35 und 7,45 hält. Bei Abweichungen
nach unten spricht man von einer Azidose, bei einer Abweichung nach oben von
einer Alkalose. Die Regulation erfolgt metabolisch in Form einer Ausscheidung
von nichtflüchtigen Säuren über die Niere oder respiratorisch über die Lunge
durch Abatmung von CO_2. Im Blut gibt es verschiedene Puffersysteme, das
wichtigste ist das Kohlensäure-Bicarbonat-System. Weitere Blutpuffer sind das
Phosphat-Puffersystem, das Proteinat-Puffersystem und das Hämoglobin, welches
ebenfalls als leichter Puffer dienen kann.

Altersbedingt können sich folgende Störungen des Säure-Basen-Haushalts
zeigen:

Respiratorische Azidose
Diese entsteht durch eine alveoläre Hypoventilation in der Lunge. Sie führt zu
einem erhöhten pCO_2 im Blut und damit zu einem abgesenkten pH-Wert. Kom-
pensatorisch werden die Pufferbasen im Blut gesteigert.

Metabolische Azidose
Hier zeigt sich ein Überschuss an sauren Stoffwechselprodukten. Diese ent-
stehen beispielsweise bei Patienten mit schlecht eingestelltem Diabetes mellitus.
Die Extremform, die Ketoazidose, ist ein akuter Notfall und kann unbehandelt zu
Koma (ketoazidotisches Koma) und sogar zum Tod führen. Auch bei chronischen
Nierenerkrankungen oder altersbedingten Niereninsuffizienzen kann sich eine
metabolische Azidose entwickeln.

Respiratorische Alkalose
Diese entsteht durch Hyperventilation, wodurch es zu einer vermehrten Abatmung
von CO_2 kommt, wodurch der pH-Wert des Blutes ansteigt. Abhilfe schaffen hier
spezielle Atemübungen.

Metabolische Alkalose
Eine metabolische Alkalose kann durch häufiges Erbrechen verursacht werden,
wobei durch den chronischen Verlust von Magensäure längerfristig ein Säure-
mangel im Blut entsteht.

2.2.7   Hormone und Alter

Im Zuge des Alterungsprozesses kann es auch zu Veränderungen der Hormonproduktion und des Hormonhaushaltes kommen. Hier ist es wichtig, eine passagere hormonelle Dysregulation von einer manifesten hormonellen Erkrankung zu unterscheiden, weshalb eine umfassende ärztliche Diagnose unumgänglich ist (siehe nachfolgende Tabelle). Eine Therapie erfolgt in Abhängigkeit von Ursache, Ausmaß und Art der hormonellen Erkrankung.

Grundsätzlich muss vor einer unkontrollierten Einnahme von Hormonen gewarnt werden, umso mehr da Hormonpräparate mittlerweile auch über das Internet erhältlich sind. Eine Hormonersatztherapie sollte sich bei beiden Geschlechtern nicht ausschließlich nach den Laborwerten richten, sondern muss auch die klinischen Symptome respektive deren Veränderung bei einer Behandlung berücksichtigen (diesbezüglich wird auf die einschlägige Fachliteratur verwiesen). Fakt ist, dass jeder Mensch sein individuelles Hormonprofil hat, welches im Laufe des Altersganges mehr oder weniger schwanken kann.

Die wichtigsten Hormone, die im Zusammenhang mit Alterungsprozessen stehen

Wachstumshormon (Somatropin): Zuständig für die Steuerung des postnatalen Körperwachstums, Zellwachstum, Fettabbau und Muskelaufbau.
Eine Wachstumshormongabe ist nur bei medizinisch bedeutsamen Mangelzuständen indiziert

Testosteron: Ist das typische männliche Hormon; Wirkung: Ausbildung der männlichen Geschlechtsmerkmale, Samenproduktion, Libido
Ein Mangel führt zu: Schlafstörungen, Schwindel, Leistungsschwäche, Osteoporose, unspezifische Muskel- und Gelenkbeschwerden, Unsicherheitsgefühl, Konzentrationsdefiziten, depressiver Verstimmung, Hypogonadismus, Libido- und Potenzstörungen.

Östrogen: Das weibliche Geschlechtshormon. Wirkung: Funktion der weiblichen Geschlechtsorgane, Anregung der Befeuchtung der Schleimhäute, Wasserbindungsfähigkeit der Haut, Stimmungsstabilität, Schutz vor koronarer Herzkrankheit und Osteoporose
Mangel: Hitzewallungen, Osteoporose, depressive Verstimmung, Herz-Kreislauf-Erkrankungen, Austrocknen der Haut und Schleimhäute (Mund, Nase, Vagina, Augen), Nervosität und Reizbarkeit, Haarausfall, Einschränkung des Geruchs- und Geschmackssinns.

Progesteron: Zählt zu den weiblichen Geschlechtshormonen. Gemeinsam mit dem Östrogen dient es der Regulation des weiblichen Zyklus und bereitet den Körper auf eine Schwangerschaft vor. In den Wechseljahren sinkt bei Frauen die Progesteron-Konzentration langsam ab, bis sie schließlich nur noch ca. 0,2 µg pro Liter beträgt. Das entspricht in etwa der Hormonkonzentration bei Männern. Ein Mangel führt zu typischen Beschwerden, wie Gereiztheit, emotionaler Unausgeglichenheit, starkem Schwitzen, Schlafstörungen und im Extremfall zu Herzrhythmusstörungen

DHEA (Dehydroepiandrosteron): Ist das am häufigsten vorkommende Steroidhormon im menschlichen Körper und ein Vorläuferhormon der Sexualhormone.
Mangel: führt zu unspezifischem Unwohlsein, Verlust von Libido- und Leistungsfähigkeit.

Melatonin: Ist das klassische Schlafhormon und steuert den zirkadianen Rhythmus
Mangel: Schlafstörungen, Müdigkeit und Winterdepressionen.

Cortisol: Ist unser wichtigstes Stresshormon; unter anderem aktiviert es katabole Stoffwechselvorgänge, hemmt Entzündungsvorgänge und bremst überschießende Antikörperreaktionen
Mangel: Die Beschwerden reichen vom kompletten Fehlen jeglicher Symptome bis hin zu leichter Ermüdbarkeit und Schwächezustände, Pigmentveränderungen der Haut, Gewichtsabnahme und Hypotonie.

Beachte:
Testosteron, Östrogen und Progesteron sind Geschlechtshormone, die grundsätzlich bei beiden Geschlechtern, aber in unterschiedlicher Konzentration vorkommen.

2.2.8 Sinnesorgane: Haut, Augen, Gehör, Geruch und Geschmacksinn

Haut
Bedingt durch eine Atrophie von Epidermis und Dermis kommt es zu einer Resistenzminderung der Haut im Alter gegen physikalische, chemische und toxische Belastungen. Ebenso sind die Funktion des Säureschutzmantels, der Hautdurchblutung und die Barriere der Hornschicht *(Stratum corneum)* herabgesetzt, wodurch die Entstehung von ekzematösen Veränderungen begünstigt und Heilungsprozesse verzögert werden. Umbau- und Abbauvorgänge an den kollagenen und elastischen Fasern bewirken eine verschlechterte mechanische

Belastbarkeit, wodurch die Altershaut weniger elastisch und reißfest wird. Die verminderte Hautdurchblutung äußert sich auch in einem blassen Erscheinungsbild der Haut. Degenerative Prozesse der Gefäßtextur und eine Atrophie des subkutanen Fettgewebes bewirken in Kombination mit mechanischen Irritationen und Bagatelltraumen ein gehäuftes Auftreten von Hämatomen. Ebenso zeigen sich Teleangiektasien oder Temperaturregulationsstörungen.

Auch die Hautanhangsgebilde (Haare, Finger- und Zehennägel, Schweiß- und Talgdrüsen) sind von altersbedingten Veränderungen betroffen. So verändern sich beispielsweise die Fingernägel im Altersgang dahin gehend, dass sie ihre glatte Oberfläche verlieren und sich ab dem 5. bis 6. Lebensjahrzehnt parallel verlaufende Längsrillen bilden. Auch die Textur verliert zunehmend an Elastizität und die Fingernägel werden brüchig und spröde.

Augen
Durch die Abnahme der Linsenelastizität vermindert sich die Akkomodationsbreite und es entsteht letztendlich die typische Altersweitsichtigkeit (Presbyopie). Die Linse kann eintrüben (Katarakt) und Blutlipiderhöhungen zur Ausbildung eines Arcus senilis im Bereich der Cornea führen.

Gehör
Das typische Altersgehör verliert die Fähigkeit, hohe Frequenzen wahrzunehmen (Presbyakusis). Es kommt zu atrophischen Prozessen im Innenohr (Corti-Organ) und zu einer Störung der Informationsverarbeitung durch Neuronenverlust, wodurch Schallempfindungsstörungen und ein zentraler Hörverlust auftreten. Die Presbyakusis zählt nach den Arthrititden und der Hypertonie zur dritthäufigsten Erkrankung im Alter. Begleitsymptome sind Müdigkeit und Vitalitätsmangel. Studien haben einen Zusammenhang zwischen Schwerhörigkeit und Demenz gezeigt, wobei nach wie vor ungeklärt ist, ob die Presbyakusis ein frühes Warnsignal ist oder stattdessen die Entwicklung einer Demenz begünstigt. Hier sind zukünftig noch spannende Ergebnisse zu erwarten.

Geruchs- und Geschmackssinn
Der Alterungsprozess kann zu strukturellen Veränderungen der reizaufnehmenden Organe führen, was gekoppelt mit neurodegenerativen Prozessen zu einer verminderten Geruchs- oder Geschmackswahrnehmung führen kann. Diese ist aber unterschiedlich ausgeprägt und manche alte Menschen können sogar eine gesteigerte Empfindlichkeit der Geruchsorgane aufweisen. Das bedeutet, dass sich im Alter die Geruchswahrnehmung verändern kann. Hierzu sind weiterführende Forschungen notwendig und empfehlenswert.

Geruchs- und Geschmacksstörungen sind auch auf langanhaltende toxische Irritationen der Schleimhäute, wie beispielsweise chronischen Nikotinabusus, zurückzuführen.

2.2.9 Zähne und Stimme

Zähne

Das typische Altersgebiss ist gekennzeichnet durch Zahnverlust, Parodontose oder Abkauungen und Usurierungen durch habituelle mechanische Einwirkungen. Der modernen Prothetik und Implantationskieferchirurgie ist es zu verdanken, dass Zahnausfall nicht nur adäquat versorgt wird, sondern auch ästhetische Kriterien erfüllt.

Die umfassenden Prophylaxe-Strategien, sei es die Fluoridierung, das zweimal tägliche Zähneputzen oder der regelmäßige Zahnarztbesuch, bewirken eine eklatante Verbesserung der Zahngesundheit in der Bevölkerung. Es ist zu erwarten, dass dadurch auch in unseren Breiten der Zahnstatus in der älteren Bevölkerung besser wird.

Wenn ältere Personen ihre Zahnpflege nicht selbst durchführen können, kann längerfristig auch ein bis dato gepflegtes und saniertes Gebiss zu einem Problemfall werden, insbesondere wenn die Pflegekräfte nicht adäquat auf den Erhalt des Status achten. Eine adäquate Zahnpflege ist auch eine große Herausforderung beim stationär aufgenommenen, geriatrischen Patienten oder bei Patienten in Pflegeeinrichtungen, da das ohnehin überlastete Pflegepersonal mit der Zahnpflege mitunter überfordert ist und die diesbezügliche Geduld für eine umfassende Zahnpflege kaum oder nicht aufbringen kann.

Auch Zahnprothesen bedürfen einer adäquaten Pflege. So führt schlecht sitzender Zahnersatz zu einer forcierten Atrophie des Kieferknochens, der nicht nur den Halt der Prothesen einschränkt, sondern auch Schmerzen verursachen kann. Die Nahrungsaufnahme wird dadurch zunehmend problematisch und erschwert, was zu einer Mangelernährung und einem massiven Verlust der aktiven Körpermasse führen kann. Der Hygienemangel führt auch zu einem übelriechenden Foetor ex ore.

Eine adäquate Mundhygiene im Alter beugt nicht nur dem Zahnverlust vor, sondern senkt auch das Insult- und Myokardinfarktrisiko.

Im Alter beobachtet man auch eine zunehmende Mundtrockenheit; diese kann auch durch Erkrankungen oder Medikamenteneinnahme bedingt sein. Dadurch wird die Remineralisierung der Zähne durch den Speichel vermindert, weshalb es wichtig ist, regenerierende und fluoridhaltige Zahnpflegemittel zu verwenden, um die Zahnhartsubstanz wiederherzustellen.

Stimme

Im hohen Alter kann es auch zu Stimmveränderungen kommen. Am häufigsten beobachtet man dieses Phänomen bei Frauen mit Zeichen eines zunehmenden Virilismus durch Östrogen und Progesteronmangel, wobei auch die Stimmlage tiefer wird.

Manchmal ist der Stimmumfang bei alten Menschen nur vorübergehend eingeschränkt, oft verliert die Stimme aber immer an Höhe und Glanz. Die Stimme alter Menschen klingt oft rau und zittrig, was im Fachjargon als Alterstremolo bezeichnet wird. Es gibt aber auch viele berühmte Sängerstimmen, denen das Alter nicht wesentlich zugesetzt hat.

Bei Stimmveränderungen muss aber auch an potenzielle Nebenwirkungen von Medikamenten gedacht werden. Typisch sind hier beispielsweise Aldosteron-Antagonisten, Bisphosphonate oder inhalative Glucocorticoide, aber auch Anticholinergika, Antihistaminika oder trizyklische Antidepressiva.

2.2.10 Sexualität und Urogenitalsystem

Bei gesunden Menschen bleibt die sexuelle Erregbarkeit sowohl bei Frauen als auch bei Männern bis ins hohe Alter erhalten. Es gibt keinen biologischen Endpunkt für sexuelles Interesse und für sexuelle Kompetenz. Zärtlichkeiten und erotische Berührungen werden zunehmend wichtiger, Erregungsabläufe erfolgen langsamer und Orgasmen werden weniger intensiv erlebt.

Bei Männern beobachtet man um das 6. Lebensjahrzehnt häufig eine Vergrößerung der Prostata, wodurch Miktionsstörungen auftreten können. Die Spermienanzahl sinkt zwar um bis zu 90 %, trotzdem bleiben die Spermienproduktion und Zeugungsfähigkeit bei gesunden Männern bis ins höchste Alter erhalten. Als Beispiele für hierfür gelten der US-amerikanische Schauspieler Anthony Quinn (1915–2001), der mit 81 Jahren noch Vater wurde, oder der Inder Ramjeet Raghav, der mit 96 Jahren Vater geworden ist und derzeit als weltweit ältester Vater gilt.

Das Plasma-Testosteron fällt mit fortschreitendem Alter von 633 ng/100 ml bei 20- bis 50-Jährigen auf 373 ng/100 ml bei 70- bis 80-Jährigen ab.

Bei Frauen tritt spätestens im 5. Lebensjahrzehnt das Klimakterium ein, die Menstruationsblutungen werden unregelmäßig und weniger, Ovulations- und Gelbkörperbildung bleiben aus, wodurch letztendlich die sogenannte reproduktionsfähige Phase der Frau beendet wird. So beträgt beispielsweise die Oozytenzahl bei Geburt 700.000 pro Ovar, Ende des 3. Lebensjehnts beträgt diese Zahl nur knapp 10.000. Der Zeitpunkt der letzten Blutung wird Menopause genannt. Eine vaginale Trockenheit führt zu Juckreiz und Brennen, aber auch zu Schmerzen beim Geschlechtsverkehr.

Hinsichtlich der ältesten gebärfähigen Mutter gibt es divergierende Aussagen. Meldungen von Frauen, die mit 70, 92 oder gar mit 101 Jahren noch Mutter geworden sind, müssen sehr kritisch hinsichtlich des Wahrheitswertes hinterfragt werden. Meist handelt es sich hier um Falschmeldungen. Tatsache ist auch, dass es sich hier keinesfalls um eine natürliche Geburt handeln kann, sondern um künstlich befruchtete Fremdeizelltransplantationen, die aus oftmals reiner Sensationsgier durchgeführt werden.

Hinsichtlich der Harnblase kommt es sowohl bei Männern als auch bei Frauen im Alter zu einer erhöhten Irritabilität bei Harnwegsinfekten, aber auch zu neurogenen Blasenstörungen, wie beispielsweise einer autonomen Blase, Reflexblase, atonischen Blase und einer nicht inhibierten Blase. Letztere ist bei geriatrischen Patienten am häufigsten vorzufinden. Die betroffenen Personen können zwar die Füllung der Blase wahrnehmen, neurodegenerationsbedingt ist die Möglichkeit zur Hemmung des Entleerungsreflexes jedoch nicht gegeben, weshalb eine unmittelbare Entleerung erfolgt. Gekoppelt mit einer Immobilität führt dies zum Einnässen.

Literatur

Bollinger T, Bollinger A, Oster H, Solbach W (2010) Sleep, immunity, and circadian clocks: a mechanistic model. Gerontology 56(6):574–580. https://doi.org/10.1159/000281827

Erb KH (1932) Über den Wert der Handkraftmessung bei ärztlicher Gutachtertätigkeit. Archiv für orthopädische und Unfall-Chirurgie, mit besonderer Berücksichtigung der Frakturenlehre und der orthopädisch-chirurgischen Technik 31(1):267–274

Ewald S, Kohler U (1991) Handkraft – Richtwerte bei Erwachsenen. Ergotherapie 9:91

Fagnoni FF et al (2000) Shortage of circulating naive CD8(+) T cells provides new insights on immunodeficiency in aging. Blood 95:2860–2868

Franzke B, Halper B, Hofmann M, Oesen S, Peherstorfer H, Krejci K, Koller B, Geider K, Baierl A, Tosevska A, Strasser EM, Wessner B, Wagner KH; Vienna Active Ageing Study Group (2014) The influence of age and aerobic fitness on chromosomal damage in Austrian institutionalised elderly. Mutagenesis 29(6):441–445. https://doi.org/10.1093/mutage/geu042 Epub 2014 Sep 12

Generali Altersstudie (2013) https://www.csi.uni-heidelberg.de/downloads/Pressemappe_Generali_Altersstudie.pdf

Guevara-Aguirre J et al (2011) Growth Hormone Receptor Deficiency Is Associated with a Major Reduction in Pro-Aging Signaling, Cancer, and Diabetes in Humans. Sci Transl Med 3:70

Heyward VH, Stolarczyk LM (2004) Applied body composition assessment. Hum Kinet 13: 9780736046305

Kim P, Oster H, Lehnert H, Schmid SM, Salamat N, Barclay JL, Maronde E, Inder W, Rawashdeh O (2018) Coupling the circadian clock to homeostasis: the role of Period in timing physiology. Endocr Rev. https://doi.org/10.1210/er.2018-00049. [Epub ahead of print]

Lercher P (1998) Quantitative Aspekte des Ausdauertrainings. Wiener Universitätsverlag, Wien

Lesourd BM (1995) Protein undernutrition as the major cause of decreased immune function in the elderly: clinical and functional implications. Nutr Rev 53:86–92

Lesourd BM (2004) Nutrition: a major factor influencing immunity in the elderly. J Nutr Health Aging 8:28–37

Mc Ardle WD, Katch FI, Katch VL (2001) Exercise Physiology, Energy, Nutrition and Human Performance, 5. Aufl. Lippincot Williams & Wilkins, Philadelphia

Miller RA (1996) The aging immune system: primer and prospectus. Science 273:70–74

Morimura S (1934) Untersuchung über den Geruchssinn. Tohoku J Exp Med 22:417–448

Moser M (2018) Im Rhythmus des Lebens. RunUp, 54–57

Moser M, Frühwirth M, Kenner T (2008) The Symphony of Life – Importance, Interaction and Visualization of Biological Rhythms. IEEE Eng Med Biol Mag 27:29–37

Murphy CT et al (2003) Genes that act downstream of DAF-16 to influence the lifespan of Caenorhabditis elegans. Nature 17(424):277–283

Palmore EB (1969) Physical, mental and social factors in predicting longevity. Gerontologist 9:103–108

Pawelec G et al (2002) T cells and aging. Front Biosci 7:d1056–d1183

Pollock ML et al (1997) Twenty-year follow-up of aerobic power and body composition of older track athletes. J Appl Physiol 82:1508

Rantanen T, Harris T, Leveille SG, Visser M, Foley D, Masaki K, Guralnik JM (2000) Muscle strength and body mass index as long-term predictors of mortality in initially healthy men. J Gerontol A Biol Sci Med Sci 55(3):168–173

Sansoni P et al (1993) Lymphocyte subsets and natural killer cell activity in healthy old people and centenarians. Blood 82:2767–2773

Vaschide N (1903) Compt. rend. Ebdom. de séance de l' acad. des sciences 137, 627

Virgili F, D´Amicis A, Ferro-Luzzi A (1992) Body composition and body hydration in old age estimated by means of skinfold thickness and deuterium dilution. Ann Hum Biol 20(2):195–197

Wagner KH, Reichhold S, Neubauer O (2011) Impact of endurance and ultraendurance exercise on DNA damage. Ann N Y Acad Sci 1229:115–123. https://doi.org/10.1111/j.1749-6632.2011.06106.x

Wingfield A, Peelle JE (2012) How does hearing loss affect the brain? Aging Health 8(2): 107–109

Pathophysiologie des Alterns und altersassoziierte Krankheiten

3

Inhaltsverzeichnis

© Springer-Verlag GmbH Deutschland, ein Teil von Springer Nature 2020
N. Bachl et al., *Bewegt Altern*, https://doi.org/10.1007/978-3-662-56042-6_3

▶ Altern per se ist keine Erkrankung, sondern ein natürlicher physiologischer Prozess. Dieser Alterungsprozess kann jedoch mit diversen Erkrankungen und pathologischen Funktionsstörungen verbunden sein. Eine adäquate Therapie erfolgt multimodal und interdisziplinär, wobei als Grundvoraussetzung eine umfassende ärztliche Diagnostik voranzustellen ist. Die umfangreiche Darstellung der wichtigsten altersassoziierten physischen und psychischen Erkrankungen ermöglicht bzw. erleichtert das Herstellen von Zusammenhängen und fördert das Verständnis für Betroffene, Angehörige und Betreuende. Diese Fakten können und sollen auch im Rahmen der Entwicklung von Therapie-, Betreuungs- und Pflegekonzepten berücksichtigt werden.

3.1   Pathophysiologische Veränderungen: Altern, Risikofaktoren und Erkrankungen

▶ „Qui bene diagnoscit bene curat"
(Maxime der Wiener Medizinischen Schule)

Gemäß dieses Maxims der Wiener Medizinischen Schule ist die gute Diagnose wesentliche Voraussetzung für richtiges ärztliches Handeln. Die richtige Diagnose ist gerade beim alternden Menschen eine besondere Herausforderung, da das kalendarische Alter mit dem biologischen oftmals nicht identisch ist. Bildhaft dargestellt spricht man von jugendlichen Greisen und greisen Jugendlichen. Auch ist es so, dass eine Differenzierung von physiologischen und pathologischen Alterungsprozessen häufig sehr schwierig ist und diese eine besondere Herausforderung an die Diagnostik darstellt.

Tatsache ist, dass der Großteil der Erkrankungen altersunabhängig auftreten kann und es nicht die typische Alterserkrankung per se gibt. Es gibt jedoch sogenannte altersassoziierte Erkrankungen, deren Auftreten im höheren Lebensalter häufiger zu beobachten ist als bei jüngeren Menschen. Auch ist es so, dass man im höheren Lebensalter nicht zwingend diese Krankheiten erleiden muss. Auch ist der Übergang einer physiologischen Altersveränderung (siehe Tab. 3.1) zur pathologischen Veränderung fließend und individuell unterschiedlich. Wesentlich ist auch der Zeitfaktor, wie schnell so eine Veränderung vonstatten geht und letztendlich die Lebensqualität beeinflusst.

Nachfolgend wird eine Auswahl von altersassoziierten Erkrankungen und einigen charakteristischen Besonderheiten und Fakten präsentiert. Da eine umfassende und exakte Darstellung jeder einzelnen Erkrankung den Rahmen des vorliegenden Buches sprengen würde, sei hier auch auf die dementsprechende weiterführende Fachliteratur verwiesen.

Tab. 3.1 Die häufigsten altersbedingten Veränderungen und ihre möglichen Folgen

Organ/System	Altersbedingte Veränderungen	Mögliche Folgen
Augen	Altersweitsichtigkeit (Presbyopie), Linsentrübung	Abnahme des Sehvermögens, verminderte Akkommodation
Ohren	Altersschwerhörigkeit (Presbyakusis), Hochtonverluste (auch umwelt- und lärmabhängig)	Schwerhörigkeit, eingeschränkte Wortdiskrimination bei Hintergrundgeräuschen
Herz-Kreislauf-System	Verminderte Elastizität der Gefäße, Atherosklerose, zunehmende systolische und diastolische Hypertonie (auch abhängig von Lebensstil und Umwelt)	Orthostatische Dysregulation, Hypertonie
	Verzögerte Blutdruckregulation	
	Einschränkung des Herzschlagvolumens	Kompensation von Belastungen durch zunehmende Herzfrequenzerhöhung
Lunge und Atmung	Abnahme der Lungenelastizität	Abnehmender Sauerstoffpartialdruck (SpO$_2$)
	Abnahme der Alveolenzahl	
Blut und Immunsystem	Abnahme der Knochenmarkreserve (vermutet)	Reduzierte Immunantwort
	Abnehmende Funktion der T-Lymphozyten	
	Zunahme der Autoantikörper	
Hormonsystem	Beeinträchtigte Glukosetoleranz	Erhöhter Blutzuckerspiegel, Blutzuckerspiegelschwankungen bei akuten Krankheiten
	Abnahme der Vitamin-D-Absorption und -Aktivierung in der Haut	Osteopenie, Osteoporose
	Abnahme der Thyroxinausscheidung und -produktion	Verminderte Thyroxin-Dosis bei Hypothyreose notwendig
	Abnahme des Blutöstrogenspiegels bei der Frau	Wechseljahre, Menopause
	Abnahme des Testosteron-Estradiol-Quotienten beim Mann	Depressive Verstimmung, Libido- und Potenzverlust
Urogenitaltrakt	Perzeption von Durst nimmt ab, die Perzeption der Sättigung nimmt zu	Erhöhte Gefahr der Exsikkose
	Harnblase: Tonus nimmt zu, Kapazität nimmt ab	Häufigeres Urinieren, meist mit verkürzter Drangzeit; erhöhter Wasserverlust
	Benigne Prostatahyperplasie(gutartige Vergrößerung der Prostata)	Nächtliches Wasserlassen, Harnverhalten
	Autonome Blase, Reflexblase, atonische Blase und nicht inhibierte Blase	Miktionsprobleme

(Fortsetzung)

Tab. 3.1 (Fortsetzung)

Organ/System	Altersbedingte Veränderungen	Mögliche Folgen
Niere	Abnahme der glomerulären Filtrationsrate	Mangelnde Ausscheidung von harnpflichtigen Substanzen (u. a. auch Medikamente)
Bewegungs- und Stützapparat	Abnahme der Muskelmasse, Sarkopenie	Reduzierte Beweglichkeit und Kraft
	Bänder, Sehnen und Muskeln sind weniger dehnbar	Reduzierte Beweglichkeit und Koordinationsstörungen
	Abnahme des Mineralstoffgehaltes der Knochen	Erhöhte Anfälligkeit für Knochenbrüche, Osteoporose
	Rarefizierung der Spongiosa und Verschmälerung der Kortikalis der Knochen	
	Abnahme der Beweglichkeit der Gelenke	Chronische Gelenkschmerzen, Koordinationsschwierigkeiten und Sturzgefahr
Nervensystem	Neurodegenerative Prozesse (u. a. Abnahme der Ganglienzellen und Neurotransmitter)	Nervenleitstörungen, Neuropathien, demenzielle Erkrankungen, erhöhte Aufnahme schädlicher Substanzen (u. a. Störungen der Blut-Hirn-Schrankenfunktion)
	Reduzierung der Phospholipide in den Zellmembranen	
	Beeinträchtigung der Funktion der Rezeptoren	Verminderte Aufnahme von Glucose

3.1.1 Hauterkrankungen im Alter

Gewisse Dermatosen kommen ausschließlich im höheren Lebensalter vor oder nehmen in dieser Lebensphase einen besonderen Verlauf. Ursächlich sind hier UV-induzierte Vorschädigungen, Funktionsstörungen anderer Organe, Stoffwechselveränderungen und internistische Erkrankungen. Die Altershaut kann von einer Vielzahl von pathologischen Veränderungen betroffen sein, allen gemeinsam ist, dass ihnen oftmals zu wenig Beachtung und Bedeutung zugemessen wird, weil die ästhetische Motivation fehlt. Tatsache ist jedoch, dass kosmetische Hautveränderungen auch mit pathologischen Folgeprozessen verbunden sein können. Eine ärztliche Visite und Diagnostik ist daher auch bei vermeintlichen Bagatellveränderungen unabdingbar.

Alopezie
Während beim Mann die androgenetische Alopezie in einer typischen Glatzenbildung resultiert, zeigt sich bei der Frau eine Rarefizierung der Kopfhaare. Das Frauenhaar wird auch dünner und es bilden sich sogenannte Vellushaare, die wie ein Flaum aussehen. Haarausfall ist ein primär kosmetisches Problem, das jedoch auch zu psychischen Affektionen führen kann.

Extrinsische Hautalterung
Diese als Photoaging oder auch als chronischer Lichtschaden bezeichnete Hautveränderung ist im eigentlichen Sinne keine Altersveränderung, sondern ein Schaden durch jahrelange ungeschützte oder mangelhaft geschützte Einwirkung von ultravioletter Strahlung der Sonne und aus künstlichen Strahlenquellen (z. B.: Solarien).

Photoagingbedingte Hautveränderungen sind:

• Tiefe Faltenbildung und Elastosen
• Pigmentverschiebungen
• Cutis rhomboidalis nuchae
• Favre-Racouchot-Syndrom im Gesicht

Klinisch bedeutender als die kosmetischen Auswirkungen des Photoagings ist das höhere Hautkrebsrisiko.
Konsequenter Sonnenschutz ist daher die wichtigste Präventionsmaßnahme.

Hauttumore
In der Altershaut treten zahlreiche gut- und bösartige Neoplasien auf.

Gutartig:

• Seborrhoische Warzen
• Senile Angiome
• Talgdrüsenhyperplasien

Bösartig:

• Aktinische Keratosen (= Präkanzerose)
• Lentigo-maligna Melanom
• Plattenepithelkarzinom
• Basalzellkarzinom

Pruritus, Xerosis cutis, Ekzeme
Juckreiz ist ein sehr häufiges Symptom der alternden Haut. Meist tritt er gekoppelt mit einer Hauttrockenheit (Xerosis cutis) auf, er kann aber auch klinisches Zeichen einer Leber- oder Niereninsuffizienz sein. Ebenso können auch Arzneimittelnebenwirkungen in Form von Pruritus auftreten.
Typischerweise verschlechtert sich die Symptomatik nach dem Baden oder Waschen, insbesondere wenn auf rückfettende Seifen, Shampoos oder Duschgels verzichtet wird. Das Kratzen kann letztendlich zu Sekundärinfektionen und Ekzemen führen. Im Rahmen einer umfassenden Diagnostik sollte auch an eine irritative oder allergische Kontaktdermatitis gedacht werden. Dabei sollte auch an das Vorliegen eines bullösen Pemphigoids (siehe unten) gedacht werden.

Pruritus ist schwer behandelbar. Am besten hilft eine adäquate Haut- und Körperpflege. Topisches Policardol und systemische Antihistaminika kommen in Betracht, zeigen aber oftmals unerwünschte Nebenwirkungen. Interessante Ergebnisse zeigen sich bei der Behandlung mittels Elektro- und oder Magnetfeldtherapie. Hier sind weiterführende Studien empfehlenswert.

Feuchtigkeitsassoziierte Dermatitiden
Hierzu zählen Dermatitiden im Genital- und Perinanalbereich, intertriginöse Dermatitiden, Affektionen im Bereich der Mundwinkel und stoma-assoziierte Ekzeme, die durch eine permanente und persistierende Befeuchtung der Epidermis entstehen. Die ständige Feuchtigkeit bewirkt ein Aufquellen der Hornschicht, eine Veränderung der Mikroflora und einen Verlust der Barrierefunktion. Das klinische Bild zeigt Rötungen mit meist unregelmäßig begrenzten Rändern, Streuherde in der Umgebung, Erosionen, Nässen, Schuppen, Krusten und Juckreiz. Wichtig ist die differenzialdiagnostische Unterscheidung von anderen Dermatosen, wie beispielsweise Pilzinfektionen, Psoriasis, allergischen Kontaktekzemen oder einem Dekubitus.

Am besten helfen hier pflegerische Maßnahmen, durch die eine prolongierte und unerwünschte Befeuchtung der Haut vermieden werden kann.

Die zunehmende Häufigkeit dieser Hautaffektionen bedingt, dass diese auch ärztlicherseits ernster genommen und nicht nur in der pflegerischen Literatur abgehandelt werden sollten.

Dekubitus
Das Wundliegen (Dekubitus), diabetische Fußulzera und Ulcus cruris sind die häufigsten Erscheinungsformen chronischer Wunden im Alter. Ein Dekubitus, auch Druckgeschwür oder Dekubitalulkus genannt, ist eine Schädigung der Haut und der darunter liegenden Gewebe und Strukturen hervorgerufen durch eine konstante Druckbelastung über einen längeren Zeitraum. Betroffen sind hauptsächlich immobile und bettlägrige Patienten. Das betrifft zwar meistens ältere, pflegebedürftige Patienten (60 %), aber prinzipiell kann sich ein Dekubitus durch Pflegefehler bei immobilen und bettlägrigen Patienten jeden Alters ausbilden.

Das Beschwerdebild beginnt unspektakulär. An den Aufliegestellen kommt es durch die chronische Druckbelastung an der betroffenen Lokalisation zu einer Minderdurchblutung der Hautzellen. Dies führt zunächst zu einer Entzündungsreaktion, die als umschriebene Rötung auf der Haut sichtbar wird und als leichteste Form eines Dekubitus eingestuft wird (Grad I). Häufigste Ursache von Wundheilungsstörungen sind arterielle oder venöse Durchblutungsstörungen, persistierende (Bagatell-)Traumen, Infektionen, Vaskulitiden oder maligne Erkrankungen. Eine sofortige Druckentlastung, beispielsweise durch Umlagerung, führt innerhalb kürzester Zeit zu einer Abheilung und Rückbildung der Rötung. Bleibt die Druckbelastung bestehen, so entstehen sukzessive Nekrosen, die sich auch in tiefere Gewebeschichten ausbreiten. Erfolgt keine Entlastung des betroffenen Gebietes, kann durch konsekutive Sekundärinfektionen und Blutungen ein lebensbedrohlicher Zustand erreicht werden. In der nachfolgenden Übersicht sind die Dekubitusgrade dargestellt und darauffolgend die dekubitusprädestinierten Körperstellen aufgelistet.

Dekubitusgrade

Grad I:

Hautrötung bei intakter Haut, die bei Fingerdruck („Fingertest") nicht verschwindet. Weitere klinische Zeichen können Ödembildung, Sklerose, lokale Überwärmung und Verfärbung der Haut (insbesondere bei Personen mit dunkler Haut) sein. Die Haut heilt bei Druckentlastung vollständig ab.

Grad II:

Teilverlust der Haut. Die Epidermis bis hin zu Anteilen der Dermis ist geschädigt. Es zeigt sich eine Blase, eine Hautabschürfung oder ein flaches Geschwür. Der Hautdefekt ist nässend und sehr infektionsanfällig, die Region generell stark schmerzhaft.

Grad III:

Der Dekubitus zeigt sich klinisch als tiefes offenes Geschwür, das sich durch alle Hautschichten bis zur Muskulatur ausbreiten kann. Das subkutane Fettgewebe liegt frei, es sind aber keine Knochen und Sehnen sichtbar. Der Wundrand ist entzündet, die Schmerzsymptomatik wieder rückläufig. Da gesunde Haut oftmals von nekrotischen Taschen unterminiert wird, ist ein Dekubitus oftmals erst im Stadium III erkennbar.

Grad IV:

Verlust aller Hautschichten mit ausgedehnter Zerstörung; Knochen, Sehnen und Muskeln liegen frei bzw. es können auch diese Strukturen von einer Gewebsnekrose betroffen sein.

Dekubitusprädestinierte Körperstellen
In Rückenlage:

- Okziput und Hinterkopf
- Schulterblätter und Wirbelsäule
- Ellbogen
- Flächen über dem Steißbein
- Fersen und Fußknöchel

In Seitenlage:

- Ohrmuschel
- Schultergelenk
- Oberer Teil des Oberschenkelknochens (Trochanter)
- Knie
- Fußknöchel

In sitzender Position:

- Okziput und Hinterkopf
- Schulterblätter
- Flächen über dem Steißbein
- Fersen

Die beste Behandlung besteht also in einer Dekubitusprophylaxe durch richtige Lagerung und regelmäßige Umlagerung der Patienten. Spezielle Hilfsmittel, wie Dekubitusmatratzen und Lagerungskissen, eine adäquate Hautpflege und eine ausgewogene, qualitativ hochwertige Ernährung reduzieren ebenfalls das Dekubitusrisiko. Wenn möglich, dann bewirkt auch eine rasche Mobilisation wahre Wunder.

Die Wundtherapie selbst kann sich je nach Schweregrad und Ausprägung der Dekubitusfolgen bis zu mehrere Monate erstrecken. Oftmals sind auch chirurgische Eingriffe zur Defektdeckung notwendig, die jedoch vom Allgemeinzustand des Patienten und Schweregrad der Schädigung abhängen. Ein Dekubitus Grad IV ist selbst chirurgisch kaum beherrschbar, weshalb eine adäquate Prophylaxe und rasche Detektierung unabdingbar ist.

Bei diabetischen Fußulzera und Ulcus-cruris-Affektionen erfolgt neben der Behandlung der Grunderkrankungen ein interdisziplinäres Therapieregime (internistisch, chirurgisch, orthopädisch, dermatologisch und neurologisch).

Herpes zoster
Herpes zoster, auch Gürtelrose genannt, ist eine Krankheit, die im Alter gehäuft auftritt. Ursächlich ist eine in der Vergangenheit, meistens in der Kindheit, erlittene Varicella-zoster-Virus-Infektion, die als Windpocken bezeichnet wird. Unter bestimmten Bedingungen, wie beispielsweise bei einer Abwehrschwäche oder Distress, kann diese einmalige Infektion zu einem späteren Zeitpunkt zu einer Gürtelrose führen. Herpes zoster ist keine Folge einer neuerlichen Ansteckung, sondern bedingt durch das Ausbrechen einer seit Jahren oder Jahrzehnten vorbestehenden Nerveninfektion. Das klinische Bild zeigt entlang des Hautversorgungsgebietes des betroffenen Nervs einen äußerst schmerzhaften Ausschlag, der durch kleine Bläschen charakterisiert ist, die gruppiert auf entzündlich gerötetem Untergrund stehen. Eine schwerwiegende und oft langwierige Komplikation der Gürtelrose ist die Post-Zoster-Neuralgie. Dieser neuropathische Schmerz kann nach dem Abheilen des Ausschlags über Jahre weiterbestehen.

Therapeutisch kann man Virustatika einsetzen, aber auch nichtsteroidale Analgetia, Capsaicin oder Morphine bei extremen Schmerzen. Bei einer Post-Zoster-Neuralgie bietet sich auch die Gabe von Carbamazepin, Gabapentin oder Pregabalin an.

Als spezifische Prophylaxe steht auch eine aktive Immunisierung ab dem 50. Lebensjahr zur Verfügung.

Pilzinfektionen

Hier sind die häufigsten Affektionen Fußpilze Tinea pedis, Handpilze Tinea manus, die sich häufig als Interdigitalmykosen manifestieren und vom ungeübten Auge als Ekzeme verkannt werden. Ebenso häufig sind Onychomykosen der Zehennägel.

Wichtig ist auch hier die differenzialdiagnostische Unterscheidung von Dystrophien anderer Genese, Durchblutungsstörungen, Psoriasis, Läufernagel. Eine Therapie erfolgt mit topischen und systemischen Antimykotika sowie einem adäquaten Hygienemanagement.

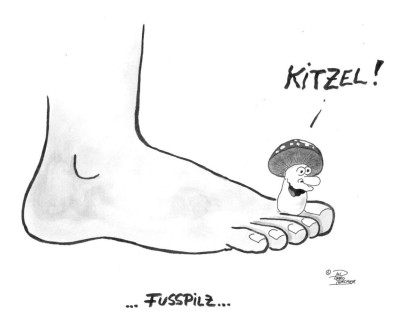

Bullöses Pemphigoid

Hier handelt es sich um eine Autoimmunerkrankung, die eher im höheren Alter auftritt. Antikörperbedingt kommt es zur Bildung von großen, prallgefüllten subepidermalen Blasen, die sich auf rotem Grund befinden. Die Schleimhäute sind davon nicht betroffen. Als Haupt- und zugleich Leitsymptom zeigt sich ein starker Juckreiz. Das ist auch der Grund dafür, dass man differenzialdiagnostisch bei Pruritus der Altershaut auch an ein bullöses Pemphigoid denken soll.

3.1.2   Stoffwechselstörungen

Als Stoffwechsel wird die Gesamtheit der biochemischen Prozesse, die zur Energieerzeugung sowie zum Aufbau und der Erhaltung von Körpersubstanz und Körperfunktionen dienen, bezeichnet. Die Entstehung von Stoffwechselkrankheiten ist bedingt durch eine Erhöhung von Stoffwechselzwischen- oder -abbauprodukten, durch Defekte beim Transport von Substanzen, der Produktion von Metaboliten oder der Speicherung von Stoffwechselprodukten.

Prinzipiell existieren keine für das hohe Alter typischen Stoffwechselstörungen oder Erkrankungen. Den diversen metabolischen Prozessen sind jedoch hinsichtlich der Belastbarkeit und Toleranz im Vergleich zu jüngeren Menschen deutlich engere Grenzen gesetzt. Typische Stoffwechselerkrankungen von breiter praktischer Bedeutung im Alter sind Diabetes mellitus, Hyperuriko- und Hyperlipidämien.

Diabetes Mellitus

Die wichtigsten Formen sind der Typ-1- und der Typ-2-Diabetes, der Gestationsdiabetes und der sekundäre Diabetes als Folge von Erkrankungen (Pankreatitis, Cushing-Syndrom, Zytomegalievirusinfektion) oder langjähriger Einnahme von Glucocorticoiden. Beim Diabetes Typ 1 handelt es sich um eine Autoimmunerkrankung, die meist schon früh im Leben des Patienten beginnt. Sie ist die häufigste Stoffwechselerkrankung im Kindes- und Jugendalter.

Die typische Diabetesform beim älteren Menschen ist der Typ-2-Diabetes, der eine Resistenz der Insulinrezeptoren aufweist. Ursächlich ist meistens eine krankhafte Erhöhung des Körperfettgehaltes im Sinne einer Adipositas, weshalb immer mehr Experten Diabetes mellitus Typ 2 nicht nur als reine Erkrankung des Zuckerstoffwechsels ansehen, sondern als Fettstoffwechselerkrankung, die mit einer Zuckerstoffwechselstörung gekoppelt ist. So konnte beispielsweise eine schottische Arbeitsgruppe um Daryl Freeman et al. (2001) nachweisen, dass eine Reduktion der Fettstoffwechselwerte auch zu einer verminderten Diabetesinzidenz führt. Der diesbezügliche Einsatz von Statinen wird jedoch kontrovers diskutiert, weil aktuelle Beobachtungen eine Zunahme der Inzidenz bei Risikopatienten beobachtet haben.

Ein interessanter therapeutischer Ansatz ist daher die Beeinflussung der Insulinresistenz der Rezeptoren. Diese Insulinresistenz bewirkt, dass die Zellen mehr Insulin benötigen, um Zucker aus dem Blut aufzunehmen. Das Hormon kann den Zucker jedoch nicht mehr ausreichend in die Zellen schleusen, der Blutzuckerspiegel steigt. Zunächst versucht der Körper dies auszugleichen, indem die insulinproduzierenden Zellen des Pankreas mit einer stetig zunehmenden Hormonausschüttung reagieren, wobei es längerfristig zu einer „Erschöpfung" kommt.

Konsekutiv wird im Darm auch weniger Glucagon-like-Peptid 1/GLP-1 gebildet, wodurch auch die Zuckerfreisetzung aus der Leber weiter forciert wird. GLP-1 reduziert das auch von der Bauchspeicheldrüse gebildete Glukagon und stimuliert die Insulinproduktion. Letztendlich entsteht die chronische Stoffwechselkrankheit Typ-2-Diabetes.

Diabetes mellitus

Diabetes mellitus liegt laut Definition der Weltgesundheitsorganisation (WHO) vor, wenn eines der folgenden Kriterien erfüllt ist (Messung der Glukose im Blutplasma, venös):

Nüchternblutzucker $\geq$ 126 mg/dl (7 mmol/l)

HbA1c (= Langzeitblutzuckerwert) bei 6,5 % (48 mmol/mol) oder höher

Blutzucker $\geq$ 200 mg/dl (11,2 mmol/l) zwei Stunden nach der Gabe von 75 g Glukose im oralen Glukose-Toleranztest (oGTT)

Blutzucker $\geq$ 200 mg/dl (11,2 mmol/l) in einer zufälligen Blutentnahme (zu einem beliebigen Zeitpunkt nicht nüchtern).

Zur Diagnosestellung muss entweder mindestens zweimal ein definiert erhöhter Blutzuckerwert vorliegen: nüchtern über 126 mg/dl oder postprandial über 200 mg/dl (bei Zufallskontrollen) oder ein pathologischer oraler Glukosetoleranztest (oGTT).

Achtung

Bei Nüchternblutzuckerwerten zwischen 100 und 125 mg/dl kann es sich um einen Prädiabetes handeln!

World Health Organisation Department of Noncommunicable Disease Surveillance: Definition, Diagnosis and Classification of Diabetes Mellitus and its Complications. In: WHO/NCD/NCS/99.2. 1999.

Der Typ-2-Diabetes wird oft als „Altersdiabetes" bezeichnet. Da aber immer mehr Kinder und Jugendliche durch Bewegungsmangel und falsche Ernährung an körperfettbedingtem Übergewicht und Adipositas leiden und Typ-2-Diabetes immer häufiger auch bei Teenagern oder Kindern unter 10 Jahren auftritt, ist die Verwendung des Begriffs „Altersdiabetes" nicht mehr adäquat und sollte auch nicht mehr pauschal verwendet werden.

Neben einer medikamentösen Behandlung mit oralen Antidiabetika oder mit Insulin kommt einer Lifestyle-Intervention eine immer größer werdende Bedeutung zu. Ein individuell angepasstes, extensiv aerobes Ausdauertraining in Kombination mit einem Ernährungsmanagement kann selbst bis ins höchste Alter verordnet werden. Die dadurch bedingte Reduktion des Körperfettgehaltes führt längerfristig zu einer Abnahme der Insulinresistenz, sodass sich ein Diabetes mellitus Typ 2 im Bestfall sogar vollständig rückbilden kann.

Hyperurikämie

Als Hyperurikämie wird eine Erhöhung des Harnsäurespiegels im Blut bezeichnet. Hierbei beträgt die obere Grenze des Normwerts bei Frauen 6,7 mg/dl und bei Männern 7,4 mg/dl. Es zeigt sich jedoch, dass die Harnsäure-Blutwerte nicht immer repräsentativ sind und der Gelenkstatus mitbeurteilt werden sollte, wobei vorbelastete und kranke Gelenke (z. B. Verletzungen, Arthrosen) stärker reagieren. Es gibt also Gichtanfälle ohne erhöhte Harnsäurewerte.

Untersuchungen haben gezeigt, dass genetische Faktoren und eine verminderte renale Ausscheidung endogener Harnsäure weitaus bedeutsamer sind als die Zufuhr exogener Purine oder Harnsäure. So hat man das Gen SLC2A9 detektiert.

Dessen Genprodukte zählen aufgrund ihrer Sequenzähnlichkeit zur Familie der Glukosetransporter und sind auch für den Fruktosetransport durch die Zellmembran verantwortlich ist. Personen, die Träger der selteneren Varianten sind, weisen niedrigere Harnsäurespiegel auf, wobei dieser Effekt bei Frauen deutlich ausgeprägter ist als bei Männern. Ein Gentest könnte zukünftig helfen, das Risiko individuell besser vorherzusagen, außerdem könnte die Entdeckung dieses Harnsäuretransporters auch ein Ansatz für die Entwicklung neuer Medikamente sein.

Das klassische Therapieregime fokussiert auf eine Senkung des Harnsäurespiegels, was mit purinarmer Kost, Alkoholverzicht und Gewichtsreduktion eingeleitet werden kann. Bei Harnsäurewerten über 8,5 mg/dl, gehäuften, schmerzhaften Gichtanfällen oder Komplikationen empfiehlt sich als medikamentöse Behandlung der Einsatz von Urikostatika (Allopurinol) und Urikosurika (Probenecid, Benzbromaron).

Hyperurikämie
1. *Primäre Hyperurikämie*
   = angeborene Störung des Purinstoffwechsels. Folgende Enzymdefekte beeinflussen sowohl die Harnsäuresynthese als auch die Harnsäureausscheidung:
   – Vermehrte Aktivität der Glutamin-Phosphoribosylpyrophosphat-Amidotransferase
   – Vermehrte Aktivität der Xanthinoxidase
   – Mangel an Hypoxanthin-Guanin-Phosphoribosyl-Transferase (HGPRT)
   – Lesch-Nyhan-Syndrom
2. *Sekundäre Hyperurikämie*
   Als Ursachen kommen verschiedene Erkrankungen und Nebenwirkungen bestimmter Medikamente infrage, die zu einer Störung der Harnsäurebildung oder der Harnsäureausscheidung führen:
2a) *Steigerung der Harnsäurebildung (aufgrund vermehrter Purinfreisetzung)*
   – Polycythaemia vera
   – Chronische myeloische Leukämie
   – Akute myeloische Leukämie
   – Akute lymphatische Leukämie
   – Tumorbehandlung mit Zytostatika
2b) *Steigerung der Harnsäurebildung aufgrund erhöhter Purinsynthese*
   – Glykogenspeicherkrankheit Typ I
2c) *Steigerung der Harnsäurebildung aufgrund verminderten Abbaus im Purinstoffwechsel*
   – Erworbener HGPRTase-Mangel
2d) *Verminderung der renalen Harnsäureausscheidung*
   – Niereninsuffizienz
   – Alkoholabusus
   – Bartter-Syndrom
   – Ketoazidose
   – Diuretika

Hyperlipidämien

Unter dem Begriff Hyperlipidämie (oder auch häufig Hyperlipoproteinämie genannt) versteht man eine Fettstoffwechselerkrankung, die durch eine erhöhte Konzentration der Blutfette (des Cholesterins, der Triglyceride sowie der Lipoproteine) gekennzeichnet ist.

Generell unterscheidet man eine primäre und eine sekundäre Hyperlipidämie:

Hyperlipidämieformen

1. *Primäre Hyperlipidämie*
   Diese ist genetisch bedingt und kann folgende Störungen verursachen:
   - Typ 1 (Hypertriglyceridämie) kommt selten vor – autosomal-rezessiv vererbt
   - Typ 2 (Hypercholesterinämie) häufiges Vorkommen – autosomal-dominant vererbt
   - Typ 3 (Remnant Hyperlipidämie) kommt sehr selten vor – autosomal-dominant vererbt
   - Typ 4 (Hypertriglyceridämie) häufiges Vorkommen – autosomal-dominat vererbt
   - Typ 5 (kombinierte Hyperlipidämie)

2. *Sekundäre Hyperlipidämie*
   Hier können folgende Grunderkrankungen vorliegen:
   - Alkoholabusus
   - Qualitativ schlechte und fettreiche Ernährung
   - Überernährung
   - Pankreatitis
   - Nephrotisches Syndrom
   - Diabetes Mellitus
   - Cholestase
   - Hyperkalzämie
   - Glykogenosen
   - Akromegalie
   - Lebererkrankungen
   - Hypothyreose
   - Hyperurikämie
   - Nebenwirkung bei Einnahme der Pille bzw. als pathologisches Phänomen im Rahmen einer Schwangerschaft (temporär!)

Hyperlipidämien führen längerfristig zu Folgeerkrankungen, wie Atherosklerose, Myokardinfarkt und Insult, und sind immer behandlungsbedürftig.

Eine Therapie erfolgt generell durch geeignete Diäten, Gewichtsreduktion, medizinische Trainingstherapie mittels extensiv aeroben Ausdauertrainings und je nach Notwendigkeit und Risikoprofil auch durch Medikamente. Die Therapie einer sekundären Hyperlipoproteinämie erfolgt durch die Behandlung der jeweiligen Grunderkrankung.

3.1.3 Dysphagien

Eine Dysphagie ist eine Schluckstörung, die durch Beeinträchtigung, Schädigung oder Erkrankung der am Schluckakt beteiligten Strukturen oder nervalen Steuermechanismen bedingt ist. Hierbei kommt es zu einer Fehlfunktion des Schluckaktes, wodurch Nahrung und Flüssigkeit in die Atemwege gelangen kann. Die Folgen sind rezidivierende Pneumonien und Malnutrition. Schluckstörungen treten vor allem im höheren Alter sehr häufig in unterschiedlicher Ausprägung auf. Eine frühe Detektion der Symptome ist äußerst wichtig, insbesondere wenn die Betroffenen durch unterschiedliches Personal betreut werden oder deren Ernährungsverhalten nicht lückenlos dokumentierbar ist (siehe Übersicht).

So leiden ca. 45 % der Über-75-Jährigen an Schluckbeschwerden. Die Ursachen sind ein schlechter Zahnstatus, Pathologien im Bereich der Mundhöhle, des Kehlkopfes, des Rachens, der Speiseröhre und des Mageneingangs (Cardia), aber auch psychiatrische und neurologische Erkrankungen, wie beispielsweise Schlaganfall, Demenz oder Morbus Parkinson. Gerade im Alter besteht oft eine Multimorbidität, wodurch sich die Erkrankungen gegenseitig negativ beeinflussen.

Symptome und Anzeichen einer Schluckstörung
- Häufiges Verschlucken von Speichel, Speisen oder Flüssigkeiten
- Würgereiz während des Schluckaktes
- Druck-, Fremdkörper- oder Kloßgefühl im Hals
- Hochwürgen von bereits geschluckter Nahrung
- Austreten von Flüssigkeit durch die Nase beim Schluckversuch
- Unkontrollierbares Herauspressen der Nahrung durch die Lippen
- Saures Aufstoßen, Rückfluss der Nahrung, Erbrechen
- Räuspern, Husten oder Würgen beim Essen oder Trinken
- Ansammlung oder Verbleiben von Speisen im Mund
- Extreme Speichelbildung (Hypersalivation)
- Schluckangst
- Begleitsymptome wie nasale Sprache, Heiserkeit, Räusperzwang, brodelnde Atemgeräusche

Die Beurteilung und Abklärung einer Dysphagie sollte durch geschultes Fachpersonal erfolgen, eventuell in Verbindung mit bildgebenden Verfahren (Schluckröntgen und/oder Endoskopie).

Das Therapieregime von Schluckstörungen umfasst neben der Behandlung der Grunderkrankung eine Umstellung der Essgewohnheiten, eine adäquate Zubereitung der Speisen (u. a. weiche, pürierte oder passierte Kost) sowie ein logopädisches Schlucktraining. Wenn eine orale Ernährung nicht mehr möglich ist, können eine nasogastrale Sonde oder eine PEG (Sonde mit perkutaner endoskopischer Gastrostomie) lebensnotwendige Abhilfe schaffen.

3.1.4 Erkrankungen des Magen-Darm-Trakts und des Urogenitalsystems

Obstipation
Als Obstipation bezeichnet man eine Stuhlverstopfung des Darms. Die Obstipation ist gekennzeichnet durch eine zu lange Verweildauer des Stuhls im Darm, wobei die normale Stuhlfrequenz 2-mal täglich bis 2-mal wöchentlich beträgt.

> **Stuhlfrequenz**
> Die normale Stuhlfrequenz beträgt 2-mal täglich bis 2-mal wöchentlich.

Zusätzlich zeigt sich bei den Betroffenen eine zu hohe Konsistenz des Stuhls („harter" Stuhl), geringes Stuhlvolumen und Probleme beim Absetzen des Stuhls. Sie wird je nach Verlauf in eine akute oder chronische Form eingeteilt und kann je nach Ursache in eine passagere, primär-idiopathische und sekundäre Obstipation unterteilt werden.

> **Obstipation**
> **Ursachen:**
>
> 1. *Passager oder temporär*
>   - Reisebedingt
>   - Schwangerschaft
>   - Akute Stress-Situation (Prüfung, akute Änderung der Lebensumstände)
>
> 2. *Nicht organisch*
>   - Verschlucken eines Fremdkörpers
>   - Falsches Stuhlverhalten (rezidivierendes Unterdrücken des Stuhldranges)
>   - Unhygienische Verhältnisse, die zu einer Stuhlunterdrückung animieren
>   - Nebenwirkung von Medikamenten (z. B. Opiate)

3. *Organisch*
   – Fehlernährung (ballaststoffarme Ernährung)
   – Chronischer Bewegungsmangel
   – Mangelnde Flüssigkeitszufuhr
   – Stoffwechselstörungen (z. B. Diabetes mellitus, Hypothyreose)
   – Störungen des Elektrolythaushaltes (z. B. Kaliummangel)
   – Schmerzbedingter Stuhlverhalt (Perianalthrombose, Rektumprolaps, Analfissur)
   – Pathologische Obstruktion des Darmes (Tumore, Karzinome)
   – Tumore in Nachbarorganen (z. B. Uterustumor, Ovarialtumor)
   – Divertikulose/Divertikulitis
   – Verwachsungen nach Entzündungen und Operationen
   – Neurologische Störungen (z. B. Morbus Parkinson)

Eine Obstipation wird oftmals als Bagatellsymptom angesehen und gerade bei älteren oder pflegebedürftigen Menschen vielfach nicht ernst genug genommen. Prinzipiell gilt das Prinzip: ohne ärztliche Diagnose keine Therapie. Auch von einer Medikation durch Laien oder einer Selbstmedikation muss dringend abgeraten werden, denn insbesondere im Alter treten Stuhlauffälligkeiten als Erstsymptom einer malignen Erkrankung auf und bedürfen einer dementsprechenden professionellen Abklärung.

Gefährlich ist auch ein chronischer Laxanzienabusus, wobei es keinen Unterschied macht, ob es sich hier um ein pharmazeutisches Präparat oder um ein Präparat aus der sanften Medizin oder Naturheilkunde handelt. Der Laxanzienabusus bewirkt u. a. einen vermehrten Kaliumverlust, der die Darmmotilität negativ beeinflusst, was wiederum mit einer erhöhten Obstipationsanfälligkeit verbunden ist.

Die Therapie der Obstipation erfolgt unabhängig vom Lebensalter ursachenspezifisch. Eine adäquate Ernährung und körperliche Aktivität können immer als Begleitmaßnahme verordnet werden. Eine weitere Maßnahme zur Erleichterung der Stuhlentleerung ist die Verwendung eines Fußbänkchens oder Toilettenhockers. Auf dieses stellt man seine Füße, während man auf der Toilette sitzt. Die ideale Höhe sollte 20 bis 30 Zentimeter betragen, dann entsteht ein steilerer Winkel zwischen Darm und Anus, wodurch das Sigmoid begradigt wird und der Stuhl leichter herausgleiten kann (Abb. 3.1).

Diese Sitzposition entspricht auch der natürlichen Hockstellung, in der bereits unsere Vorfahren saßen, als sie noch keine Toilettenanlagen besaßen, und wird auch bei Hämorrhoiden, Colon irritabile, Pressschmerzen oder Schmerzen nach Hysterektomie empfohlen.

Inkontinenz
Mit zunehmendem Lebensalter nehmen auch die Inkontinenzformen zu, die sowohl das Urinieren als auch die Defäkation betreffen. Früher oftmals tabuisiert,

Abb. 3.1 Ein steiler Winkel
zwischen Darm und Anus
verbessert den Stuhlgang.
(Quelle: © Kzenon/Fotolia)

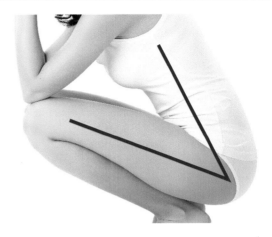

wird heutzutage zwar offener darüber diskutiert, es herrschen jedoch nach wie vor
Defizite im adäquaten Umgang mit Betroffenen respektive wissen viele Betroffene
nicht, wie sie mit der Problematik alltagspraktikabel umgehen sollen. Neben einer
medizinischen Therapie sind daher auch psychosoziale und lebenspraktische Maßnahmen notwendig.

Harninkontinenz

In Abhängigkeit vom Lebensalter gibt es unterschiedliche Formen einer Harninkontinenz. So stellt bei jüngeren Frauen eine Belastungsinkontinenz die häufigste Ursache für unfreiwilligen Harnabgang dar. Bei Personen über 65 Jahren
wiederum findet man eine Kombination von einer Belastungs- und Dranginkontinenz, eine reine Dranginkontinenz kommt eher selten vor. Speziell im
höheren Alter wird das Kontinenzvermögen ganz wesentlich durch eine veränderte
neurogene Steuerung sowie durch nachlassende Kompensationsmechanismen
beeinflusst.

Formen der Harninkontinenz
Belastungsinkontinenz
Bei einer Belastungsinkontinenz, früher auch Stressinkontinenz genannt,
führt eine plötzliche Druckerhöhung im Bauchraum provoziert durch
Lachen, Husten, Niesen oder Heben von Lasten zu einem unkontrolliertem
Harnabgang. Ursächlich ist ein Schwäche des Sphinkters und der Becken-
bodenmuskulatur, bei Frauen meist als Geburtsfolgen. Bei Männern tritt eine
Belastungsinkontinenz als Operationsfolge nach einem Prostataeingriff auf.

Dranginkontinenz

Die Dranginkontinenz ist durch einen imperativen Harndrang mit anschlie-
ßendem unwillkürlichem Harnabgang gekennzeichnet. Als Ursachen fungieren Krankheiten im Bereich der Harnblase (u. a. Blasenentzündungen,
aber auch Blasensteine oder Blasentumore), Östrogenmangel gekoppelt mit
Schleimhautveränderungen des Urogenitaltrakts, Abflussbehinderungen (bei
Frauen durch eine Blasensenkung, bei Männern durch eine Prostatahyper-
plasie), degenerative und krankhafte neurologische Veränderungen und in
altersbedingten Veränderungen in der Harnblasenstrukturen (u. a. Schleimhaut, Muskulatur, Innervation). Letztendlich kommt es zu einer überaktiven
und hochempfindlichen Harnblase im Sinne einer Reizblase.

Überlaufinkontinenz

Diese Form kommt häufig beim geriatrischen Patienten vor, wo es durch
Blasenentleerungsstörungen zu einer übervollen Blase kommt, die letztendlich zu einer Pollakisurie führt.

Reflexinkontinenz

Eine Reflexinkontinenz tritt bei manchen Formen der Querschnittlähmung
auf, wenn die für eine willkürliche Blasensteuerung verantwortlichen
Nervenbahnen geschädigt sind. Dabei entleert sich die Harnblase bei einem
bestimmten Füllungsstand reflektorisch und unvollständig, ohne dass die
Betroffenen einen Harndrang verspüren.

Extraurethrale Inkontinenz

Diese kommt eher selten vor, der Harnabgang erfolgt durch andere Kanäle,
entweder über Fistelbildung oder über angeborene Anomalien der Ureter-
mündung.

Therapeutische Optionen bei Harninkontinenz

Je nach Ursache, Alter, Kognition und Selbstständigkeit der Betroffenen: Physikalische Maßnahmen (u. a. Elektrotherapie), Beckenbodengymnastik, Ver-
haltensinterventionen, Kontinenztraining, Blasenmanagement, regelmäßige
Blasenentleerung (z. B. mittels Katheterisierung). Daneben gibt es auch medikamentöse Therapien (z. B. Hormone, Anticholinergika) und je nach Schwere und
Ausmaß können mitunter auch operative Maßnahmen notwendig sein.

Gerade bei älteren Patienten kommt dem Toiletten- und Beckenbodentraining eine große Bedeutung zu. Man sollte auch immer Kombinationen aus medikamentöser Therapie mit verhaltenstherapeutischen Maßnahmen in Erwägung ziehen. Auch diverse Entspannungsverfahren (Qi Gong, Muskelrelaxation nach Jakobson) können zu einer Reduktion des Harndrangs beitragen.

Stuhlinkontinenz
Als Stuhlinkontinenz, auch fäkale Inkontinenz genannt, bezeichnet man den unfreiwilligen Verlust des Darminhalts zur falschen Zeit am falschen Ort. Hierbei unterscheidet man unterschiedliche Schweregrade, die von einer geringen Verschmutzung der Unterwäsche bis hin zum Abgang von Winden mit flüssigem, breiigem oder festem Stuhl reichen.

Schätzungen zufolge sind ca. 5 % der Menschen, die im Berufsalltag stehen, davon betroffen, in Altersheimen und Pflegeeinrichtungen ist dieser Prozentsatz noch höher. Frauen sind im Verhältnis 9:1 häufiger betroffen als Männer, was wiederum mit Komplikationen bei Geburten zusammenhängt. Allein in Deutschland leiden mehr als 800.000 Menschen an Stuhlinkontinenz.

Die betroffenen Patienten haben einen sehr hohen Leidensdruck, da der Zeitpunkt des Stuhlverlusts nicht vorhersehbar ist. Das führt vielfach auch zu Angststörungen und sozialer Isolation. Die Erkrankung wird vielfach auch als Tabuthema angesehen, weshalb die Problematik auch nicht mit Ärzten oder medizinischem Personal besprochen wird. Die Ursachen der Stuhlinkontinenz sind vielfältig.

Ursachen einer Stuhlinkontinenz
Störung der Impulsverarbeitung:
- Apoplektischer Insult
- Neurologische Erkrankungen (Morbus Alzheimer, multiple Sklerose, Gehirntumore)

Unterbrechung der Pulsüberleitung:
- Querschnittlähmung (Tetraplegie)
- Spina bifida aperta

Sensorische Störung:
- Hämorrhoiden
- Chronische Diarrhö bzw. Nahrungsmittelunverträglichkeiten
- Rektumprolaps
- Chronische Dickdarmentzündung (Colitis ulcerosa)

Störungen der Schließmuskelfunktion:

- Verlust der Reservoirfunktion des Rektums durch Tumore oder Operationen
- Dammriss (wenn während der Geburt auch der Schließmuskel mitverletzt wird)
- Infiltrierende Abszesse
- Beckenbodensenkung (häufige Alterserscheinung durch Bindegewebsschwäche und Abbau der Beckenmuskulatur, Status nach Operationen an der Gebärmutter)
- Überdehnung durch Obstipation
- Angeborene Fehlbildung (Analatresie)

Nebenwirkung von Medikamenten:

- Psychopharmaka
- Laxanzienabusus

Psychische Störung:

- Rückfall in kleinkindliche Verhaltensweisen (Psychosen)
- Konflikte mit Betreuungspersonen

Sonstige:

- Fortbewegungseinschränkungen beim Gang zur Toilette

Therapeutische Optionen bei Stuhlinkontinenz

Je nach Ursache, Alter, Kognition und Selbstständigkeit der Betroffenen: Sakrale Nervenstimulation oder Neuromodulation (SNM), Beckenbodengymnastik (Sphinktertraining) unter Anleitung spezialisierter Physiotherapeuten und Stuhleindickung durch diätetische Maßnahmen. Die medikamentöse Therapie kann mittels abführender Zäpfchen zur Stuhlkontrolle erfolgen oder durch die Gabe von Loperamid, ebenfalls zur Stuhleindickung. Die konservativen Therapiemaßnahmen führen in 80 % der Fälle zur Heilung oder deutlichen Linderung der Beschwerden. Dies zeigt auch, wie wichtig hier aufklärende Gespräche sind.

Je nach Schwere und Ausmaß können mitunter auch chirurgische Verfahren notwendig sein. Am häufigsten wird hier die Schließmuskulatur durch Wiedervereinigung von Muskelstümpfen oder durch Raffung noch vorhandener, aber schwacher Muskelbündel so gut wie möglich wiederhergestellt. Diese Operationen werden ohne Bauchschnitt vom Anus her durchgeführt und sind in der Regel für die Patienten wenig belastend. Ein künstlicher Schließmuskel befindet sich ebenso wie ein Analband aus Kunststoff noch im Experimental- und Erprobungsstadium.

Wesentlich ist jedoch, dass ein operatives Ergebnis durch eine konservative Therapie unterstützt werden sollte. Ambulant und schmerzlos können auch sogenannte „Bulking Agents" unter die Haut des Analkanals injiziert werden, die im Gewebe verbleiben und den Analkanal verengen.

Bei Versagen aller Möglichkeiten kann man auch das Anlegen eines künstlichen Darmausganges (Stoma) in Erwägung ziehen, der gegebenenfalls wieder rückoperiert werden kann.

Analprolaps

Von einem Analprolaps oder umgangssprachlich „Aftervorfall" spricht man, wenn sich Darmschleimhaut durch den After nach außen stülpt. Als Hauptursache fungieren Hämorrhoiden, weitere Ursachen sind Beckenbodenschwäche, chronische Obstipation und Laxanzienmissbrauch. Auch Darmerkrankungen wie Colitis ulcerosa, Morbus Crohn, Colon irritabile sowie Darmkarzinome, rektale und gynäkologische Eingriffe begünstigen die Entstehung eines Analprolapses.

Da es den meisten Menschen unangenehm ist, auch gegenüber Ärzten über diese Erkrankung zu sprechen, sind keine zuverlässigen Daten über die Häufigkeit verfügbar. Allein in Deutschland werden pro Jahr etwa 50.000 Menschen wegen Hämorrhoiden mit Analprolaps operiert, weshalb man hier ohne Weiteres von einer Volkskrankheit sprechen kann. Die Mehrzahl der Erkrankungsfälle ereignet sich nach dem 40. Lebensjahr.

Typische Symptome sind Juckreiz und Blutungen im Afterbereich, Stuhlschmieren oder Stuhlinkontinenz. Meistens stülpt sich die Darmschleimhaut nach festem Stuhlgang, der von einem starken Stuhlpressen begleitet wird, nach außen. Die Ausstülpungen können aber auch spontan auftreten.

Die Therapie des Analprolapses erfordert meistens operative Eingriffe (Laparoskopie, Laparotomie), Hämorrhoiden werden sklerosiert oder ektomiert. Als Prophylaxe wird eine ausgewogene, qualitativ hochwertige Ernährung mit hohem Anteil pflanzlicher Kost, ausreichende Flüssigkeitszufuhr, regelmäßige körperliche Aktivität, ein Vermeiden von Stuhlpressen und das Durchführen einer Beckenbodengymnastik unter Anleitung eines geschulten Coaches empfohlen.

Descensus uteri

Beim Descensus uteri kommt es zu einem Absinken der Gebärmutter in Richtung Vagina. Dabei werden unterschiedliche Schweregrade unterschieden; in schweren Fällen manifestiert sich ein Uterusprolaps (Gebärmuttervorfall).

Als Ursachen fungieren eine angeborene allgemeine Bindegewebsschwäche, eine chronische Überbelastung des Beckenbodens (z. B. durch schweres Heben), eine Schädigung des Beckenbodens durch Geburten (vor allem nach Mehrlingsgeburten oder mehreren Geburten in kurzer Abfolge). Auch chronischer Husten, Obstipation oder Adipositas können begünstigend wirken.

Die betroffenen Frauen haben eine beträchtliche Einschränkung der Lebensqualität. Sie leiden unter Harninkontinenz, Pollakisurie und rezidivierenden

Harnwegsinfektionen. Als unspezifische Symptome zeigen sich Rücken- und Unterleibsbeschwerden, Fremdkörpergefühl, Druckgefühl nach unten (ein Gefühl von „als ob etwas unten rausfallen wollte") und Obstipation. Im fortgeschrittenen Stadium und insbesondere beim Prolaps kommt es zur chronischen Vaginitis mit oftmals blutigem Ausfluss.

Die Art der Therapie richtet sich nach dem Schweregrad der Senkung, aber auch nach dem Alter der Patientin. Bei leichten Formen helfen östrogenhaltige Salben oder Vaginalzäpfchen. Ein zusätzliches regelmäßiges und gezieltes Beckenbodentraining kann sogar zu einer deutlichen Besserung der Symptomatik führen. Bei schwereren Formen sind in der Regel operative Eingriffe notwendig. Insbesondere bei älteren Patientinnen (oder bei jüngeren, wenn kein Kinderwunsch mehr besteht), kann eine Hysterektomie in Betracht gezogen werden. Bei Patientinnen, die nicht operiert werden können, ist die Einführung eines Pessars möglich, der den Uterus in seiner physiologischen Lage fixiert.

Zur Prophylaxe eines Descensus uteri werden folgende Maßnahmen empfohlen:

• Vermeidung einer Adipositas
• Regelmäßiges Training der Beckenbodenmuskulatur
• Regelmäßige körperliche Aktivität (insbesondere Schwimmen, Radfahren und Ergometertraining)

3.1.5 Herz-Kreislauf-Erkrankungen und Atemwegserkrankungen

Die häufigste Herzerkrankung beim geriatrischen Patienten ist die globale Herzinsuffizienz. Ursächlich ist hier eine degenerative Aortenstenose (bei ca. 4–6 % der älteren Patienten). Man findet aber auch mukoide Mitralklappen-degenerationen, teilweise unter Einbezug der Chordae tendinae, die oftmals auch rupturiert sein können. Bei geriatrischen Patienten beobachtet man häufig auch bakterielle Endokarditiden durch Streptococcus viridans, Staphylokokken oder Enterokokken. Kardiomyopathien und Myokarditiden kommen beim älteren Patienten eher seltener vor.

Interessant sind hier die in Vergessenheit geratenen Beobachtungen der älteren Medizinliteratur, dass potenziell herzkranke Personen, zu Beginn des Leidens, also noch vor der Ausprägung klinischer Symptome, die Linkslage als Schlaflage vermeiden. Diese Beobachtung kann als bedeutsames Frühsymptom mit der Notwendigkeit einer weiteren kardiologischen Abklärung gewertet werden.

Eine Arbeitsgruppe der Paracelsus-Universität Salzburg fand in einer Studie mit über 2000 Versuchspersonen ein niedrigeres kardiovaskuläres Risiko ohne gastrointestinale Symptomatik. Personen mit bekannter koronarer Herzkrankheit und hohem kardiovaskulärem Risiko hatten eine wesentlich höhere Wahrscheinlichkeit für kolorektale Tumoren im Früh- wie auch im fortgeschrittenen Stadium. Die

Autoren interpretierten dies unter anderem mit den auch der koronaren Herzkrankheit zugrunde liegenden Risikofaktoren, vor allem Übergewicht bzw. Adipositas, Diabetes, Hypertonie, Nikotinabusus, Fehlernährung und körperlicher Inaktivität – also ein wesentlicher Hinweis auf die Zusammenhänge im „Diseasome" bzw. auf die Interaktion verschiedener Organsysteme, wie sie auch in einigen „systembiologischen Achsen" dargestellt ist.

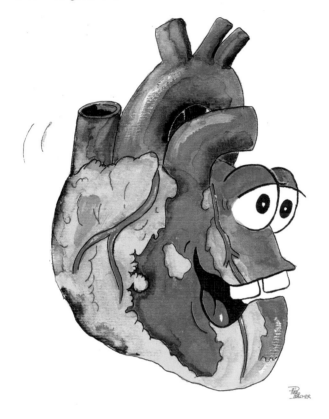

Hypertonie
Im Altersgang kommt es zu einem Elastizitätsverlust der Arterien, was dazu führt, dass mit zunehmendem Alter etwa drei Viertel aller Menschen nach klassischer WHO-Definition eine Hypertonie entwickeln. Wichtig ist hier eine adäquate diagnostische Abklärung, wobei sich die konsekutiven Therapiemodalitäten bis zum 80. Lebensjahr nicht wesentlich von denen jüngerer Patienten unterscheiden. Bei einer Erstmanifestation einer Hypertonie ab dem 80. Lebensjahr können höhere Druckwerte ohne therapeutische Intervention toleriert werden.

In epidemiologischen Studien konnte sogar gezeigt werden, dass Langlebigkeit bei über 85-Jährigen nicht mit normalen, sondern mit mäßig erhöhten Blutdruckwerten verbunden ist.

Eine besondere Herausforderung stellen Patienten mit ausgeprägten Arrhythmien (z. B. Vorhofflimmern) dar, weil sowohl die automatischen, oszillometrisch messenden Geräte als auch die konventionellen Druckmessungen mittels Auskultation der Korotkoff-Töne ungenaue Messwerte ergeben. Hier wird daher empfohlen, den Mittelwert aus drei Messungen zu nehmen. Die weitere Diagnostik bei geriatrischen Patienten entspricht der bei Jüngeren: Basislabor (komplettes Blutbild, Nieren- und Leberwerte, Elektrolyte, Blutzucker, Lipide, TSH und Harnbefund), EKG, Echokardiografie, eventuell ergänzt durch eine Ultraschalluntersuchung der Karotiden und einer Messung der aortalen Pulswellengeschwindigkeit.

Hauptziel einer Drucksenkung ist die Erhaltung einer hohen Lebensqualität durch Vermeidung von Schlaganfall und Herzinsuffizienz. Eine Therapie soll individuell erfolgen.

▶ **Cave** Eine allzu rasche und intensive Senkung des Blutdrucks bei Personen über 75 Jahre ist mit einem erhöhten Sturzrisiko mit konsekutiven Verletzungen und Bewusstlosigkeit verbunden!

Insofern keine schweren Einschränkungen der kardialen, renalen oder zerebralen Funktionen bestehen, erfolgt die medikamentöse, antihypertensive Therapie beim älteren Patienten in gleicher Weise wie bei Jüngeren. Als zusätzliche Therapiemaßnahme sollte jedoch auch an die Durchführung einer medizinischen Trainingstherapie im Sinne eines extensiv aeroben Ausdauertrainings gedacht werden, welches weitere Benefits im Rahmen einer umfassenden Behandlung von Älteren bewirkt.

Vorhofflimmern
Aus neuesten epidemiologischen Studien ist bekannt, dass bei lang dauerndem leistungssportlichem Ausdauertraining die Inzidenz von Vorhofflimmern höher ist als bei der Durchschnittsbevölkerung. Die genaue Pathogenese ist bis dato noch nicht geklärt, es gibt aber Hinweise, dass die Dilatation (= Erweiterung) des rechten Vorhofs als Anpassungserscheinung im Rahmen der Sportherzentwicklung nach jahrzehntelangem Ausdauertraining im Leistungssport eine Rolle spielen kann. Eine ärztliche Abklärung und allfällige Therapie ist wichtig, um thromboembolischen Komplikationen in der Lunge oder im Gehirn vorzubeugen.

Apoplexie/Insult
Hirngefäßerkrankungen sind ein typisches Altersleiden. Zerebrale Insulte werden zu über 80 % durch Verschlüsse von intra- oder extrakraniellen Gefäßen verursacht, zu 10 % gelten subarachnoidale Blutungen und zu 5 % intrazerebrale Blutungen als Verursacher. Hinsichtlich der thrombembolischen Verschlüsse sind zu 72 % Thrombosen und zu 17 % Embolien dafür verantwortlich.

Nach Ergebnissen der Framingham-Studie ist das Risiko, innerhalb von 5 Jahren einen Insult zu erleiden, bei Hypertonikern 7-mal so hoch wie bei Normotonikern, wobei ältere und jüngere Menschen gleich stark gefährdet sind.

Weitere Risikofaktoren sind Diabetes mellitus, Nikotinabusus, Hypercholesterinämie und Adipositas gekoppelt mit einer geringen oder fehlenden körperlichen Aktivität.

Varikosis, chronisch venöse Insuffizienz und Phlebothrombose
Als Varikosis oder Venenschwäche bezeichnet man geschlängelte, sackartig erweiterte, oberflächliche Venen. Dies betrifft zumeist die unteren Extremitäten. Man unterscheidet eine primäre Varikosis (80–95 %), die genetisch oder konstitutionell bedingt ist, von einer sekundären Varikosis (5–20 %), die als Folge einer Phlebothrombose (TVT, tiefe Venenthrombose) mit Abflussstörungen, venöser Hypertension und konsekutiver Venenklappeninsuffizienz auftritt.

Bleibt eine schwere Varikosis längere Zeit unbehandelt, kann es im Sinne einer chronisch venösen Insuffizienz zu Mikrozirkulationsstörungen mit nachfolgender Gewebshypoxie und trophischen Hautveränderungen kommen. Je nach Ausprägungsgrad zeigen sich bei den Betroffenen ekzemartige Hautveränderungen (Stauungsdermatitis), Induration, Hautverfärbungen und Ulzerationen (z. B. Ulcus cruris).

▶ **Tipp**
Als Prophylaxe für Venenleiden bietet sich die „3 S und 3 L"-Regel an:
„**S**itzen und **S**tehen ist **s**chlecht – **l**ieber **L**iegen und **L**aufen"

Die Varikose tritt geschlechtsunabhängig in jedem Alter auf. Dass davon häufig ältere Menschen davon betroffen sind, mag auch an der Tatsache liegen, dass das aktive Bewegungsverhalten mit zunehmendem Alter abnimmt.

Hinsichtlich einer Prophylaxe werden daher körperliche Aktivität und Sport empfohlen, die sich im Sinne einer Aktivierung auf die Muskelpumpe auswirken, wodurch der venöse Rückstrom forciert wird. Als passive Maßnahmen wirken Kompressionsstrümpfe oder Kompressionsverbände. Ebenso sollte im Alltag Stehen und Sitzen zugunsten von Laufen und Liegen vermieden werden.

Als invasive Therapiemethoden werden die Sklerotherapie, endovenöse Laserbehandlung oder Radiofrequenzablation angewandt. Bei ausgeprägter Varikose mit insuffizienten Perforansvenen werden operative Verfahren wie Crossektomie, Varizen- und Kryostripping durchgeführt. Zur Basistherapie des Ulcus cruris venosum gehört die Kompression, die Sanierung der Varikose und die lokale Wundtherapie unter Vermeidung von Sekundärinfektionen.

Atemwegserkrankungen
Die häufigsten altersassoziierten Atemwegserkrankungen sind die chronische Bronchitis und die COPD. Eine chronische Bronchitis liegt definitionsgemäß dann vor, wenn Husten und Auswurf an den meisten Tagen während mindestens je drei Monaten in zwei aufeinander folgenden Jahren bestehen. Rauchen ist hier als Hauptursache anzusehen, es können aber auch Schadstoffe in der Luft, Mineralstäube am Arbeitsplatz oder extreme Klimabedingungen als Verursacher fungieren.

Unter einer COPD (englisch: chronic obstructive pulmonary disease), auch chronisch obstruktive Lungenerkrankung genannt, versteht man eine Gruppe von Krankheiten der Lunge, die mit einer Einschränkung der Atemstromstärke bzw. mit einer Erhöhung des Atemwegswiderstandes durch eine Atemwegsobstruktion verbunden sind. Als Symptome zeigen sich Husten, vermehrter Auswurf und Atemnot bei Belastung. Eine chronisch-obstruktive Bronchitis kann mit einem Emphysem einhergehen, muss aber nicht zwingend zu einer COPD führen.

Im Alter nimmt der Anteil der Patienten mit COPD zu. Während die Verschlechterung der Lungenfunktion, gemessen am FEV1-Wert, lange Zeit als wesentliches Kriterium genutzt wurde, um den Schweregrad der Erkrankung COPD zu bestimmen, sind in den letzten Jahren andere Faktoren in den Mittelpunkt gerückt, die die Prognose der Erkrankung besser widerspiegeln. So sind im Alter die Exazerbationen schwerer und die Begleiterkrankungen (z. B. apoplektischer Insult, Morbus Parkinson oder Herzinsuffizienz) häufiger. Ab dem 65. Lebensjahr steigt die Häufigkeit einer Lungenentzündung um das Vierfache und das Risiko, an dieser zu versterben, ist doppelt so hoch wie bei jüngeren Patienten. Zu beachten ist, dass das Erregerspektrum sich beim alternden Menschen zunehmend vom dem jüngerer Menschen unterscheidet, was bei der Auswahl der Antibiotika berücksichtigt werden muss. Auch die Medikamentenkinetik verläuft unterschiedlich. Als Präventivmaßnahme für Lungenaffektionen werden bei älteren Patienten Impfungen gegen Influenza, Pertussis und gegen Pneumokokkeninfektionen empfohlen.

Sowohl bei einer chronischen Bronchitis als auch bei einer COPD ist es wichtig, die Lungen und Bronchien vor weiteren schädlichen Einflüssen im Sinne einer Expositionsprophylaxe zu schützen. Da es bis dato noch keine adäquaten Medikamente gibt, durch die eine Verschlechterung der Lungenfunktion gebremst oder wieder reversibel werden kann, ist die Durchführung eines extensiven aeroben Ausdauertrainings empfohlen, wodurch zumindest die aerobe Kapazität positiv beeinflusst und die Erkrankungsprogression verzögert werden kann.

3.1.6   Erkrankungen des Bewegungsapparates

Arthrosen

Als Arthrose bezeichnet man schmerzhafte Gelenkerkrankungen, die durch irreparable Schädigung des Gelenkknorpels entstehen. Zu den betroffenen Gelenken zählen die Knie-, Sprung-, Hüft- und Schultergelenke, die Wirbelsäule, aber auch Zehen- oder Fingergelenke. Die Arthrose zählt zu den weltweit am häufigsten auftretenden Erkrankungen, wobei Frauen generell häufiger als Männer davon betroffen sind. So leiden darunter allein in Österreich mehr als 1,4 Mio. Menschen.

Die wichtigsten Symptome sind Schmerzen bei Belastung, Morgensteifigkeit, Schmerzen zu Beginn einer körperlichen Aktivität (sogenannte Anlaufschmerzen), reduzierte Beweglichkeit und Gelenkflexibilität. Im Extremfall zeigt sich eine Hautrötung, Schwellung und Überwärmung über dem betroffenen Areal sowie Dauerschmerzen.

Der Entwicklung einer Arthrose liegt primär der Verschleiß des Gelenkknorpels im Verlauf des natürlichen Alterungsprozesses zugrunde, es soll aber auch hier betont werden, dass die Erkrankung auch bei jungen Menschen und selbst bei Kindern und Jugendlichen auftreten kann. Ursächlich sind hier weitere Faktoren, die einen Einfluss auf den degenerativen Prozess haben.

Zu den nicht beeinflussbaren Faktoren zählen dabei das Geschlecht und die genetische Prädisposition. Zu den beeinflussbaren Faktoren zählen Übergewicht im Sinne einer Adipositas, hormonelle Einflüsse, Gelenkdeformitäten, Über- und Fehlbelastungen (beruflich oder sportbedingt) sowie diverse Traumata und frühere operative Eingriffe. So ziehen beispielsweise Meniskektomien in bis zu 70 % der Fälle konsekutive arthrotische Veränderungen der Knie- und zum Teil auch der Hüftgelenke nach sich. Der Einfluss von Östrogen auf die Entstehung einer Arthrose wird kontrovers diskutiert, einige Studien zeigten eine protektive Wirkung von Hormonersatztherapien bei postmenopausalen Frauen, andere wiederum konnten keinen diesbezüglichen Zusammenhang finden.

Die Behandlung erfolgt zumeist symptomatisch mittels schmerzstillender Medikamente, Kälte- oder Wärmebehandlungen, Gelenksinjektionen zum Knorpelaufbau (z. B. Hyaluronsäure, Chondroitinsulfat) und bei fortgeschrittenen Stadien operativ mittels Knorpeltransplantationen oder Gelenkersatz.

Zunehmend in den Fokus rücken jedoch Präventiv- und Therapiemaßnahmen zur Minimierung der Risikofaktoren und Bewegungsmaßnahmen im Sinne einer medizinischen Trainingstherapie und speziellen Krankengymnastik. Sehr empfehlenswert sind wasserzentrierte Bewegungsmaßnahmen, wie beispielsweise Aquajogging und Aquafitness. Hier sollte man auch die Angebote der diversen Thermen und Heilbäder berücksichtigen, die in modernen Therapieregimen leider viel zu oft vernachlässigt werden. Das Schwimmen selbst sollte hier nicht im Vordergrund stehen, sondern das Schweben bzw. Floaten im Wasser zur Entlastung des Bewegungsapparates.

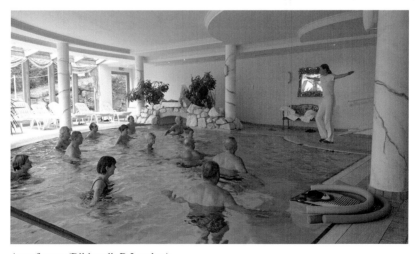

Aquafitness (Bildcredit P. Lercher)

Osteoporose und Sarkopenie

Die Osteoporose (von altgriechisch ὀστέον – ostéon, deutsch „Knochen" und πόρος – poros, „Pore") ist eine der häufigsten altersassoziierten Erkrankungen des Knochens. Die auch als Knochenschwund bezeichnete Krankheit beruht auf einer primär physiologischen Demineralisation des Knochens, die bei Frauen bereits im 4. Lebensjahrzehnt zu Beginn der Menopause auftreten kann. Beim Mann scheint dieser Prozess meistens erst ab dem 6. Lebensjahrzehnt aufzutreten.

Die Erkrankung ist gekennzeichnet durch eine Abnahme der Knochendichte. Davon ist die Spongiosa typischerweise stärker betroffen als die Kortikalis. Die daraus resultierende Frakturanfälligkeit kann das ganze Skelett betreffen. Die Verringerung der Knochenmasse verläuft lange Zeit symptomlos und verursacht zunächst keine Schmerzen. Oft ist ein spontaner Knochenbruch das erste Anzeichen für das Vorliegen der Erkrankung. Eine Extremform ist die sogenannte postmenopausische oder senile Osteoporose, die bei 20–30 % der älteren Frauen auftritt und deren Pathogenese nach wie vor nicht vollständig geklärt ist. Sie ist gekennzeichnet durch die Ausprägung eines Rundrückens mit Keil- und Fischwirbelbildung und durch das Auftreten pathologischer Frakturen.

Ursachen für eine Osteoporose können aber auch langdauernde Inaktivität und Glucocorticoidtherapie sein (siehe auch folgende Übersicht). Zu einer Störung des Knochenstoffwechsels kommt es auch durch Mangelernährung, einem zu geringen Aufenthalt im Freien gekoppelt mit einer Verminderung des Provitamins 7-Dehydrocholesterol in der Altershaut (um bis zu 50 %!), wodurch sich häufig ein Vitamin-D-Mangel manifestiert. Eine orale Supplementierung des Vitamins und ein regelmäßiger Aufenthalt im Tageslicht können den Mangel beheben.

Beachte

Um einerseits eine adäquate Vitamin-D-Bildung durch Sonnenlichteinwirkung erzielen zu können und andererseits vor potenziell nachteiligen Auswirkungen der UV-Strahlung geschützt zu sein, sollen pro Tag etwa ¼ der Körperoberfläche, also Gesicht, Hals, Hände und Teile von Armen und Beinen je nach Hauttyp und Jahreszeit ca. 5–25 Minuten der Sonne ausgesetzt werden.

Ursachen einer primären und sekundären Osteoporose

Primäre Osteoporose (95 %):
- Idiopathische juvenile Osteoporose
- Postmenopausale Osteoporose (Typ-I-Osteoporose)
- Senile Osteoporose (Typ-II-Osteoporose)

Sekundäre Osteoporose (5 %):

- Hormonell:
  - Hyperkortisolismus (Cushing-Syndrom), Hypogonadismus, Hyperparathyreoidismus, Hyperthyreose, schwangerschaftsassoziierte Osteoporose
- Ernährungsassoziiert:
  - Malnutrition, Anorexia nervosa (Magersucht), Malabsorption, Vitamin-B12-Mangel, Folsäuremangel, Untergewicht, renale Osteopathie
  - Immobilisation und Bewegungseinschränkung
  - Medikamentöse (Langzeit)therapie:
  - Kortikosteroide, Heparin, Vitamin-K-Antagonisten, Antacida, hochdosierte Therapie mit Schilddrüsenhormonen, Gonadotropin-Releasing-Hormon-Antagonisten, Aromatasehemmer, Antikonvulsiva, Zytostatika, Cholestyramin, Lithium und Laxanzienabusus

- Hereditär:
  - Osteogenesis imperfecta, Hypophosphatasie, Ehlers-Danlos-Syndrom, Marfan-Syndrom, Homocystinurie, Gerodermaosteodysplastica, Snyder-Robinson-Syndrom

- Tumore:
  - Multiples Myelom, monoklonale Gammopathien, Mastozytose, myeloproliferative Erkrankungen

- Entzündungen:
  - Chronische Polyarthritis, Morbus Crohn, Colitis ulcerosa
  - Perniziöse Anämie

Die Basis für die Knochengesundheit im Alter wird also bereits in der Kindheit und Pubertät und in der Adoleszenz durch eine Kombination von regelmäßiger körperlicher Aktivität im Freien, besonders durch „High impact loads", wie beispielsweise durch Laufen, Klettern oder Springen und Herumtollen sowie adäquater, qualitativ hochwertiger Ernährung geschaffen.

▶ **Tipp**
Insbesondere Übungen, die Zug-, Druck- oder Scherkräfte auf die Knochen und die ansetzenden Muskeln und Sehnen ausüben, sind sehr gut zur Osteoporoseprophylaxe geeignet.
Spezielle Übungsanleitungen finden Sie im Kap. 5.

Basis jeder Behandlung ist eine ausreichende Versorgung mit Kalzium und Vitamin D. Dies kann über eine Ernährungsumstellung oder mittels Medikamente erfolgen. Die Wirkung aller Osteoporose-Medikamente zielt darauf ab, den Verlust der Knochenmasse und den Abbau der Mikroarchitektur aufzuhalten sowie

den Knochenaufbau zu unterstützen. Am häufigsten werden hierzu Kombinations-
präparate aus Kalzium und Vitamin D3 verordnet, weitere Präparate sind Bisphosphonate, Denosumab, Raloxifen, Strontiumranelat, Parathormon, Östrogene und
Anabolika.

Sarkopenie
Als Sarkopenie bezeichnet man einen den physiologischen Altersprozess über-
steigenden Verlust von Muskelmasse und Muskelkraft. Die neueste Definition
der „European Working Group on Sarcopenia on Older People 2018" lautet:
„Sarkopenie wird als progrediente und generalisierte Skelettmuskelerkrankung
definiert, die mit einem erhöhten Risiko für negative Folgen wie Stürze, Frakturen, körperliche Einschränkungen und vorzeitigem Tod einhergeht. Sarkopenie
ist daher eine Muskelinsuffizienz, sowohl seitens der Halte- und Stütz- wie auch
der metabolischen Funktion der Muskulatur." Wissenschaftliche Studien belegen,
dass ca. 5–13 % aller 60- bis 70-Jährigen und bis zu 50 % der über 80-Jährigen
davon betroffen sind. Die Betroffenen zeigen ein erhöhtes Sturzrisiko und können
lebenspraktische Alltagsbewegungen, wie das Aufstehen von einem Stuhl oder
das Bewältigen von Stufen zunehmend eingeschränkter bis gar nicht mehr durchführen. Diagnostisch unterscheidet man 3 Stadien der Sarkopenie (siehe auch
Abschn. 3.1.17):

1. Prä-Sarkopenie: Die Muskelmasse ist reduziert, die Kraft und die Leistungsfähigkeit sind jedoch normal.
2. Sarkopenie: Die Muskelmasse ist reduziert, zusätzlich ist die Kraft ODER die
   körperliche Leistungsfähigkeit reduziert.
3. Schwere Sarkopenie: Die Muskelmasse, die Kraft UND die körperliche
   Leistungsfähigkeit sind reduziert.

▶   **Anmerkung** Die physiologische Abnahme der Muskelmasse im Alters-
    gang beträgt ab dem 50. Lebensjahr ca. 0,5–0,8 % pro Jahr und kann
    nach Eintritt der Pensionierung gekoppelt mit einem bewegungsarmen
    Lebensstil deutlicher zunehmen.

Die häufigsten Ursachen für eine Sarkopenie sind Immobilität, Bewegungs-
einschränkungen, Immobilisation und eine Mangelernährung. Demenzielle
Erkrankungen, Depressionen oder Vereinsamung wirken sich als Kofaktoren aus.
   Pathophysiologisch und mikroskopisch zeigen sich eine Entkoppelung der
motorischen Einheiten von der Nervenversorgung und eine Infiltration der
Muskelzellen durch Fett- und Bindegewebe. Eine Analyse des Körpergewichts
detektiert oftmals keinen Gewichtsverlust, da der Muskelabbau durch die Fett- und
Bindegewebeeinlagerungen ersetzt wird. Aussagekräftiger und empfehlenswert ist
hier daher die Analyse der Körperzusammensetzung, im Speziellen die Analyse
des Körperfett- und Muskelanteils.

Die Therapie besteht in der Durchführung eines regelmäßigen Krafttrainings (Übungen hierzu sind im Abschn. 5.13 zu finden) sowie in einem Ernährungsmanagement unter Einbeziehung der Ernährungsgewohnheiten des Patienten zur Erhöhung der Compliance. Ein Muskelerhalt und ein Muskelaufbau sind bis ins höchste Alter möglich.

Hinsichtlich der Proteinzufuhr wird ein täglicher Verzehr von 1,0–1,2 Gramm Eiweiß pro Kilogramm Körpergewicht empfohlen. Eine Substitution mit Nahrungsergänzungsmitteln kann bei Verträglichkeit in Erwägung gezogen werden. Etwaige medikamentöse Therapien befinden sich noch in Entwicklung.

Frakturen
Die demografische Entwicklung der Bevölkerung und ein geändertes Freizeitverhalten durch vermehrte körperliche und sportliche Aktivität führen zu einem Wandel des traumatologischen Patientengutes. Bei älteren Menschen führen insbesondere das erhöhte Sturzrisiko und die herabgesetzte Widerstandsfähigkeit und reduzierte Elastizität des osteoporotischen Knochens zu Frakturen. Frakturbegünstigend wirken sich auch eine Sarkopenie und Koordinationsdefizite aus. Im Gegensatz zu jungen Menschen verletzen sich Ältere auch bei banalen Stürzen oft schwer. Die häufigsten Frakturen im Alter betreffen die Hüfte und den Schenkelhals, den proximalen Oberarm, die distale Speiche, aber auch die Wirbelsäule und das Becken. Mit mehr als 15.000 Kasuistiken zählt beispielsweise die Hüftfraktur in Österreich zu den häufigsten traumatologischen Primärdiagnosen. Das Durchschnittsalter liegt bei 75,9 Jahren – Tendenz steigend. Man kann davon ausgehen, dass ca. 90 % der Hüftfrakturen direkt mit Stürzen gekoppelt sind.

Der Sturz im Alter
Stürze im Alter sind ein besonderes medizinisches Phänomen, weil sie in mindestens 20 % der Fälle einer therapeutischen Intervention bedürfen. Stürze sind sozusagen die „Seuche des Alters", weil sie mobile und selbstbestimmte Menschen im wahrsten Sinne des Wortes „aus der Bahn" werfen können. Prädisponierend sind jedoch nicht immer koordinative oder neuromuskuläre Defizite, weshalb nachfolgend die häufigsten Sturzursachen dargestellt werden. Oftmals wirken diese Ursachen multifaktoriell zusammen, was bei der Planung von Sturzprophylaxemaßnahmen berücksicht werden sollte.

Ursachen von Stürzen
- Herzrhythmusstörungen (Folge: Blutarmut im Zentralnervensystem)
- Blutdruckschwankungen
- Polypharmazie, Falschmedikation, Fehldosierung
- FRID-Medikamente (FRID = **F**all **R**isk **I**ncreasing **D**rugs) und/oder deren Nebenwirkungen (u. a. Anxiolytika, Schlafmittel, Neuroleptika, Antidepressiva, Opioidanalgetika, NSAR (nichtsteroidale Antirheumatika) Antihistaminika, Antivertiginosa, Anticholinergika, Antidiabetika, Nitrate, β-Blocker, Digitalis)

- Störungen des Gleichgewichtsorgans und des Sehvermögens eventuell in Kombination mit
- Muskelschwäche der Beine und der Wirbelsäule
- Spontanfrakturen
- Sensomotorische Defizite (z. B. Polyneuropathien, Höhrbeeinträchtigungen)
- Angst vor Stürzen, verminderte Stresstoleranz und Depressionen

Prädisponierende Faktoren:

- Rutschige, glatte und/oder nasse Bodenoberflächen (Fußböden, Fliesen, Treppen, vereiste Gehwege etc.)
- Schlechte Beleuchtung
- Stolper- oder Sturzfallen wie rutschende Bettvorleger, Teppiche, Türschwellen, Treppen ohne Handlauf
- Ungeeignetes Schuhwerk
- Ungeeignete Gehhilfen

Sonderfall:

- Sturz aus dem Bett
- Im Wohnbereich kommt der Sturz aus dem Bett seltener vor als im Krankenhaus oder Pflegeheim!

Stürze mit und ohne Verletzungsfolgen haben oft schwerwiegende Folgen, an die man im ersten Moment gar nicht denkt. Beispiele dafür sind Angststörungen (Angst vor weiteren Stürzen), der Verlust des Selbstvertrauens und der soziale Rückzug. Diesbezüglich wurde der Begriff des „Post-Fall-Syndroms" geprägt.

Die Therapie besteht in einer multimodalen, interdisziplinären Sturzprophylaxe unter Einbeziehung von lebenslangem Muskeltraining und regelmäßigen Gleichgewichtsübungen. Bei Vorliegen einer Polypharmazie empfiehlt sich das Absetzen oder die Dosisreduktion von sturzgefährdenden Präparaten (FRID = Fall Risk Increasing Drugs, siehe Übersicht „Ursache von Stürzen") nach einer sorgfältigen individuellen Abwägung der Nutzen-Risiko-Relation.

Erkrankungen des rheumatischen Formenkreises

Rheuma hat viele Erscheinungsformen, weshalb man von „Erkrankungen des rheumatischen Formenkreises" spricht. Diese umfassen entzündliche Gelenk- und Wirbelsäulenerkrankungen, wie beispielsweise die rheumatoide Arthritis, Spondylitis ankylosans oder Arthritis psoriatica, aber auch degenerative Gelenk- und Wirbelsäulenveränderungen, wie beispielsweise diverse Arthrosen oder Morbus Bechterew. Weitere Formen sind der sogenannte „Weichteilrheumatismus" (entzündliche und nichtentzündliche Form) oder die Fibromaylgie sowie systemische Bindegewebs- und Gefäßerkrankungen, wie Kollagenosen oder Vaskulitiden. Dazugezählt werden auch die Manifestationen bestimmter Stoffwechselkrankheiten, wie beispielsweise der Arthritis urica (Gicht).

Die Erkrankungen des rheumatischen Formenkreises beruhen auf Fehlfunktionen des Immunsystems, deren Ursachen nach wie vor weitgehend unbekannt sind. Körpereigene Strukturen, wie beispielsweise die Gelenkinnenhaut (Synovia) bei der rheumatoiden Arthritis werden als fremd erkannt und bekämpft. Diese sogenannten Autoimmunprozesse können auch als systemische Erkrankungen auftreten, bei denen nicht nur ein Organ oder eine Körperregion, sondern mehrere Lokalisationen oder gleichartige Gewebe in verschiedenen Organen betroffen sind. Der Einfluss genetischer Faktoren wird diskutiert, bei einer kleinen Gruppe entzündlich-rheumatischer Erkrankungen ist ein ursächlicher Zusammenhang mit bereits abgelaufenen, bakteriellen Infektionen – meist mit β-hämolysierenden Streptokokken – zu finden.

Die Erkrankungen des rheumatischen Formenkreises sind entgegen der populärwissenschaftlichen Meinung keine typischen Alterserscheinungen, sondern können in jedem Alter auftreten und auch Kinder und Jugendliche betreffen. Frauen erkranken häufiger als Männer.

Die Therapie erfolgt in den meisten Fällen symptomatisch in Abhängigkeit von der genauen Diagnose und Lokalisation. Das Therapieregime umfasst physikalische Maßnahmen, Medikamente (z. B. NSAR, Glukocorticoide, Biologicals) und operative Eingriffe. Hinsichtlich einer additiven Therapie mit medizinischer Trainingstherapie hat mittlerweile ein Paradigmenwechsel stattgefunden. Hat man früher noch die betroffenen Gelenke ruhiggestellt, werden heute bewegungstherapeutische Maßnahmen auch unter Zuhilfenahme wassertherapeutischer Methoden durchgeführt.

3.1.7 Erkrankungen der Sinnesorgane

Augenleiden
Die Presbyopie (Altersweitsichtigkeit) wird als normale Folge des Alterns gewertet. Vielfach verringert sich mit zunehmendem Alter auch die Sehschärfe in der Dämmerung und die Sicht wird in der Dunkelheit unscharf und verschwommen. Vermehrte Proteinablagerungen in der Linse und im Glaskörper bewirken zusätzlich, dass das einfallende Licht gestreut wird und man sich in der Dunkelheit, etwa durch entgegenkommende Autos, stärker geblendet fühlt. Diese Affektionen bewirken keinen Leidensdruck und können durch Sehhilfen ausgeglichen bzw. gemildert werden.

Wirklich gefährlich sind Augenkrankheiten, die sich mit dem Älterwerden „einschleichen" und mit einem potenziellen Erblindungsrisiko verbunden sind. So gibt es laut dem Deutschen Blinden- und Sehbehindertenverband in Deutschland etwa 155.000 blinde Menschen, wovon 84 % über 40 Jahre alt sind. Die Zahl der Sehbehinderten, die weniger als 30 % ihres Sehvermögens besitzen, wird sogar auf 1,5 Mio. geschätzt.

Zu den prädisponierenden, altersbedingten Augenaffektionen zählen folgende Erkrankungen:

Glaukom (Grüner Star)
Hier kommt es zu einer Druckerhöhung im Auge, weil das Kammerwasser nicht abfließen kann oder generell zu viel Kammerwasser gebildet wird. Vermutlich spielen auch Durchblutungsstörungen des Auges eine Rolle. Durch die Druckerhöhung kommt es zu einer Kompression der Sehnervenfasern, wodurch eine Erblindung droht. Risikofaktoren sind Alter, erbliche Vorbelastung, starke Myopie, Diabetes mellitus, Atherosklerose, Rauchen, Verletzungen oder schwere Entzündungen. Die Erkrankung verläuft im Frühstadium unbemerkt, eine verloren gegangene Sehfähigkeit lässt sich nicht mehr wiederherstellen. Therapeutisch werden drucksenkende Augentropfen angewandt, aber es gibt auch operative Maßnahmen zur Steigerung des Abflusses des Kammerwassers.

Katarakt (Grauer Star)
Fast jeder zweite über 60-Jährige leidet unter dieser sukzessiven Linsentrübung. Als Risikofaktoren fungieren eine familiäre Vorbelastung, Diabetes mellitus, Verletzungen des Auges und langjährige, ungeschützte Sonneneinwirkung auf die Netzhaut. Auch beim Grauen Star gibt es lange Zeit keine spürbaren Anzeichen, dass sich etwas krankhaft verändert. Die zunehmende Linsentrübung bewirkt ein unscharfes und verschwommenes Sehen, helles Licht wird als unangenehm empfunden und alles wirkt blasser. Therapeutisch erfolgt hier eine operative Intervention, bei der eine Kunststofflinse eingesetzt wird. Der Eingriff dauert kaum mehr als 10 min und die Betroffenen können unmittelbar nach dem Eingriff wieder besser sehen, nicht selten sogar besser als je zuvor.

Diabetische Retinopathie
Die diabetische Retinopathie ist eine Komplikation des Diabetes mellitus. Es handelt sich hierbei um eine Mikroangiopathie der Netzhautgefäße. Erst kommt es zu Blutungen, dann drohen Netzhautablösung und Erblindung. Bei einer Netzhautablösung kann eine Laserbehandlung durchgeführt werden. Als beste Therapiemaßnahme zählt jedoch eine sinnvolle und rechtzeitige Vorsorge. Diabetiker sollten mindestens einmal jährlich eine fachärztliche Augenvorsorgeuntersuchung frequentieren. Zusätzlich ist eine optimale Einstellung des Zuckerstoffwechsels notwendig.

Neben einer Therapie der Hyperglykämie, der Hypertonie und der Senkung der Blutlipidwerte sollte im Fall der Fälle auch eine Rauchentwöhnung erfolgen. Die Implementierung einer Plättchenaggregationshemmung kann bei Hochrisikopatienten das Retinopathierisiko sogar um bis zu 50 % reduzieren. Äußerst effizient sind multifaktorielle Therapieansätze im Sinne einer Lebensstiländerung mit erhöhter körperlicher Aktivität und einer Reduktion des Körperfettgehaltes.

Altersbedingte Makuladegeneration
Die altersbedingte Makuladegeneration (AMD) ist die häufigste Ursache für schwere Sehbehinderungen. Bei dieser Augenerkrankung kommt es zu einer Nekrose der Sinneszellen im Zentrum der Netzhaut (Makula), was längerfristig zu starkem Sehverlust und im Worst Case zu einer Erblindung führt. Als prädisponierende Faktoren zählen Rauchen und Mangelernährung. Frühsymptome sind Sehveränderungen, bei denen Linien verzerrt und Buchstaben verschwommen erscheinen. Im Zentrum des Sehfeldes wird später ein dunkler Fleck sichtbar, der beim Sehen stört. Das Sehen im Augenrandbereich ist noch klar.

Prinzipiell werden zwei Formen der Makuladegeneration unterschieden – die trockene und die feuchte. Die Mehrzahl der Patienten leidet unter einer trockenen AMD. Diese schreitet langsam voran und führt erst im Spätstadium zu einer deutlichen Verschlechterung des zentralen Sehens.

Die feuchte Form macht etwa 15 % aller AMD-Fälle aus, ist wesentlich aggressiver und kann sehr rasch voranschreiten. Das pathologische Substrat bildet die Neubildung von krankhaft veränderten, undichten und blutenden Gefäßen, die zu Abhebungen und Einrissen des Pigmentepithels der Netzhaut und zur Narbenbildung im Bereich des gelben Flecks führen. Die Folge sind schwere Sehbehinderungen. Wissenschaftliche Studien zeigen, dass die feuchte Makuladegeneration meist aus der Trockenen hervorgeht.

Die therapeutischen Möglichkeiten sind noch begrenzt und haben überdies nur im frühen Stadium Erfolg. Die feuchte AMD hat eine günstigere Prognose als die trockene Form. Therapeutisch wirkt der Einsatz einer Lasertherapie, einer photodynamischen Therapie und eine medikamentöse Therapie mit Vascular-Endothelial-Growth-Factor-Inhibitoren (z. B. Ranibizumab; Pegaptanib).

Große Bedeutung erlangt daher die Minimierung von Risikofaktoren (Rauchen und Hypertonie), aber auch die Prävention durch eine Ernährung mit hohem Obst- und Gemüseanteil. So wurden in Studien Indizien für eine protektive Wirkung von Vitaminen gegen AMD gefunden. Ein gezielter Einsatz von Vitaminpräparaten bedarf aber noch genauerer Untersuchungen.

Neben den Veränderungen im Auge gibt es auch altersbedingte Beeinträchtigungen der Augenoberfläche und in der Augenumgebung. Zu diesen Veränderungen zählen:

Entropium und Ektropium
Hier wölbt sich ein Augenlid, meistens das untere, entweder nach innen, sodass die Wimpern gegen die Hornhaut des Augapfels reiben (Entropium), oder nach außen, sodass sich ein Hängelid bildet und die Lidschleimhaut nach außen exponiert ist (Ektropium). Beide Zustände können zu Augenreizungen, übermäßigem Tränenfluss, Schleimabsonderungen, Verkrustungen und Infektionen führen.

Dermatochalasis
Damit bezeichnet man ein schlaff herabhängendes Lid. Wenn das obere Lid davon betroffen ist und die Pupille abdeckt, spricht man von einem Schlupflid.

Ptosis
Neuromuskuläre Störungen verhindern, dass das Oberlid vollständig hochgezogen werden kann. Dieser Zustand kann auch als Begleitsymptom eines apoplektischen Insultes auftreten.

Die hier beschriebenen Zustände und Veränderungen können nach Ausschluss gravierender medizinischer Gründe durch einen chirurgischen Eingriff unter örtlicher Betäubung korrigiert werden.

Keratokonjunktivitis sicca
Als Keratokonjunktivitis sicca bezeichnet man eine unzureichende Benetzung der Hornhaut und der Bindehaut mit Tränenflüssigkeit, weshalb man auch vom „Syndrom des trockenen Auges" spricht. Diese Erkrankung zählt zu den häufigsten Erkrankungen im Bereich der Augenheilkunde, wobei die Prävalenz mit zunehmendem Alter ansteigt und bei etwa 15–17 % der Gesamtbevölkerung liegt. Die Folgen sind eine Entzündung der Hornhaut (Keratitis) und der Bindehaut (Konjunktivitis). Prädestiniert sind hier insbesondere Personen, die lang andauernde Bildschirmarbeit durchführen.

Eine Behandlung kann durch die Gabe von Tränenersatz-Präparaten, Lidrandmassage, spezielle Kontaktlinsen und schleimlösende Medikamente behandelt werden. Wichtig ist auch, etwaige Grunderkrankungen zu behandeln. Präventiv können augenhygienische Übungen und Bildschirmarbeitspausen verordnet werden.

Ohrenerkrankungen und das Hören im Alter
Die häufigste durch physiologische Alterungsprozesse bedingte Veränderung des Gehörs ist die Presbyakusis (Altersschwerhörigkeit). Sie tritt in der industrialisierten Welt meistens ab dem 5.–6. Lebensjahrzehnt auf und Männer sind davon häufiger betroffen als Frauen. Weltweit sind über 400 Mio. Menschen davon betroffen und die Tendenz ist steigend. Beobachtungen bei Naturvölkern, wie beispielsweise australischen Ureinwohnern (Aborigines) oder afrikanischen Hirtenvölkern, haben gezeigt, dass das Hörvermögen bis ins höchste Alter uneingeschränkt erhalten bleiben kann. Ein Zusammenhang der Pathogenese mit einer chronischen Lärmbelastung und dementsprechenden degenerativen Veränderungen der Mittel- und Innenohrstrukturen lässt sich davon ableiten. Als negative exogene Einflussfaktoren gelten Adipositas, Rauchen, ototoxische Medikamente und Chemikalien sowie rezidivierende Infektionen (siehe Übersicht). Interessanterweise wirken die Körpergröße und moderater Alkoholkonsum als positive Einflussfaktoren.

Viele Betroffene bemerken nicht oder erst spät, dass ihr Hörvermögen allmählich schwindet. Meistens werden diese von Mitmenschen darauf aufmerksam gemacht.

Die Presbyakusis ist gekennzeichnet durch eine beidseitige, symmetrische, zunehmende Innenohrschwerhörigkeit bei hohen Frequenzen. Zusätzlich ist das Sprachverständnis vor allem bei Umgebungsgeräuschen herabgesetzt und es kommt zu einem Diskriminationsverlust (= sogenannter „Cocktailparty-Effekt").

Es besteht eine erhöhte Lärmempfindlichkeit und eine tinnitusähnliche Empfindung. Die Diagnose erfolgt durch eine fachärztliche Untersuchung und Audiometrie. Die Therapie besteht in der Verordnung eines Hörgerätes, wobei die heutige Technologie mittlerweile kleine, optisch unauffällige und in den Gehörgang integrierbare Hörhilfen anbietet, wodurch die Compliance, sie zu verwenden, erhöht wird. Im Extremfall kann auch die operative Versorgung mittes Gehörimplantaten in Erwägung gezogen werden. Eine adäquate medikamentöse Behandlung ist bis dato nicht möglich. Als Prophylaxe werden Lärmschutz und die Anwendung von Gehörschutz empfohlen.

Risikofaktoren und Einflussfaktoren einer Presbyakusis
- Genetische Disposition
- Diverse Stoffwechselerkrankungen (z. B. Diabetes mellitus, Hypercholesterinämie)
- Fehl- oder Mangelernährung
- Durchblutungsstörungen
- Ototoxische Medikamente und Substanzen (z. B. Streptomycin, Cisplatin, Furosemid)
- Chemikalien und Schwermetalle (z. B. Chloroquin, Blei, Quecksilber oder Zinn)
- Arterielle Hypertonie
- Chronische Lärmbelastung.

3.1.8 Krebserkrankungen

Unter den altersassoziierten Erkrankungen führt Krebs im Sinne von Karzinomen und Tumoren eine führende Rolle, prinzipiell kann jedes Gewebe davon betroffen sein. Krebs ist gekennzeichnet durch ungebremste Zellvermehrung, bösartige Gewebsneubildung und Ausbreitung im Organismus durch Metastasen. Die Entstehung dieser bösartigen Erkrankung ist multifaktoriell und komplex. Prädisponierend sind genetische Faktoren, aber auch der Einfluss von Kanzerogenen, physikalisch-chemischen Noxen oder Virusinfektionen. Die Entstehung von Krebs ist letztendlich durch ein Versagen der immunologischen Reparaturmechanismen bedingt; es kommt zu einer Aktivierung von Onkogenen (Krebsgenen) unter gleichzeitiger Unterdrückung der Supressorgene, wodurch ein unkontrolliertes Zellwachstum ausgelöst wird.

Die Vererbung defekter Gene ist laut aktuellen Schätzungen für ca. 15–20 % aller Krebserkrankungen verantwortlich, woraus man schließen kann, dass die Mehrheit der Fälle durch äußere Faktoren, die mit der Lebensweise zusammenhängen, verursacht wird. Diese Hypothese wird auch durch Studien untermauert, die bereits in den 1980er Jahren durchgeführt und publiziert wurden. So zeigt sich bei Untersuchungen an Adoptivfamilien, dass beim Krebstod eines biologischen Elternteils vor dem 50. Lebensjahr das Risiko, dass deren Kinder ebenfalls von der Krankheit betroffen werden um etwa 20 % steigt. Stirbt hingegen ein Adoptivelternteil vorzeitig an Krebs, so beobachtet man eine Zunahme des Krebserkrankungsrisikos bei den jeweiligen Adoptivkindern um bis zu 500 %. Das bedeutet, dass Lebensgewohnheiten und Lebensstil wie Ernährung, körperliche Aktivität, Rauchen, Alkoholkonsum etc. einen größeren Einfluss auf das Krebserkrankungsrisiko haben, als die genetische Faktoren, die diese Kinder von ihren leiblichen Eltern erworben haben.

Auch die aktuellen Statistiken der WHO und der IARC (International Agency for Research on Cancer) verdeutlichen, dass der Lebensstil einen bedeutenden Einfluss auf die Entstehung von Krebserkrankungen hat. Laut der American Association for Cancer Research (AACR) sind die direkt mit der Lebensweise verbundenen Faktoren, wie Rauchen, Bewegungsmangel, Adipositas, Qualität und Zusammensetzung der Ernährung sowie Alkohol- und Drogenabusus, für etwa 70 % der Krebserkrankungen verantwortlich (Abb. 3.2).

Bei einer Betrachtung der weltweiten Verteilung und Häufigkeit von Krebserkrankungen zeigt sich, dass Industrieländer, wie West-Europa, Nordamerika und Australien mit 240 Fällen auf 100.000 Einwohner die höchsten Erkrankungsraten aufweisen. Im Gegensatz dazu liegen die Werte in den Ländern Südostasiens, in Afrika oder Mittelamerika weit niedriger bei etwa 100–170 Fällen pro 100.000 Einwohner (Abb. 3.3).

Bei vielen Krebsarten spielt der Faktor Zeit eine große Rolle; so kann es oftmals Jahre oder Jahrzehnte dauern, bis die Mutationen zu einer Entartung der Zelle und zur Krebserkrankung führen. Dieser Umstand erklärt auch, warum viele Krebserkrankungen erst im höheren Alter manifest und als altersassoziierte Erkrankungen beobachtet oder eingestuft werden.

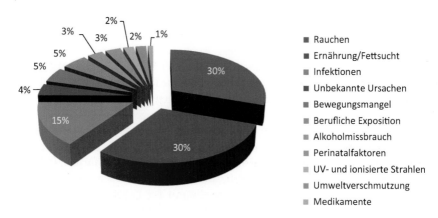

Abb. 3.2 Lebensstilabhängige Risikofaktoren für Krebs. (Modifiziert nach American Association for Cancer Research (AACR) Cancer Progress Report 2017)

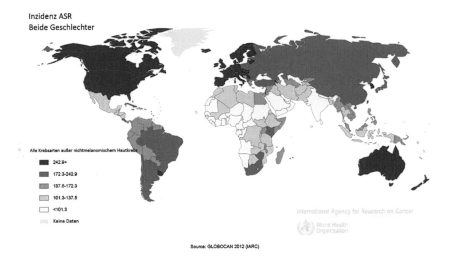

Abb. 3.3 Weltweite Verteilung der Krebsinzidenz. (Quelle: GLOBOCAN 2012 (IARC))

Begriffsbestimmung Tumor/Karzinom

Im Zusammenhang mit Krebs versteht man unter einem Tumor eine benigne (gutartige) oder maligne (bösartige) Neubildung (Neoplasie) von Körpergewebe. Tumore lassen sich nach ihrem Wachstumsverhalten (invasiv oder nichtinvasiv) und der Metastasierung in drei Klassen einteilen:

Benigne Tumore: Diese sind „gutartig", wachsen eher langsam, verdrängen das umgebende Gewebe, ohne die Grenzen zu den Nachbargeweben zu durchbrechen. Nichtsdestotrotz können beispielsweise gutartige Tumore im Gehirn lebensbedrohliche Symptome hervorrufen, weil allein durch den Verdrängungsprozess irreversible Druckschädigungen von Hirnarealen hervorgerufen werden.

Semimaligne Tumore: Diese wachsen eher lokal destruierend und infiltrierend, sie bilden aber üblicherweise keine Metastasen. Ein Beispiel dafür sind Basaliome, die gehäuft im Alter auftreten.

Maligne Tumore: Diese sind „bösartig", wachsen invasiv ohne Rücksicht auf das umgebende Gewebe und zerstören es. Ein weiteres Charakteristikum ist die Bildung von Metastasen, die sich über das Blut, die Lymphe verteilen oder direkt ins Nachbargewebe streuen.

Zwischen den einzelnen Tumorformen können fließende Übergänge bestehen. Komplexe Tumore können sowohl benigne als auch maligne Tumorzellen enthalten.

Karzinome: Karzinome sind maligne Neoplasien epithelialen Ursprungs und entstehen beispielsweise in der Haut, im Drüsengewebe der Brust, in der Prostata oder auch in der Auskleidung von Körperhöhlen (z. B. Schleimhaut der Atemwege, Darmschleimhaut). Sie machen in etwa 80 % aller bösartigen Tumore aus. Hinsichtlich der Morphologie ihres Ursprungsgewebes unterteilt man sie in Plattenepithelkarzinome (squamöse Karzinome), Adenokarzinome und undifferenzierte Karzinome oder anaplastische Karzinome.
Maligne Tumore und Karzinome werden umgangssprachlich als Krebs bezeichnet.

Die Krebsinzidenz ist in Österreich bei den über 74-jährigen Männern deutlich höher als bei den gleichaltrigen Frauen. Pro 100.000 Einwohner und Jahr kommt es zu ca. 2400 Neuerkrankungen bei den 75- bis 84-jährigen und zu 2600 Neuerkrankungen bei den über 85-jährigen Männern. Die diesbezüglichen Raten bei den Frauen betragen 1300 bzw. 1500 pro 100.000 Einwohner und Jahr.

Die häufigsten Krebslokalisationen sind die Verdauungsorgane und die Brust bei den Frauen und die Verdauungsorgane und die Prostata bei den Männern. Auffallend ist, dass die Krebsrate der Verdauungsorgane mit zunehmendem Alter steigt. Die häufigsten Krebstodesursachen betreffen bei beiden Geschlechtern die Verdauungsorgane und bei den Männern, die älter als 85 Jahre sind, die Prostata (Tab. 3.2; Abb. 3.4).

Nach aktuellen Schätzungen des Zentrums für Krebsregisterdaten in Deutschland (ZfKD) betreffen etwa ein Fünftel der insgesamt rund 476.000 Krebsneuerkrankungen die Altersgruppe der 80- bis 85-Jährigen. In der Schweiz gilt Krebs als die häufigste Todesursache bei Frauen zwischen 25 und 84 Jahren und bei Männern zwischen 45 und 84 Jahren. Unter Berücksichtigung des Altersganges der Bevölkerung sind die altersstandardisierten Neuerkrankungsraten bei den Frauen stabil geblieben, während sie bei den Männern abgenommen haben.

Therapie
Das Tumorwachstum bei älteren Menschen läuft keineswegs immer langsamer als bei jüngeren Menschen ab. So können sich Schmerzen und andere belastende und lebensqualitätseinschränkende Symptome auch bei Älteren sehr rasch entwickeln. Ein rascher und adäquater Therapiestart ist daher auch hier zwingend erforderlich. Es gibt aber auch Situationen, in denen bei älteren Krebspatienten von einer unmittelbaren und aggressiven Therapie Abstand genommen wird. Ein Beispiel dafür sind früh erkannte, kleine Prostatatumore. Die betroffenen Männer können sich bei weitgehender Beschwerdefreiheit und verzögerter Tumorentwicklung dafür entscheiden, eine Behandlung aufzuschieben und zunächst nur regelmäßige Kontrolluntersuchungen zu absolvieren. Der allgemeine Gesundheitszustand, die körperliche und geistige Leistungsfähigkeit und die weitere Lebenserwartung sind hier die bestimmenden Determinanten.

Tab. 3.2 Prävalenz der häufigsten Krebserkrankungen in Österreich (Statistik Austria 2018)

Art des Malignoms	Insgesamt	Frauen	Männer
Alle Malignome	35243	184617	167856
Mamma-Ca	72453	71854	599
Prostata-Ca	59584		59584
Darmkrebs	42182	19474	22708
Hauttumore	19592	10509	9083
Harnblasen-Ca	15581	4145	11436
Nieren-Ca	14561	5960	8601
Uterus -Ca	13724	13724	
Schilddrüsen-Ca	13412	9904	3508
Lungen-Ca	12453	5252	7201
Non-Hodgkin-Lymphom	11474	5548	5926
Hodgkin-Lymphom	3380	1642	1738
Cervix-Ca	8354	8354	
Leukämie	7355	3138	4217

Legende Krebslokalisationen

ROT: häufigste

GELB: zweithäufigste   Ca = Karzinom

GRÜN: dritthäufigste

Eine Tumortherapie bei älteren Patienten unterscheidet sich in der Regel kaum vom Therapieregime jüngerer Patienten. Aufgrund altersassoziierter Begleiterkrankungen kann es jedoch notwendig sein, dass Patienten, die beispielsweise Blutgerinnungshemmer zur Prophylaxe eines Schlaganfalls erhalten, vor Gewebeentnahmen oder Operationen diese Arzneimittel absetzen müssen, um ungewollte Blutungen zu vermeiden. Ältere Menschen haben oftmals auch Einschränkungen der Nieren- oder Leberfunktion, die zwar im Alltag unauffällig und nicht belastend sein können, bei der Dosierung der Krebsmedikation jedoch berücksichtigt werden müssen. Prinzipiell gilt, dass Krebspatienten unabhängig vom Alter das

Krebserkrankungen in Österreich

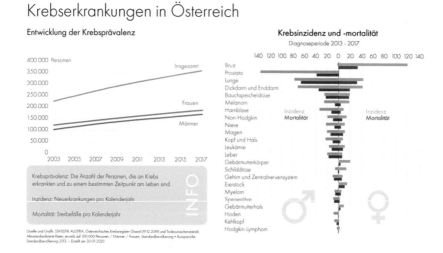

Abb. 3.4 Krebserkrankungen in Österreich. (Quelle: Statistik Austria, www.statistik.at)

Tab. 3.3 Onkologische Therapiemodalitäten

Topische Therapie	Operation Strahlentherapie
Systemische Therapie	Hormontherapie Chemotherapie Hemmung des Blutgefäßwachstums Immuntherapie
Andere Therapieverfahren	Physiotherapie Evidenzbasierte ergänzende Therapieverfahren Palliative Therapieformen

Recht haben, nach adäquater und ehrlicher ärztlicher Aufklärung selbst über ihre Behandlung mitzuentscheiden.

Eine erfolgreiche Tumortherapie basiert auf einer Identifikation der Herkunft des Tumors innerhalb des Körpers (klinische Diagnose inklusive ICD) und einer pathologischen Befundung (histologische, zytologische Diagnose). Bei den meisten und häufigsten Krebserkrankungen lässt sich dann anhand von Leitlinien eine Therapie festlegen. Faktum ist, dass diese Leitlinien für seltene Krebsformen bis dato noch fehlen.

Im Sinne einer Therapieindividualisierung, der sogenannten personalisierten Medizin, erfolgt eine gezielte Auswahl der Therapiemethoden möglichst unter Einbindung der Patienten (siehe auch Tab. 3.3).

▶ Durch Prophylaxe und Früherkennung kann das Krebsrisiko, abhängig vom Diagnosezeitpunkt, der Krebsart, des betroffenen Gewebes und dem Alter des Patienten, deutlich verringert werden. Im Rahmen eines klassisch naturwissenschaftlichen Therapieregimes von

Krebserkrankungen muss zukünftig den präventiven Maßnahmen und insbesondere der Optimierung der direkt mit dem Lebensstil verbundenen Faktoren, wie Rauchen, Bewegungsmangel, Adipositas, Alkohol- und Drogenkonsum und der Qualität und Zusammensetzung der Ernährung ein höherer Stellenwert eingeräumt werden.

3.1.9 Kognitive Veränderungen und neurologische Erkrankungen

Altersdepression Eine Depression, die bei Personen auftritt, die über 65 Jahre alt sind, wird als Altersdepression bezeichnet. Im Alter können jedoch depressive Syndrome in unterschiedlichen Formen auftreten, weshalb der Begriff „Altersdepression" vielfach umstritten ist und eine unscharfe Diagnose darstellt. In der modernen Gerontopsychiatrie und Psychologie spricht man daher von einer „Depression im Alter". Die Prävalenz liegt bei ungefähr 10–20 %. Frauen sind häufiger von der Erkrankung betroffen als Männer.

Als Depression (lat. depressio: Lustlosigkeit, Bedrücktheit) wird generell eine psychisch-affektive Störung bezeichnet, bei der die Gefühlswelt und Stimmung eines Menschen negativ verändert und durch Antriebslosigkeit, Freudlosigkeit und Niedergeschlagenheit gekennzeichnet ist.

Im Unterschied zu depressiven Affektionen bei jüngeren Menschen sind Depressionen im Alter von körperlichen Beschwerden – oftmals auch im Sinne psychosomatischer Beschwerden – überlagert. Meistens überwiegen unspezifische Symptome wie Kopf- oder Rückenschmerzen, Magen-Darm-Beschwerden, Herz-Kreislauf-Beschwerden, Schwindelanfälle oder Schlaflosigkeit (siehe Übersicht).

Mögliche unspezifische Beschwerden und Symptome einer Depression im Alter

- Kopfschmerzen
- Rücken- und Gliederschmerzen
- Herzrhythmusstörungen
- Magen-Darm-Beschwerden (Obstipation)
- Atemprobleme
- Schwindelgefühle
- Missempfindungen („Kribbeln und Juckreiz" am Körper)
- Appetitlosigkeit mit einhergehendem Gewichtsverlust
- Permanente Müdigkeit
- Schlafstörungen (90 % der Patienten leiden an Ein- und Durchschlafstörungen sowie morgendlichem Früherwachen, 10–15 % an ausgeprägter Tagesschläfrigkeit)
- Innere Unruhe
- Konzentrations- und Gedächtnisstörungen

Die eigentliche typische Stimmungsveränderung erfolgt meist schleichend im Hintergrund. So werden bisher geliebte Aktivitäten oder Menschen immer unwichtiger, die Stimmungslage bleibt gedrückt. Die Betroffen ziehen sich oftmals in eine selbstgewählte Isolation zurück, bis sich letztendlich das Vollbild der Erkrankung im Sinne einer klassischen Depression mit all ihren Facetten zeigt.

Hauptsymptome einer Depression im Alter
- Rückzug aus dem sozialen Umfeld
- Antriebs- und Lustlosigkeit
- Emotionales Abstumpfen, an nichts mehr Freude haben
- Gleichgültigkeit gegenüber Mitmenschen bzw. der Umgebung
- Akute und unerwartete Weinanfälle
- Selbstzweifel
- Gefühle der Wertlosigkeit
- Destruktivität bis Neigung zu Selbstverletzungen
- Nachdenken über den Tod bis zu Suizidgedanken
- Hohe Reizbarkeit und Aggressivität, Ärger- und Wutanfälle (gehäuft bei Männern)
- Verstärktes Suchtverhalten
- Ausprägung von psychotischen Symptomen (z. B. Wahnvorstellungen oder Halluzinationen)

Die Ätiopathogenese der Depressionen im Alter ist multifaktoriell. Es zeigt sich, dass kardiovaskuläre, zerebrovaskuläre und degenerative Erkrankungen prädisponierend wirken. Als Auslöser fungieren häufig belastende Lebensereignisse, wie beispielsweise der Tod des Partners, Lebensgefährten oder eines engen Freundes, die Aufgabe des Berufes, die Trennung von den eigenen Kindern oder eine schlechtere finanzielle Situation im höheren Lebensalter. Nach dem Motto „einen alten Baum verpflanzt man nicht" kann auch ein Umzug oder eine neue Wohnatmosphäre zu depressiven Verstimmungen führen. Das zeigt sich auch epidemiologisch: Während in der Gesamtbevölkerung durchschnittlich 5 % an einer Depression erkranken, steigt der diesbezügliche Anteil bei Bewohnern von Senioren- oder Pflegeheimen auf 30–40 %. So stellen die Depressionen im Alter neben den demenziellen Erkrankungen die häufigsten psychischen Erkrankungen im Alter dar. Diese beiden Erkrankungen können auch gleichzeitig auftreten.

Eine Pflegebedürftigkeit durch nachlassende geistige und körperliche Leistungsfähigkeit stellt einen besonderen Risikofaktor dar. Aufgrund der Tatsache, dass sowohl die Patienten selbst als auch die behandelnden Hausärzte den Fokus oftmals auf die begleitenden körperlichen Beschwerden richten, erfolgt die Diagnose einer Depression im Alter bzw. nur bei ca. 10–20 % der tatsächlich Betroffenen. Erschwerend kommt hinzu, dass Depressionen in der Gesellschaft nach wie vor tabuisiert oder zu wenig ernst genommen werden. Vielfach finden die Betroffenen keine oder nur unzureichende Unterstützung. Vor dem Hintergrund, dass das Suizidrisiko in der späten Lebensphase stark erhöht ist, ist eine Sensibilisierung und Enttabuisierung dieser Problematik zwingend erforderlich.

Die Altersdepression hat eine gute Prognose. Präventiv wirken anregende soziale Kontakte im Sinne regelmäßiger Aktivitäten im Familien-, Freundes- oder Bekanntenkreis. Therapeutisch steht die Gabe von Antidepressiva im Vordergrund, wobei gerade bei älteren Menschen häufig eine Therapieresistenz beobachtet und ein Medikamentenwechsel notwendig wird. Als weitere Therapieoption bietet sich auch körperliche Aktivität im Sinne einer medizinischen Trainingstherapie an. Potenziert wird der Heilungsprozess durch Lifestyle-Maßnahmen, die eine Reintegration in gesellschaftliche Strukturen oder Bildung von Interessensgemeinschaften ermöglichen.

Demenz/Morbus Alzheimer
Die geistige Leistungsfähigkeit ist eine wesentliche Komponente des Wohlbefindens und der Zufriedenheit.

Durch die demografische Veränderung kommen verschiedene Herausforderungen auf das Gesundheits- und Sozialwesen zu. Der Begriff „Demenz" umfasst eine Vielzahl von geistigen Degenerationserscheinungen. Eine Demenz ist nicht nur für die Betroffenen eine besondere Belastungssituation, sondern auch für die (pflegenden) Angehörigen und professionellen Betreuungspersonen. Demenz ist nicht heilbar, der Prozess kann jedoch verzögert werden.

Daten zur Demenz
Aktuellen Schätzungen zufolge leben allein in Österreich ca. 115.000–130.000 Menschen mit irgendeiner Form der Demenz. Mit dem demografischen Wandel einhergehend ist in den kommenden Jahren und Jahrzehnten mit einer überproportional steigenden Zahl hochaltriger und betagter Menschen zu rechnen. So prognostizieren Experten einen Zuwachs bei der Altersgruppe ab 80 Jahren von 354.000 „auf fast 600.000 im Jahr 2030 und eine knappe Million im Jahr 2050", was einem Wachstum von 68 bzw. 177 % entspricht (Kytier 2009). Das bedeutet aber auch, dass sich aufgrund des kontinuierlichen Altersanstiegs in der Bevölkerung auch die Anzahl der von demenziellen Erkrankungen Betroffenen bis zum Jahr 2050 mehr als verdoppeln und sich der Betreuungs- und Pflegebedarf ebenfalls eklatant steigern wird. Allein im kommenden Jahr ist mit bis zu 75.000 Neuerkrankungen zu rechnen.

Erste Anzeichen von Demenz
- Die Merkfähigkeit von Namen und Zahlen nimmt zunehmend ab
- Komplexe Zusammenhänge werden nicht mehr erkannt
- Nachlassen der zeitlichen und örtlichen Orientierung
- Nachlassen des Kurzzeitgedächtnisses
- Unruhe, Angst
- Aggressives Verhalten nimmt zu
- Depression bzw. depressive Verstimmungen nehmen zu

Der Begriff „Demenz" umfasst eine Vielzahl von geistigen Degenerationserscheinungen. So kommt es zum Abbau von kognitiven emotionalen, sowie sozialen Fähigkeiten, die zu einer Beeinträchtigung des sozialen und beruflichen Lebens führen. Vor allem das Kurzzeitgedächtnis, das Denkvermögen, die Sprache und die Motorik, und bei einigen Formen auch die Persönlichkeit, sind betroffen. Weit mehr als die Hälfte aller Demenzpatienten leidet unter der Alzheimer-Krankheit, die eine häufige Form der Demenz darstellt.

Die Symptome der Alzheimer-Demenz sind vielfältig. Als Erstsymptom zeigt sich häufig eine zunehmende Beeinträchtigung des Kurzzeitgedächtnisses. In weiterer Folge leiden die Betroffenen an langsam fortschreitenden Gedächtnis- und Denkstörungen, Störungen der räumlichen Orientierung und des Zeiterlebens. Dadurch kommt es zu Einschränkungen der praktischen Fertigkeiten und Alltagsbewältigungen. Zusätzlich zeigen sich Motivationsdefizite und schwankende Stimmungs- und Gefühlslagen, die sogar in Angstzustände umschlagen können.

▶   **Beachte** Die hier beschriebenen Symptome sind unspezifisch und können auch bei anderen Demenzformen auftreten.

Schritte zur Abklärung einer Demenz
- Ärztliche Gespräch (Eigenanamnese und Fremdanamnese mit Angehörigen oder betreuenden Personen)
- Klinische Basisuntersuchung (Blutdruck, Herz, Lunge etc.)
- Laboruntersuchungen und EKG
- Neuropsychologische Untersuchungen (u. a. Gehirn- und Gedächtnisleistung, Sprache):
  - Mini-Mental-Test (MMSE)
  - Uhren-Test
  - MOCA-Screening-Test
  - Frontal-Assessment-Battery-Test (FAB)
  - Demenz-Detection-Test (DemTect)
  - Syndrom-Kurztest (SKT)
  - CERAD-Testbatterie
- Bildgebende Verfahren (geben Hinweise auf Atrophien, Infarkte und andere Hirnveränderungen):
  - CT (Computertomografie)
  - MRT (Magnetresonanztomografie)
  - Eventuelle weitere bildgebende Verfahren zur Absicherung:
  - PET (Positronen-Emissions-Tomografie)
  - SPECT (Single-Photon-Emissions-Tomografie)

In den letzten Jahrzehnten wurden zahlreiche Modelle und Möglichkeiten der Betreuung von Menschen mit Demenz entwickelt. Nennenswert sind hier vor allem Erwin Böhm mit seinem Psychobiografischen Pflegemodell und Naomi Feil mit der Validation.

Beim Psychobiografischen Pflegemodell werden durch professionelle Gespräche mit Betroffenen und Angehörigen biografische Daten und Informationen erhoben, wodurch letztendlich Bewältigungsstrategien, sogenannte Copings, die der/die Demenzerkrankte im Laufe seines Lebens entwickelt hat, herausgefunden werden sollten. Im Rahmen der Gespräche soll auch das Kennenlernen und Vertrauen gefördert werden. Im Idealfall erfolgt in der Pflegeeinrichtung die Simulation einer Umgebung aus der Vergangenheit, genauer gesagt aus einer Zeitperiode, in der die Gedächtnisleistung der betroffenen Person noch adäquat war, wodurch die von einer Demenz betroffenen Patienten auch lebenspraktische Tätigkeiten besser bewältigen.

Bei der Validation liegt die Bedeutung darin, Gefühle anzuerkennen und Einfühlungsvermögen zu zeigen. So kann man in die Erlebniswelt der Betroffenen vordringen und sozusagen „in die Schuhen des anderen gehen". Dadurch soll Vertrauen, Sicherheit und Stärke vermittelt, das Selbstwertgefühl gesteigert und Stress verringert werden. Ziel ist, das Verhalten der Betroffenen zu verstehen und deren Würde wiederzugewinnen.

Die oben beschriebene Tatsache, dass körperliche Aktivität einen Benefit auf die Ausprägung und das Fortschreiten demenzieller Erkrankungen hat, zeigt, dass der zukünftige Fokus auch auf die Durchführung einer medizinischen Trainingstherapie gerichtet werden soll. Diese soll jedoch nicht als Ersatz einer medikamentösen Therapie angesehen werden, sondern als Ergänzung im Rahmen eines klassisch naturwissenschaftlichen Therapieregimes. Immer mehr Forschungsergebnisse deuten darauf hin, dass präventive Bewegungsmaßnahmen lange vor Ausprägung der ersten Symptome ergriffen werden sollten. Hier ist zukünftig für Altentrainer und Coaches ein breites Betätigungsfeld gegeben. Tipps für ein Altentraining zur Demenzbehandlung und Prophylaxe finden Sie im Abschn. 5.13.3.

Morbus Parkinson
Der Morbus Parkinson ist eine degenerative, langsam fortschreitende Erkrankung des Gehirns und des Nervensystems. Die Degeneration betrifft vor allem die dopaminergen Zellen der Substantia nigra und des Striatums. Als Symptome zeigen sich Hypokinese, Rigor und Ruhetremor, wobei die beiden Letzteren schwächer ausgeprägt sein oder gänzlich fehlen können. Ein weiteres obligates Krankheitszeichen ist die posturale Instabilität. Als Begleitsymptome zeigen sich Hyposmie, Dysästhesien und Muskel- und Gelenkschmerzen. Morbus Parkinson zählt zu jenen neurologischen Erkrankungen, die im höheren Lebensalter mit zunehmender Häufigkeit auftreten. Der Anteil der Betroffenen liegt in der Bevölkerungsgruppe der über 80-Jährigen bei ca. 1,5–2 %, wobei Männer etwas häufiger erkranken als Frauen. Aus umweltmedizinischer Sicht ist interessant, dass gewisse Pestizide (z. B. Rotenon) oder Herbizide (z. B. Paraquat) parkinsonauslösend wirken.

Die Therapie erfolgt hauptsächlich durch die Gabe einer dopaminergen Medikation: L-Dopa-Präparate, Dopaminantagonisten und COMT(Catechol-O-Methyltransferase)-Hemmer. Bei fortgeschrittener Erkrankung appliziert man Apomorphin mittels Injektionspen, oder es erfolgt die Gabe von L-Dopa über eine implantierte Medikamentenpumpe, wodurch eine gleichmäßige Wirkstoffzufuhr unter Umgehung des Magen-Darm-Traktes möglich ist. Eine weitere neurochirurgische Therapieoption ist auch die tiefe Hirnstimulation, bei der dem Patienten ein programmierbarer Impulsgenerator („Hirnschrittmacher") eingesetzt wird.

Eigene Beobachtungen haben gezeigt, dass Bewegungstherapie und moderates (extensiv aerobes) Ausdauertraining (z. B. Ergometertraining) eine wirksame Additivtherapie mit hohem Motivationsfaktor darstellen.

Dieses Video illustriert in anschaulicher Weise, die Bewegungsfähigkeit eines Parkinsonpatienten, selektiv nur auf dem Fahrrad. https://www.youtube.com/watch?v=aaY3gz5tJSk

3.1.10 Abhängigkeitsentwicklung und Sucht

Suchterkrankungen werden zunehmend auch als Problem von älteren Menschen erkannt. Hinsichtlich der Häufigkeit befindet sich die Medikamentensucht nach der Nikotinsucht und dem Alkoholmissbrauch bereits an dritter Stelle. Suchterkrankungen bei Älteren fallen lange Zeit nicht auf oder werden häufig verharmlost oder verdrängt. Die Einnahme von Medikamenten ist per se unauffällig, beim Alkohol hat man sich aus „kulturellen oder kulinarischen Gründen" an den erhöhten Konsum über die Zeit gewöhnt und Rauchen wird bei älteren Menschen häufig als nicht mehr änderbares Verhalten akzeptiert. Aber selbst ältere Personen profitieren in vieler Hinsicht von einem Rauchstopp. In diesem Kapitel werden schwerpunktmäßig die Alkohol- und Medikamentensucht behandelt. Bezüglich der anderen Suchtformen (z. B. Rauchen, Arbeits- oder Spielsucht, Internet- und Smartphonesucht) wird auf die dementsprechende einschlägige Fachliteratur verwiesen. Fakt ist, dass jede Suchtform auch bei Älteren vorkommen kann.

Die Auswirkungen von Suchterkrankungen im Alter sind vielfältig. Die Betroffenen werden perspektivlos, verlieren das Interesse an sozialen Interaktionen und vereinsamen. In schweren Fällen kommt es zum Bruch mit der Familie oder dem Verlust der Eigenständigkeit. Indirekte Folgen von Suchterkrankungen sind eine erhöhte Sturz- und Unfallgefahr, insbesondere durch den Einfluss von Schlaf- oder Beruhigungsmitteln und Alkohol. Weitere Folgeschäden sind eine Abnahme der geistigen und körperlichen Leistungsfähigkeit, eine erhöhte Infektanfälligkeit, anhaltende Müdigkeit oder Schwindelanfälle. Manche Symptome werden oftmals fälschlicherweise dem zunehmenden Alter angelastet.

Generell muss man einen riskanten Konsum von einer manifesten Abhängigkeitserkrankung unterscheiden. Von einer Abhängigkeit wird gemäß ICD-10-Richtlinien gesprochen, wenn während des letzten Jahres drei oder mehr der nachfolgenden Kriterien erfüllt waren:

1. Konsumzwang
2. Reduzierte Kontrollfähigkeit des Konsums
3. Vernachlässigen anderer Interessen zugunsten des Konsums
4. Körperliche Entzugssymptome bei Reduktion des Konsums
5. Toleranzentwicklung (größere Menge oder höhere Konzentration für gleiche Wirkung notwendig)
6. Anhaltender Konsum trotz Nachweis und Bewusstseins der negativen Folgen

Alkoholkonsum
Um einen schädlichen Alkoholkonsum zu vermieden, sollten Männer über 65 Jahre nicht mehr als zwei alkoholische Getränke pro Tag und Frauen über 65 nicht mehr als 1 Getränk pro Tag zu sich nehmen, wobei ein Getränk per Definition der Stelle für Suchtprävention im Kanton Zürich als 3 dl Bier, 1 dl Wein oder 0,4 dl Schnaps definiert wird.

Ältere trinken anders – das bedeutet, dass das Konsummuster älterer Menschen weniger auffällig ist als bei jüngeren Menschen mit Alkoholproblemen. Sie trinken nicht exzessiv, meistens zu Hause und alleine und ihre Rauschzustände sind weniger ausufernd. Der Alkoholabusus erfolgt über den Tag verteilt, wodurch ein konstanter Alkoholspiegel gehalten wird.

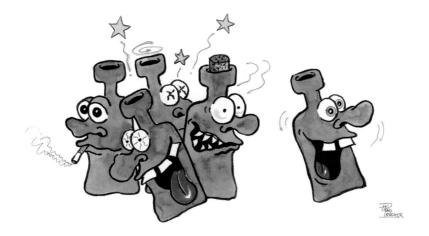

Alkoholismus…

Medikamentensucht

Die Problematik liegt darin, dass Medikamente im Normalfall auf ärztliche Empfehlung und Verschreibung eingenommen werden. Sie stellen also im eigentlichen Sinn keine Genuss- oder gar Suchtmittel dar, sondern Heilmittel zur Therapie von Krankheiten und Beschwerden. Auch die geflissentliche Einnahme und Therapietreue verschleiert die Detektion einer Abhängigkeit. Schädigende Wirkungen werden oftmals nicht mit einer Medikamentennebenwirkung in Verbindung gebracht. Analysen im Rahmen des Deutschen Arzneimittelreports zeigen, dass der Arzneimittelkonsum im Altersgang kontinuierlich zunimmt und mit 4 Tagesdosen pro Tag bei den 80- bis 89-Jährigen seinen Höchstwert erreicht.

Folgende Symptome können auf ein Suchtverhalten hinweisen
- Wiederholte Stürze
- Aufmerksamkeitsstörungen und kognitive Defizite
- Interesselosigkeit
- Rückzug aus familiären und freundschaftlichen Beziehungen
- Vernachlässigung des Äußeren und des Haushaltes
- Schwindel, Ataxie, motorische Unsicherheit, Gleichgewichtsstörungen, Sprechstörungen, Tremor
- Stimmungsschwankungen, depressive Verstimmungen, Ängste, gesteigerte Unruhe, Verwirrung, Erregungszustände

---

Ein adäquates Medikamentenmanagement und eine Risiko-Nutzen-Abwägung und Aufklärung der Patienten ist eine wichtige Aufgabe des behandelnden Arztes. Eine engmaschige Kontrolle sollte mit einer Dosisanpassung einhergehen. Ein hilfreiches Tool zur Optimierung der medikamentösen Behandlung wurde im Jahr 1991 von dem US-amerikanischen Pharmakologen Mark H. Beers entwickelt. Dieser veröffentlichte eine Liste von Medikamenten, die im höheren Lebensalter (ab 65 Jahren) gar nicht verordnet werden sollten, sowie eine Liste, die angab, welche Medikamente bei welchen Krankheiten bzw. unter welchen Umständen nicht verordnet werden sollten. Die aktualisierte Form dieser Liste findet man unter folgendem Link: http://www.americangeriatrics.org/health_care_professionals/clinical_practice/clinical_guidelines_recommendations/

In der folgenden Auflistung werden auch Verordnungsempfehlungen zur richtigen Anwendung und Vermeidung von Missbrauch und Abhängigkeit dargestellt.

Verordnungsempfehlungen an Ärztinnen und Ärzte
- Strenge Indikationsstellungen (d. h. keine Verschreibung von Präparaten an Patienten mit Abhängigkeitsanamnese)
- Rezept nur persönlich aushändigen

- Kleinste Packung oder Einheit verschreiben
- Therapiedauer regelmäßig evaluieren
- Ausschleichen nach längerer Behandlung ärztlich begleiten
- Aufklärung der Patienten und Patientinnen, die Medikamente nicht an Dritte weiterzugeben
- Abhängigkeitsfälle melden

▶ **4-K-Regel für eine adäquate Medikamentenverordnung**
Klare Indikation (Einnahme nur bei medizinischer Notwendigkeit)
Kleinste notwendige Dosis
Kurze Anwendung (maximal 14 Tage)
Kein abruptes Absetzen

Eine besondere Herausforderung stellt der Mischkonsum dar. So kann beispielsweise Alkohol die Aufnahme oder den Abbau von Medikamenten sowohl beschleunigen als auch verzögern.

Grundsätzlich gilt, dass Suchtbehandlungen gut behandelbar sind. Hinsichtlich der Therapie von Suchterkrankungen sind bei älteren Menschen andere Begleitthemen aufzuarbeiten als bei Jüngeren, jedoch fehlen diesbezüglich oft noch spezielle, zielgruppenspezifische Angebote. Einen interessanten Therapieansatz bietet die sogenannte „motivierende Gesprächsführung", wo bereits vorhandene Beweggründe für eine Verhaltensänderung angesprochen werden können. Besteht keine Bereitschaft zur Therapie, so kann man versuchen, die Betroffenen für andere Angebote zu gewinnen, die die Lebensqualität verbessern. Dazu zählt eine Hygieneprophylaxe, Besuchsdienste, Unterstützung in der Haushaltsführung, Treuhanddienste oder Mahlzeitendienste.

Aus der Sicht der Public Health sind hier Präventionsprogramme zu etablieren, um sowohl Angehörige als auch Betreuungspersonen über die Suchtrisiken älterer Menschen gezielt aufzuklären.

3.1.11 Zerebrale Funktionsstörungen

Das Ausmaß und die Symptomatik von zerebralen Funktionsstörungen hängen von der Lokalisation des Hirnschadens ab und davon, ob dieser sich lokal auf einen bestimmten Hirnbereich beschränkt oder diffus ausgeprägt ist. Die Klinik reicht von Desorientierung und Aufmerksamkeitsstörungen über die Beeinträchtigung einer oder mehrerer spezifischer Funktionen (z. B. Sprache) bis zu Bewusstlosigkeit und Koma. Wenn beispielsweise das Stammhirn betroffen ist, kann schon ein relativ kleiner Schaden zum Verlust lebenswichtiger Funktionen und schließlich zum Tod führen.

Die häufigsten Ursachen von zerebralen Funktionsstörungen sind Gehirntumore und Abszesse, Insult oder penetrierende Kopfverletzungen. Diffuse zerebrale Funktionsstörungen werden durch pathologische Prozesse ausgelöst, die

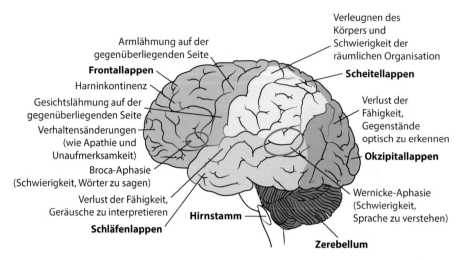

Abb. 3.5 Lokalisationen der häufigsten zerebralen Störungen

große Teile des Gehirns betreffen. Hierzu zählen Hypoglykämie oder Hypoxien durch Herz- oder Lungenerkrankungen, Infektionskrankheiten (Meningitiden und Enzephalitiden), extreme Hyper- oder Hypotonien, aber auch benigne und maligne Tumorerkrankungen. Auch Überdosierungen von Medikamenten können als Auslöser fungieren. Risikobehaftete Arzneimittel sind hier Opioide, Benzodiazepine, Barbiturate und Antidepressiva (Abb. 3.5).

Das Gehirn besitzt die Fähigkeit, dass Hirnfunktionen von anderen Gehirnregionen übernommen werden können, wodurch Funktionsverluste ausgeglichen werden können (= Redundanz). Andererseits können sich die Nervenzellen in bestimmten Bereichen des Gehirns so verändern, dass sie neue Funktionen übernehmen können, wodurch ebenfalls Funktionsstörungen kompensiert werden (= Plastizität).

Die Redundanz und Plastizität des Gehirns verringert sich im Altersgang und manche Funktionsstörungen, wie beispielsweise eine Störung des Sehzentrums, können von keinen anderen Bereichen oder Zellen übernommen werden. Die Therapie von zerebralen Funktionsstörungen hängt vom Ausmaß und der Lokalisation der Schädigung sowie von der Grunderkrankung ab.

3.1.12 Schlafstörungen und Änderung des Schlafverhaltens

Die Schlafdauer ist individuell verschieden. Die meisten erwachsenen Menschen benötigen etwa sieben bis acht Stunden Schlaf pro Tag. Mit zunehmendem Alter benötigen viele Menschen weniger Schlaf bzw. kann sich auch das Schlafverhalten ändern. So beobachtet man eine Abnahme des Schlafbedarfs oder Einschlaf- und Durchschlafstörungen.

▶   **Insomnie und Einschlafstörung** Von einer Insomnie spricht man,
    wenn die Symptomatik an wenigstens 3 Tagen in der Woche auftritt
    und für mindestens 1 Monat andauert.
      Die durchschnittliche Einschlafzeit beträgt 15–23 Min. Bei einer
    Einschlaflatenz von mehr als 30 Min spricht man von einer Einschlaf-
    störung.

Bis zu 50 % der älteren Menschen sind von Schlafstörungen betroffen. Schlafstörungen zählen zu den häufigsten Anlässen für Arztbesuche im Alter. Man unterscheidet über 120 Arten von Störungen, die sich auf alle Schlafphasen auswirken
können. Prinzipiell sind hier pathologische Schlafstörungen von altersbedingten,
physiologischen Veränderungen im Schlafmuster abzugrenzen.

Ursachen für Schlafstörungen bei älteren Menschen

1. **Schlafbedingte Störungen**
   Schlafapnoe-Syndrom, Restless-Legs-Syndrom, Verhaltensstörung des
   REM-Schlafes, zirkadiane Schlaf-Wach-Rhythmusstörungen
2. **Lebensstilbedingte Ursachen**
   Mehrere Schlafphasen (auch untertags), zu frühes Schlafengehen, Lesen
   oder Fernsehen im Bett, üppiges Essen, Bewegungsmangel
3. **Psychosoziale Ursachen**
   Sorgen, fehlende Sozialkontakte, Einsamkeit, Pensionierung, Hospitalisation
4. **Akute und chronische Erkrankungen**
   Schmerzen, Depressionen, Panikattacken, Herz-Kreislauf- und Lungen-
   krankheiten (z. B. Herzinsuffizienz, COPD), Nykturie
5. **Umwelteinflüsse**
   Lärm, Vibration, Umgebungstemperatur (extreme Hitze oder Kälte), extreme Licht- oder Dunkelheitsphasen, Geruchsbelästigungen, Insektenplage
6. **Nebenwirkung von Medikamenten**
   u. a. Beta-Blocker, Kalziumblocker, Theophyllin, Glukocorticoide,
   Neuroleptika, Gyrase-Hemmer, Anticholinergika, Statine, koffeinhaltige
   Schmerz-, Husten- und Grippemittel

Bei älteren Menschen kommt es meistens zu einer Abnahme der Tiefschlafphasen, die REM-Schlafphasen bleiben konstant, aber es kommt häufiger zu
Schlafunterbrechungen. Schlafstörungen führen bei Älteren zu einer deutlichen
Einschränkung der Lebensqualität, eine erhöhte Tagesmüdigkeit erhöht das Sturzrisiko und wirkt sich längerfristig auch auf die Selbstversorgungsfähigkeit aus.
Insomnie ist mit einem erhöhten Risiko für Herz-Kreislauf-Erkrankungen, Myokardinfarkt, Insult und dem Auftreten von Depressionen verbunden.

> ▶ Eine chronische Tagesmüdigkeit im Alter ist kein physiologischer Normalzustand, sondern mit einem erhöhten Risiko für verschiedene Krankheiten und einer erhöhten Mortalitätsrate verbunden.

Die Erhebung der Schlafstörungsursache kann anamnestisch und mittels Auswertung eines Schlaf-Tagebuchs erfolgen. Sind Schlafprobleme in der Anfangsphase störend und noch nicht manifestiert, so helfen oft einfache Verhaltensänderungen. So sollte beispielsweise üppiges und deftiges Essen am Abend weitgehend vermieden werden. Ebenso kann hier die Ausübung von Entspannungstechniken, wie Yoga, Tai Chi, Qi Gong oder Progressive Muskelrelaxation nach Jacobson, äußerst wirksam sein. Für Cineasten und Filmliebhaber bietet sich als leicht durchführbare Maßnahme an, bis zur Müdigkeitsschwelle fernzusehen und erst danach schlafen zu gehen. Ältere Menschen mit gestörten Schlaf-Wach-Rhythmus sollten ein häufiges Untertags-Schlafen meiden.

Bevor wahllos Medikamente und Schlafmittel oder auch Präparate der „sanften" Medizin eingenommen werden, ist unbedingt eine ärztliche Abklärung der Schlafstörung anzuraten. Entscheidend sind auch die Befindlichkeit am Tage und der Leidensdruck der Patienten. Pharmazeutische Präparate sollten generell nur nach ärztlicher Verschreibung und niemals in Eigenregie eingenommen werden. Gerade bei älteren Personen beobachtet man einen Trend des gegenseitigen Medikamenten-Sharings. Unabhängig von den potenziellen Wechsel- und Nebenwirkungen können insbesondere Schlaf- oder Beruhigungsmittel auf Basis von Benzodiazepinen ein Abhängigkeits- oder Suchtverhalten auslösen. Die pharmakologischen Ansätze zur Schlafinduktion sind vielfältig (siehe nachfolgender Kasten). Pharmakologische Interventionen sollten generell erst dann in Erwägung gezogen werden, wenn die nichtmedikamentösen Therapien ineffektiv waren oder nicht anwendbar sind.

Therapie der Schlafstörungen im Alter
Nichtmedikamentöse Therapie
- Schlafhygiene (kühle und frische Zimmerluft, regelmäßige Schlafzeiten, regelmäßige körperliche Aktivität, abendliche Spaziergänge, Koffeinkarenz, Buch lesen
- Pflege sozialer Kontakte
- Entspannungstechniken (Progressive Muskelrelaxation nach Jacobson, Yoga und andere Techniken: autogenes Training, Tai Chi, Qi Gong)
- Psychotherapie
- Aromatherapie

Medikamentöse Therapie

- Pflanzliche Präparate: Baldrian, Hopfen, Melisse jeweils einzeln oder in Kombination
- Melatonin (z. B. Retard-Form)

- Benzodiazepine: z. B. Triazolam (bei Einschlafstörungen) oder Loraze-pam, Flurazepam (bei Durchschlafstörungen) (die Behandlung sollte in niedrigster wirksamer Dosis für einen Zeitraum von maximal 3–4 Wochen erfolgen).
- Benzodiazepin-Rezeptorantagonisten, sogenannte „Z-drugs": Zaleplon, Zolpidem, Zopiclon
- Antidepressiva: Trazodon oder Mirtazapin
- Antihistaminika: Ältere Antihistaminika, wie beispielsweise Doxylamin oder Diphenhydramin, haben sedierende Eigenschaften
- Niedrigdosierte Antipsychotika: z. B. Levomepromazin, Melperon, Pro-thipendyl (Off-Label Use), Pipamperon, Quetiapin, Clozapin, Olanzapin) – cave: schwere Nebenwirkungen!

3.1.13 Neglect

Als Neglect bezeichnet man eine neurologische Aufmerksamkeitsstörung, die infolge eines Gehirnschadens entsteht. Bei der egozentrischen Form kommt es zu einer Vernachlässigung einer Raum- oder Körperhälfte, bei der allozentrischen Form zu einer Vernachlässigung von Objekthälften. Neglectpatienten übersehen Dinge, welche auf der kontralateralen Seite der Läsion liegen. Im Alltag stoßen sie gegen Hindernisse wie z. B. Türen oder Möbelstücke, die sich auf dieser Seite befinden, sie essen nur eine Hälfte des Tellers, rasieren oder schminken sich nur eine Gesichtshälfte. Beim Lesen überspringen sie einzelne Wörter und sie kön-nen Dinge, die sie suchen, nicht oder nur schwer finden, wenn sie auf der ver-nachlässigten Seite liegen. Sie reagieren auf der eingeschränkten Körperhälfte auch kaum bis gar nicht auf Schmerz- und Berührungsreize. Kurz gesagt – Neg-lectpatienten nehmen eine Seite der sie umgebenden Welt nicht wahr.

Ursächlich sind Insulte in der rechten Gehirnhemisphäre, Läsionen im kor-tikalen Parietallappen oder Blutungen der Arteria cerebri media. Seltenere Ursa-chen sind Gehirntumore oder demenzielle Erkrankungen wie beispielsweise die Alzheimer-Krankheit. Die Symptomatik ist bunt und vielfältig und hängt vom betroffenen Hirnareal ab, auch die Auswirkung auf den Alltag hängt vom Schweregrad der Störung ab. Die Patienten sind sich ihrer Defizite meistens nicht bewusst und empfinden ihr Verhalten zunächst als normal.

Eine differenzierte Diagnostik erfolgt im Rahmen der klinischen Neuro-psychologie. Als therapeutische Maßnahmen werden ein Explorationstraining, die Stimulation der Nackenmuskeln oder computergestützte Stimulationsver-fahren angewandt, die den optokinetischen Nystagmuseffekt, also einen natür-lichen Bewegungsreflex der Augen, nutzen, wodurch eine Bildstabilisierung und bessere Wahrnehmung der vernachlässigten Seite erzielt werden kann. Grundsätz-lich helfen in der Alltagsbewältigung alle Maßnahmen, die die vernachlässigte Seite gezielt fördern und stimulieren.

3.1.14 Chronischer Schmerz

Ein akuter Schmerz ist zeitlich limitiert und ist in den meisten Fällen Warn- oder Leitsignal, welcher auch wegweisend zur kausalen Diagnose und der entsprechenden Therapie sein kann.

Hingegen spricht man laut Definition der Österreichischen Schmerzgesellschaft (ÖSG) sowie der World Health Organisation (WHO) von chronischem Schmerz, wenn dieser über eine normale Heilungszeit länger als 3 (bis 6) Monate andauert. Dies impliziert, dass der Schmerz seine eigentliche Funktion als Warnsignal verloren hat und sich zu einem eigenständigen Krankheitsbild entwickelt. Die Chronifizierung von Schmerzen kann durch verschiedene Ursachen eintreten, sei es durch keine oder ungenügende Behandlung sowie zusätzliche Einflussfaktoren wie psychische und soziale Probleme, welche den Alltag, Berufsleben und Freizeit massiv beeinflussen können. Chronische Schmerzen führen in der Regel zu einer Erniedrigung der Schmerzschwelle sowie zwangsläufig zu psychopathologischen Veränderungen und einer Belastung des persönlichen und sozialen Umfeldes.

Laut ÖSG kann jede Altersgruppe betroffen sein, am häufigsten jedoch Personen zwischen dem 41. und 70. Lebensjahr.

Abgesehen von postoperativen und posttraumatischen Ereignissen werden die meisten chronischen Schmerzen durch krankhafte Veränderungen am Bewegungsapparat, insbesondere der Wirbelsäule, entzündlichen Gelenkveränderungen, gefolgt von Kopf- und Nervenschmerzen sowie Schmerzen infolge von Krebserkrankungen bedingt. Der chronische Schmerz ist ein multifaktorielles Geschehen, welches einerseits durch Vorschädigungen, strukturell-pathologische Veränderungen und Funktionseinschränkungen, andererseits durch psychosoziale und psychophysiologische Faktoren wie z. B. Stress ausgelöst werden kann.

Chronische Schmerzen können zu Veränderungen im zentralen Nervensystem führen, was durch bildgebende Studien in unterschiedlichen Bereichen des Kortex dargestellt werden konnte. Dabei spielt sowohl der somatosensorische Kortex wie auch tieferliegende Hirnkerne im Sinne von pathologischen Regulationsprozessen eine wesentliche Rolle. Während die Mechanismen der akuten Schmerzentstehung mittlerweile gut dokumentiert sind, bestehen nach wie vor Wissenslücken über die Pathogenese chronischer Schmerzen und deren effiziente Therapie. Derzeit existieren etliche pharmazeutische Strategien, welche zumeist auf entzündungshemmende Medikationen, nichtsteriodale Antirheumatika, Analgetika sowie hormonell beeinflussende Medikamente zurückgreifen. Durch neue Erkenntnisse steht allerdings auch fest, dass im Rahmen einer „multimodalen Therapie", bei der genetische Prädisposition, Alter, Geschlecht, psychosoziale Funktionen und Lebensstil eine Rolle spielen, auch die körperliche Aktivität zur Reduktion von chronischen Schmerzen beitragen kann. Wie schon erwähnt, hat körperliche Aktivität und Training Auswirkungen auf die Plastizität des zentralen Nervensystems, was auch auf die zentrale Schmerzverarbeitung zutrifft. Neuroprotektive Mechanismen bzw. die Neuroplastizität förderndes Zellwachstum, verbesserte Durchblutung sowie morphologische Veränderungen in bestimmten Hirnarealen (z. B. Nucleus amygdalae) können die zentrale Schmerzverarbeitung beeinflussen.

Diese durch regelmäßiges Training erzielten Effekte können durch Schmerz ausgelöste maladaptive Veränderungen in verschiedensten Bereichen des Gehirns hemmen. Ein weiterer wichtiger Punkt ist die sogenannte „belastungsinduzierte Hypalgesie", also eine Reduktion der Schmerzwahrnehmung, welche meistens direkt nach Trainingseinheiten vor allem bei mittlerer Intensität eintritt. Viele Autoren erklären die Wirkung dieser belastungsinduzierten Hypalgesie mit der Freisetzung von körpereigenen Opioiden im peripheren und zentralen Nervensystem.

Allerdings ist bis dato durch Studien nicht evaluiert, welche Trainingsformen und welche Dosis und Frequenz des Trainings auch individuell personenbezogen stattfinden muss, um den gewünschten und gezielten Effekt einer größeren Schmerztoleranz induzieren zu können. Vielfach bedarf es aber auch einer begleitenden Stress-/Angstreduktion, um die belastungsinduzierte Hypalgesie auszulösen und Angstreaktionen minimieren zu können. Einige Studien konnten feststellen, dass eine mentale Ablenkung während der schmerzhaften Belastung genutzt werden kann, um affektiv kognitive Mechanismen von Angst während des Trainings zu unterbrechen. Um diese Fragen besser beantworten zu können, werden derzeit in Studien die Kombination von sensomotorischem Training und kognitiven Aufgaben untersucht. Viele dieser Settings versuchen durch verschiedene Trainingsformen mittlerer Intensität, auch die Aktivität der HPA-Achse zu modulieren, um die Stressantwort zu reduzieren und damit die Funktion des vegetativen Nervensystems positiv zu beeinflussen. Bisherige Studien zeigen, dass dies durch leichte bis mittelschwere Belastungen erzielt werden kann, während hingegen hochintensive Belastungen kontraproduktiv wirken. Dies ist wieder ein Hinweis, wie ältere Menschen trainieren sollen, um den größtmöglichen Nutzen ohne Schäden bzw. ohne negative Begleiterscheinungen zu erzielen (siehe Abschn. 4.1.1).

Als Therapie wird eine ursachenbezogene Physiotherapie sowie eine multimodale Schmerztherapie empfohlen. Dabei werden Bausteine medizinischer Therapie sowie Information und Schulung von Psyche und Verhaltens- und Ergotherapie mit körperlicher Aktivierung kombiniert. Vor allem bei muskuloskelettalen chronischen Schmerzen kann Schonverhalten zwar kurzfristig zu einer Schmerzlinderung führen, aber langfristig alle Lebensbereiche beeinträchtigen, was sekundär zu Veränderungen der Psyche führen kann. Daher ist ein wesentlicher Bestandteil der multimodalen Therapie der Aufbau von körperlicher Aktivität unter Beachtung angemessener Leistungsgrenzen.

Zusammenfassend kann festgehalten werden, dass ein physisches Training, welches diverse motorische Steuerprogramme inkludiert, zusammen mit einer achtsamkeitsbasierten Stressreduktion als derzeit plausibelste Strategie der Behandlung chronischer Schmerzen gilt, natürlich im Kontext mit anderen therapeutischen Interventionen. Strukturierte Therapieprogramme kombinieren in diesem Sinn Elemente von Yoga, Meditation und körperlicher Achtsamkeit mit verschiedenen Trainingsformen im Bereich der Ausdauer, Kraft und Sensomotorik. Erste Ergebnisse weisen darauf hin, dass diese Therapiekombinationen die Akzeptanz und Prozessverarbeitung von Schmerzauslösern mit negativen Emotionen unterstützen und damit chronische Schmerzen positiv beeinflussen können.

3.1.15 Das Immunsystem im alternden Menschen

Es ist bekannt, dass es überwiegend im höheren Alter zu kardiovaskulären, metabolischen und neurodegenerativen Erkrankungen sowie Krebserkrankungen kommt. Dass diese Krankheiten aber oftmals in Zusammenhang mit einer beeinträchtigten Homöostase, hervorgerufen durch die altersbedingten Veränderungen im Immunsystem stehen, stellt laut einer Studie von Schober-Halper eine zukünftige Herausforderung für Forschung und Medizin dar.

Man geht davon aus, dass ein erhöhter oxidativer Stress zu einer Aktivierung von redox-sensitiven Transkriptionsfaktoren führt, welche wiederum einen Anstieg von pro-inflammatorischen (entzündlichen) Proteinen in verschiedenen Zellen begünstigt (Chung et al. 2006). Diese pro-inflammatorischen Proteine werden Zytokine genannt, welche auch bei altersunabhängigen Entzündungen vermehrt ausgeschüttet werden. Zytokine werden im Körper von verschiedenen Zellen wie z. B. T-Zellen oder Makrophagen freigesetzt. Bei Kontakt mit einem Pathogen entsteht ein Aktivierungsreiz, woraufhin eine Reaktion des Immunsystems stattfindet. Durch Bindung an spezifische Rezeptoren werden Reaktionen ausgelöst, die *autokrin* wirken und das Verhalten der Zelle beeinflussen, oder *parakrin,* was die Beeinflussung benachbarter Zellen bedeutet. Gemeinsam mit anderen Entzündungsmediatoren sind Zytokine für folgende vier Vorgänge verantwortlich, welche charakteristisch für eine Entzündung sind: calor, dolor, rubor und tumor (Wärme, Schmerz, Rötung und Schwellung). Die Erweiterung sowie die erhöhte Durchlässigkeit der Blutgefäße während einer Entzündung führen zu einem verstärkten Blutfluss und zum Austreten von Flüssigkeit in die verschiedenen Gewebe, wodurch es zu diesen vier Vorgängen kommt (Janeway 2009).

Altern wird mit einem chronisch erhöhten Level von verschiedenen Zytokinen assoziiert. Verglichen mit dem jungen Menschen sind einige dieser Zytokine, wie z. B. Tumor-Nekrose-Faktor-α (TNF-α), Interleukin-6 (IL-6) oder C-reaktives Protein (CRP) zwar stetig erhöht, ihre Werte liegen allerdings weit unter jenen, die bei akuten Entzündungszuständen im Blut messbar sind (Abb. 3.6).

Fakten: Altern und Immunkompetenz
Altern und Immunsystem – „Inflamm-Aging":
Im Altersgang finden sich Veränderungen in der Funktion des Immunsystems, die sich einerseits in einer chronischen Aktivierung der Inflammation und des Immunsystems sowie in einer Abnahme der Immunkompetenz manifestieren. Die Balance zwischen pro- und anti-inflammatorischen Zytokinen nimmt ab, sodass mit einer Zunahme von pro-inflammatorischen Zytokinen eine immunologische Dysfunktion verbunden ist. („Inflamm-Aging").

Dies führt zu einem Anstieg der Konzentrationen pro-inflammatorischer Zytokine wie CRP, Interleukin-6 (IL-6) und Tumor-Nekrose-Faktor (TNF-α), α-1-Antichymotrypsin (ACT) und anderer Akutphasen-Proteine. Wie bei

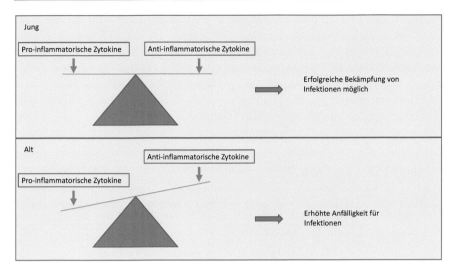

Abb. 3.6 Einfluss von Inflammation auf das Gleichgewicht des Immunsystems. Die Balance zwischen pro- und anti-inflammatorischen Zytokinen nimmt ab, sodass mit einer Zunahme von pro-inflammatorischen Zytokinen eine immunologische Dysfunktion verbunden ist

Bewegungsmangel ist die IL-6-Plasmakonzentration auch in der Seneszenz erhöht.

Es kann davon ausgegangen werden, dass ein sukzessiver Verlust der Immunkompetenz mit einer Zunahme der pro-inflammatorischen Zytokine eng mit Risikofaktoren bzw. Erkrankungen wie Diabetes mellitus, Arteriosklerose, kardiovaskulären Erkrankungen, Alzheimer und Depression sowie einem Anstieg der Mortalität und einer kürzeren Lebenserwartung assoziiert sind. Darüber hinaus scheinen sie auch das Entstehen einer Sarkopenie zu begünstigen, und zwar durch ihren katabolen Effekt auf die Muskulatur.

Niedrige körperliche Aktivität sowie niedrige Muskelkraft (am Beispiel der Griffkraft) sind verbunden mit höheren Konzentrationen der erwähnten Immunmarker Neopterin und sTNF-R75. Ähnliches gilt (Cora-Age-Studie) für höhere Konzentrationen von IL-6 und höherer Sensitivität von CRP bei älteren Menschen mit niedrigerer Muskelkraft.

Ein erhöhtes Mortalitätsrisiko besteht bei höheren Konzentrationen von Neopterin, sTNF-R75 und dem Kynurenin/Tryptophan-Quotienten: höhere Immunaktivierung – kürzere Lebenserwartung.

Hohe Konzentrationen von Interleukin und CRP bewirken ein zwei- bis dreifach größeres Risiko, innerhalb von 3 Jahren mehr als 40 % der Muskelkraft zu verlieren. Darüberhinaus gibt es noch einen Zusammenhang zwischen Muskelkraft und Hämoglobin, da offensichtlich eine Anämie und niedere Hämoglobinkonzentrationen zu einer Abnahme der Muskelkraft im Alter beitragen können.

Studien haben gezeigt, dass beispielsweise ein erhöhter CRP-Wert auf der einen Seite einen Marker für akute Entzündungsvorgänge im Körper sowie für chronische Inflammation im Alter darstellt und auf der anderen Seite auch als Prädiktor von kardiovaskulären Erkrankungen dient (Ansar und Gosh 2013). Zudem gibt es einen nachgewiesenen Zusammenhang zwischen erhöhten CRP- und IL-6-Werten und einer verringerten Leistungsfähigkeit, welche z. B. mittels Handgriffkraft oder Ganggeschwindigkeit gemessen wurde (Halper et al. 2015).

Akute-Phase-Reaktion

Zusätzlich zu den wichtigen lokalen Effekten haben die von Makrophagen produzierten Zytokine auch langfristige Auswirkungen, die für die Immunabwehr essenziell sind. Eine davon ist die Erhöhung der Körpertemperatur durch TNF-α und IL-6. Diese Substanzen werden auch endogene Pyrogene genannt, weil sie Fieber auslösen und aus einer körpereigenen Quelle und nicht aus Bakterien stammen.

Die meisten Krankheitserreger wachsen besser bei etwas niedrigeren Temperaturen, also bei normaler Körpertemperatur, wohingegen die adaptiven Immunantworten bei höheren Temperaturen intensiver vonstattengehen. Zusätzlich sind die körpereigenen Wirtszellen bei erhöhten Temperaturen vor den zerstörerischen Effekten von TNF-α geschützt (Janeway 2009). Deshalb ist Fieber eine positive und erwünschte Reaktion, um angreifende Pathogene zu zerstören.

Im fortgeschrittenen Alter findet parallel bzw. dazugehörig zum Inflamm-Aging ein weiterer immunschwächender Vorgang statt, welcher als *Immun-Seneszenz,* oder anders gesagt als „Vergreisung" von Immunzellen beschrieben wird. Dieser biologische Vorgang führt zu einer stetigen Verschlechterung der adaptiven (erworbenen) und angeborenen Immunantworten, was zur Folge hat, dass bei einem Kontakt mit verschiedenen Krankheitserregern weniger effizient entgegengewirkt werden kann (Goronzy JJ und Weyand 2013).

Vor allem die reduzierte zytotoxische Aktivität von natürlichen Killer(NK)-Zellen führt zu einer erhöhten Anfälligkeit für Infekte (Ongradi und Kovesdi 2010). Hinzu kommt, dass die verringerte Anzahl von naiven T-Zellen (antigenunerfahrene weiße Blutzellen, die der Immunabwehr dienen) und eine große Anzahl von spezifischen T-Gedächtniszellen (differenzierte Zellen, die eine spezifische Immunreaktion gespeichert haben) charakteristisch für ein alterndes Immunsystem sind. Gerade bei den T-Gedächtniszellen besteht Unklarheit, ob diese „vergreist" und damit in ihrer Funktion geschwächt sind oder ob sie ihre Aufgabe, bekannte Pathogene schnell zu erkennen und zur Bekämpfung beizutragen, noch erfüllen.

Insgesamt führen diese altersbedingten Veränderungen jedoch dazu, dass die Immunantwort auf angreifende Pathogene deutlich schlechter als bei einem jungen

Menschen funktioniert, wodurch sich in weiterer Folge die Anzahl von Infektionen mit Krankheitserregern erhöhen und es zu längeren Spitalsaufenthalten und eventuell zu einer Verschlechterung des Gesamtzustandes nach diversen Erkrankungen kommen kann. Da die chronisch-erhöhte Inflammation und die Immun-Seneszenz im menschlichen Körper nebeneinander vonstattengehen, ist eine eindeutige pathogenetische Aussage über den Ursprung altersbedingter Krankheiten schwierig. Dennoch kann angenommen werden, dass Krankheiten wie Alzheimer, Parkinson, multiple Sklerose, Arteriosklerose, Herzerkrankungen, altersbedingte Makuladegeneration, Typ-2-Diabetes, Osteoporose, Krebs und andere Erkrankungen mit den veränderten Bedingungen im Immunsystem in Zusammenhang stehen (Xia et al. 2016; Abb. 3.7).

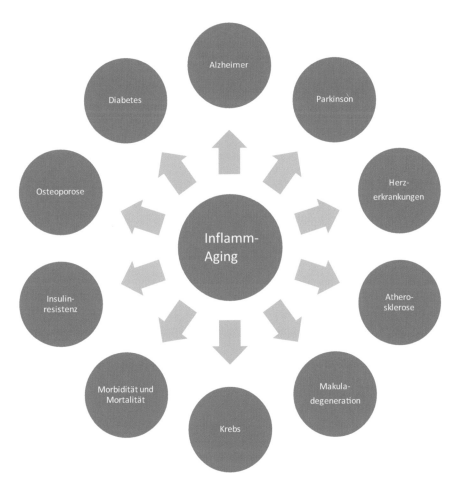

Abb. 3.7 Altersbedingte Krankheiten, die von Inflamm-Aging beeinflusst bzw. beschleunigt werden

Neuere Studien zeigen allerdings, dass es durch regelmäßige körperliche Aktivität möglich ist, nicht funktionstüchtige T-Zellen wieder in den Blutfluss zu bringen, wodurch es in bestimmten Geweben zu einem kontrollierten Zelltod (Apoptose) kommt und dadurch wieder neue naive T-Zellen produziert werden können (Simpson 2010).

Folgende Zytokine sind in diesem Zusammenhang von Relevanz und werden daher näher beschrieben:

CRP
C-reaktives Protein; wird in der Leber gebildet und ins Blut abgegeben und gehört zu den Akutphasen-Proteinen. Diese sind Eiweiße im Blut, die bei entzündlichen (infektiösen und nicht infektiösen) Erkrankungen, wie bei bakteriellen Infektionen einen (starken) Anstieg im Blut zeigen – daher wird CRP als unspezifischer Entzündungsparameter herangezogen, um den Schweregrad entzündlicher Erkrankungen zu beurteilen. CRP setzt über humorale und zelluläre Effektoren Mechanismen des angeborenen Immunsystems in Gang, wodurch ein schneller Abwehrmechanismus ermöglicht wird.

Interleukin-6 (IL-6)
Ist eine „Signalsubstanz" und gehört zu den Zytokinen, welche im Übergang zwischen angeborenen und erwobenen Immunmechanismen die Entzündungsreaktionen des Organismus regulieren. Es wird u. a. von T-Zellen- und Makrophagen freigesetzt, um die Immunantwort zu stimulieren, insbesondere bei Infektionen, nach Traumen, Verbrennungen oder Gewebsläsionen, die zur Inflammation führen.

Als „Immunmediator" stimuliert u. a. IL-6 die Synthese von Akutphasen-Proteinen, wie auch die Produktion von neutrophilen Leukozyten in Knochenmark sowie die Vermehrung von B-Zellen.

Tumor-Nekrose-Faktor α (TNF-α)
Ist ein Zytokin des Immunsystems und wird hauptsächlich von Makrophagen ausgeschüttet. Es regelt bei lokalen und systemischen Entzündungen die Funktion und Aktivität verschiedener Immunzellen; TNF-α kann Zellproliferationen, aber auch einen Zelltod (Apoptose) auslösen, Zelldifferenzierung sowie die Ausschüttung anderer Zytokine anregen; laut Literatur kann TNF-α auf den Fettstoffwechsel, die Koagulation, die Insulinresistenz sowie die endotheliale Funktion wirken und zur Entstehung von Kachexie beitragen.

Natürliche Killerzellen (NK-Zellen)
NK-Zellen sind große granulierte Lymphozyten (eine Untergruppe der Leukozyten) mit zytotoxischer Aktivität. Sie können daher abnormale Zellen, z. B. auch Tumorzellen und virusinfizierte Zellen erkennen und abtöten.

sTNF-R75
Der Tumor-Nekrose-Faktor-Rezeptor II regelt zirkadiane Veränderungen verschiedener immunologischer Reaktionen sowie Veränderungen der Körpertemperatur bei Infektionen und inflammatorischen Prozessen. Seine Konzentration korreliert mit CRP und Leukozytenzahl.

Indolamin-2,3-Dioxygenase (IDO-1)
Katalysiert als Enzym den Abbau von Tryptophan zu n-Formylkynurein; wird in allen Geweben des menschlichen Körpers produziert und unterstützt das Immunsystem u. a. bei Infektionen. Im Zusammenhang mit dem Tryptophanstoffwechsel spielt es auch bei neuropsychiatrischen Erkrankungen eine Rolle (siehe Abschn. 4.1.1).

Neopterin
Wird als Signalbotenstoff von den Makrophagen gebildet, ist ein Indikator der Aktivierung der zellulären Abwehr und gibt somit Hinweise für ein Krankheitsgeschehen. Auch bei Autoimmunerkrankungen werden erhöhte Neopterinspiegel gefunden. Neopterin ist auch ein prognostischer Marker bei verschiedenen Erkrankungen sowie zur Früherkennung von Abstoßungsreaktionen bei Organverpflanzungen. Die Messung des Neopterinspiegels ist auch ein Indikator für die Immundiagnostik bei chronischem Erschöpfungssyndrom und nimmt im Alternsgang zu (siehe Abschn. 3.2).

Kynurenin
Kynurenin ist ein Stoffwechselintermediat beim Abbau von Tryptophan.
    Eine Dysregulation des Tryptophan-Kynurenin-Stoffwechsels bewirkt IDO-1-, Glutamat- und Dopaminfreisetzung im synaptischen Spalt und kann für neurodegenerative Folgen verantwortlich sein (siehe Abschn. 3.2 und 4.1.1).

Kynurenin/Tryptophan-Verhältnis
Höhere Werte sind im Alternsgang zu finden, können Stimmung, Schlaf und Sexualität beeinflussen und mit der Morbidität und Mortalität dieser Personengruppe in Zusammenhang gebracht werden.

Veränderungen im Altersgang
IL-6, CRP, TNF-α und sTNF-R75 nehmen mit zunehmendem Alter zu.
    Bei körperlich aktiven älteren Menschen mit normaler körperlicher Aktivität bzw. Griffkraft sind die Konzentrationen von TNF-α, sTNF-R75 niedriger, jene von Tryptophan höher. Ebenfalls niedriger sind IL-6 und Neopterin sowie der Quotient zwischen Kynurenin und Tryptophan. Als Konsequenz kann das 1-Jahres-Mortalitätsrisiko gesenkt werden.
    Im Alter nehmen die Konzentrationen von pro-inflammatorischen Zytokinen wie Interferon-γ und TNF-α zu, welche wieder ihrerseits Monozyten und Makrophagen stimulieren, um vermehrt bestimmte Biomarker freizusetzen.

Höhere Neopterinkonzentrationen können auf immunologische Defizite, sei es durch kardiovaskuläre oder Autoimmunerkrankungen hinweisen. Gleiches gilt für sTNF-R75 und das Kynurenin/Tryptophan-Verhältnis.

CRP- und IL-6-Konzentrationen sind sind eher mit der TH2-Typ-Immunität (Thymus-Helferzellen – Untergruppe der Leukozyten) verbunden und werden weniger stark durch den Alternsgang beeinflusst. Hingegen scheinen die TH1-Typ-Immunzellen eher mit der chronischen Stimulation des Immunsystems im Alternsgang (Inflamm-Aging) zusammenzuhängen.

Gegenmaßnahme: Regelmäßige körperliche Aktivität, Sport, Training
Die arbeitende Muskulatur als „gesundheitsförderndes Hausmittel"

Das muskuläre System per se ist effektiv, um die sogenannte Low-Grade-Inflammation zu „reduzieren". Körperliche Aktivität stimuliert die Freisetzung von Myokinen, unter anderem auch muskelspezifisches IL-6, welche anti-inflammatorische Wirksamkeit aufweisen und damit die pro-inflammatorischen Zytokine konterkarieren.

Skelettmuskel als „sekretorisches Organ"
(z. B. Laufen, Radfahren, Krafttraining u. a.)

Der sich regelmäßig kontrahierede Muskel produziert und sezerniert Myokine

Myostatin, LIF, IL-4, IL-6, IL-7, IL-15 → Muskelhypertrophie

IL 6, BDNF → Fettoxidation ↑

IL-6 → Insulin-Sensitivität ↑

IGF-1, FGF-2 → Osteogenese ↑

IL-6 → Anti-Inflammation ↑

nichtidentifizierte Sekretionsfaktoren → Tumorgenese↓

IL-6 Muskel

IL-6↑ bei körperlicher Belastung (bis zum 100-Fachen),

Erhöht IL-10 ↑ (entzündungshemmend),

IL-6-Ausschüttung korreliert mit Muskelmasse, ferner bestimmt die Belastungsdauer die IL-6-Erhöhung in der Nachbelastungszeit (Pedersen BK et al. 2007)

Achtung: Moderate körperliche Aktivität bei älteren Menschen begünstigt den Erhalt einer Balance im Redox-System und moduliert den Kynurenin-Signalweg im Skelettmuskel, erschöpfende körperliche Belastung kann allerdings den gegenteiligen Effekt haben und pro-inflammatorische Response subinduzieren.

Je älter Personen sind, desto kleinere Veränderungen der körperlichen Leistungsfähigkeit (Inaktivität) können schon einen signifikanten Impact auf die Low-Grade-Inflammation als Prädiktor der Mortalität haben.

3.1.16 Immunsystem und toxische Belastungen

Umweltbelastungen nehmen zu, ob in der Luft, dem Wasser, in der Nahrung oder im Rahmen von Elektrosmog. Ebenso zeigen Statistiken eine Zunahme von Nahrungsmittelintoleranzen, Allergien und Immunschwäche. Sind dies nur Zufälle?

Eine Minimierung der Umweltbelastungen ist eine wesentliche Herausforderung für den Einzelnen wie die Kommunen, um die „Healthy-Life-Years" möglichst lange zu erhalten.

Dies trifft im besonderen Maße auf ältere Menschen zu, welche durch die Immunseneszenz und vielfach erhöhte oxidative Stressbelastungen (Inflamm-Aging) besonders gefährdet sind.

In den folgenden Abschnitten sind daher die wichtigsten Risikofaktoren dargestellt, die man beachten bzw. vor denen man sich schützen sollte. Dies ist in Abhängigkeit der Lebenssituation, insbesondere der Wohngegend, nicht immer einfach umzusetzen. Trotzdem hilft das Wissen über toxische Gefahren und ein entsprechendes Risikobewusstsein, so manche Gefahrenquellen zu minimieren bzw. auszuschalten.

Toxische Belastungen
Fakten und Herausforderungen im Alter und Maßnahmen
Toxische Gefahren lauern überall! Eine der größten Gefahren der Luft- und Wasserverschmutzung liegt in der Tatsache, dass sie großteils unsichtbar vonstatten geht. Viele Warnungen sind für uns Menschen nicht greifbar, woraus die Hoffnung resultiert, dass jene Dosis an Schadstoffen, welche wir aufnehmen, schon „nicht zu hoch" sein wird. Die Folgen lassen sich laut WHO-Europa dahingehend quantifizieren, dass **„ein Viertel aller Krankheiten und Todesfälle in der Europäischen Region auf Exposition gegenüber Umweltschadstoffen zurückzuführen sind".** Als Hauptprobleme gelten Herz-Kreislauf-, Atemwegs- und Krebserkrankungen, Typ-2-Diabetes sowie eine Zunahme von Allergien und Immunschwäche.

Gerade **im Alter sind Abwehrmechanismen aufgrund der Immun-Seneszenz geschwächt** und nur mehr auf einem niedrigeren Niveau ablaufend, wodurch **Schadstoffe durch lange Expositionszeiten nicht nur zu frühzeitig auftretenden chronischen Erkrankungen mit konsekutiver Reduktion der Lebenserwartung und der „gesunden Jahre" führen,** sondern auch Krebs erregen sowie das Erbgut verändern und die Fortpflanzung gefährden können.

Quelle: WHO, Regionalbüro für Europa, Bestandsaufnahme der Fortschritte im Bereich Umwelt und Gesundheit in der Europäischen Region der WHO.

Luftverschmutzung

Beunruhigenderweise gelangen immer mehr Schadstoffe durch die Atmung in den Organismus. Laut WHO sterben etwa jedes Jahr 8 Mio. Menschen weltweit an den Folgen der Schadstoffe in der Luft, wovon 4,3 Mio. Todesfälle durch die häusliche Luftverschmutzung, durch Rauchen, Brennstoffe und Reinigungsmittel verursacht werden. 2018 wurde von der Europäischen Umweltagentur EUA eine Studie zur Luftverschmutzung veröffentlicht (https://www.eea.europa.eu/data-and-maps/dashboards/necd-directive-data-viewer-2).

Die Ergebnisse waren ernüchternd: in neun von zehn europäischen Städten atmen die Menschen stark verschmutzte Luft ein, die für etwa 400.000 vorzeitige Todesfälle pro Jahr verantwortlich sein sollen. Überdies sind die dadurch verursachten Herzerkrankungen, Schlaganfälle, chronischen Lungenerkrankungen und Krebs beachtliche wirtschaftliche Auswirkungen in „Milliardenhöhe" verantwortlich, verursacht durch eine kürzere Lebensspanne, geringere „gesunde Jahre" (Healthy Life Years), höhere Gesundheitskosten und verringerte Produktivität.

Mögliche Quellen der Luftverschmutzung

- Fabriken, Bürogebäude, Kraftwerke: die Abgase von fossilen Brennstoffen wie Öl und Kohle enthalten Kohlendioxid und Ruß.
- Bei der Produktion von Erdöl in Raffinerien können Kohlenwasserstoffe, Uran und Schwermetalle freigesetzt werden.
- Durch den großflächigen Einsatz von Insektiziden, Fungiziden, Herbiziden und anderen Giften entstehen wahre „Chemiecocktails", die nicht nur in der Luft anzutreffen sind, sondern sich auch im Boden und im Wasser anreichern.
- Dazu kommen Abgase von Papierfabriken, Chemiewerken, Stahlfabriken und Zement- und Asphaltwerken, deren Langzeitwirkungen zum Teil unerforscht sind.
- Durch den Straßenverkehr werden vor allem Kohlenmonoxid, Treibhausgase, flüchtige Kohlenwasserstoffe, Stickoxide und Feinstaub freigesetzt, von denen nicht nur die Anrainer vielbefahrener Straßen, sondern auch die Autofahrer ausgesetzt sind. Weltweit steigt die Anzahl von angemeldeten Fahrzeugen genauso wie der Güter- und Luftverkehr sowie der Kreuzfahrt-Schiffsverkehr weiterhin an.

Stickoxide

Stickoxide, welche sich vor allem in Stadtteilen mit viel Verkehr und enger Bebauung in den Häuserschluchten ansammeln, sind durch einen geringeren Luftaustausch lange wirksam. Stickstoffoxid ist ein Reizgas mit stechendem Geruch, welches bis in die Aveolen in der Lunge aufgenommen wird und bei hohen Konzentrationen die Lungenfunktion vor allem bei Menschen, die bereits an Lungenerkrankungen oder Asthma leiden, verschlechtern können. Daraus resultiert eine ansteigende Prävalenz von Atemwegserkrankungen, Asthma und chronischer Bronchitis und – vor allem bei älteren Menschen – eine Zunahme der Gesamtsterblichkeit.

Feinstaub

Ein weiteres Problem liegt in den ansteigenden Konzentrationen von Feinstaub, welcher in verschiedenen Größen und Formen von Staubkörnchen vorkommt. Während die größeren Partikel durch die Schleimhäute der Nase, Rachen und Luftröhre abgefangen werden können (Selbstreinigungsmechanismus), kann der sogenannte klassische Feinstaub (Durchmesser weniger als 10 μm) in die Bronchien und Bronchiolen gelangen, bei kleinerem Durchmesser, nämlich kleiner als 2,5 μm, dringen die Partikelchen bis in die Aveolen der Lunge vor, in denen der Gasaustausch stattfindet. Noch dramatischer ist es, dass noch kleinere Partikel (kleiner als 100 nm) die Membranen der Aveolen überwinden und ins Blut und damit in den Gesamtorganismus gelangen können. Fachleute sind derzeit der Meinung, dass den Stickoxiden die Hauptaufmerksamkeit gewidmet werden muss, da sie größere gesundheitliche Schäden anrichten können als Feinstaub.

Als Langzeitwirkungen von Feinstaub und Stickstoffoxid können ein gehäuftes Auftreten von Allergien und Krebserkrankungen, vor allem Lungenkrebs (nach mehr als 10 Jahren Exposition zwischen 18–22 % höheres Risiko) sowie Atemwegs- und Herz-Kreislauf-Erkrankungen und eine erhöhte Gesamtmortalität resultieren. Darüber hinaus steigt auch die Anfälligkeit gegenüber Atemwegsinfekten, welche im Zusammenhang mit viralen Entzündungen als dramatische Risikofaktoren für ältere Menschen gelten.

Schwermetalle

Durch den Straßenverkehr kommen zusätzlich Schwermetalle, insbesondere Zink, Kupfer und Blei, durch den Abrieb von Reifen und Bremsbelägen in die Atemluft. Neben den genannten Erkrankungen können durch diese „Giftcocktails" auch Störungen des Vegetativums und des Immunsystems resultieren, was beim älteren Menschen aufgrund der Immunseneszenz besonders gefährlich werden kann. Der Ergänzung halber sei noch erwähnt, dass die Schiffsmotoren von Kreuzfahrtschiffen meist Schweröl verbrennen, welches neben Ruß und Stickoxiden auch eine zigfach höhere Konzentration an Schwefel im Vergleich zu PKW und LKW enthält. Da viele dieser Schiffe oft in Küstennähe verkehren, erhöht sich dort der Mix an Schadstoffen der vorgenannten Emittenten dramatisch.

Sick-Building-Syndrom

Auch unsere Häuser und Wohnungen können in beachtlichem Maße zur Schadstoffanreicherung in der Luft beitragen („Sick-Building-Syndrom"). Dies ist umso gefährlicher, wenn die verunreinigte Innenluft durch mangelnde Luftzirkulation oder mangelnde Lüftung über lange Zeit im Inneren des Hauses persistiert. In der Raumluft finden sich verschiedene, zum Teil flüchtige Spuren unseres Lebens, wie z. B. Schimmelpilzsporen, Feinstaub, Verbindungen, die von Möbeln, Bodenbelägen, Wand- und Holzschutzfarben bzw. Polstergarnituren freigesetzt werden, genauso wie von Vinylböden, Haushaltsreinigern, Desinfektionsmitteln und Raumerfrischern. Auch Formaldehyde aus Grobspanplatte sollte nicht vergessen werden, welche als Langzeitwirkungen zu einem zigfach erhöhten Risiko für chronische Bronchitis oder Asthma führen können. Ein besonderes Augenmerk sollte auf den Schimmelpilzbefall in Innenräumen gelegt werden, da abgesehen von Allergiegefahren Schimmel das Risiko für eine Asthmaerkrankung um 30–50 % erhöhen kann. Nach Schätzungen der ELF (European Lung Foundation) sind je nach Land zwischen 10 bis 50 % der Haushalte von

Schimmelbefall betroffen, wodurch Rhinitis, Kurzatmigkeit und Atemwegsinfekte resultieren können.

Gegenmaßnahmen und Tipps
- Bei Neubauten auf Zertifikate der Baustoffe hinsichtlich Ausdampfung achten („Biomaterialien")
- Bei Dämmungen ebenfalls auf Zertifikate der Baustoffe hinsichtlich Ausdampfung achten („Biomaterialien")
- Bei Mörtel, Grobspanplatte, Farben und Lacken ebenfalls auf Zertifikate der Baustoffe hinsichtlich Ausdampfung achten („Biomaterialien")
- Bei Haushaltsreinigern ebenfalls auf Zertifikate der Baustoffe hinsichtlich Ausdampfung achten („Biomaterialien")
- Schimmelbildung vermeiden bzw. sofort bekämpfen, im Alter besonders wichtig: Schimmelfreiheit
- Lüften in der Großstadt: eher nachts und früh morgens
- Mit zunehmendem Alter: Haushaltsreiniger und Desinfektionsmittel sparsam einsetzen

Allergene und Reizstoffe in Wohnräumen
Allergene Stoffe können über die Raumluft und damit über die Atmung als sogenannte Inhalationsallergene aufgenommen werden; problemhaft sind vor allem Schimmelpilzsporen, Staub, Tierhaare, Milben und andere gasförmige Gifte, wodurch Reizungen der Schleimhäute bis hin zu Asthmaerkrankungen und chronisch obstruktiven Lungenerkrankungen (COPD)entstehen können, vor allem wenn eine lang dauernde Exposition gegeben ist.

Bei Wohnneubauten bzw. -umbauten können einige Maßnahmen gesetzt werden, welche die Raumluft positiv beeinflussen, wie z. B. die Wahl der richtigen Baumaterialien und Baustoffe, vor allem Ziegel, feuchtigkeitsregulierende Putze (Kalkputze) und diffusionsoffene Wandfarben; diese können auch dafür sorgen, dass potenzielle Schimmelbildung eingeschränkt bzw. verhindert wird. Auch durch spezielle Filter kann die Pollen- und Feinstaubkonzentration in den Innenräumen erheblich reduziert werden.

Schließlich sei noch vor dem toxischen und krebserregenden Asbest gewarnt: Obwohl verboten, wird er in fast einem Drittel der Länder weltweit noch verwendet!

Leitfaden zur Selbsthilfe
„Kontaktvermeidung"
Pollen: Lüften von Innenräumen in der Stadt eher am Morgen und auf dem Land eher am Abend sowie nach Regenfällen, wenn die Pollenkonzentration gering ist (Beachtung von Pollenwarndiensten).

Verwendung von Staubsaugern mit den entsprechenden Filtern bzw. die Wohnung regelmäßig feucht aufwischen.

Milben: Luftreiniger, Schlafräume gründlich lüften, Anti-Milben-Bettwäsche, Polstermöbel gründlich absaugen, Böden, Teppiche und Vorhänge regelmäßig reinigen.

Schimmelsporen: Die Ursache für die Schimmelbildung muss beseitigt und saniert werden (gewerbliche Firmen vorteilhaft).

Staub: Böden und Oberflächen regelmäßig feucht wischen, Teppiche regelmäßig saugen. Achtung: auf Feinstaubquellen verzichten, d. h. nicht in Innenräumen rauchen und auf Kerzen verzichten.

Gasförmige Gifte: Können in Lacken, Farben, Reinigungsmittel, Bodenbelegen und Klebern vorkommen und in die Raumluft ausdampfen.

Beim Kauf solcher Produkte auf Umweltzeichen und Gütesiegel achten.

Differenzialdiagnose zwischen Allergien und Intoleranz (Nahrungsmittelunverträglichkeit): Spezifische Tests, wie z. B. der PRICK-Test oder molekulare Allergiediagnostik (Risikoprofil von über hundert verschiedenen allergenen Molekülen)

Therapie der Allergien:

- Meiden bestimmter Nahrungsmittel oder mit Allergenen belastete Umgebungen
- Akut: Antihistaminika, Kortison
- Hyposensibilisierung (spezifische Immuntherapie/Langfristig)

Doppelbelastung durch Schadstoffe und Allergene
Allergien aus Pollen und Luftschadstoffe, wie z. B. Hausstaubmilben, Tierhaare oder Schimmelpilzsporen, bilden eine „unselige Allianz". Da Luftschadstoffe die Hautbarriere des Menschen schwächen und somit Haut und Schleimhaut für Allergene durchlässiger machen, können Allergene unvermittelter wirken, was – besonders mit zunehmendem Alter – eine umso deutlichere Reaktion des Immunsystems zur Folge hat.

Kommen Menschen mit einem übersensiblen Immunsystem mit „aggressiveren Pollen" von Luftschadstoffen „gestresste Pflanze" in Kontakt, kann dies heftige entzündliche Symptome verursachen. Allergene aus Pollen von Esche, Birke, Gräsern, Beifuß und Ragweed (besonders gravierend) sind die häufigsten Allergene, welche ein allergisches Astma auslösen können. Außerdem kann die Schlafqualität (im Alter besonders wichtig wegen gesundheitsfördernder Regenerationsvorgänge – auch und besonders in Bezug auf den Abbau zerebraler Stoffwechselendprodukte), der berufliche Alltag, das soziale und emotionale Leben, – oft über das ganze Jahr hin – leiden.

Forschungsergebnisse lassen erwarten, dass das zunehmende Wechselspiel zwischen Schadstoffen in der Luft und diversen Allergenen im Alternsprozess mit seiner Immunseneszenz vermehrt allergische Reaktionen durch die längere Expositionsdauer auslösen kann.

Tipps zum Reduzieren der persönlichen Pollenbelastung
- Meiden von Allergenen
- Kleidung im Eingangsbereich der Wohnung ablegen; umziehen, Kleidung nicht in den Schlafräumen aufbewahren
- Da sich Pollen auch in den Haaren ablagern können, empfiehlt es sich in manchen Fällen, vor dem Schlafengehen die Haare zu waschen
- Wenn möglich, die Wäsche nicht im Freien zum Trocknen aufhängen (feuchtes Gewebe fängt Pollen sehr gut auf); Bügeln ist wichtig, da die Hitze viele Allergene zerstört
- In der Pollensaison kann es zielführend sein, die Fenster zu schließen. – Pollenschutzgitter für die Fenster können das Eindringen bis zu etwa 90 % vermindern, daher Fenster beim Schlafen geschlossen halten
- Bei empfindlichen Augen (Bindehautentzündungen) hilft der Schutz einer Sonnenbrille
- Regelmäßige Kontrolle bzw. Austausch der (Pollen-)Filter bei der Klimaanlage im Auto
- Altern: Expositionsdauer hoch + zunehmende Immunoseneszenz = potenziertes Risiko
- Urlaub am Berg oder am Meer: Ab einer Seehöhe von 1500 m und am Meer bzw. auf küstenfernen Inseln kann man sich vor den Pollen in Sicherheit bringen
- Fitnessstudio: Verzicht auf Sport im Freien, besser Training im Studio

---

Rauchen
Von der Feinstaubbelastung in Innenräumen werden laut ELF (European Lung Foundation) 50–90 % durch Zigarettenrauch verursacht, wodurch Asthmasymptome vermehrt auftreten können. Neben den bekannten Risiken des aktiven Rauchens (Lungenkrebs) soll nicht vergessen werden, dass laut WHO auch regelmäßiges Passivrauchen zu Lungenerkrankungen, Herz-Kreislauf-Erkrankungen, Krebs und zu einer verkürzten Lebensdauer beitragen kann (Cave: Kinder im gemeinsamen „Raucherhaushalt"). Beim Rauchen wird überdies auch Kadmium freigesetzt, was für Passivraucher gravierender ist, da Aktivraucher durch die

Zigarettenfilter von den gröbsten Schadstoffen verhältnismäßig geschützt sind. Kadmium ist als Schwermetall anzusehen, das zur Gefahrenklasse A2 gehört, Müdigkeit, Leistungsabfall, Kopfschmerzen und Schlafstörungen verursachen kann und auch als krebserregend gilt.

Gegenmaßnahmen und Tipps
- Rauchen sofort einstellen! Nikotinkarenz kennt kein Alter!
- Passivrauchen vermeiden
- Bewegung in freier Natur (zumindest Stadtrand)
- Kein Sport auf Straßen in Großstädten, z. B. Block-Jogging
- Fitnesscenter mit Klimaanlage (inkl. Filter)

Schadstoffe in der Ernährung

▶ „Der Mensch ist, was er isst!"

(Siehe Abb. 3.8)

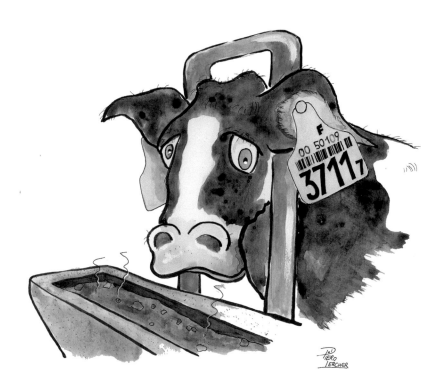

Abb. 3.8 „Artgerechte Viehzucht!?"

Fakten

Chemikalien
Eine diesbezügliche Bestandsaufnahme in etlichen Ländern der Europäischen
Region ergab folgende Defizite (WHO 2015):

- Nur die Hälfte der Länder melden die Schaffung von Programmen zur Verringerung oder Beseitigung der Gefährdung von Kindern durch Chemikalien.
- Weniger als die Hälfte der Länder gehen gegen kanzerogene, mutagene, fortpflanzungsgefährdende Stoffe und endokrine Disruptoren vor.
- Weniger als die Hälfte der Länder verfügen über eine Rechtsgrundlage über das Verbot von gefährlichen Chemikalien (auch in für Kinder bestimmten Produkten).

Beispielhafte Fakten der Schadstoffbelastung und der biologischen Wertigkeit
In einem Bericht von Greenpeace „Pestizide außer Kontrolle", konnten Mitarbeiter
von Greenpeace unter anderem Proben in 12 europäischen Ländern nehmen und
kamen zu folgendem alarmierenden Ergebnis:

- Insgesamt fanden sich 37 verschiedene Pestizide in 49 Bodenproben und 38 Agrargifte in insgesamt 36 Wasserproben.
- Das Bayerische Staatsministerium für Umwelt- und Verbraucherschutz hat in einer Studie über den Vitamin- und Mineralstoffgehalt pflanzlicher Lebensmittel am Beispiel der Tomate Folgendes erhoben: Im Vergleich zum Jahr 1954 enthält eine heutige Tomate 88 % weniger Magnesium, 87 % weniger Kalzium, 74 % weniger Vitamin C und 92 % weniger Vitamin A.

Pestizide
Derzeit sind in der Europäischen Region etwa 140.000 Chemikalien im Umlauf –
doppelt so viele wie vor einem Jahrzehnt.
     In der Regel fühlt sich der Verbraucher in vielen europäischen Ländern sicher,
da alles bis ins kleinste Detail geregelt zu sein scheint. Bananen wie Gurken haben
alle die gleiche Krümmung, die Äpfel sind alle gleich groß! Und natürlich gibt
es Grenzwerte für toxische Substanzen. Diese werden auch kontrolliert. Laut der
europäischen Behörde für Lebensmittelsicherheit (EFSA – European Food Safety
Authority) sind die meisten durch diese Organisation 2013 analysierten Lebensmittel innerhalb der Grenzwerte, auch wenn etwa 45 % der Proben belastet waren.
In mehr als 25 % der Proben fanden sich gleich mehrere Pestizide, in 1,5 % der
Proben wurden die Grenzwerte deutlich überschritten, was zu nachträglichen
Sanktionen führte.

Chemikalien in und auf Nahrungsmitteln – Grenzwertproblematik
Für den Verbraucher ist es unmöglich zu beurteilen, ob die Grenzwerte für verschiedene Chemikalien und Lebensmittelzusatzstoffe angemessen sind und – wenn
neue Ergebnisse auftauchen – mit welcher Verzögerung und ob überhaupt darauf reagiert wird. Allerdings lassen die immer wieder erfolgenden Anpassungen

berechtigte Zweifel zu, ob es überhaupt objektiv gültige Grenzen gibt. Erhöhungen bzw. Senkungen der Grenzwerte unterliegen – wie allgemein bekannt – unterschiedlichen Interessenslagen. Wenn von den entsprechenden Behörden Grenzwerte einzelner Pestizide gesenkt werden, wird oft von den Anbietern empfohlen, „Pestizid-Cocktails" als Alternative zu verwenden, welche nicht nur die Verbraucher, sondern auch die Landwirte, die sie ausbringen, gefährden. Darüber hinaus lagern sich Pestizide nicht nur auf den behandelten Pflanzen ab, sondern auch im Boden und gelangen dadurch in unsere Gewässer.

Die Folgen
Pestizide, insbesondere Cocktails von diversen Pestiziden („Chemiebomben") können negative Auswirkungen auf das periphere und zentrale Nervensystem, das Hormon-Immun-System sowie die Tumorinduktionspotenz besitzen, was bei langer Expositionszeit, eben beim älteren Menschen mit seiner Immunseneszenz ein erhöhtes Risiko bedeutet. Manche Pestizide werden auch als „tickende Zeitbombe" bezeichnet, da sie sich im Fettgewebe (natürlich auch in jenem verschiedener tierischer Produkte, welche wir konsumieren) anreichern. Wenn im Rahmen von Extremdiäten Fettgewebe abgebaut wird, kann dies zu einer „Überschwemmung" des Organismus mit diesen bisher gespeicherten „Giftstoffen" führen.

Herbizide
Neben den Pestiziden, welche die Pflanzen vor Schädlingen schützen sollen, werden weiterhin Herbizide verwendet, um das Unkraut zu reduzieren, da dieses die Erträge stört. Um Pilze und Sporen abzutöten, welche auch zum Teil toxisch wirken können, werden Fungizide verwendet, oft auch in sogenannten Mischpräparaten, deren Langzeitwirkungen unbekannt sind – es ist anzunehmen, dass längere Expositionszeiten, also im Rahmen des Alterns, die Risiken erhöhen.

Schwermetalle
Schließlich sind noch Schwermetalle zu erwähnen, von denen viele ursprünglich in der Natur vorkommen, allerdings in sehr geringen Konzentrationen. Durch Eingriffe in die Natur, wie Bergbau, Deponierung von Altlasten und Schadstoffen, Schlacken etc. können sich Schwermetalle im Boden und in Gewässern anreichern, von denen viele bei hohen Konzentrationen bzw. durch chemische Reaktionen für den Menschen in großem Maße bedenklich sind.

Ein Beispiel davon ist Kadmium, welches durch Korrosion aus Dämmmaterialien sowie bei der Verbrennung fossiler Rohstoffe bei der Metallgewinnung sowie - verarbeitung und bei der Schrottverwertung emittiert wird. Kadmium kann sich nicht nur im Boden, sondern auch im Gewebe von Pflanzen und Tieren anreichern, wodurch wir es wieder durch unsere Nahrungskette aufnehmen. Hohe Konzentrationen von Kadmium können krebserregend sein sowie auch das Erbgut schädigen. In Meeresfrüchten, Innereien, Wildpilzen und Ölsaaten sind die höchsten Kadmiumkonzentrationen zu finden. Auch Raucher und vor allem ständige Passivraucher sind – wie schon erwähnt – einer erhöhten Kadmiumdosis ausgesetzt.

Auch Aluminium wird seit einiger Zeit als gesundheitsbedrohend diskutiert, welches einerseits durch die Nahrung, andererseits durch Koch- und Backutensilien, Lebensmittelverpackungen, Kosmetikprodukte, Impfstoffe, Medikamente und andere Produktgruppen aufgenommen werden kann.

Ein Beispiel: Wer isst nicht gern Laugengebäck? Darin findet man unter Umständen sehr hohe Konzentrationen von Aluminium; dies deshalb, weil die charakteristische Farbe des Laugengebäcks durch ein Eintauchen in die Lauge vor dem Backvorgang erzeugt wird. Wenn es auf ein Backblech aus Aluminium gelegt wird, kann die Lauge Aluminiumsalze aus dem Backblech herauslösen. Also nichts gegen das Laugenbrezerl ab und zu – wie schon Paracelsus sagte, „Dosis fecit venenum".

Gegenmaßnahmen und Tipps für den älteren Menschen
- Regionale Bioprodukte: Altersunabhängig – je mehr, desto besser
- Detox: Vermeidung bzw. Verminderung der Aufnahme von Schadstoffen bzw. deren Ausleitung, z. B. durch Zeolith
- Basische Ernährung, also hoher Anteil an schadstoffarmen, biologisch hochwertigen pflanzlichen Nahrungsmitteln
- Täglicher Aufenthalt in der Natur mit Bewegung! Gehen, Wandern, Powerwalken, Bergwandern – stärkt das Immunsystem (Myokine)
- Vermeiden von langen Gehstrecken im innerstädtischen Bereich
- Gesunder Darm – gutes Mikrobiom – gute Immunregulation

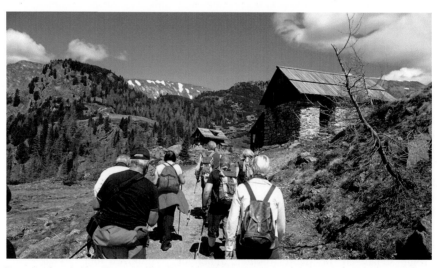

Bergwandern in den Kärntner Nockbergen (Bilcredit: P. Lercher)

Massentierhaltung
Schließlich sei noch auf die Massentierhaltung bei Fleisch und Fisch eingegangen. Vor allem bei Masttieren werden vielfach gezielt Hormone eingesetzt, um das Wachstum und den Muskel(fleisch)aufbau zu beschleunigen. Diese Substanzen lagern sich in Fleisch, Fett und Knochen ab und landen dann auf unseren Tellern. Um zu erreichen, dass immer mehr Tiere ohne Infektionserkrankungen auf engem Raum gehalten werden können, kommen Antibiotika als Prophylaxe großflächig zum Einsatz, die vor allem in der Milch dieser Tiere auftauchen. Dies gilt genauso für viele Fischzuchten, bei denen so viele Chemikalien zur Haltung und Fütterung der Fische verwendet werden, dass auf dem Boden unterhalb dieser Bassins eine dicke Schicht aus Bakterien, Schmutz und Fischexkrementen zu liegen kommt, welche den natürlichen Meeresboden komplett zerstört. Im Übrigen setzt hier bei vielen Fischzüchtern ein Umdenken ein! Vor allem fetthaltige Fischarten sind mit Schadstoffen besonders hoch kontaminiert. Viele Autoren sind der Meinung, dass Zuchtlachs mittlerweile die meisten gefährlichen Substanzen enthält – und daher nur mit Vorsicht bzw. selten konsumiert werden sollte. Wenn man allerdings die generelle Verschmutzung inklusive Plastikartikel der Meere ins Auge fasst, bleibt die Frage offen, ob auch „Naturfang" noch als gesund zu bezeichnen ist?

Wasser
Unser Trinkwasser gilt als das am besten kontrollierte Lebensmittel. Allerdings hängt die Qualität des Wassers stark davon ab, in welcher Region man lebt bzw. von der Verteilung von Quell- und Grund- bzw. Uferfiltratwasser, welches zum Teil schon einmal geklärt wurde. Es sei noch hinzugefügt, dass durch die Flut von Chemikalien, die durch Industrie, Tierhaltung, Landwirtschaft und auch durch den Menschen in die Natur eingeschleust werden, zusätzliche Risiken auftreten können, wie z. B. Spuren von Medikamenten, Nanopartikel und Mikroplastikfasern, deren Wirkungen – vor allem über längere Zeit – für unseren Organismus noch nicht absehbar ist.

Altern und Trinkmengen
In den letzten Jahren haben die Hitzeperioden durch den Klimawandel zugenommen, wodurch ältere Menschen besonders leiden, da sie zumeist hitzeempfindlicher sind – was vielen allerdings nicht bewusst ist! Daher gab es beispielsweise in der extremen Hitzewelle des Jahres 2003 europaweit an die 70.000 hitzebedingte Todesfälle.

Die erhöhte Gefährdung älterer Menschen resultiert vor allem daraus, dass bei ihnen das Gesamt-Körper-Wasser-Verhältnis ebenso wie die Durst-wahrnehmung verringert sind: oft kommen Medikamente hinzu, die den Flüssigkeitshaushalt beeinflussen. Ein geplantes Flüssigkeitsregime von etwa 2–3 L verteilt über den Tag ist daher besonders für ältere Menschen von ganz besonderer Wichtigkeit!

Achtung bei (Fern)Reisen: unzureichende sanitäre Einrichtungen sowie kontaminierte Lebensmittel bzw. Getränke können schwere Durchfallserkrankungen auslösen, die bei älteren Menschen – auch aufgrund der Immunoseneszenz – zu besonderen Komplikationen und schweren Kollapszuständen führen können.

Tipp:
Weitere Informationen zur Flüssigkeitsaufnahme im Alter siehe Abschn. 4.2.3

Elektrosmog
Transformatorenstationen, Hochspannungsleitungen, Sender, Versorgungskabel, Mobilfunk, Schnurlostelefonie, Babyphone und neue moderne Hilfsmittel des digitalen Haushalts (wir werden in Zukunft nurmehr „smart" leben) erzeugen elektrische und elektromagnetische Felder, welche zu einer möglichen Belastung der Umwelt beitragen können. Da uns diese Felder Tag und Nacht begleiten und darüber hinaus nicht merkbar sind, wurde ihnen auch der Name „Elektrosmog" verliehen. Viele Arbeiten weisen darauf hin, dass elektromagnetische Felder sowohl oxidativen wie auch nitrosativen Stress verursachen können. Oxidativer Stress bedeutet, dass mehr Sauerstoffradikale entstehen, als vom Körper neutralisiert werden können; da diese Sauerstoffradikale reaktive Sauerstoffverbindungen sind und sich mit anderen Stoffen verbinden, können wichtige Stoffwechselprozesse beeinträchtigt werden. Ähnliches gilt für hochreaktive Stickstoffverbindungen (Stickstoffmonoxid-Radikale). Es gibt Umweltforscher, welche die hohe Belastung durch oxidativen wie nitrosativen Stress mit dem Entstehen von Multisystemerkrankungen wie Burn-out-Syndrom und chronischem Erschöpfungssyndrom („Chronic Fatigue Syndrome", CFS) in Zusammenhang bringen. Allerdings natürlich nur nach länger dauernder Einwirkung – also eben auch im Altersgang!

Zusammenfassend kann festgehalten werden, dass gerade bei diesem Thema Interessenskonflikte eine große Rolle spielen, welche möglicherweise zur Aufklärung von Verbrauchern nicht die oberste Priorität besitzen – und aufgrund unserer „Permanent-online-Gesellschaft" möglicherweise nicht beachtet werden bzw. nicht erwünscht sind.

Zehn medizinische Handyregeln der Wiener Ärztekammer
1. Prinzipiell gilt: So wenig und so kurz wie möglich telefonieren – Festnetz verwenden oder SMS schreiben. Kinder und Jugendliche unter 16 Jahren sollten Handys nur für den Notfall mitführen!
2. „Der Abstand ist dein Freund" – das Handy während des Gesprächsaufbaus von Kopf und Körper fernhalten bzw. achten Sie auf den in der Bedienungsanleitung vom Hersteller empfohlenen Abstand. Nutzen Sie die eingebaute Freisprecheinrichtung oder ein kabelgebundenes Headset mit Airtube oder mit zwei Ferritfiltern!

3. Bei Verwendung von Headsets oder integrierter Freisprecheinrichtung Handys nicht unmittelbar am Körper positionieren – besondere Vorsicht gilt hier für Schwangere. Bei Männern sind Handys in der Hosentasche ein Risiko für die Fruchtbarkeit. Personen mit elektronischen Implantaten (Herzschrittmacher, Insulinpumpen etc.) müssen auf Abstand achten. Wenn nicht anders möglich: äußere Rocktasche, Rucksack oder Handtasche verwenden!

4. Nicht in Fahrzeugen und öffentlichen Verkehrsmitteln telefonieren – ohne Außenantenne ist die Strahlung im Fahrzeug höher. Zudem wird man abgelenkt und belästigt die Mitreisenden!

5. Während des Autolenkens herrscht absolutes SMS- und Internetworking-Verbot – die Ablenkung führt zur Selbstgefährdung und zur Gefährdung anderer Verkehrsteilnehmer!

6. Zu Hause und am Arbeitsplatz über das Festnetz telefonieren – dauerstrahlende DECT-Schnurlostelefone, WLAN-Access-Points, Datensticks und LTE-Homebasis-Stationen (Box, Cube etc.) sollten vermieden werden, ebenso Smart-Meter mit Funk. Internetzugang über LAN-Kabel (z. B. via ADSL, VDSL, Glasfaser) strahlt nicht, ist schnell und datensicher!

7. Gehen Sie öfter offline – genießen Sie handyfreie Zeiten und Orte und vereinbaren Sie mit Ihrem Kind klare Nutzungszeiten. Sie reduzieren dadurch Abhängigkeitsphänomene und die Suchtgefahr!

8. Weniger Apps bedeutet weniger Strahlung – minimieren Sie die Anzahl der Apps und deaktivieren Sie die meist überflüssigen Hintergrunddienste Ihres Smartphones. Das Deaktivieren von „Mobile Dienste"/ „Datennetzmodus" macht aus dem Smartphone wieder ein Handy. Sie sind weiterhin erreichbar, vermeiden aber viel unnötige Strahlung durch Hintergrunddatenverkehr!

9. Vermeiden Sie das Handytelefonieren an Orten mit schlechtem Empfang (Keller, Aufzug etc.) – in solchen Situationen steigert das Handy die Sendeleistung. Verwenden Sie bei schlechter Empfangsqualität ein kabelgebundenes Headset oder die Freisprecheinrichtung!

10. Beim Kauf von Handys auf einen möglichst geringen SAR-Wert (spezifische Absorptionsrate) sowie einen externen Antennenanschluss achten!
Quelle: www.aekwien.at

▶ **Tipp** Weiterführende Informationen: Int. Guidelines für Ärzte im Umgang mit betroffenen Patienten: https://www.degruyter.com/view/j/reveh.2016.31.issue-3/reveh-2016-0011/reveh-2016-0011.xml

3.1.17 Bewegungslosigkeit: Vom „Exercise Deficency Syndrome" zum „Sedentary Death Syndrome"

Bewegungsmangel:

- macht krank
- führt zu Leistungsminderung
- begünstigt Stürze
- fördert die soziale Ausgrenzung
- mindert Mobilität und Lebensqualität

Ein zynisches Zitat beschreibt die derzeitige Situation hinsichtlich unseres Lebensstils: „Wir bewegen uns wie Schwerkranke und essen wie Schwerarbeiter". Eine permanent überkalorische, zum Teil qualitativ einseitige Ernährung mit regelmäßigem Alkoholkonsum, verbunden mit körperlicher Inaktivität und langen Tages-Sitzzeiten stellen zusammen mit Nikotinabusus, hohem Stresspotenzial sowie Umweltbelastungen die größten Risikofelder für das frühzeitige Auftreten chronischer Erkrankungen im Alternsgang dar. Chronische Erkrankungen haben die Eigenschaft, sich langsam zu entwickeln, aber lange zu dauern. Die Konsequenzen daraus sind einerseits eine deutlich reduzierte Lebensqualität bis hin zu Mobilitätseinschränkungen und kompletter Immobilität mit Pflegenotwendigkeit sowie extrem hohen Kosten für das „Krankheitssystem". Als einer der gravierendsten Risikofaktoren kann die „Bewegungslosigkeit" genannt werden, da immer weniger Strecken beruflich wie auch in der Freizeit zu Fuß oder mit dem Fahrrad zurückgelegt werden, Haus- und/oder Gartenarbeiten automatisiert erledigt werden und immer mehr Menschen, sei es durch Büroarbeit, Computerarbeit und TV zwischen 5 bis 8 h „bewegungslos" sitzen. Von vielen Experten wurde daher auch der Slogan geprägt: „Sitzen ist das neue Rauchen". Dies soll ausdrücken, dass die Bewegungslosigkeit durch stundenlanges Sitzen einer der größten Risikofaktoren zur Entwicklung von degenerativen Erkrankungen, sogenannten chronischen Erkrankungen (oder: nicht übertragbarer Erkrankungen – NCD, noncommunicable diseases) ist, was auch als „Exercise-Deficiency-Syndrom" bezeichnet wird.

Ein Genetiker hat schon vor Jahren den Satz geprägt: „The genes need regular physical activity to function normally" (deutsch: Die Gene benötigen physische Aktivität, um normal zu funktionieren.). Neue Erkenntnisse über genetische und epigenetische Veränderungen (vor allem Zweitere), über die Veränderungen von Signalketten, die für den immunologischen, hormonellen, anabolen wie katabolen Stoffwechsel verantwortlich sind, deuten darauf hin, dass die durch Bewegungslosigkeit fehlgeleitete Expression verschiedener Gene bzw. eine genomische Instabilität aufgrund endogener und exogener Schädigungen und der daraus folgenden Konsequenzen in der Transkription, Proteinbildung bzw. Stoffwechselregulation für das Entstehen der genannten chronischen Erkrankungen maßgeblich beteiligt sind.

In einer groß angelegten Studie hat die Forschungsplattform „Active Aging" (Wagner KH et al. 2011; Wessner B et al. 2018) an Hand einer 18-monatigen

Trainingsintervention mittels verschiedener Formen von Krafttraining (Oesen S et al. 2015) zeigen können, dass diese älteren Menschen (Durchschnittsalter: 84 Jahre) beiderlei Geschlechts danach geringere als für das hohe Alter zu erwartende Chromosomenschäden aufwiesen. Die Fehler bei Zellteilungen von Lymphozyten – sogenannten Mikrokernen –, welche durch altersbedingte Chromosomenschädigung auftraten, waren mit jenen von jüngeren Seniorinnen und Senioren vergleichbar. Dies ist gesundheitsrelevant, da diese Fehlteilungen (Mikrokerne) mit dem Aufkommen verschiedenster Krankheiten, wie etwa Krebs und Diabetes mellitus Typ 2 verbunden sind. Darüber hinaus konnte gezeigt werden, dass die DNA-Einzel- und Doppelstrangbrüche stark reduziert und die Aktivität von Enzymen der oxidativen Abwehr signifikant erhöht waren. Eine wichtige Rolle scheint dabei auch eine adäquate Ernährung bzw. Nahrungsergänzung zu spielen, vor allem eine optimale Versorgung mit den Vitaminen B12 und Folsäure (Franzke, Halper et al. 2014).

Die Hinweise auf molekularer Ebene demonstrieren – wie schon oft dargestellt –, dass körperliche Aktivität pleiotrop wirkt, also wie eine Polypill, da alle Organe und Organsysteme, alle Regelkreise des Organismus, bis hin zur Kognition, Hirnfunktion und Hirnleistung positiv beeinflusst werden (siehe psychoneuroimmunologische Achse und kolohepatozerebrale Achse).

Die gefährliche Kombination von körperlicher Inaktivität und überlangen Tages-Sitzzeiten ohne „aktive Unterbrechungen" wird auch als „Exercise Deficiency Syndrome" bezeichnet, welchem das vor etwa 15 Jahren von einer Gruppe um Pedersen (Pedersen BK et al. 2009, 2011) dargestellte „Diseasome der körperlichen Inaktivität" zugrunde liegt.

Körperliche Inaktivität führt über längere Dauer unter anderem zu einem Verlust der Muskelmasse und zu einer Zunahme der abdominalen Fettmasse. Die dadurch bedingte Infiltration von Makrophagen in das Bauchfettgewebe und deren freigesetzte Zytokine beeinflussen das Immunsystem des Menschen, die anabolen und katabolen Stoffwechselvorgänge bzw. Signalketten und die dafür verantwortliche Genexpression in die Richtung einer chronischen, systemischen Inflammation. Die erwähnten Zytokine können über längere Zeit jene „genetisch prädispositionierten Schwachstellen" im Organismus so negativ beeinflussen, dass sich daraus Risikofaktoren bzw. manifeste Erkrankungen, insbesondere Herz-Kreislauf-Erkrankungen, Diabetes mellitus Typ 2, Tumorwachstum, eingeschränkte Knochenbildung, aber auch Demenz und depressive Erkrankungen manifestieren (Abb. 3.9).

Wie schon erwähnt, kann „Altern" zwei Stellen in diesem Diseasome negativ beeinflussen, einerseits durch lang andauernde körperliche Inaktivität sowie durch das „Inflamm-Aging" verbunden mit der „Immun-Seneszenz".

Im Zusammenhang mit dem Einfluss auf genetisch prädisponierte Schwachstellen darf keinesfalls ein „Schwarz-Weiß-Bild" entstehen, da wohl verschiedene genetische Konstellationen ein Risikopotenzial beinhalten, andererseits durch andere Polymorphismen sowie durch Lebensstilveränderungen (auch zum Teil vererbbare epigenetische Beeinflussungen) Kompensationschancen bestehen. Wie im Kontinuum Gesundheit – Krankheit sind offensichtlich auch zwischen Risiken

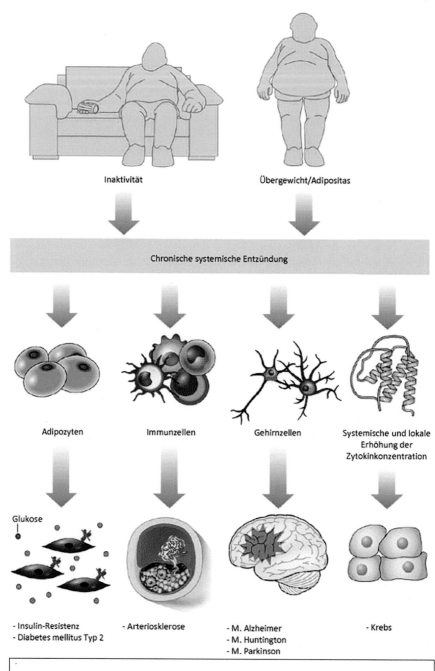

Inaktivität   Übergewicht/Adipositas

Chronische systemische Entzündung

Adipozyten   Immunzellen   Gehirnzellen   Systemische und lokale Erhöhung der Zytokinkonzentration

Glukose

- Insulin-Resistenz   - Arteriosklerose   - M. Alzheimer   - Krebs
- Diabetes mellitus Typ 2   - M. Huntington
                                                     - M. Parkinson

Reprinted by persmission from Macmillan Publishers LTD: Nature, copyright 2008. - In: Wessner B et al, 2018

Abb. 3.9 Inaktivität, Übergewicht, Altern und chronisch niedriggradige Entzündung © 2018, Springer-Verlag Wien

und Chancen Adaptations- und Ausgleichsmechanismen vorhanden, woraus eine stabile „Gesundheitschance" resultieren kann.

Zum Verständnis dieser Stoffwechselvorgänge ist es notwendig, jene Zytokine aufzuzählen, welche entzündungsfördernd und welche entzündungshemmend sind. Entzündungsfördernde Zytokine (z. B. IL-1, IL-2, IL-6, IL-8, IL-12, IL-18 und TNF-α) bewirken eine stärkere Durchblutung in verschiedenen Gewebetypen und aktivieren negative Signalkaskaden.

Entzündungshemmende Zytokine (z. B. IL-4, IL-10, IL-13, IL-15 und TGF-β) können eine Rückbildung aktivierter entzündungsfördernde Zytokine ausscheidender Zellen bekämpfen und positive Signalkaskaden aktivieren.

Die Funktion der Zytokine ist deshalb wesentlich, da sie an der Regulierung immunologischer Prozesse mitwirken, autokrin oder parakrin wirken und zelluläre Signalkaskaden auslösen, wodurch die Produktion anderer Botenstoffe gefördert oder gehemmt wird. Zytokine ermöglichen somit die Kommunikation von Immunzellen und können daher Immunantworten anregen oder hemmen.

Während das Beispiel des Diseasomes der körperlichen Inaktivität als Prototyp für entzündungsfördernde Zytokine gilt, ist es vor allem die regelmäßig sich kontrahierende Muskulatur, welche entzündungshemmende Zytokine freisetzt. Da sie aus dem Muskelgewebe stammen, werden sie auch als Myokine bezeichnet. Ein gutes Beispiel dafür ist das Interleukin-6, aber nur, wenn es bei Muskelkontraktion gebildet wird! IL-6 wirkt entzündungshemmend, immunoregulatorisch, verbessert die Insulinsekretion, erhöht die Glukoseaufnahme und Fettoxidation im Muskel und fördert die Myogenese. Ein weiteres Beispiel ist das Interleukin-15, welches antidiabetisch und anabol wirkt und ebenfalls die Insulinsensitivität positiv beeinflusst. Auch der Brain-derived neurotropic Factor (BDNF), welcher hauptsächlich im Gehirn wirkt, kann auch die Skelettmuskulatur regulatorisch beeinflussen und zwar bei der Entwicklung und Differenzierung von Myoblasten und Muskelfasern sowie in einer verbesserten Fettoxidation in der Skelettmuskulatur.

Schließlich konnte auch belegt werden, dass regelmäßige körperliche Aktivität, vor allem Ausdauertraining, auch bei älteren Menschen Entzündungsmarker wie TNF-α und hs-CRP senken kann.

Als Negativbeispiel kann auch das aus den Makrophagen und Adipozyten freigesetzte IL-6 aufgeführt werden, welches genau im Gegensatz zum IL-6 aus der Muskulatur entzündungsfördernd wirkt und die Insulinresistenz fördert. Ähnliches trifft auf den Tumor-Nekrose-Faktor α (TNF-α) zu, welcher hauptsächlich aus Makrophagen gebildet wird und entzündungsfördernd wirkt und eine zentrale Rolle bei der Entstehung von Insulinresistenz, Autoimmunerkrankungen und entzündungsbedingten Erkrankungen spielt.

Je früher chronische Erkrankungen auftreten – ein Alarmsymptom in unserer Gesellschaft sind die jugendlichen Typ-2-Diabetiker in rasant wachsender Zahl – desto früher führen sie zu Komplikationen, Multimorbiditäten und zu frühzeitigem Tod (frühzeitiger Mortalität), was der Physiologe und Epidemiologe F.W. Booth (Booth FW et al. 2002, 2012) als „Sedentary Death Syndrome" bezeichnet hat, also einen frühzeitigen Tod, bedingt durch das Auftreten und lange Wirksamsein (Alternsgang) der erwähnten Risikofaktoren bzw. Erkrankungen.

Nach Schätzungen der Weltgesundheitsorganisation liegt der Anteil der frühzeitigen Sterblichkeit (Sedentary Death Syndrome) bei etwa 9 % der weltweiten Gesamtmortalität. Dies zeigt sich deutlich auch an der Zahl der Erkrankungslast, ausgedrückt in DALYs sowie der Mortalitätsstatistik von chronischen Erkrankungen in der WHO Europa Region.

Bemerkung
Unter DALY (= disability-adjusted life years) versteht man die Anzahl von verlorenen Lebensjahren, die nicht nur die Sterblichkeit, sondern zusätzlich auch krankheits- und behinderungsbedingte Einbußen eines beschwerdefreien Alltaglebens berücksichtigt.

Danach ergeben sich beispielsweise folgende DALYs aufgrund körperlicher Inaktivität (in Prozent aller DALYs): ischämische Herzerkrankungen (23 %), Hirngefäßerkrankungen und Schlaganfall (12 %), Brustkrebs (11 %), Dickdarmkrebs (16 %) und Diabetes mellitus Typ 2 (15 %).

Diese Zahlen zeigen, dass im europäischen Vergleich vor allem kardiovaskuläre Erkrankungen und deren Auswirkungen wie Herzinfarkt und Schlaganfall die Haupttodesursachen darstellen (nach Schätzung der WHO etwa die Hälfte aller Todesfälle). Es muss wohl nicht hervorgehoben werden, dass regelmäßige körperliche Aktivität und Training in der Prävention dieser kardiovaskulären Erkrankungen an erster Stelle steht und ein hohes Präventionspotenzial in sich birgt. Ischämische Erkrankungen sind für etwa ein Viertel aller Behinderungen verantwortlich, gefolgt von Hirngefäßerkrankungen, Dickdarmkrebs, Diabetes mellitus Typ 2. Dies sind erschreckende Zahlen, da gerade die DALYs eine besonders aussagekräftige, epidemiologische Größe sind, die über die Krankheitslast einer Bevölkerung und die damit verbundenen Kosten auf das Gesundheitssystem Auskunft geben und gleichzeitig auch die Einschränkung der Lebensqualität darstellen.

3.1.18 Sarkopenie und Dynapenie als Folge der körperlichen Inaktivität und Mediator des Diseasomes

Grundsätzlich ist erwiesen, dass Inaktivität vor allem über Jahre oder sogar über die gesamte Lebensspanne hinweg, in einer substanziellen Verringerung sowohl der Lebensqualität als auch der Gesamtanzahl der Lebensjahre, resultiert. Dazu trägt ein altersbedingter Verlust von Muskelmasse und -qualität, die sogenannte *Sarkopenie* entscheidend bei. Ein weiterer Begriff, der in diesem Kontext häufig erwähnt wird, ist die *Dynapenie,* welche eine Störung der Muskelinnervation und der neuronalen Muskelkontrolle beschreibt. Mehrere neuromuskuläre Faktoren tragen zu diesen Symptomen bei:

- die Reduktion des Querschnitts einzelner Muskelfaser
- die Verringerung der Anzahl der Muskelfasern
- die Veränderung der Muskelarchitektur
- der Verlust von motorischen Endplatten

Im Zusammenhang mit der muskulären Leistung ist es wichtig, welche Muskelfasertypen überwiegend vom altersbedingten Verlust der Muskelmasse betroffen sind. Verschiedenen Studien zufolge handelt es sich vor allem um Typ-II- (= schnell zuckende) Fasern, welche dem Schicksal der Alterung, verglichen zu den Typ-I-Fasern (= langsam zuckenden Fasern), vorrangig unterliegen. Dies lässt sich auf verschiedene Ursachen zurückführen, nämlich zum einen dem Absterben der Muskelzellkerne und zum anderen der fehlenden neuronalen Ansteuerung der Typ-II-Muskelfasern. Vor allem der numerische Verlust von Satellitenzellen hat aus mehreren Gründen einen negativen Effekt. Einerseits verschlechtert sich die Regenerationsfähigkeit der Muskulatur, andererseits ist das Potenzial zur Hypertrophie (Vergrößerung des Muskelquerschnitts), auch bei geeigneter Reizsetzung, eingeschränkt. In weiterer Folge degenerieren die denervierten Muskelfasern oder werden durch aussprossende Kollaterale kleiner Alpha-Motoneurone reinnerviert und damit zu Typ-I-Fasern (Zahner und Steiner 2010). Funktionell wirken sich diese Vorgänge negativ auf die Feinregulation der Kraft bei niedriger Intensität aus. Eine höhere Sturzquote könnte mit der Degeneration der Muskelfasern zusammenhängen. Gerade die Typ-II-Fasern, welche die Eigenschaft haben, eine hohe Kraft in kurzer Zeit aufzuwenden, sind durch die beschriebenen physiologischen Prozesse im Altersgang in geringerer Anzahl vorzufinden. Die zusätzliche Verschlechterung der posturalen Kontrolle (Haltungskontrolle) macht diese altersbedingten Erscheinungen zu einem richtigen Problem.

Gemessen bzw. diagnostiziert werden kann eine Sarkopenie mithilfe von verschiedenen mehr oder weniger aufwendigen Untersuchungen wie etwa Computertomografie, Magnetresonanz oder aber auch durch praktische Tests wie Handgriffkraft, Gehgeschwindigkeit und der Short Physical Performance Battery (SPPB) (Cruz-Jentoft et al. 2010). Da der SPPB wirklich einfach auch als Selbsttest geeignet ist, wird dieser folgend näher beschrieben:

Der SPPB besteht aus drei Tests (siehe Abb. 3.10): Tandemstand, Gehen über vier Meter und einem Aufstehtest. Bei jeder Aufgabe kann der Proband bis zu vier Punkte erreichen. Am Ende werden die Punkte addiert. Die maximal mögliche Gesamtpunktzahl beträgt zwölf, die minimale null Punkte. Für die Durchführung des SPPB benötigt man etwa fünf bis zehn Minuten Zeit, ein Maßband, eine Stoppuhr und einen Stuhl (Abb. 3.11).

Bei einem Endergebnis von 0 bis 3 Punkten sind ältere Menschen im Alltag, also unter anderem beim Gehen von einigen hundert Metern, beim Treppensteigen und der Selbstversorgung stark beeinträchtigt. Bei 4 bis 6 Punkten spricht man von einer moderaten Einschränkung, bei 7 bis 9 Punkten von einer leichten.

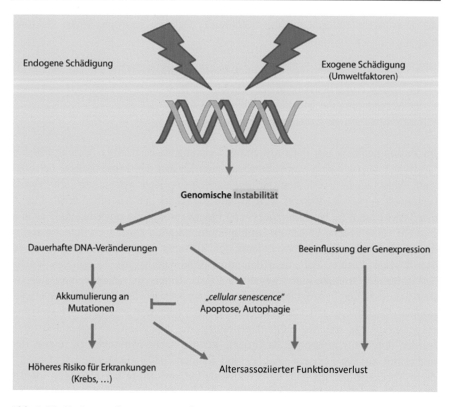

Abb. 3.10 Endogene bzw. exogene Schädigungen und ihr Weg zu altersassoziiertertem Funktionsverlust © 2018, Springer-Verlag Wien

Werden zwischen 10 und 12 Punkte erreicht, sind sie minimal bis gar nicht im Alltag beeinträchtigt (Büsching 2015).

Interessanterweise sind auch die Verschlechterung der Muskelqualität und der -kontrolle eng mit dem Immunsystem und dem eingeschränkten Muskelmetabolismus sowie dem chronisch katabolen (abbauenden) Zustand verbunden. Diese Faktoren hängen wiederum mit der Gebrechlichkeit im fortgeschrittenen Alter zusammen. Hauptverantwortlich ist auch hier das Akute-Phase-Protein TNF-α (Hanna 2015). Ein weiterer erschwerender Faktor, der zu dieser verschlechterten Muskelfunktion hinzukommen kann, ist Übergewicht bzw. sowohl massive inter- und intramuskuläre Fettablagerungen. Dies führt nämlich zu einer vermehrten Ausschüttung von Adipokinen (Proteine aus dem Fettgewebe), welche mehr oder weniger die Gegenspieler der Myokine (Proteine aus dem Muskelgewebe) sind und das Immunsystem zusätzlich stark negativ beeinflussen (Lutz und Quinn 2012). Myokine haben in Bezug auf Schutz vor altersbedingten Erkrankungen mehrere Aufgaben. Diese stehen einerseits im Zusammenhang mit dem chronisch erhöhten Entzündungslevel und sind andererseits auch für die Verbreitung der positiven Effekte der Bewegung verantwortlich (Brandt und Pederson 2010).

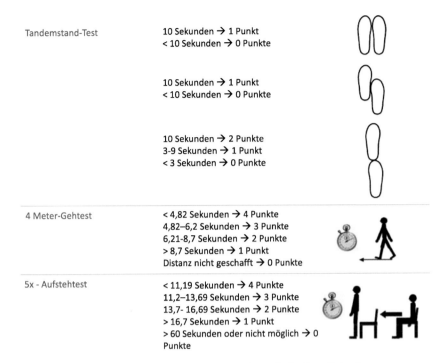

Tandemstand-Test	10 Sekunden → 1 Punkt < 10 Sekunden → 0 Punkte	
	10 Sekunden → 1 Punkt < 10 Sekunden → 0 Punkte	
	10 Sekunden → 2 Punkte 3-9 Sekunden → 1 Punkt < 3 Sekunden → 0 Punkte	
4 Meter-Gehtest	< 4,82 Sekunden → 4 Punkte 4,82–6,2 Sekunden → 3 Punkte 6,21-8,7 Sekunden → 2 Punkte > 8,7 Sekunden → 1 Punkt Distanz nicht geschafft → 0 Punkte	
5x - Aufstehtest	< 11,19 Sekunden → 4 Punkte 11,2–13,69 Sekunden → 3 Punkte 13,7- 16,69 Sekunden → 2 Punkte > 16,7 Sekunden → 1 Punkt > 60 Sekunden oder nicht möglich → 0 Punkte	

Abb. 3.11 Short Physical Performance Battery. (Bildcredit: Barbara Halper)

Tab. 3.4 Stufen der Sarkopenie. (Nach European Work Group on Sarcopenia, Cruz-Jentoft et al. 2010)

Ausprägung der Sarkopenie	Muskelmasse	Muskelkraft	Körperliche Leistungsfähigkeit
Keine Sarkopenie	Normal	Normal	Normal
Vorstufe der Sarkopenie	Gering	Normal	Normal
Sarkopenie	Gering	Geringe Kraft oder Leistungsfähigkeit	
Schwerwiegende Sarkopenie	Gering	Gering	Gering

Studien zeigen, dass regelmäßige körperliche Aktivität ein wichtiger präventiver Faktor für viele chronische Erkrankungen darstellt. Man hat sogar herausgefunden, dass altersbedingte Erkrankungen durch einen guten physischen Zustand nicht nur verzögert, sondern wahrscheinlich auch umgangen werden können. Dazu leistet eine gut entwickelte und erhaltene Muskulatur des älteren Menschen einen wesentlichen Beitrag.

Von Intensivstationen ist bekannt, dass Patienten mit einer gut entwickelten Muskulatur – auch aufgrund von deren Stoffwechsel- und Immunkompetenz – eine höhere Überlebenschance besitzen (Tab. 3.4; Abb. 3.12).

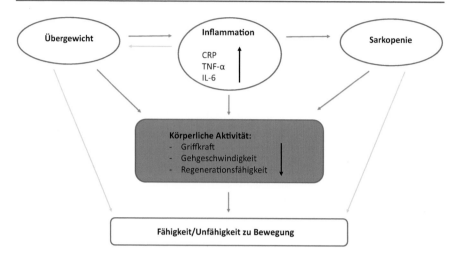

Abb. 3.12 Einflüsse und Wechselwirkung von Sarkopenie, Inflammation, Übergewicht, Leistungsfähigkeit auf Gebrechlichkeit. (Modifziert nach Florez und Troen 2008)

3.2 Altern und systembiologische Zusammenhänge – Wichtige (patho-)physiologische Achsen im Altersgang

Gerade im Altersgang spielen systembiologische Zusammenhänge eine wichtige Rolle. Nachfolgend werden einige der wichtigsten Wechselwirkungen dargestellt.

3.2.1 Die psychoneuroimmunologische Achse (PNIA)

Die Psychoneuroimmunologie beschäftigt sich interdisziplinär mit den Wechselwirkungen der Psyche, des Nervensystems und des Immunsystems. Wird auch das Hormonsystem miteinbezogen, spricht man von Psychoneuroendokrinologie. Vom amerikanischen Psychologen R. Ader wurde 1974 experimentell nachgewiesen, dass das Immunsystem mit dem zentralen Nervensystem zusammenarbeitet und wechselweise Interaktionen bestehen: Botenstoffe des Nervensystems wirken auf das Immunsystem und Botenstoffe des Immunsystems auf das Nervensystem. Schaltstellen dieser Regelkreise sind das Gehirn, nämlich der Hypothalamus, die Hypophyse, die Nebennieren und die Immunzellen. Beispielsweise können Neuropeptide an Immunzellen andocken und damit verschiedene Funktionen von Makrophagen beeinflussen.

Die PNIA ist maßgeblich für Erkrankungen des psychosomatischen Formenkreises verantwortlich; ein wesentlicher Aspekt ist die Fragestellung, warum
Stress Immunfaktoren negativ beeinflussen kann.

Es gibt verschiedene Thesen bzw. Nachweise, bezogen auf die Abhängigkeit
der Immunzellen von der Psyche. Chronischer Stress bewirkt z. B. ein Absinken
von Immunglobolin-A im Speichel, während hingegen immunsupressive Glukocorticoide vermehrt ausgeschüttet werden. Corticosteroide hemmen nämlich
die Zytokinproduktion und vermindern die Reaktivität von T- und B-Lymphozyten sowie die Aktivität deren natürlichen Killerzellen. Dadurch kann auch
die Infektionsgefahr ansteigen („Open-Window-Phänomen"). Ferner werden
Abhängigkeiten von Ärger, Depression und anderen emotionalen Veränderungen
auf β-Endorphinen und CD-8+-T-Suppressorzellen sowie CD-4+-T-Helferzellen
diskutiert.

Das Netzwerk komplexer immunoendokriner Kommunikationsvorgänge besitzt
folgende Systemeigenschaften (Besedovsky HO et al. 2007):

1. Das Immunsystem hat Merkmale eines Rezeptors eines spezifischen Sinnes-
   organs, welches das Zentralnervensystem über antigenbedingte Veränderungen
   seiner Funktionen informiert.
2. Die adäquate immunologische Reaktion auf Antigene wird durch immunoneu-
   roendokrine Regelkreise gesteuert.
3. Das Immunsystem produziert hormonähnliche Substanzen und beeinflusst auf diese Weise die Steuerung des neuroendokrinen und metabolischen
   Anpassungsprozesses während entzündlicher, infektiöser und neoplastischer
   Veränderungen im Organismus.

Die Abstimmung zwischen der psychoendokrinologischen Stressreaktion und
der Immunreaktion erfolgt vor allem durch das Corticotropin-Releasing-Hormon
(CRH), welches im Hypothalamus und in einigen anderen Hirnregionen produziert
wird und die Hypophyse zur Abgabe des adrenocorticotropen Hormons (ACTH) stimuliert. Dieses regt die Nebennierenrinde zur Produktion von Cortisol an, welches
nicht nur als „Stress-Regulator" viele Stoffwechselvorgänge beeinflusst, sondern
auch ein Immunregulator und Entzündungshemmer ist. Man spricht auch von der
HPA-Achse, welche vom Hypothalamus über die Hypophyse zur Nebenrinde führt.

In den primären und sekundären immunologischen Organen, wie Knochenmark, Lymphknoten, Milz und Thymus entwickeln sich die Immunzellen. Die
Funktion dieser Organe wird nicht nur durch Cortisol beeinflusst, sondern auch
durch Fasern des vegetativen Nervensystems. Auf diese Weise können zelluläre
immunologische Funktionen, wie Zellreifung, Zellaktivierung, Proliferation, Differenzierung, Migration, Rezeptorenexpression und Sezernierung von Zytokinen
durch Neurotransmitter beeinflusst werden.

Auch Neuropeptide und Neurotransmitter des Gehirns beeinflussen die Immunfunktion. Damit versucht das Nervensystem, einzelne Organe bzw. Organsysteme des Gesamtorganismus auf die Bewältigung von Noxen abzustimmen. Umgekehrt informiert das Immunsystem die anderen Systeme über jeweilige Aktivitäten und Beanspruchungen, um die Gesamthomoöstase des Organismus aufrechtzuerhalten, zumal Immunreaktionen hohe Anforderungen an den Metabolismus stellen. Beispielhaft können Immunzellen mithilfe von Zytokinen, mit denen sie sonst untereinander kommunizieren, über das Blut, den N. vagus und den Endkern des Tractus solitarius auch Nachrichten an das Gehirn weiterleiten. Ohne auf Einzelheiten einzugehen, kann festgehalten werden, dass Zytokine teilweise die Blut-Hirn-Schranke überwinden können bzw. diese bei Entzündungen und Erkrankungen durchlässiger wird. Experimentell ließ sich nachweisen, dass diese Interaktion (über Signalmoleküle) mit Nervenzellen des Kortex, Hippocampus und Hypothalamus mit dem limbischen System und anderen Teilen des Hirnstammes stattfinden.

Einfluss von Stress auf das Immunsystem
Laut Studien ist erwiesen, dass akuter Stress die Aktivität des unspezifischen angeborenen Immunsystems steigert. Es kann innerhalb weniger Minuten aktiviert werden und reagiert schneller als das adaptive Immunsystem. Obwohl die Auswirkungen verschiedener psychischer Störungen vielfältig und vonseiten der Forschungsergebnisse uneinheitlich sind, weisen verschiedene Daten darauf hin, dass beispielsweise bei Depressionen die Aktivität der NK-Zellen verringert wird, ein Prozess, der nach der Einnahme von Antidepressiva rückgängig gemacht werden kann. Bei Patienten mit Angststörungen wiederum wurde eine Verringerung der Lymphozytenproduktion beobachtet.

Verschiedene Untersuchungen weisen darauf hin, dass akuter Stress eher stimulierend auf die Immunfunktion wirkt, während chronischer Stress eher mit Immunsupression sowohl beim angeborenen wie auch beim adaptiven Immunsystem assoziiert ist.

Auf Hans Selye (Selye H 1956) zurückgehend gibt es viele Arbeiten, welche zwischen „gutem" und „schlechtem" Stress unterscheiden. Moderne Stressforscher weisen diese These eher zurück und sprechen davon, dass dann Stressprogramme abgerufen werden, wenn wir keine Kontrolle über eine bestimmte Situation, also Möglichkeit, zu reagieren und die Stressoren zu beseitigen, haben. Dies deshalb, weil Kontrollverlust und der Verlust von Einflussmöglichkeiten immer einen Notfall darstellt, bei dem das Gefühl oder die Evidenz entstehen kann, dass man die Kontrolle verliert. Damit schaltet sich als Folge ein „Überlebensprogramm" ein, wodurch Stresshormone, insbesondere Cortisol, in großen Mengen freigesetzt wird und zu einer Vielzahl von physiologischen Veränderungen führen: Die Magen-Darm-Tätigkeit, die Sexualität wird heruntergeruliert, der Herzrhythmus verändert sich und eben auch das Immunsystem wird unterdrückt und alle nicht notwendigen Energieverbrauchssysteme werden minimiert, damit der betroffene Mensch schnell Energie für eine Sofortreaktion zur Verfügung hat. Hier kommt wieder das sogenannte Diseasome ins Spiel, nämlich nicht nur unbedingt die Achse der chronisch-persistierenden Inflammation, sondern das Faktum, dass über längere Zeit anhaltende und schädliche Signalketten je nach genetischer Prädisposition wirksam werden. Daher erleidet ein Teil der chronisch stressgeschädigten Menschen vermehrt Herzinfarkte und Schlaganfälle, andere entwickeln eine Reizdarm-symptomatik, andere bekommen schwere Herzrhythmusstörungen und wieder andere verlieren ihre Potenz und Fruchtbarkeit. Der Psychologe Markus Täuber sieht hinter der Emotion, die am direktesten mit dem Überleben in Zusammenhang steht, die Angst, die konkret zum Vermeidungsverhalten führt. Er meint, dass Stress meistens ein Platzhalter für Angst sei, da wir nicht versagen wollen, ein Aufgabenpaket unbedingt erledigen müssen, da wir sonst den Job verlieren, immer mehr zusätzliche Arbeiten annehmen müssen, um gewisse sogenannte notwendige Lebensmaßnahmen leisten zu können.

Gegenmaßnahmen
Optimismus verstärkt die Funktionen des Immunsystems und mindert negative Auswirkungen von Ängsten; NK-Zellen können eine höhere Toxizität und eine höhere Aktivität aufweisen. Selbstwert und Selbstwirksamkeit spielen ebenfalls eine Rolle in der Aktivierung des Immunsystems, genauso wie soziale Unterstützung, soziale Bindungen, Anerkennung, Zugehörigkeit und Sicherheit.

3.2.2 Die colohepatozerebrale Achse

Das intestinale Mikrobiom
Das Mikrobiom des Menschen (Gesamtheit aller Mikroorganismen in der Mundhöhle, in der Nase, im Darm, an der Haut, in den Lungen und in der Vagina) hat aufgrund einer Vielzahl von Interaktionen mit fast allen Organen und Organsystemen des Menschen sowie der vegetativen und immunologischen Beeinflussung eine wesentliche Kompetenz zur Erhaltung der Gesundheit und Leistungsfähigkeit. Neben genetischen Faktoren stellen Umgebung, Ess- und Trinkverhalten, Stressbelastungen sowie körperliche Aktivität wesentliche Modulatoren und Einflussgrößen dar.

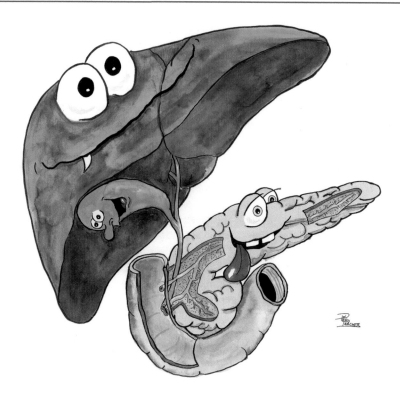

Faktoren, die das Mikrobiom beeinflussen

- Alter
- Genetik
- Lebensstil während der Schwangerschaft
- Geburtsvorgang (natürlich oder Kaiserschnitt)
- Psychosozialer Stress
- Ausgewogene Ernährung, qualitativ hochwertig mit fermentierten Produkten
- Ausgewogene und regelmäßige körperliche Aktivität
- Medikamente (Antibiotika)
- Umweltfaktoren (Schadstoffe, Allergene etc.)

Im Alter, besonders im fortgeschrittenen Alter kommt es zur Immunseneszenz, also zu einer stetigen Verschlechterung der erworbenen und angeborenen Immunantworten mit einer verminderten Reaktivität auf verschiedene pathogene Noxen. Umso mehr ist es notwendig, dass ältere Menschen, insbesondere durch eine ausgewogene, eher basisch zusammengesetzte Ernährung, ausreichende

Flüssigkeitszufuhr und regelmäßige körperliche Aktivität, Training und Sport sowie durch eine adäquate Haut- und Schleimhäutepflege, versuchen, die Immunkompetenz und die Stoffwechselkompetenz des Mikrobioms auf hohem funktionellen Niveau zu halten, um die Folgen einer Immunseneszenz möglichst hintanzuhalten.

Als intestinales Mikrobiom kann die Gesamtheit aller Mikroorganismen im Darm bezeichnet werden, wozu Bakterien, Pilze, Viren sowie Parasiten zählen. Während der menschliche Körper aus ca. 10 Billionen (10^{13}) Zellen besteht, ist die Zahl der auf der Haut, den Schleimhäuten und im Darm lebenden Mikroorganismen 10-fach höher (10^{14}). Mikrobiom-Forscher (Milczynski Ch 2017) schätzen, dass die Anzahl der Gene des Mikrobioms etwa das 30-Fache des menschlichen Genoms ausmacht. Daraus resultiert eine enorme Stoffwechselleistung der bakteriellen Masse im Darm, welche auf ein Gewicht von bis zu 1,5 kg angenommen wird. Daher sprechen viele Experten vom Mikrobiom auch als „eigenständiges Organ".

Ein wesentlicher Faktor zum Funktionieren des intestinalem Mikrobioms ist die sogenannte „bakterielle Diversität", welche die Stabilität der Stoffwechselfunktionen des Mikrobioms garantiert. Je mehr unterschiedliche Spezies von Bakterien vorliegen, desto besser wird auch die Funktion und Stabilität dieses Biotops sein. Darüber hinaus wurde auch eine sehr hohe interindividuelle Variabilität des Mikrobioms gefunden, welche durch Lebensstil und Ernährungsgewohnheiten massiv beeinflusst wird. Bei zivilisationsunbeeinflussten indigenen Stämmen resultiert daraus eine doppelt so hohe Diversität des Mikrobioms als in den hochzivilisierten Ländern Europas bzw. der USA.

Bisherige Untersuchungen weisen darauf hin, dass eine durch exogene oder endogene Einflüsse gestörte bzw. verminderte Diversität über längere Zeit mit verschiedenen Erkrankungen assoziiert sind, welche auch als „mikrobiom-assoziierte Erkrankungsrisiken" definiert werden. Stress kann viszerale Empfindlichkeiten beeinflussen: Es konnte z. B. nachgewiesen werden, dass bis zu 60 % der Patienten mit einer Reflux-Symptomatik unter Stressbedingungen bestimmte Beschwerden verstärkt wahrgenommen haben.

Bekannt ist überdies, dass eine verminderte Diversität vor allem bei Säuglingen und älteren Menschen zu einem höheren Infektionsrisiko, z. B. mit Toxin bildenden Klaustridien führen kann, welche – wie auch beim Einsatz von Antibiotika – durch ihre Toxinwirkung zu starken Durchfällen führen können.

Neue Studien scheinen nachzuweisen, dass die Diversität und Zusammensetzung des Darmmikrobioms in den ersten Lebensmonaten des Kleinkindes auch für die Hirnentwicklung und Hirnreifung sowie für die Funktion der Hirn-Darm-Achse entscheidend sein kann. So können Dysbiosen, verminderte Diversität und Bakteriendichte mit psychischen Erkrankungen, Angststörungen und Depressionen in Verbindung gebracht werden, ebenso wie mit dem Reizdarmsyndrom.

Mikrobiom-assoziierte Erkrankungsrisiken
- Gestörte Peristaltik (Diarrhö bzw. Obstipation)
- Reizdarmsyndrom
- Adipositas
- Diabetes mellitus Typ 2
- Fettstoffwechselstörungen
- Darmkrebs
- Darmerkrankungen: Colitis ulcerosa bzw. Morbus Crohn
- Autoimmunerkrankungen
- Allergien
- Rheumatoide Arthritis
- Kardiovaskuläre Erkrankungen
- Neuropsychiatrische Erkrankungen
  (modifiziert nach Milczynski Ch 2017)

Die metabolischen Leistungen des Mikrobioms sind beeindruckend und vielfältig: Es baut für den Menschen nicht verdauliche Ballaststoffe ab, synthetisiert essenzielle Aminosäuren und Vitamine und verstoffwechselt Xenobiotika. Durch die aus dem Mikrobiom entstandenen Stoffwechselprodukte werden große Teile des Metabolismus, des endokrinen Systems und auch des Nervensystems beeinflusst. Dabei ist zu betonen, dass unterschiedliche Wirkungen durch die individuelle Zusammensetzung der Mikrobiota resultieren können, die vom Lebensstil, der Ernährung, allfälliger Medikamente, sozialer Kontakte, aber auch genetischer Faktoren abhängen. Darüber hinaus können verschiedene Bakterien, wie z. B. Laktobazillen über spezielle Stoffwechselwege Substanzen bereits im Darm entgiften, wodurch diese Stoffe nicht in die Leber gelangen und deren Stoffwechselleistung in Anspruch nehmen. Im Tierversuch haben Laktobazillen, z. B. heterozyklische, aromatische Amine binden können, welche z. B. die DNA von Darm- und Leberzellen schädigen können. Milchsäurebakterien können auch die Leber belastendes Ammoniak direkt im Darm verstoffwechseln und ebenfalls die Leber entlasten.

Aufgaben und Wirkungen des Mikrobioms im Darm
- Metabolisierung von Nahrungsbestandteilen
- Bildung von Vitaminen und Fettsäuren
- Abbau von Ballaststoffen zu kurzkettigen Fettsäuren
- Aufrechterhaltung der Homöostase des Darms
- Gewährleistung einer intakten Schleimhautbarriere
- Verhinderung des Eindringens pathogener Keime
- Gewährleistung eines gesunden intestinalen Immunsystems in den Payer'schen Plaque, den Lymphollikeln, Immunzellen der Mukosa (auch als „Darm-assoziiertes lymphoides Gewebe", GALT bezeichnet)

- Sekretion antimikrobieller Substanzen
- Antikanzerogene Wirkung
modifiziert nach Hees B (2017)

Es gibt aber auch negativ wirkende Bakterien, wie z. B. Klebsiella, dessen innerer Bestandteil, das Lipid-A, als Endotoxin wirken kann, wenn es aus der äußeren Zellmembran freigesetzt wird. Dieses Endotoxin kann Entzündungsmediatoren freisetzen und das unspezifische Immunsystem aktivieren, wenn es ins Blut gelangt. Daraus können chronisch-inflammatorische Prozesse im viszeralen Bauchfett entstehen, welche wiederum einen Einfluss auf die Fettoxidation haben. Es ist bemerkenswert, dass eine chronische Inflammation auch den Leberstoffwechsel insofern verändert, als dass in diesem Organ eine verstärkte Liponeogenese und Fetteinlagerung in die Hepatozyten zu beobachten ist. Durch die entsprechenden Untersuchungen wird dieses Phänomen auch als „metabolische Endotoxinämie" bezeichnet, welche möglicherweise für Insulinresistenz, Adipositas, Arteriosklerose oder Parkinson, aber auch für die Fettleber verantwortlich sein kann (Chang SC und Yang WV 2016; Cani PD und Delzenne NM 2011; Amar J et al. 2008). In diesem Zusammenhang ist auch erwähnenswert, dass jene Risikofaktoren, welche das metabolische Syndrom kennzeichnen, nämlich Adipositas, Bluthochdruck, ein gestörter Fett- und Cholesterinhaushalt sowie ein erhöhter Blutzuckerspiegel, diese chronische Inflammation massiv verstärken, was zu einer nichtalkoholischen Fettleber (NAFLD) führen kann. Statistiken zeigen, dass in den hochentwickelten Ländern jede vierte bis fünfte Person davon betroffen ist, wofür über eine kalorische und ballaststoffarme Ernährung, ein einseitiges, wenig diverses Darmmikrobiom sowie langdauernder Bewegungsmangel ursächlich sein können (Hecht K 2018; Romero-Gómez CD et al. 2015).

So sei schließlich darauf hingewiesen, dass eine langjährige Dysbiose zusammen mit lang dauernder körperlicher Inaktivität nicht nur zum Eiweißkatabolismus in der Muskulatur (Myostatin-Aktivin-Signalketten, mTOR-Signalketten, Foxo-Signalkette) führen kann, sondern auch die Entstehung degenerativer sklerotischer Gefäßerkrankungen bis hin zum Herzinfarkt begünstigen kann.

Körperliche Inaktivität und Dysbiosen im Darm sind dabei offensichtlich synergistisch wirkende Risikofaktoren. Wie schon dargestellt, hat regelmäßige körperliche Aktivität positive Effekte, einerseits auf das angeborene Immunsystem, insbesondere die „Natural Killer Cells (NK)", die neutrophilen Leukozyten und Monozyten, bei denen sowohl die Zahl wie auch die zytotoxische Aktivität erhöht wird (Pedersen BK 2017). Andererseits erfolgt die Beeinflussung des adaptiven Immunsystems über die T-Zellen dahingehend, dass die Zahl von TH2-Zellen gegenüber den TH1-Zellen zunimmt; dies bedeutet eine höhere Produktion von anti-inflammatorischen Interleukinen und Zytokinen und damit Vorteile im Hinblick auf die anti-inflammatorischen Regulationsmechanismen: Im Gegensatz dazu, also bei einer permanent erhöhten Inflammation (z. B. Übergewicht und körperliche Inaktivität), werden degenerative Stoffwechselerkrankungen und auch arteriosklerotische Veränderungen begünstigt, welche für die Pathogenese der Herz-Kreislauf-Erkrankungen verantwortlich sind, die in der Rangliste der Morbiditäts- und Mortalitätsstatistiken immer noch an vorderster Stelle stehen.

Im Sinne der Interaktion mit dem Darmmikrobion ist ferner interessant, dass in einer Studie von M. D. Fernandez gezeigt werden konnte, dass vermutlich auch die Progression von kardiovaskulären Erkrankungen durch das Darmmikrobiom beeinflusst wird. In der „Bogalusa Heart Study" (Kelly TN et al. 2016) konnte nachgewiesen werden, dass Risikopatienten für kardiovaskuläre Erkrankungen eine geringere mikrobielle Diversität aufwiesen, wodurch als mögliche pathogenetische Mechanismen die Produktion jener bakteriellen Metaboliten gefördert wird, welche pro-inflammatorische Veränderungen nach sich ziehen. Daher sind Veränderungen des Mikrobioms im Sinne einer größeren Diversität von hoher Bedeutung, zumal in einer Studie von Clark (Clark und Mach 2017) nachgewiesen werden konnte, dass Leistungssportler nicht nur eine deutlich erhöhte Diversität des Mikrobioms und der Bakterienvielfalt, sondern dadurch auch einen niedrigeren inflammatorischen Status aufwiesen (Abb. 3.13).

Der „Leaky Gut"

Informationen werden zwischen Darm und Gehirn in beiden Richtungen ausgetauscht, und zwar über sensible Neuronen zum Gehirn wie auch durch autonome Neurone vom zentralen (ZNS) zum enteralen Nervensystem (ENS). Darmhormone und Zytokine und Immunmediatoren sind wichtige Informationsträger sowie auch mikrobielle Metaboliten, also Stoffe, welche durch die Funktion des Darmmikrobioms entstehen und über das Blut in das Gehirn gelangen können (Abb. 3.14).

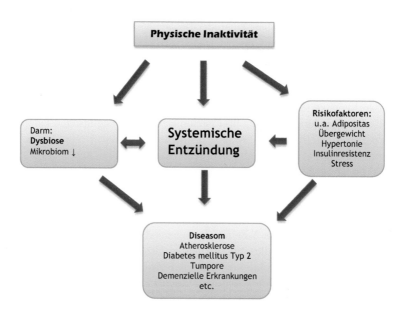

Abb. 3.13 Interaktion des Darmmikrobioms mit dem Diseasom der körperlichen Inaktivität

Potentielle, pathologische Interaktionen des Darmmikrobioms mit Organfunktionen:

Immunsystem:	Nervensystem:
Chronisch entzündliche Darmerkrankungen	Depression
Reizdarmsyndrom	Angsterkrankungen
Erkrankungen des Rheumatischen	Ess-Störungen
Formenkreises	Viszerale Schmerzen
Allergien	Dementielle Erkrankungen
Asthma	Autismus
Fibromyalgie	Dysstress
M. Hashimoto	Restless Leg Syndrom
Chronisches Erschöpfungssyndrom (CFS)	Multiple Sklerose
Zöliakie	
Stoffwechselorgane:	**Bewegungsapparat:**
Adipositas	Erkrankungen des Rheumatischen
Diabetes Mellitus Typ II	Formenkreises
Metabolisches Syndrom	Fibromyalgie
Kolorektale Tumore	Osteoporose
Kardiovaskuläre Erkrankungen	
Modifiziert nach Schütz B. 2017	

Abb. 3.14   B. Schütz (OM & Ernährung. SH 4. 2017, S. 37)

Der genaue Zusammenhang ist noch nicht bekannt, jedenfalls gibt es das Phänomen, dass bei neurologischen und psychiatrischen Erkrankungen das Darmmikrobiom krankhaft verändert ist und offensichtlich ein Zusammenhang mit
pathologischem Geschehen im Gehirn besteht. Die Ursache dafür könnte in
der nicht intakten Darmschleimhautbarriere liegen, wenn durch die gesteigerte
Permeabilität verschiedene pathogene, immunogene und antigene Stoffe aus dem
Darm in die Darmwand gelangen und dort über das Immunsystem Zytokine ausschütten, welche über sensible Nerven direkt zum Gehirn gelangen können, wo
sowohl die Schmerzempfindlichkeit wie auch die Schmerzverarbeitung beeinflusst werden kann. Dabei dürfte auch die Bewertung durch emotionale Begleiterscheinungen wie Ängstlichkeit mit eine Rolle spielen. Eine Studie hat zeigen
können, dass bei Migränepatienten durch längerfristige Probiotikaeinnahme die
Zahl der Anfälle reduziert und unter Umständen auch die Intensität der Migräne-
attacken abgeschwächt werden kann. Obwohl der Nachweis einer Kausalkette
nach derzeitigen Erkenntnissen schwierig zu führen ist, kann zumindest ein
Zusammenhang zwischen diesen Attacken und dem Darmmikrobiom nicht ganz
ausgeschlossen werden.

Die Barrierefunktion der Darmschleimhaut, realisiert durch ein Zusammen-
wirken von GALT- und Darmmikrobiom, ist ein wesentlicher Aspekt einer
geordneten Immunabwehr, um das Eindringen von unerwünschten Stoffen, wie
z. B. den Endotoxinen, in die Blutbahn zu verhindern. Die Darmschleimhaut soll
für Nährstoffe, nicht aber für Bakterien, größere Nahrungsbestandteile und Toxine
durchlässig sein. Um dies zu gewährleisten, gibt es einerseits verschiedene Trans-

portmechanismen durch die Epithelzellen hindurch, zum anderen die sogenannten „Tight Junctions", welche Zwischenräume zwischen den Epithelzellen abdecken. Dabei handelt es sich um Membranproteine, welche das Darmlumen von dem Körperinneren trennen. Mehr als 50 Proteine regulieren die Tight Junctions im Bereich des Darmepithels und damit dessen Permeabilität (der Tight-Junctions-Komplex besteht aus 4 Transmembranproteinen: Occludin, Claudin, Junctional-Adhesion-Molekül und Tricellulin, welche mit Zonula-Proteinen interagieren). Diese Tight Junctions können sich öffnen und verschiedene größere Moleküle wie z. B. Immunglobuline durchlassen. Bei einer pathologisch veränderten Darmschleimhaut bleiben diese Tight Junctions zu lange offen, wodurch unvollständig gespaltene Nahrungsbestandteile, Schadstoffe, Mikroben und ihre Bruchstücke, wie z. B. Endotoxine, ungehindert in die Lamina propria, in das Körperinnere und damit in den Blutkreislauf gelangen können. Man spricht in diesem Falle auch von „Leaky Gut Syndrome". Dies kann zu einer Entzündung führen bzw. bestehende Entzündungen stärken und langfristig zu einer chronisch-entzündlichen Darmerkrankung (CED) mit akuten Schüben führen. Bezogen auf das richtige Funktionieren dieser Tight Junctions kommt dem Mikrobiom ebenfalls eine große Bedeutung zu, da bestimmte Bakterien, wie z. B. Laktobazillen und Bifidusbakterien das Darmepithel wie mit einer Art Schutzschicht überziehen und durch ihr Stoffwechselendprodukt milchsäurepathogene Bakterien verdrängen können und damit positiv auf eine optimale Funktion der Tight Junctions wirken. Im Gegensatz dazu können pathogene Bakterien die Darmepithelintegrität vermindern, wodurch verschiedene Epithelzellen vermehrt ein Regulatorprotein, nämlich das Zonulin, ausschütten, welches imstande ist, die Tight Junctions zu öffnen. Dies ist auch insofern interessant, da die Bestimmung der Zonulin-Werte in der Diagnostik des Leaky-Gut-Syndroms herangezogen werden und somit Auskunft geben können, ob eine entzündete Darmwand in ihrer Barrierefunktion eingeschränkt ist (Lamprecht M et al. 2015).

Erkrankungsrisiken bei gestörter Darmwandpermeabilität

- Chronisch-entzündliche Darmerkrankungen, z. B. Colitis ulcerosa – verschlechtertes Resorptionsverhalten, z. B. von Vitaminen, Mineralien
- Reizdarm – kann zur systemischen Inflammation beitragen
- Nichtalkoholische Fettleber durch erhöhte Belastung mit Toxinen, Antigenen und Bakterien
- Autoimmunreaktionen, u. a. rheumatische Arthritis, Insulinresistenz, Neurodermitis
- Nahrungsmittelintoleranzen – Unverträglichkeitssyndrome
- Infektanfälligkeit
- Depressionen (Darm-Hirn-Achse: bidirektional)
  - Biologisch aktive Substanzen, z. B. Endotoxine könen Blut-Hirn-Schranke überwinden – mitpathogenetisch für Depressionen

- Hirn-Darm-Achse + PNIA   (= psychoneuroimmunologische   Achse):
  psychische Belastungen beeinflussen Darmfunktion
- Chronic-Fatigue-Syndrom: psychophysische Erschöpfung, Schlafstörungen

Zusammengefasst kann festgehalten werden, dass eine basische, ballaststoffreiche Ernährung die mikrobielle Aktivität des Darms qualitativ wie quantitativ positiv beeinflusst, wodurch eine ausreichende Versorgung mit Metaboliten von pflanzlichen Sekundärstoffen, kürzere Passagezeiten sowie Resistenzen gegen Krankheitserreger gegeben sind.

Früchte, Gemüse, Tee, Buttermilch und Joghurt sowie alle fermentierten Produkte, wie z. B. Sauerkraut, wirken sich positiv auf die Diversität der Darmflora aus. Der Grund dafür könnte in den sekundären Pflanzenstoffen liegen, welche in Gemüse, Obst, Kaffee, Tee, Wein und Bitterschokolade enthalten sind und das Wachstum nützlicher Bakterien fördern bzw. jenes von krankmachenden Keimen hemmen. Als Beispiel seien die Polyphenole in Zitrusfrüchten genannt, welche das Wachstum des potenziell schädlichen Magenkeims Helicobacter pylori bremsen können, sowie Polyphenole in Kakao und Kaffee, welche den Anteil an positiv wirkenden Bifidusbakterien erhöhen. Studien haben gezeigt, dass daher eine ausgewogene Zusammensetzung des Mikrobioms ein wichtiger Faktor bei der Prävention von Adipositas, Diabetes, Asthma bronchiale oder chronischen Darmerkrankungen sein kann und auch einer Verschlechterung rheumatischer Gelenkbeschwerden entgegenwirkt. Interessant ist es, dass sich eine Änderung der Ernährung innerhalb von wenigen Tagen auf die mikrobielle Zusammensetzung auswirkt: weniger Fett und Fleisch, viel Obst und Gemüse, Fisch und fermentierte Produkte wie Joghurt fördern diese Umstellung.

Im Gegensatz dazu bewirkt eine fett- und kohlenhydratreiche Ernährung keine ausreichende Versorgung des intestinalen Mikrobioms, wodurch einerseits Toxine produziert werden können, andererseits durch eine geringere bakterielle Aktivität eine eingeschränkte Metabolitenversorgung, eine schwächere Barrierefunktion gegen Krankheitserreger und eine längere Passagezeit im Darm resultieren.

Bei hochintensiver und lang andauernder Belastung kommt es auf Kosten der intestinalen Durchblutung zu einer Verschiebung des Blutvolumens hin zur arbeitenden Muskulatur und deren versorgenden Organe. Durch diesen Mechanismus sowie durch eine erhöhte Körpertemperatur kann die intestinale Barriere im Sinne einer Permeabilitätsverschlechterung ("Leaky Gut of Athletes") beeinflusst werden. Darüber hinaus kann die relative Ischämie die Produktion von reaktiven Sauerstoff-Spezies (ROS) anregen, welche ihrerseits ebenfalls die Tight Junctions negativ beeinflusst und eine Hyperpermeabilität der Darmschleimhaut bewirkt.

Diese Fakten weisen auf die Notwendigkeit einer adäquaten Ernährung – wie beschrieben – und auf regelmäßige nicht zu hochintensive körperliche Betätigung besonders im höheren Alter hin!

3.2.3 Die Darm-Gehirn-Achse

Neurogastroenterologen haben nachgewiesen, dass den Verdauungstrakt etwa 400–600 Mio. Nervenzellen (ähnlich viele Neuronen wie im Rückenmark) durchziehen, welche sämtliche Botenstoffe, welche auch aus dem Gehirn sezerniert werden, freisetzen können. Man kann dieses Nervengewebe, welches auch als „Bauchhirn" bezeichnet wird, in zwei Netzwerke unterteilen: Das äußere Nervennetz, welches über „Schrittmacherzellen" die Muskulatur des Darmsystems für den Nahrungstransport steuert. Das innere Neuronengeflecht wirkt auf die Darmschleimhaut und steuert die Ausschüttung von Verdauungssäften, Hormonen, Enzymen und anderen Stoffen, die für die Aufbereitung und Aufnahme der Nahrungsbestandteile wesentlich sind. Beide Systeme arbeiten größtenteils selbstständig und können miteinander kommunizieren. Bestimmte Nervenzellen dieser Neuronengeflechte produzieren weiterhin diverse Zytokine und Botenstoffe, welche das Immunsystem, von dem sich etwa vier Fünftel der Zellen im Darm befinden, beeinflussen können. Unser Gehirn und das sogenannte Bauchhirn stehen in engem Kontakt: Beim Erblicken oder Riechen von schmackhaften Speisen werden Reize von den Sinnesorganen über das Gehirn an das Nervengeflecht im Bauch weitergeleitet, um die entsprechenden Verdauungsvorgänge einzuleiten. Umgekehrt kann durch übermäßige Dehnung oder Druck bzw. durch chemische Signale das Sättigungszentrum im Gehirn beeinflusst werden. Neben diesen einfachen und zum Teil auch automatisiert ablaufenden Interaktionen gibt es auch ein komplexes Regelwerk in der Kommunikation zwischen Gehirn und Bauchhirn, welches zusätzlich auch durch andere Faktoren wie körperliche Aktivität und Stress beeinflusst wird.

Nicht unterschätzt werden darf die Wirkung von Stress auf Motilität, Sekretion und Immunfunktion des Darms. Eine Schlüsselsubstanz in dieser Gehirn-Darm-Achse ist der Corticotropin-Releasing-Faktor (CRF), welcher einerseits Symptome des Reizdarmsyndroms auslösen kann, da endokrine und immunologische Stressmediatoren die intestinale Permeabilität steigern und somit diversen Antigenen und Mikroben ein leichteres Eindringen in die Darmwand ermöglichen, andererseits die Produktion von pro-inflammatorischen Zytokinen stimulieren können. Dadurch verändert sich das intestinale Mikrobiom, woraus eine Dysbalance im Sinne einer Dysbiose resultieren kann. Wie schon erwähnt, können in umgekehrter Richtung „Störungen des intestinalen Mikrobioms zu Veränderungen der psychischen Entwicklung und der Entstehung von Angststörungen bzw. Depressionen führen. Dies kann nicht genug betont werden, da aus Tierversuchen bekannt ist, dass bei Stuhltransplantationen bei Mäusen mit der Transplantation der Darmkeime auch psychische Faktoren, wie z. B. ängstliches Verhalten bzw. Essverhalten „mittransplantiert" werden können" (Moser G. 2018).

Mehrere Mechanismen sind für die gesundheitsfördernde Wirkung körperlicher Aktivität maßgeblich: Die Verbesserung der anti-inflammatorischen Mechanismen, die Aktivation der hypothalamischen-hypophysären-Nebennierenrindenachse (HPA) sowie die Produktion und Freisetzung von Zytokinen, welche aus dem Muskel kommend auch Myokine genannt werden (endokrine Organfunktion des Muskels; siehe auch „gesundheitsförderndes Hausmittel" im Abschn. 3.1.14).

Dazu zählen IL-6, IL-8, IL-15; ferner wird die PPARγ-Koaktivator-1 (PGC-1α) aktiviert, welche ihrerseits die mitochondriale Biosynthese und Fettverbrennung verbessert. Die Muskelkontraktion aktiviert auch die Forkhead-box-class-O-family-Mitglieder FoxO1 und FoxO3, welche den Energiehaushalt sowie den Proteinstoffwechsel beeinflussen.

Weiterhin deuten Ergebnisse mehrerer Studien daraufhin, dass zwei Stoffwechselsignalketten in der Interaktion zwischen Mikrobiom und Muskel eine Rolle spielen. Einerseits über die 5'-Adenosin-monophosphat-aktivierte Proteinkinase (p-AMPK), andererseits über die Expression des sogenannten „Fasting-induced adipose factor" (FIAF) aus dem Darmbereich, welcher die Aktivität der Lipoprotein-Lipase „Peroxisomal Proliferator" beeinflusst, welche die Fettoxidation im Muskel reguliert (Cerda B et al. 2016).

Darüber hinaus ist eine weitere Wirkung des Mikrobioms als „endokrines Organ" durch die Sekretion von Serotonin, Dopamin und anderen Neurotransmittern gegeben.

Auf den durch körperliche Aktivität hervorgerufenen „Stress" reagiert der Organismus mit einer Aktivierung der sympathoadrenomedullaren (SAM) und der hypothalamischen-hypophysären-adrenergen (HPA-) Achse. Dadurch werden Katecholamine, und zwar Norepinephrin und Epinephrin, sowie Glucocorticoide in die Zirkulation abgegeben (Clark und Mach 2017). Darüber hinaus wird das autonome Nervensystem aktiviert, welches durch seine beiden Gegenspieler, den Sympathikus sowie den Parasympathikus, die neuronale Freisetzung von Norepinephrin und anderen Neurotransmittern auch in peripheren Geweben, wie z. B. dem Gastrointestinaltrakt oder im kardiovaskulären System hervorruft. Man kann daher auch von einer bidirektionalen Kommunikation zwischen dem autonomen Nervensystem und dem nervösen System im Gastrointestinaltrakt sprechen, der sogenannten Darm-Hirn-Achse, welche hauptsächlich über den Vagus reguliert wird und damit unter anderem auch die Darmmotilität beeinflusst. Ein weiterer Kommunikationsweg in der Darm-Hirn-Achse sind diverse Darmhormone, wie z. B. die γ-Aminobuttersäure (GABA), das Neuropeptid Y, Dopamin und diverse Darmmikrobiommoleküle, wie z. B. kurzkettige Fettsäuren (SCFA) und Tryptophan.

Bedeutung von kurzkettigen Fettsäuren (SCFA) im Darm (nach Schütz 2017)

- Milieustabilisierung (pH-Wert)
- Energieversorgung des Kolonepithels
- Förderung der Mucinbildung
- Förderung der Mukosadurchblutung
- Entzündungshemmung
- Reduzierung der Zellproliferation
- Förderung der Apoptose
- Genregulation (Inhibition der Deacetylase)
- Stärkung der Schleimhautbarriere (Reduktion der Claudin-2-Expression)
- Förderung regulatorischer T-Zellen.

Es besteht Evidenz darüber, dass das Mikrobiom auch als Antwort auf körperliche Aktivität bzw. emotionalen Stress erregende und hemmend wirkende Neurotransmitter wie Serotonin, GABA und Dopamin in die Blutbahn und Lymphe abgeben und modulieren kann.

Dies trifft ebenfalls auf kurzkettige Fettsäuren wie Butyrat, Propionat oder Acetat zu, die aus der bakteriellen Verdauung von nicht resorbierbaren pflanzlichen Kohlenhydraten stammen. Da diese Fettsäuren die Blut-Hirn-Schranke überwinden können, dienen sie im zentralen Nervensystem einerseits als Energiesubstrat für Neuronen, andererseits können sie die Neurotransmittersynthese beeinflussen, insbesondere Dopamin, Serotonin und das Neuropeptin YY (Gut-Brain-Achsis), und damit auch Einflüsse auf das zentrale Nervensystem und die Psyche ausüben. Darüber hinaus kontrollieren sie den oxidativen Stress und wirken anti-inflammatorisch, vermögen diverse Medikamente und Karzinogene zu neutralisieren, die Darmperistaltik zu steuern sowie das Immunsystem zu aktivieren, um Pathogene abwehren zu können (Clark und Mach 2017, Cerda B et al. 2016). Hinzuzufügen ist, dass die stressinduzierte Ausschüttung von GABA den Blutdruck und die Herzfrequenz reguliert und darüber hinaus verschiedene gastrointestinale Funktionen wie Darmmotilität, Magenentleerung, Relaxation der ösophagialen Muskulatur wie auch aufgrund der bidirektionalen Wirkung Ängstlichkeit, Depression und Schmerzempfinden beeinflussen kann. Schließlich kann auch Dopamin als Precursor von Norepinephrin und Epinephrin vom Gastrointestinaltrakt synthetisiert werden, wobei diverse Dopaminrezeptoren im Gastrointestinaltrakt ebenfalls eine Rolle in der Darm-Hirn-Achse spielen können. Die genaue Funktionsweise dieser Mechanismen bleibt allerdings nach wie vor ein zentraler Aspekt in den weitergehenden Forschungsaktivitäten.

Gerade die bidirektionalen Wirkungsmechanismen lassen viele Fragen nach kausalen Zusammenhängen offen: Was war – z. B. beim Reizdarm – auslösend, ein psychisches Problem oder ein gestörtes Mikrobiom?

Die wohl wesentlichste Interaktion zwischen dem Mikrobiom und dem restlichen Organismus geschieht auf der immunologischen Ebene, da sich vor allem in der Darmwand mehr Immunzellen als in allen anderen Regionen des Körpers befinden (Darm-assoziiertes lymphoides Gewebe – GALT, „gut-associated lymphoid tissue"). Viele Immunzellen sind in den sogenannten Payer'schen Plugs oder Patches organisiert, welche mit Lymphknoten vergleichbar sind. Fortsätze dieser Zellen reichen bis in das Darmlumen und interagieren mit Stoffwechselprodukten des Mikrobioms bzw. Stoffen aus der Nahrung. Über Transkriptionsfaktoren werden Zytokine exprimiert, welche Immunkaskaden auslösen können. Diese immunologische Kooperation zwischen Darmmikrobiom und GALT stellt eine wichtige Barrierefunktion der Darmwand dar, welche in beiden Richtungen einen geordneten Stoffaustausch ermöglicht.

Zusammenfassend kann festgehalten werden, dass das Mikrobiom des Darms eben nicht nur eine wesentliche Immunfunktion ausübt, sondern über die Produktion von Neurotransmittern und Aktivierung des vegetativen Nervensystems diverse zerebrale Funktionen sowie auch die Psyche beeinflussen kann, was sich in

Stimmungsschwankungen, depressiven Phasen und nach einigen Studien sogar bis zu migränoiden Anfällen manifestieren kann. Da ein gut entwickeltes und diversifiziertes Mikrobiom auch ein wesentlicher Schutzfaktor im Hinblick auf die Tight Junctions und somit auf die Permeabilität der Darmschleimhaut darstellt, schützt sie somit auch vor dem Leaky-Gut-Syndrom durch körperliche Belastung beim älteren Menschen. Dies weist allerdings darauf hin, dass Belastungen bzw. die Sportausübung nicht in einem zu intensiven Bereich stattfinden soll, da dadurch stressinduziert gegengerichtete Veränderungen in der Darmschleimhaut entstehen können. Voraussetzung dafür ist jedenfalls eine adäquate Ernährung mit einem höheren Anteil an Gemüse, wenig zuckerhaltigen Obstsorten sowie Pflanzenprodukten und Gemüse mit einem hohen Polysaccharidanteil (Clark und Mach 2017). In einer Studie von Lamprecht et al. konnte auch nachgewiesen werden, dass eine Zeolith-Supplementierung günstige Effekte auf die Darmwandintegrität und damit gegen das Risiko einer Leaky-Gut-Entstehung durch Sport aufweist.

Vielfach wird auch die Einnahme vom Probiotika-Produkten empfohlen, nicht nur im Leistungssport, sondern auch bei sporttreibenden älteren Menschen, um einerseits gastrointestinalen Beschwerden und Stuhlproblemen vorzubeugen, andererseits Infekte des Verdauungstraktes, Durchfälle oder Allergien zu minimieren. Die Wirkung könnte in einer Modulation der Tight Junctions liegen, wodurch vorteilhafte Effekte auf die intestinale Barrierefunktion resultieren. Weiterhin dürfte eine Abschwächung von belastungsinduzierten Anstiegen pro-inflammatorischer Zytokine nach länger dauernder Anwendung gegeben sein (mindestens drei Monate). Wichtig ist, dass bei einer Einnahme von Probiotika etwa 0,5 Liter Flüssigkeit (Wasser) zusätzlich getrunken werden soll, um eine mögliche Stuhleindickung zu vermeiden bzw. wieder zum Verschwinden zu bringen (Abb. 3.15).

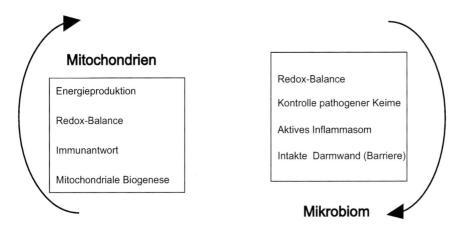

Abb. 3.15 Cross Talk zwischen dem Darmmikrobiom und Muskelmitochondrien während körperlicher Aktivität

Viele rezente Studien geben Hinweise auf die Interaktion des Darmmikrobioms mit fast allen Zellen des menschlichen Körpers, woraus auch laut der Autoren Clark und Mitarbeiter (Clark und Mach 2017) ein „Cross Talk" zu der arbeitenden Skelettmuskulatur besteht. Dazu ist es notwendig, kurz die Aufgaben dieser beiden Gewebetypen zusammenzufassen: Wenn sich Muskeln über längere Zeit koordiniert kontrahieren, treten folgende physiologische Veränderungen auf: Glukose- und Fettsäureoxidation, erhöhter Glykogenverbrauch aus den Speichern, oxidative Phosphorylierung, mitochondriale Biogenese in verschiedenen Geweben – den Muskel inkludierend –, Elektrolyt-Temperatur-Regulation, ansteigende Produktion von reaktiven Sauerstoffspezies (engl.: reactive oxygen species, ROS) und „reactive-oxygen-nitrogen species" (RONS), eine Aktivierung des sympathoadrenergen und des hypothalamischen Hypophysensystems mit einer Freisetzung von Stresshormonen sowie inflammatorischen und immunologischen Veränderungen.

Die Aufgaben des Darmmikrobioms – nochmals kurz zusammengefasst – sind die Verdauung und Absorption von Nahrungsmittelbestandteilen, Neutralisierung von Medikamenten und Karzinogenen, Synthese von Cholin, sekundären Gallensäuren, Follat, Vitamin K2 und kurzkettigen Fettsäuren, Schutz gegen pathogene Infektionen und Unterstützung des Immunsystems, epithelialer Zellen und Regulation von oxidativem Stress.

Die Interaktion bzw. der Cross Talk zwischen Mikrobiom und Mitochondrien bzw. vice versa erfolgt nach derzeitigem Wissensstand über endokrine, immunologische und humorale Verbindungen. In einigen Studien konnte nachgewiesen werden, dass pathogene Keime die mitochondriale Aktivität in Hinsicht auf erhöhte Inflammation durch die Produktion von Hydrogensulfid (H2S) und Nitrogenoxid (NO) beeinflussen. Auch andere Metaboliten, die durch das symbiotische Mikrobiom des Darms produziert werden, insbesondere die kurzkettigen Fettsäuren und sekundären Gallensäuren, können die mitochondriale Funktion hinsichtlich der Energieproduktion, der Biogenese, der Redox-Balance sowie inflammatorische Kaskaden beeinflussen. Andererseits können die Mitochondrien die Komposition des Darmmikrobioms über diverse immunologische Veränderungen beeinflussen, vor allem im Bereich der intestinalen Effektorzellen, also spezieller Immunzellen, Epithelzellen und enterochroaffinen Zellen (Clark und Mach 2017).

Zusammenfassend kann festgehalten werden, dass Ausdauertraining die systemische mitochondriale Biogenese unterstützt und die mitochondriale oxidative und anti-oxidative Kapazität verbessert. Allerdings können Übertraining und chronischer Stress den Gastrointestinaltrakt negativ beeinflussen, wobei Veränderungen der intestinalen Permeabilität, bis hin zum Leaky Gut, sowie das Wachstum pathogener Keime an vorderer Stelle stehen. Derzeit gibt es erste Forschungsansätze, um diesen bidirektionalen Cross Talk zwischen Darmmikrobiom und Mitochondrien in Einzelheiten zu verstehen; einige Studien haben gezeigt, dass symbiotisch zusammenhängende Mikrobiom-Moleküle wie N-Butyrat ganz wesentliche Kontrollfunktion hinsichtlich des mitochondrialen oxidativen Stresses und der inflammatorischen Antwort sowie der Energieproduktion und der Verbesserung des Stoffwechsels besitzen. Darüber hinaus dürften kurzkettige Fettsäuren „Schlüssel-Mediatoren" in der mitochondrialen Biogenese sein, da sie Koaktivatoren wie PCG-1α sowie das Enzym AMPK positiv beeinflussen. Andererseits hat die mitochondriale ROS-Produktion eine entscheidende Rolle in der Regulation der intestinalen Funktion, insbesondere der Integrität der intestinalen Permeabilität sowie dem Immunsystem der Darmmukosa.

Unter Berücksichtigung der dargestellten systembiologischen Zusammenhänge zeigt sich insbesondere für den älteren Menschen – nochmals verstärkt – die Bedeutung von nicht überlastender regelmäßiger körperlicher Aktivität bzw. Training und Sportausübung sowie einem adäquaten, dem Alter entsprechend ausgewogenen Ernährungsstil mit basischen Komponenten, einer allfälligen Detoxifizierung in hoch schadstoffbelasteter Umgebung, um geistige wie körperliche Gesundheit, Aktivität und Lebensfreude zu erhalten und diversen im Alter vermehrt auftretenden Erkrankungen, insbesondere Diabetes mellitus Typ 2, Sarkopenie und Demenz, vorzubeugen.

Die dargestellten vielfach bidirektionalen Achsen weisen auf das „holistische System" Mensch hin, in dem Einseitigkeiten (z. B. bei Fehlernährung, Überbeanspruchungen, Stress und körperlicher Inaktivität) negativ interagieren. Dies trifft auch – oder im besonderen Maß – auf die Hirnfunktion im Alter zu.

Literatur

Amar J, Burcelin R, Ruidavets JB, Cani PD, Fauvel J, Alessi MC, Chamontin B, Ferriéres J (2008) Energy intake is associated with endotoxemia in apparently healthy men. Am J Clin Nutr 87(5):1219–1223

Ansar W, Ghosh S (2013) C-reactive protein and the biology of disease. Immunol Res 56(1):131–142

Bischoff SC, Arends J, Dörje F et al (2013) Künstliche Ernährung im ambulanten Bereich. Aktuel Ernahrungsmed 38:e101–e154 (S3-Leitlinie der Deutschen Gesellschaft für Ernährungsmedizin in Zusammenarbeit mit der GESKES und der AKE)

Booth FW, Roberts CK, Laye MJ (2012) Lack of exercise is a major cause of chronic diseases. Compr Physiol 2(2):1143–1211

Booth FW, Chakravarthy MV, Gordon SE, Spangenburg EE (2002) Waging war on physical inactivity: using modern molecular ammunition against an ancient enemy. J Appl Physiol 93(1):3–30

Büsching G (2015) Short Physical Performance Battery. Ein Muss in der Geriatrie. Physiopraxis 13:42–43

Cani PD, Delzenne NM (2011) The gut microbiome as therapeutic target. Pharmacol Ther 130(2):202–212. https://doi.org/10.1016/j.pharmthera.2011.01.012. (Epub 2. Feb. 2011 Review)

Chang SC, Yang WV (2016) Hyperglycemia, tumorigenesis, and chronic inflammation. Crit Rev Oncol Hematol 108:146–153

Cerdá B, Pérez M, Pérez-Santiago JD, Tornero-Aguilera JF, González-Soltero R, Larrosa M (2016) Gut microbiota modification: another piece in the puzzle of the benefits of physical exercise in health? Front Physiol 18(7):51

Chung HY, Sung B, Jung KJ, Zou Y, Yu BP (2006) The molecular inflammatory process in aging. Antioxid Redox Signal 8(3–4):572–581

Clark A, Mach N (2017) The crosstalk between the gut microbiota and mitochondria during exercise. Front Physiol 8:319

Cruz-Jentoft AJ, Baeyens JP, Bauer JM, Boirie Y, Cederholm T, Landi F, Martin FC, Michel JP, Rolland Y, Schneider SM, Topinková E, Vandewoude M, Zamboni DM (2010) Sarcopenia: European consensus on definition and diagnosis. Report of the European Working Group on Sarcopenia in Older People. Age Ageing 39(4):412–423

Franzke B, Halper B et al (2014) Vienna active ageing study group, the influence of age and aerobic fitness on chromosomal damage in Austrian institutionalised elderly. Mutagenesis 29(6):441–445

Freeman DJ, Norrie J, Sattar N et al (2001) Pravastatin and the development of diabetes mellitus: evidence for a protective treatment effect in the West of Scotland Coronary Prevention Study. Circulation 103:357–362

Goronzy JJ, Weyand CM (2013) Understanding immunosenescence to improve responses to vaccines. Nat Immunol 14(5):428–436

Halper B, Hofmann M, Oesen S, Franzke B, Stuparits P, Vidotto C, Tschan H, Bachl N, Strasser EM, Quittan M, Wagner KH, Wessner B (2015) Influence of age and physical fitness on miRNA-21, TGF-β and its receptors in leukocytes of healthy women. Exerc Immunol Rev. 21:154–63

Hecht K (2018) …Über die Leber gelaufen. Mein Leben, Wien

Hees B (2017) Das Mikrobiom in der Ernährung mit Algen. OM und Ernährung

Kelly TN, Bazzano LA, Ajami NJ, He H, Zhao J, Petrosino JF, He J (2016) Gut Microbiome Associates With Lifetime Cardiovascular Disease Risk Profile Among Bogalusa Heart Study Participants. Circ Res 119(8):956–964

Lamprecht M, Bogner S, Steinbauer K, Schuetz B, Greilberger JF, Leber B, Wagner B, Zinser E, Petek T, Wallner-Liebmann S, Oberwinkler T, Bachl N, Schippinger G (2015b) Effects of zeolite supplementation on parameters of intestinal barrier integrity, inflammation, redoxbiology and performance in aerobically trained subjects. J Int Soc Sports Nutr 12:40

Milczynski C (2017) Das intestinale Mikrobiom. Neue molekularbiologische Analyse zur umfassenden Beurteilung der Darmflora. – In: Internationales Journal für orthomolekulare und verwandte Medizin. SH 4: 16–19

Moser G. (2018) Psyche und Verdauung. Österreichische Ärztezeitung

Oesen S, Halper B, Hofmann M, Jandrasits W, Franzke B, Strasser EM, Graf A, Tschan H, Bachl N, Quittan M, Wagner KH, Wessner B (2015) Effects of elastic band resistance training and nutritional supplementation on physical performance of institutionalised elderly – A randomized controlled trial. Exp Gerontol 72:99–108

Ongradi J, Kovesdi V (2010) Factors that may impact on immunosenescence: an appraisal. Immunity & ageing 7:7

Pedersen BK (2009) The diseasome of physical inactivity – and the role of myokines in muscle – fat cross talk. J Physiol 587(23):5559–5568

Pedersen BK (2011) Exercise-induced myokines and their role in chronic diseases. Brain Behav Immun 25(5):811–816

Pedersen BK (2017) Anti-inflammatory effects of exercise: role in diabetes and cardiovascular disease. Eur J Clin Invest 47:600–611. https://doi.org/10.1111/eci.12781

Romero Gómez C, Aguilar García JA, Martín Escalante MD (2015) Cardiogenic shock and pulmonary embolism. Arch Bronconeumol. 51(3):156

Selye H (1956) The stress of life. McGraw-Hill Book Company, New York

Schütz B (2017) OM & Ernährung, SH 4:37

Simpson RJ et al (2010) Senescent phenotypes and telomere lengths of peripheral blood T-cells mobilized by acute exercise in humans. Exerc Immunol Rev 16:40–55

Wagner KH, Reichhold S, Neubauer O (2011) Impact of endurance and ultraendurance exercise on DNA damage. Ann N Y Acad Sci 1229:115–123

Wessner B, Roth E, Hofmann M, Bachl N (2018) Einfluss des Alters. In: Bachl N, Löllgen H, Tschan H, Wackerhage H, Wessner B (Hrsg) Molekulare Sport- und Leistungsphysiologie: Molekulare, zellbiologische und genetische Aspekte der körperlichen Leistungsfähigkeit. Springer, Wien

Xia S, Zhang X, Zheng S, Khanabdali R, Kalionis B, Wu J, Wan W, Tai X (2016) An update on inflamm-aging: mechanisms, prevention, and treatment. J Immunol Res 2016:8426874

Webseiten

www.cancerprogressreport.org/

www.krebsinformationsdienst.de/behandlung/krebs-im-alter.php

www.krebsdaten.de/Krebs/DE/Content/Krebsarten/Krebs_gesamt/krebs_gesamt_node.html

www.bfs.admin.ch/bfs/de/home/statistiken/gesundheit/gesundheitszustand/krankheiten/krebs.html

www.aacr.org/Pages/Home.aspx

WHO. Bestandsaufnahme der Fortschritte im Bereich Umwelt und Gesundheit in der Europäischen Region der WHO.! http://www.euro.who.int/_data/assets/pdf_file/0006/276945/factsheet-mtr-haifa-2015-de.pdf

WHO. Burden of disease from Ambient Air Pollution for 2012.! http://www.who.int/phe/health_topics/outdoorair/databases/AAP_BoD_results_March2014.pdf?ua=1

„Burden of disease from HouseholdAir Pollution for 2012" Pressetext, 2014 http://www.who.int/phe/health_topics/outdoorair/databases/HAP_BoD_results_March2014.pdf?ua=1

27 million premature deaths annually linked to air pollution. Pressetext 2014. http://www.who.int/mediacentre/news/releases/2014/air-pollution/en

Umweltbundesamt. „Schadstoff,- und Treibhausgas-Emissionen des Straßenverkehrs". http://www.umweltbundesamt.de/daten/verkehr/schadstoff-treibhausgas-emissionen-des

Verbraucherschutz, Bayrisches Staatsministerium für Umwelt und. „Vitamin- und Mineralstoffgehalt pflanzlicher Lebensmittel – früher und heute". http://www.vis.bayern.de/ernaehrung/lebensmittel/gruppen/naehrstoffgehalt_pflanzliche_lebensmittel.htm. Zugegriffen:18. Apr 2016

Greenpeace. „ Pestizide außer Kontrolle". https://www.greenpeace.de/themen/landwirtschaf/pestizide. Zugegriffen: 18. Apr 2016

Greenpeace. „Pestizide außer Kontrolle" I und II. https://www.greenpeace.de/sites/www.greenpeace.de/files/greenpeace_pestizide_au__er_Kontrolle_report_0.pdf,   https://www.greenpeace.de/sites/www.greenpeace.de/files/greenpeace_lebensmittelkontrolle_studie2_0.pdf

BfR. „ Erhöhte Gehalte von Aluminium in Laugengebäck – Stellungnahme des BfR vom 25. November 2002". http://bfr.bund.de/cm/343/erhoehte_gehalte_von_aluminium_in_laugengebaeck.pdf

WHO. „Electromagnetic fields and public health: mobile phones (Fact sheet N 193)" http://www.who.int/mediacentre/factsheets/fs193/en

https://www.eea.europa.eu/de (Europäische Umweltagentur EUA)

https://www.europeanlung.org/de (European Lung Foundation ELF)

https://www.meineraumluft.at/keine-verschnaufpause-fur-allergiker-plattform-meineraumluft-at-gibt-tipps (Dr. Thomas Schlatte: Keine Verschnaufpause für Allergiker – Plattform)

http://www.efsa.europa.eu (European Food Safety Authority)

Weiterführende Literatur

Barbeau A, Roy M, Cloutier T, Plasse L, Paris S (1987) Environmental and genetic factors in the etiology of Parkinson's disease. In: Yahr MD, Bergmann KJ (Hrsg) Parkinson's Disease. Advances in Neurology, Bd 45. Springer, New York, S 299–306

Belyaev I, Dean A, Eger H, Hubmann G, Jandrisovits R, Kern M, Kundi M, Moshammer H, Lercher P, Müller K, Oberfeld G*, Ohnsorge P, Pelzmann P, Scheingraber C, Thill R (2016) EUROPAEM EMF Guideline 2016 for the prevention, diagnosis and treatment of EMF-related health problems and illnesses. Rev Environ Health 31(3):363–397

Besedovsky HO, Rey AD (2007) Physiology of psychoneuroimmunology: a personal view. Brain Behav Immun 21(1):34–44

Bischoff SC (2012) Flüssigkeitsversorgung von Senioren – Eine kritische Bestandsaufnahme aktuellen Wissens und etablierter Empfehlungen. Aktuel Ernahrungsmed 37:81–90

Bulpit CJ, Becket N, Peters R et al (2013) Does white coat hypertension require treatment over age 80?: results of the hypertension in the very elderly trial ambulatory blood pressure side project. Hypertension 61:89–94

Bürger M (1965) Altern und Krankheit als Problem der Biomorphose, 4. Aufl. Edition Leipzig, Leipzig

Crandall JP, Mather K, Rajpathak SN et al (2017) Statin use and risk of developing diabetes: results from the Diabetes Prevention Program. BMJ Open Diab Res Care 5:e000438. doi:10.1136/ bmjdrc-2017-000438

Dawber TR (1980) The Framingham study. The epidemiology of atherosclerotic disease. Harvrard University Press, Cambridge

Döring A, Gieger C, Mehta D, Gohlke H, Prokisch H, Coassin S, Fischer G, Henke K, Klopp N, Kronenberg F, Paulweber B, Pfeufer A, Rosskopf D, Völzke H, Illig T, Meitinger T, Wichmann HE, Meisinger C (2008) SLC2A9 influences uric acid concentrations with pronounced sex-specific effects. Nat Genet 40(4):430–436

Erovic B, Lercher P, Braunstein C (2018) Geschmeidige Kost. Essen ohne Barriere. Manz Verlag, Wien. ISBN 978-3-214-01487-2

ESH/ESC (2013) Guidelines for the management of arterial hypertension. J Hypertens 31:1281–1357

Felson DT (1990) Osteoarthritis. Rheum Dis Clin North Am 16:499–512

Fernandez DM, Clemente JC, Giannarelli C (2018) Physical activity, immune system, and the microbiome in cardiovascular disease. Front Physiol 9:763

Frohnhofen H et al (2014) Sleep and sleep disorders in the elderly: part 1: epidemiology and diagnostics. Z Gerontol Geriatr 47(6):527–537

Frohnhofen H (2018) Schlaf im Alter. Vortrag auf dem124. Kongress der Deutschen Gesellschaft für Innere Medizin, 16.04.2018, Mannheim

Gelber AC, Hochberg MC, Mead LA, Wang NY, Wigley FM, Klag MJ (2000) Joint injury in young adults and risk for subsequent knee and hip osteoarthritis. Ann Intern Med 133:321–328

Gonzalez V, Kinkelin R (2006) Fischfarmen bedrohen das antarktische Ökosystem. Die Welt, 7. Juni

Günther KP, Puhl W, Brenner H, Stürmer T (2002) Klinische Epidemiologie von Hüft- und Kniegelenkarthrosen: Eine Übersicht über Ergebnisse der „Ulm Osteoarthrose-Studie". Z Rheumatol 18:244–249

Hart DJ, Doyle DV, Spector TD (1999) Incidence and risk for radiographic knee osteoarthritis in middle-aged women: the Chingford Study. Arthritis Rheum 20:17–24

Hecht K (2001) Auswirkungen von elektromagnetischen Feldern. Umwelt-Medizin-Gesellschaft 24(3):222–231

Hecht K (2015) Zeolith – Lebenskraft durch das Urgestein: Prävention-Detoxhygiene – Ökologie. Spurbuchverlag, Baunach

Heseker H, Odenbach V (Hrsg) (2012) Ernährung von Senioren und Pflegebedürftigen. Praxisleitfaden für eine bedarfsgerechte Versorgung im Alter. Behrs, Hamburg

Huhn S (2009) Praxisheft Ernährungsmanagement. Handreichungen zur Umsetzung des Expertenstandards „Ernährungsmanagement" in der pflegerischen Praxis. Deutscher Berufsverband für Pflegeberufe (Hrsg) Potsdam (www.dbfk.de)

Hoffmann E (1997) Hörfähigkeit und Hörschäden junger Erwachsener, 1. Aufl. Median-Verlag, Heidelberg

Höfler S, Bengough T, Winkler P, Griebler R (Hrsg) (2015) Österreichischer Demenzbericht 2014. Bundesministerium für Gesundheit und Sozialministerium, Wien

Kannel WB (1976) Blood pressure and the development of cardiovascular disease in the aged. In: Caird FI, Dall JLC, Kennedy RD (Hrsg) Cardiology in Old Age. Plenum Press, New York, S 143–175

Khaw KT et al (2008) Combined impact of health behaviours and mortality in men and women: the EPIC-Norfolk prospective population study. PloS Med 5:e12

Kluge B (2010) Schwermetallbelastung der Böden und Sickerwasserkonzentrationen entlang der AVUS Berlin (BAB 115). Technische Universität Berlin, Doktorarbeit

Krück F (1988) Pathophysiologie, Physiologische und pathophysiologische Grundlagen Innerer Erkrankungen. Urban & Schwarzenberg, München

Lamprecht M et al (2015a) Effects of zeolite supplementation on parameters of intestinal barrier integrity, inflammation, redoxbiology and performance in aerobically trained subjects. J Int Soc Sports Nutr 11(1):9

Lees SJ, Booth FW (2004) Sedentary death syndrome. Can J Appl Physiol 29(4):447–460

Lelieveld J et al (2015) The contribution of outdoor air pollution sources to premature mortality on a global scale. Nature 525(7569):367–371

Lercher P (1998) Quantitative Aspekte des Ausdauertrainings – herausgegeben vom Wiener Universitätsverlag. ISBN 3-85114-491-0

Lim JS et al (2011) Inverse associations between long-term weight change and serum concentrations of persistent organic pollutants. Int J Obes 35:744–747

Miehlke K (1986) Verhandlungen der deutschen Gesellschaft für Innere Medizin: Kongreß Gehalten zu Wiesbaden vom 10. April 1986. J.F. Bergmann-Verlag, 2013,S 261

Murphy K, Travers P, Walport M (2009) Janeway Immunologie. Spektrum Akademischer Verlag, Berlin

Nikolaus T (2000) Klinische Geriatrie, Malnutrition, Soziale und finanzielle Situation. Physiologische Altersveränderungen. Springer, Berlin, S 338–350

Ohayon MM et al (2004) Meta-analysis of quantitative sleep parameters from childhood to old age in healthy individuals: developing normative sleep values across the human lifespan. Sleep 27(7):1255–1573

Pan-Montojo F, Schwarz M et al (2012) Environmental toxins trigger PD-like progression via increased alpha-synuclein release from enteric neurons in mice. In: Scientific Reports. Bd 2, Nr. 898

Palmore EB (1969) Physical, mental and social factors in predicting longevity. Gerontologist 9:103–108

Pedersen BK, Ullum H (1994) NK cell response to physical activity: possible mechanisms of action. Med Sci Sports Exerc 26:140–146. https://doi.org/10.1249/00005768-199402000-00003

Reynolds CF et al (1985) Sleep of healthy seniors: a revisit. Sleep 8(1):20–29

Richtlinien-Gruppe der Österreichischen Gesellschaft für Hypertensiologie (2013) Klassifikation, Diagnostik und Therapie der arteriellen Hypertonie 2013: Empfehlungen der Österreichischen Gesellschaft für Hypertensiologie (ÖGH). Austrian J Hypertension 17:99–108

Romero-Gómez M, Zelber-Sagi S, Trenell M (2017) Treatment of NAFLD with diet, physical activity and exercise. J Hepatol 67(4):829–846

Roos H, Lauren M, Adalberth T, Roos EM, Jonsson K, Lohmander LS (1998) Knee osteoarthritis after meniscectomy: prevalence of radiographic changes after twenty-one years, compared with matched controls. Arthritis Rheum 39:687–693

Schnürle J (2015) Subkutane Flüssigkeitssubstitution bei betagten Patienten während Hitzewellen. Dtsch Med Wochenschrift 140(11):827–830

Schober-Halper B, Hofmann M, Oesen S, Franzke B, Wolf T, Strasser EM, Bachl N, Quittan M, Wagner KH, Wessner B (2016) Elastic band resistance training influences transforming growth factor-ß receptor I mRNA expression in peripheral mononuclear cells of institutionalised older adults: the Vienna Active Ageing Study (VAAS). Immun Ageing 30(13):22. https://doi.org/10.1186/s12979-016-0077-9

Sexton DJ, Canney M, O'Connell MDL et al (2017) Injurious Falls and Syncope in Older Community-Dwelling Adults Meeting Inclusion Criteria for SPRINT. AMA Intern Med 177(9):1385–1387

Sørensen TI, Nielsen GG, Andersen PK, Teasdale TW (1988) Genetic and Environmental Influences on Premature Death in Adult Adoptees. N Engl J Med 318:727–732

Szabo S, Yoshida M, Filakovszky J, Juhasz G (2017) "Stress" is 80 years old: from hans selye original paper in 1936 to recent advances in GI ulceration. Curr Pharm Des 23(27):4029–4041. https://doi.org/10.2174/1381612823666170622110046

Turner J (2016) Is immunosenescence influenced by our lifetime "dose" of exercise? Biogerontology 17(3):581–602

Wagner M, Oehlmann J (2009) Endocrine disruuptors in bottled mineral water: total estrogenic burden and migration from plastic bottles. Environ Sci Pollut Res 16:278–286

Wittchen HU et al (2001) NISAS-2000: The „Nationwide Insomnia Screening and Awareness Study". Prevalence and interventions in primary care. Fortschr Med Orig 119(1):9–19

Xie L et al (2013) Sleep drives metabolite clearance from the adult brain. Science 342:373–377

Yakymenko I et al (2014) Low intensity radiofrequency radiation: a new oxidant for living cells. Oxid Antioxid Med Sci 1(3):1–3

Gesamtheitliche Strategien und Chancen für ein gesundes und genussvolles Altern

4

Inhaltsverzeichnis

▶   Neben der „Polypill" körperliche Aktivität als Grundlage des Bewegungs-
managements stellen Psychomanagement und Ernährungsmanagement
ganz wesentliche Säulen für ein erfolgreiches und selbstbestimmtes
Altern dar. Hinsichtlich unserer Intellektualität und Psyche spielen Einflüsse von Alter, Stress und Bewegung auf die Hirnfunktion (Gastbeitrag
von Dr. med. Kurt Leitner) auf die mentale Fitness, auf Lebenslust,

Selbstvertrauen sowie auf die Sexualität (Gastbeitrag von Prof. Dr. Gerti Senger) eine wesentliche Rolle. Ferner wird in einem Gastbeitrag von Dompfarrer Toni Faber die Frage erörtert, ob Glaube Halt geben kann, insbesondere dann, wenn Schicksalsschläge, Einsamkeit und andere die Lebenszufriedenheit beeinflussende Faktoren auftreten. Im zweiten Teil des Kapitels wird die Rolle der richtigen Ernährung, des Wasserhaushaltes und der Gefahr der Dehydratation dargelegt, zumal das praktische Ernährungsmanagement auch einen wesentlichen Anteil am Immunmanagement hat, da viele Lebensmittel immunmodulierend wirken. Dazu gehören auch andere gesundheitsrelevante Hinweise über die Wirkung des Sonnenlichts, der Sauna, hygienische Aspekte sowie jene Impfungen, die für den älteren Menschen wichtig und notwendig erscheinen.

4.1 Psychomanagement

Gemäß des Grundsatzes „mens sana in corpore sano" gehen Bewegungs- und Psychomanagement Hand in Hand. Immer mehr Studien untermauern diesen Zusammenhang.

4.1.1 Hirnfunktion: Einfluss von Alter, Stress und Bewegung – Gastbeitrag von Dr. med. Kurt Leitner

Der physiologische Alterungsprozess ist ein normaler biologischer Vorgang, keine Erkrankung, er ist irreversibel und bedingt durch genetische Veranlagung. Allerdings spielen Lebensstilfaktoren wie Bewegung, Ernährung, Rauchen und Stressmanagement eine entscheidende Rolle. Betroffen sind die Muskelmasse, die maximale aerobe Leistungsfähigkeit (VO$_2$ max.), die koordinativen Fähigkeiten und die Körperzusammensetzung. Aber auch bestimmte Hirnfunktionen werden durch das Alter beeinflusst. Die Abnahme verläuft nicht linear, sondern beschleunigt sich mit zunehmendem Alter. Um möglichst lange eine hohe Lebensqualität zu genießen, ist die körperliche Aktivität ein entscheidender Faktor (Füzeki E und Banzer W 2017).

Der Alterungsprozess im Gehirn beeinträchtigt zuerst die Hippokampusfunktion, dann das Frontalhirn und zuletzt die Amygdala (Gerrard et al. 2008). Es kommt zu einem Verlust der grauen Substanz und in der Folge zur Abnahme von kognitiven Kontrollfunktionen, die sich in Altersstarrsinn, Reizbarkeit und Aggressivität und in einer Zunahme der Vulnerabilität für Angst, Depression und Demenz äußern (Braus).

Aber auch Bewegung bzw. Sport muss nicht immer positiv auf Gehirnfunktionen wirken. Bei sportlicher Betätigung ist die Intensität der Belastung ein entscheidender Faktor und nimmt Einfluss auf strukturelle und psychische Veränderungen sowie auf den Alterungsprozess.

Das Gehirn ist primär weniger ein Denk- als ein Sozialorgan und optimal für psychosoziale Kompetenz. Deswegen müssen wir zwischen einer analytischen Intelligenz und einer emotionalen Intelligenz unterscheiden (Abb. 4.1).

Unter analytischer Intelligenz (IQ) versteht man das allgemeine intellektuelle Leistungsvermögen, technische Fertigkeiten, rationelles Denken, Leistung und logisches Handeln. Sie ist das Zentrum für begeisterte, optimistische und positive Gefühle und wird der linken Gehirnhälfte zugeordnet. Analytische Intelligenz ist größtenteils genetisch bedingt.

Die emotionale Intelligenz (EQ) ist die Fähigkeit, mit Emotionen umzugehen. Merkmale sind: Mitgefühl, Taktgefühl, Kommunikationsfähigkeit, Menschlichkeit, Höflichkeit, Wertschätzung, Selbstbeherrschung, Respekt.

Ihr Sitz ist in der rechten Hirnhälfte und wird häufig durch negative Eindrücke aktiviert. Emotionale Intelligenz gilt als Erfolgskriterium und zeugt von hoher psychischer Fitness und ist die Fähigkeit, sich selbst zu motivieren (Abb. 4.2).

Die 4 wichtigsten emotionalen Intelligenz-Domänen sind die Selbstwahrnehmung, das Selbstmanagement, das Beziehungsmanagement und das soziale Bewusstsein (Goleman). Unter Selbstwahrnehmung versteht man Selbsteinschätzung, Selbstvertrauen, Selbstkonfrontation und Selbstverantwortung. Man muss in sich hineinfühlen, ob man mit Zeit, Arbeit, Familie, Beziehung, Schlaf, Gewicht usw. zufrieden ist. Selbstwahrnehmung ist die Voraussetzung für Empathie und Selbstmanagement, wodurch wiederum effektives Beziehungsmanagement möglich wird. Das Fundament ist Selbstwahrnehmung.

Die zweite Domäne ist das Selbstmanagement. Sie steht für Anpassungsfähigkeit, Selbstkontrolle und Leistungsmotivation. Beziehungsmanagement bezieht sich auf Konfliktmanagement, Teamwork und Mitarbeiterentwicklung. Die vierte Domäne ist soziales Bewusstsein und steht für Empathie.

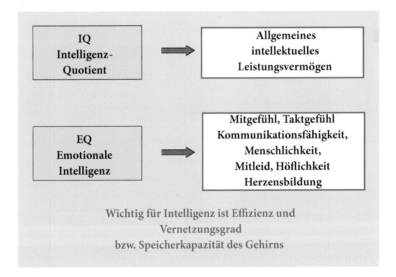

Abb. 4.1 Das Gehirn als Sozialorgan. (Mod. nach Goleman et al. 2015)

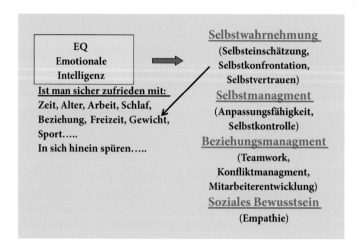

Abb. 4.2 Die 4 wichtigsten emotionalen Intelligenz-Domänen. (Modifiziert nach Goleman et al. 2015)

Empathiemangel entspricht einer nicht entwickelten niedrigen emotionalen Intelligenz, häufig hervorgerufen durch rezidivierenden psychosozialen Stress oder durch häufig hohe anaerobe Belastungen im Sport. Die Menschen leben auf einer Autobahn ohne Abzweigungen, haben einen Tunnelblick und reden nur von sich selbst (Hüther). Negative Emotionen und Stress blockieren die Fähigkeit des denkenden Gehirns (Abb. 4.3).

Der präfrontale Kortex spielt eine herausragende Rolle, er ist Schaltzentrale für Prozesse der Zielsetzung und Zielverwirklichung, Entscheidungsfindung, Benehmen und Kontrolle der Steuerung. Er umfasst ca. 40 % des menschlichen

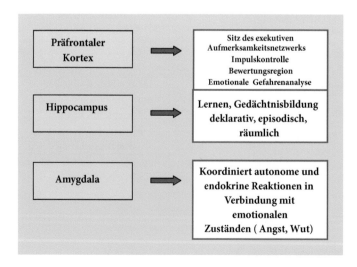

Abb. 4.3 Einfluss von Bewegung auf Funktion einzelner Gehirnregionen. (Modifiziert nach Kubesch)

Kortex und hat mit Bewegung, Koordination und Kommunikation zu tun. Er ist der Sitz des exekutiven Aufmerksamkeitnetzwerks, macht eine Vorfilterung und es findet in dieser Gehirnregion rationales Denken statt. Er dient der Impulskontrolle und der emotionalen Gefahrenanalyse, leitet Verhalten und ermöglicht flexible Handlungen. Die Großhirnrinde lernt langsam, hat aber eine große Speicherkapazität.

Die exekutiven Funktionen im präfrontalen Kortex werden den höheren geistigen Leistungen zugeordnet. Sie dienen der Bewertung von Situationen, Entscheidungsfindung, Organisation und Planung (Abb. 4.4).

Zu den exekutiven Funktionen (Kubesch) gehört das Arbeitsgedächtnis für zielgerichtetes Verhalten und um richtige Entscheidungen zu treffen. Es wird auch als Flaschenhals des Gehirns bezeichnet.

Die Inhibition verhindert automatisierte Antworten und inadäquate Reaktionen. Es ist die Fähigkeit, nicht sofort zu reagieren, sich nicht von äußeren Bedingungen oder den eigenen Emotionen und fest verankerten Verhaltensweisen beeinflussen zu lassen. Sie ermöglicht, Spontanimpulse zu unterdrücken und Störreize auszublenden.

Die kognitive Flexibilität ermöglicht es, sich auf neue Anforderungen schnell einstellen zu können, offen für die Argumente anderer zu sein, aus Fehlern zu lernen und mit neuen Lebensstilsituationen und Arbeitsanforderungen besser zurechtzukommen. Es ist die Fähigkeit, Personen und Situationen aus anderen Perspektiven zu betrachten und zwischen diesen Perspektiven zu wechseln.

Die exekutiven Funktionen werden durch aerobes Ausdauertraining günstig beeinflusst, da es zu einer höheren Sauerstoffsättigung und höheren Kapillarisierung im präfrontalen Kortex kommt. Anaerobes Training führt hingegen zu keiner Verbesserung dieser Funktionen.

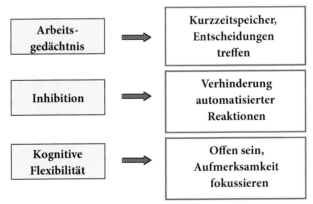

Nur aerobes Training führt zu einer Verbesserung der exekutiven Funktionen

Abb. 4.4 Exekutive Funktionen. (Modifiziert nach Kubesch)

Hippocampus

Dieser gehört dem limbischen System an und ist zuständig für Lernen, Gedächtnisbildung und Orientierungsfähigkeit, er sammelt Fakten und entscheidet, welche Informationen gelernt und welche vergessen werden sollen. Er ist das Tor zum Langzeitgedächtnis und wird durch positive Emotionen aktiviert. Der Hippocampus fungiert als Trainer für den Kortex, immer dann, wenn er etwas vorläufig gelernt hat, wird nachfolgend offline das Gelernte zum Kortex übertragen. Dies geschieht im Schlaf, genau genommen im Tiefschlaf, in der ersten Hälfte der Nacht. Einzelne Episoden, Daten, Fakten und Verknüpfungen werden während nächtlicher Tiefschlafphasen immer wieder dem Kortex vorgespielt, bis dieser gelernt hat und der Hippocampus für neues Material frei wird. Neurogenese findet im Gyrus dentatus des Hippocampus durch aerobe freudvolle und lebenslange Ausdauerbewegung statt, dabei wird vermehrt BDNF (Brain-derived-neurotrophic-factor – Plastizitätsgen) gebildet. Körperliche Bewegung erwies sich als der stärkste Stimulus zur Neuronenbildung. Stress und häufig anaerobes Training hemmen die Neurogenese und führen zu Störungen im räumlichen Gedächtnis, bei der Anpassung an neue komplexe Herausforderungen der Umwelt und beim Lernen neuer Inhalte. Schlussendlich führen diese Störungen zu schwerwiegenden psychischen Erkrankungen, wie Depression und Panikstörungen. Motorisches Training im aeroben Stoffwechsel wirkt sich auf derartige Erkrankungen günstig aus.

Das Hippocampus-Volumen korreliert mit der maximalen Sauerstoffaufnahme und daher mit den Ausdauertrainingsstunden pro Woche. Die Abnahme des Volumens beträgt ca. 1–2 % pro Jahr und kann durch aerobes Ausdauertraining kompensiert werden. Bei psychischen Erkrankungen und vermehrt hohen Intensitäten beim Sport kommt es zu einer vorzeitigen Abnahme des Hippocampus-Volumens. Diese Gehirnstruktur besitzt sehr viele Glukocorticoidrezeptoren und reagiert damit sehr empfindlich auf Stressreize.

Günstigen Einfluss auf die Funktion des Hippocampus haben Bewegung, kognitive Stimulationen, ständiges Lernen, gesunde Ernährung und gute soziale Kontakte. Dies bewirkt eine hohe Plastizität des Gehirns. Neuroplastizität ist die biologische Grundlage der Veränderung (Roth). Es ist die Fähigkeit des Gehirns, sich an die Erfordernisse der Umwelt anzupassen, sich nach dem Input zurichten, kleine Defizite auszugleichen und vorhandene Funktionen zu reorganisieren bzw. zu übernehmen. Dieser Vorgang ist nicht auf eine Lebensphase beschränkt, sondern läuft während des gesamten Lebens eines Organismus ab, erst sehr schnell, später langsamer. Neuroplastizität ist aktivitätsabhängig und bildet so die Grundlage dafür, dass körperliche Aktivität zeitlebens auf die Neuroanatomie und Neurochemie und damit auf die Funktionen des Gehirns einwirken kann (Kubesch).

Amygdala – Mandelkern

Der Mandelkern ist unser emotionales Gedächtnis, Speicher der emotionalen Erinnerung, er koordiniert autonome und endokrine Reaktionen in Verbindung mit emotionalen Zuständen, wie Wut und Angst. Positive Emotionen führen zu einer Aktivierung des Hippocampus und negative zu einer Aktivierung der Amygdala, dem Angstzentrum im Gehirn. Negative Emotionen erzeugen Stress und machen Angst. Angst bedeutet mangelnde Kontrolle und ist immer das Resultat einer subjektiven Bewertung. Die Aktivierung des Mandelkerns führt zu einer Veränderung des Denkens. Wer Angst hat, denkt schärfer und genauer, allerdings nicht lateral, weit und offen und man denkt nicht kreativ. Positive Emotionen fördern hingegen die Kreativität (Spitzer). In den letzten Jahrzehnten ist es zu einer deutlichen Zunahme von Angststörungen in allen Altersgruppen gekommen.

Zentrale Regulation des Glukosestoffwechsels
Das Gehirn ist ein energieintensives Organ und benötigt in Ruhe 20–25 % des Energieumsatzes. Bei Belastung und Konzentration gehen 90 % der Glukose ins Gehirn. Es besitzt keine Glukose- und Sauerstoffspeicher und verhält sich selbstsüchtig, versucht die Energiebilanz gleichmäßig zu halten bzw. Energie zu sparen. Energiepolitik ist eine Frage der neuronalen Sicherheit. Bei Glukosemangel wird mithilfe des Stresssystems über den Brain-Pull Glukose aus der Muskulatur angefordert. Der Glukosetransporter 1 (GLUT1) ist insulinunabhängig und transportiert die Glukose ins Gehirn. Hat es Energienot, kommt es zu einer zerebralen Insulinsuppression und zu einer direkten Hemmung von GLUT4, welches insulinabhängig für den Transport der Glukose in die Muskulatur verantwortlich ist (Peters). Bei muskulärer Glykogenverarmung, infolge von zu langen oder intensiven Belastungen, wie auch bei psychischer Überlastung wird auch Energie aus anderen Organen wie Fett, Leber und selbst aus dem Herz mobilisiert. Im Mittelpunkt stehen dabei die Astrozyten. Sie sind aktive Mitarbeiter im Gehirn und verwandt mit Nervenzellen. Sie bilden eine Grenz- und Kontrollstelle zwischen Gehirn und Blutkreislauf. Sie versorgen Neurone mit Nährstoffen, indem sie sich an Kapillaren ankoppeln, und entsorgen deren Abfallprodukte. Sie können auch die Gefäßweite und den lokalen Blutfluss regulieren, indem sie Kalium, Wasserstoffionen und NO freisetzen und damit die kapillaren Endothelzellen beeinflussen. Allerdings verflacht die Kurve der Durchblutungssteigerung jenseits einer Größenordnung von 60–70 % der individuellen maximalen Sauerstoffaufnahme wieder (Hollmann). Häufig erniedrigte Glukosespiegel bedeuten Stress und führen zu einer Störung der Hirnfunktionen durch einen reduzierten Metabolismus im präfrontalen Kortex. Zu einer Glykogenverarmung kommt es auch im fortschreitenden Alter durch Bewegungsmangel, der eine Atrophie der Muskulatur und eine Reduktion der maximalen Sauerstoffaufnahme bewirkt.

Der Sinn von verbesserter Hirndurchblutung ist, vermehrt gebildete Neuropeptide an ihren Wirkungsort zu bringen. Nur aerobe Belastungen führen zu einer höheren Kapillarisierung und damit zu einer Verbesserung der exekutiven Funktionen, anaerobe Belastungen und Stress hingegen stören die Funktion der Astrozyten und bewirken damit eine Neurodegeneration (Oxenkrug).

Bewegung und Stressreaktion
Wenn unsere Sinne eine reale oder erdachte Stresssituation bemerken oder antizipieren, dann ist es wichtig, dass schnellstens auf die vermeintliche Gefahr reagiert wird. Die größten Stressoren im psychosozialen Bereich sind

Arbeitslosigkeit, Armut, Einsamkeit, Partnerschaftskonflikte, Arbeitsstress durch Überforderung oder geringe Einflussnahme sowie psychische Erkrankungen und Diäten. Beim Sport sind es zu hoher Umfang im Training, zu häufig hohe Intensitäten, zu viele Wettkämpfe, fehlende Regeneration sowie falscher Ehrgeiz von Eltern oder Trainern.

Kommt es zu einer Stressreaktion, welche abhängig ist von Persönlichkeitsmerkmalen und der Stressvulnerabilität, erfolgt eine Beurteilung durch den präfrontalen Kortex und in der Folge über die Amygdala eine Aktivierung der SAM-Achse (Sympathikus-Adreno-Medullary-System) (Cleeland et al. 2003). Es kommt zu einer Aktivierung des sympathischen autonomen Nervensystems, des Sympathikus und über das Nebennierenmark zur Ausschüttung von Adrenalin und Noradrenalin. Bei sportlicher Betätigung wird auf diese Weise gespeicherte Energie wie Kohlenhydrate und Fett bereitgestellt. Verzögert wird über die HHN-Achse (Hypothalamus-Hypophyse-Nebennierenrinde) Cortisol ausgeschüttet. Nach Abklingen der Stressreaktion ist Cortisol der wichtigste Schlüssel, um das Stresssystem wieder zu beruhigen. Nach Belastung sinkt das Adrenalin nach ca. 30 min und Cortisol nach 2–3 h (Abb. 4.5).

Bei Bestehenbleiben der Stressnoxen (psychosoziale Belastungen, zu viel Training, zu wenig Regeneration, nicht kontrollierbare Situationen, Nachtdienst) wird kontinuierlich weiter Cortisol produziert und es entsteht eine Hypercortisolämie. Die Folge ist eine Ausschüttung von Zytokinen, wie Interleukin(IL)-1, IL-6, Tumor-Nekrose-Faktor(TNF) α, Interferon (IFN), die zur Folge hat, dass der Hirnstoffwechsel unausgeglichen wird, es zu einem Leistungsabbau und kognitiver Störung kommt. Weitere Folgen können Schlafstörungen, Depression durch protrahierte emotionale Situationen, Immunsuppression, Insulinresistenz, Zunahme

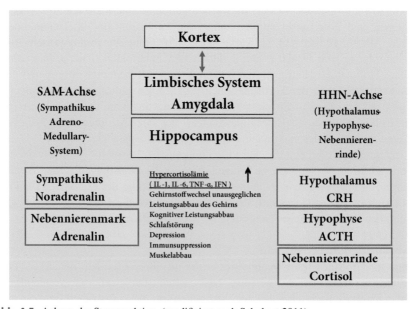

Abb. 4.5 Achsen der Stressreaktion (modifiziert nach Schubert 2011)

der Inflammation und Sarkopenie sein. Hypercortisolämie heißt im Hippokampus Störung der synaptischen Plastizität auf Zellebene im Gyrus dentatus und damit Störung der Neurogenese. Dadurch leidet Gedächtnis und Lernen sowie die seelische Stabilität. Ständig hohe Cortisolwerte hemmen die Produktion und Ausschüttung von Sexualsteroiden, führen zu einem Mangel an Serotonin, Glutamat und BDNF.

Bei der Ausübung von Gesundheitssport sollte die Intensität daher so gewählt werden, dass es selten zu einem übermäßigen Anstieg von Laktat kommt. Häufig hohes Laktat, über 4 mmol/l, bedeutet eine leistungsmindernde Azidose und Abbauerscheinungen im Gehirn. Die Trainingsherzfrequenz sollte sich in einem Bereich von 60–85 % der individuellen maximalen Herzfrequenz bewegen, bestimmt durch eine Belastungsuntersuchung am Ergometer unter ärztlicher Kontrolle. Hohe Intensitäten sollten ausschließlich dem Leistungssport vorenthalten bleiben (Abb. 4.6).

Mit zunehmendem Alter kommt es zu einer Verschiebung des Gleichgewichtes zwischen anabolen und katabolen Faktoren in Richtung Katabolismus (Berg A. und König D. 2004). Katabole Faktoren wie IL-6, TNF-α und Cortisol nehmen zu, während anabole Faktoren wie Wachstumshormon, Testosteron und BDNF abnehmen. Ursache sind Risikofaktoren, Krankheiten, Alter, Bewegungsmangel, Ernährung, metabolische Störungen, sportliche Überlastung und Stress. Während Katabolismus automatisch zunimmt, und damit auch die Inflammation, sind anabole Parameter durch ein moderates Ausdauertraining günstig zu beeinflussen.

Tryptophan- Serotonin- Kynurenin-Metabolismus
Serotonin gehört zu den biogenen Aminen und beeinflusst praktisch alle zentralnervös gesteuerten Funktionen, ist beteiligt an der Regulation von Stimmung, Appetit, Schlaf, Schmerzverarbeitung, Angst, Gedächtnis, Aggression, Stressverarbeitung und zirkadianen Rhythmen.

Nur 1 % des gesamten Serotonins befindet sich im Gehirn, der Rest in der Peripherie, vornehmlich im Magen-Darm-Trakt (Hollmann).

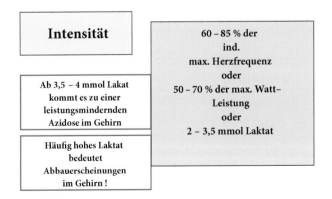

Abb. 4.6 Die exakte Dosierung der Intensität für das „Medikament Bewegung"

Die Aminosäure Tryptophan, ein Aminosäurevorläufer des Serotonins, ist in der Peripherie an Eiweiß gebunden, und durch einen erhöhten Fettsäure-Pool (z. B. durch moderates Ausdauertraining von mehr als 30 min) wird dieses von Eiweiß getrennt. Freies Tryptophan kann die Blut-Hirn-Schranke passieren und wird dort in Serotonin umgewandelt. Aus Serotonin entsteht in weiterer Folge Melatonin, welches den Schlafrhythmus reguliert.

Unter übermäßigen Stress wird durch postentzündliche Zytokine, wie IFN-γ, TNF-α und Cortisol, IDO (Indolamin-2,3 Dioxygenase) gebildet, welches Tryptophan nicht in Serotonin, sondern in Kynurenine umwandelt. Diese hemmen den Tryptophan-Transport in das Gehirn und lösen neurodegenerative Reaktionen und Apoptose an Astrozyten und Mikroglia aus (Abb. 4.7).

Die Mikroglia ist das Verteidigungssystem des Gehirns, welches sich ständig in einem Überwachungsmodus befindet und Eindringlinge wie z. B. Viren abwehrt. Zusätzlich hat sie Bedeutung für die Hirnentwicklung, Neurotransmission und Neuroplastizität (Beck).

Serotonin wirkt endogen harmonisierend und ist auf struktureller Ebene an der Bildung neuronaler Netzwerke, Proliferation von Neuronen, Bildung von Dentriten, Axonen und Synapsen beteiligt. Serotoninmangel führt zu Depression,

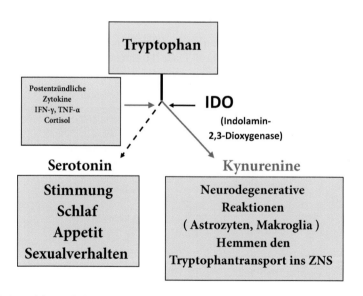

Abb. 4.7 Interaktion zwischen Kynurenin und Serotonin. (Modifiziert nach Oxenkrug 2011)

vermehrter Angstreaktion, aggressivem Verhalten, sozialer Inkompetenz und geringer Impulskontrolle (gestörte exekutive Funktionen).

Moderates aerobes Ausdauertraining von 30 min bis zu einer Stunde wird daher auch in der Behandlung von Depressionen neben Medikamenten erfolgreich eingesetzt.

Ein wesentlicher Risikofaktor des zunehmenden Alters ist die Schlafstörung, bedingt auch durch einen Serotoninmangel und damit einer gestörten Melatoninproduktion. Bis zu 50 % der älteren Menschen sind von einer Schlafstörung unterschiedlichster Ursache betroffen. Ein erhöhtes psychophysiologisches Erregungsniveau infolge kognitiver, emotionaler und hoher motorischer Anspannung fördert diese. Schlafmangel führt zu einer Abnahme der kognitiven Prozesse wie Kreativität, Urteilsvermögen, Motivation, Aufmerksamkeit und Arbeitsgedächtnis. Durch Schlafmangel kommt es zu einer Schwächung des Hippocampus, die zu einer Stärkung der Amygdala führt und damit die Stresskaskade hoch hält (Fautek).

Schlafmangel hat negative Auswirkungen auf die Glukoseregulation, den Blutdruck, auf kognitive Prozesse und hormonelle Zusammenhänge. Es erhöht die Cortisolausschüttung und erniedrigt die Testosteronroduktion, die wiederum Einfluss auf die Regeneration besitzt.

Schlaf ist entscheidend für Regeneration auch des Gehirns, da wir zwischen 22.00 Uhr und Mitternacht am meisten Cortisol abbauen und Dopamin aufbauen. Im Schlaf öffnen Gliazellen bestimmte Kanäle wodurch die Abfallprodukte und toxische Proteine, welche durch Absterben von Nervenzellen entstehen, über den zerebralen Liquor entfernt werden. Der Liquor ist während des Schlafs 10-mal aktiver als im Wachzustand (Beck). Täglich entsorgt unser Gehirn etwa 7 Gramm verbrauchte Proteine und ersetzt sie durch neu produzierte. Die jährlich ausgeschwemmte Menge entspricht etwa dem Doppelten seines Eigengewichtes (Nedergaard M und Goldman SA 2017). Über dieses System werden auch Beta-Amyloid und andere Proteine, die mir neurodegenerativen Erkrankungen in Verbindungen stehen, entsorgt (Neurorelaxation).

Wenn Neurone nicht genug ATP regenerieren, setzt das sympathische System vermehrt Glutamat, einen Neurotransmitter, der erregend wirkt, frei. Dies führt zu einem starken Einstrom von Kalziumionen in die Nervenzelle und zur Apoptose der Zelle. Man bezeichnet diese Schädigung als Excitotoxizität (Tod einer Zelle durch andauernde Reizüberflutung). Bei Ausbreitung einer Excitotoxizität im Gewebe können größere Hirngebiete geschädigt werde. Auch ischämische Prozesse bei entsprechenden Risikofaktoren und zunehmenden Alter führen zu einer höheren Glutamatsekretion (Braus).

Bewegung und Dopamin – das biologische Belohnungssystem
Dopamin wirkt als Neurotransmitter und Neuromodulator und bildet die Vorstufe in der Biosynthese von Noradrenalin und Adrenalin. Es wird auch als Hormon der Vorfreude bezeichnet und hat fundamentalen Einfluss auf die exekutiven Funktionen im präfrontalen Kortex, wie Kognition, Gedächtnis, mentale Flexibilität, Belohnung, Verlangsamung, Konzentration, Motivation, Selbstverstärkung und

Selbststimulation. Im Hippocampus verstärkt es die Lernleistung und die Aus-schüttung erfolgt, wenn etwas unter die Haut geht. Moderate freudvolle Bewegung führt bereits nach drei Minuten zu einem Dopaminanstieg im Nucleus accumbens (Belohnungssystem, Lustzentrum) (Braus).

Um für Veränderung (Bewegung, Ernährung) motiviert zu sein, ist Dopa-min notwendig, allerdings wägt das Gehirn ab, wie viel Anstrengung und Ener-gie notwendig ist im Verhältnis zur Belohnung, die sich daraus ergibt. Glück und Zufriedenheit (Kohärenz) stimulieren auf natürliche Weise das dopaminerge System.

Durch ständige Stimulation des Nucleus accumbens entsteht eine Habituation und eine Abstumpfung des Lustempfindens. Ein Botenstoff, der zu häufig oder gar permanent vorhanden ist, verliert seine Wirkung. Der Vorrat an Dopamin erschöpft sich beim Versuch, ständig Lust zu erleben. Fehlt dieses (Dopaminmangel) bedingt durch Fehlen von GABA (Gammaaminobuttersäure), entsteht psycho-vegetative Erregung mit Symptomen wie Angst und Schlafstörung.

Auch Sport kann zur Gewöhnung führen, vor allem wenn er als Kompensation aufgrund von psychosozialen Belastungen durchgeführt wird.

Extreme suchen immer neue Extreme, um das Lustzentrum zu befriedigen, aber jedes Extrem rächt sich durch ein neues Extrem. Daraus ergibt sich logischer-weise eine Suchtgefährdung. Sucht als unangemessenes selbstzerstörerisches Bewegungsverhalten, denn dabei ist der Sportler gefangen in seinen eigenen Gewohnheiten. Die Symptome sind Zwanghaftigkeit wie Erfolg, Training trotz Schmerzen oder Verletzungen, extremer Gesundheitsfanatismus, Kontrollverlust und Entzugserscheinung.

Häufig werden dabei die autonom geschützten Reserven des Körpers über-schritten und dies führt dazu, dass das Gehirn permanent in Todesangst versetzt wird und eine depressive Symptomatik entwickelt.

Beim älteren Menschen empfiehlt sich daher, Bewegung und Regeneration zu steuern sowie nebenbei andere Dopaminquellen zu benutzen.

Zum Beispiel freudvolle moderate Bewegung in der Natur (Intensität macht Hypercortisolämie, Stress), Erlebnis Natur (Wald, Blumen, Berge), Wohnen, Gar-ten, Gestalten, Kochen und Zelebrieren von Essen (Qualität vor Quantität), Lesen, Reisen usw.

Einfluss von Bewegung und Alter auf Mitochondrienfunktionen
Das Leben einer Nervenzelle ist sehr aufwendig und benötigt eine Menge Energie. Schon in Ruhe beteiligt sich das Gehirn zu 20 % am gesamten Energieumsatz des Körpers, obwohl es nur 2 % der Körpermaße ausmacht. Periphere Gewebe, wie Muskeln, werden erst dann mit Energie versorgt, wenn sie belastet werden, jedoch ein Gehirn ist permanent am Arbeiten. Für die Energieversorgung gibt es in den Nervenzellen sogenannte Organellen, die sich mit einer Membran vom Rest der Zelle abgrenzen. Mitochondrien sind ein Typ solcher Organellen und funktionie-ren quasi wie Kraftwerke der Zelle. Kraftwerke sind wichtig, um Energie verfüg-bar zu machen, dort, wo sie momentan gebraucht wird (Beck).

Mitochondrien regenerieren über die Atmungskette das energiereiche Molekül Adenosinphosphat (ATP). Besonders viele Mitochondrien befinden sich in Zellen mit hohem Energieverbrauch, unter anderem in Nervenzellen. Sie vermehren sich durch Wachstum und Sprossung und die Anzahl von Mitochondrien wird dem Energiebedarf der Zelle angepasst (https://de.wikipedia.org/wiki/Mitochondrium). Daher kommt es durch aerobes Ausdauertraining, vor allem in den langsamen Muskelfasern und im Gehirn zu einer Vergrößerung und einer Vermehrung der Mitochondrien, ihre Anzahl und Größe bestimmen die Fitness bzw. die Leistungs-fähigkeit. Sie besitzen eine eigene Erbsubstanz, die mitochondriale DNA. Die Anzahl der Mitochondrien variiert zwischen 1000 und 7000 pro Zelle und das Volumen beträgt normalerweise 0,03 ml/kg Muskel und kann sich durch sinnvolles Training verdoppeln. Unsere maximale Leistungsfähigkeit wird in erster Linie durch die Mitochondrienmasse definiert.

Mit zunehmendem Alter und Reduktion der Muskelmasse sinkt auch unsere aerobe Leistungsfähigkeit und wird ab einem bestimmten Wert zum limitierenden Faktor.

Je weniger Mitochondrien, desto geringer ist die oxidative Kapazität und damit die Kreatinphosphatregeneration und umso mehr muss die Energie aus anaerober Glykolyse bereitgestellt werden.

Psychosozialer Stress und falsch verstandener Sport mit hoher Intensität und fehlender Regeneration können zu funktionsuntüchtigen Mitochondrien und einem vorzeitigen Alterungsprozess im Gehirn führen (Neumann).

Dies bedeutet, dass hohe anaerobe Belastungen Abbauerscheinungen im Gehirn initiieren.

Was macht unsere Mitochondrien krank oder zerstört sie?

Zu den wichtigsten Auslösern der Mitochondriopathie zählt die sogenannte „silent inflammation", die genetisch bedingt ist oder auf sekundäre Ursachen zurückgeführt werden kann. Zu den sekundären Ursachen zählen fortschreitendes Alter mit negativer Lebenseinstellung, Bewegungsmangel verbunden mit hohem psychosozialem Stress, falscher Ernährung und falsch verstandener Gesundheits-sport mit hoher Intensität, zu großem Umfang bei fehlender Regeneration.

Bewegungsmangel – Sport – Stress – Depression
Stress, welchen wir auflösen können, sichert unser Überleben und führt nach erfolgreicher Bewältigung der Belastung zu großer Zufriedenheit und Gelassen-heit. Richtige Form von Stress bedeutet entsprechende Dauer und Dosis, am rich-tigen Ort und zur rechten Zeit, dann ist er sinnvoll und hilfreich. Leichter und adäquater Stress kann uns positiv motivieren und sich durchaus gut anfühlen.

Chronischer und nicht zu bewältigender Stress bedingt durch biologisch-genetische Faktoren, kognitive Defizite und soziale Konflikte führt zwangsläufig zu psychischen Veränderungen wie depressiven Zuständen.

Folgende Faktoren haben einen entscheidenden Einfluss:

Einsamkeit, berufliche Belastungen, familiäre Konflikte, Versagensängste, Leistungsdruck, psychosozialer Stress, Schmerzen, Risikofaktoren, Übertraining, Übermüdung und fehlende Regeneration.

Diese Faktoren können zu Anpassungsstörungen des inneren Milieus führen. Die pathologische Stressreaktion geht mit Angst einher und bringt Körperfunktionen, die sich normalerweise im Gleichgewicht befinden, aus der Balance. Zum Beispiel hält sich die Blutkonzentration der pro-inflammatorischen T-Helferzellen Typ 1 (TH1) und der anti-inflammatorischen T-Helferzellen Typ 2 (TH2) die Waage. Unter entsprechenden nicht bewältigbaren Belastungen kommt es zu einem Überschuss von TH1-Zellen, welche wiederum viele Zytokine (IL-2, IFN, TNF-α) freisetzen und damit zu negativen immunologischen Effekten führen.

Angst ist häufig die Vorstufe der Depression und die Ängstlichkeit nimmt mit dem Alter zu, auch dadurch bedingt, dass die Funktion der Amygdala am längsten erhalten bleibt. Die Depression ist im Sport gleich häufig ausgeprägt wie in der nicht sportlichen Bevölkerung. Laut einer Umfrage unter deutschen Spitzenathleten haben 9,3 % der Sportler eine Depressionen, 9,6 % eine Essstörung und 11,6 % ein Burn-out-Syndrom. 28,8 % haben im Laufe ihres Lebens eine Angststörung (Pennwieser).

Nach Freudenberger definiert man Burn-out als einen Zustand der Erschöpfung auf physischer, psychischer und emotionaler Ebene. Die Folgen sind ein chronischer Erschöpfungszustand begleitet von unangemessener Reizbarkeit, Motivationsverlust bis hin zu schweren depressiven Verstimmungen und der daraus resultierenden Leistungsunfähigkeit. Burn-out ist ein schleichender Prozess und als Resultat von chronischem Stress zu betrachten. Ruhm und Popularität schützen nicht davor, ganz im Gegenteil, sie verschlechtern die Situation, da die Erwartungshaltung immer größer wird.

Die Diagnose bei Sportlern ist häufig schwierig, da ein fließender Übergang von Ermüdung zu Übermüdung und Übertraining bis zur Erschöpfung besteht.

Mögliche Anzeichen können Leistungsminderung, Müdigkeit, veränderte Herzratenvariabilität, Abnahme der Handlungsbereitschft als Ausdruck gestörter exekutiver Funktionen und Symptome depressiver Patienten sein.

Ursache der Depression ist eine Reduktion von BDNF im Hippocampus und eine zunehmende Inflammation. Altern kann mit einer chronisch-entzündlichen Erkrankung verglichen werden – Inflamm-Aging (Schubert). Depression ist der psychopathologische Ausdruck von zentralen entzündlichen Vorgängen und zunehmende Entzündung triggert die Depression und diese wiederum die Entzündung.

Chronische inflammatorische und insbesondere neuroinflammatorische Zustände werden als Prädisposition für zahlreiche neurodegenerative Erkrankungen wie Alzheimer, Parkinson und multiple Sklerose beschrieben.

Chronischer Stress hat Auswirkungen auf wichtige Hirnfunktionen. Am präfrontalen Kortex verschlechtert sich die Regulation der exekutiven Funktionen wie Aufmerksamkeit, Entscheidungsfindung, Impuls- und Konfliktkontrolle sowie rationales Denken und Planen. Die Ursache besteht in einer Reduktion des Metabolismus im präfrontalen Kortex. Chronischer Stress hemmt den Hippocampus, mit Verschlechterung der Lernfunktion und Gedächtnisbildung und aktiviert gleichzeitig die Amygdala, damit entsteht mehr Ängstlichkeit bzw. mehr Angsterleben und Alarmbereitschaft (Abb. 4.8).

Im Alter von 50–60 Jahren beginnen altersbedingte Gehirnmodifikationen. Sie betreffen unter anderem den Abbau von Dendriten, Spines und Synapsen.

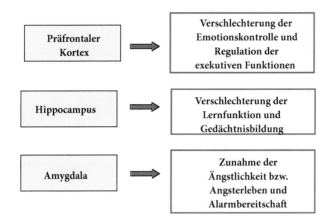

Abb. 4.8 Wirkung von chronischem Stress. (Modifiziert nach Kubesch)

Spines stellen Orte des menschlichen Kurzzeitgedächtnisses dar und deren Abnahme ist durchaus die erste bemerkbare Altersveränderung. Das Hauptcharakteristikum eines alternden Gehirns ist die kortikale Atrophie und Abnahme synaptischer Verbindungen, ca. 2 % pro Dekade. Diejenigen Hirnregionen, die am stärksten von altersbedingten Rückbildungen betroffen sind, reagieren am intensivsten auf körperliche Aktivität. Menschen mit größerer körperlicher Fitness haben signifikant geringere altersbedingte Abnahmen kognitiver Fähigkeiten. Das Gehirn ähnelt darin dem Herzen und der Skelettmuskulatur, indem es durch moderates aerobes Ausdauertraining und geistiger Beschäftigung bis in einem hohen Alter auf einem hohen Leistungsstand zu halten ist (Hollmann).

Bewegung als ein natürliches Anti-Aging-Mittel
Mehr Bewegung unter aeroben Stoffwechselbedingungen, dabei bleibt die Herzfrequenz unter 85 % der individuellen maximalen Herzfrequenz und der Laktatspiegel unter 4 mmol/l, ist ein Faktor, der auf lange Sicht körperlichen und geistigen Behinderungen vorbeugen kann. In einer Langzeitstudie (Chakravarty 2008) wurden Sportler im Alter über 50 Jahre, die ein aerobes Ausdauertraining durchführten, und Nichtsportler über einen Zeitraum von 21 Jahren beobachtet. Am Ende hatten 36 % der Nichtsportler eine Behinderung, aber nur 17 % der Sportler. Die Empfehlung geht dahin, sich im aeroben Stoffwechsel regelmäßig ca. 3 h pro Woche, verteilt auf 4–5 Einheiten zu bewegen (Braus).

Freudvolle aerobe Bewegung und lebenslanges Lernen führt zu einer Verbesserung ZNS-relevanter Wachstumsfaktoren (Cotman):

- BDNF (Brain-derived neurotrophic factor) bewirkt eine Stimulierung der Neubildung von Nervenzellen, vornehmlich im Hippocampus, und schützt die Neuronen vor Degeneration. 70–80 % des zirkulierenden BDNF stammen aus dem Hippocampus und anderen langzeitgedächtnisassoziierten Arealen des Kortex.

- IGF1 (Insulin-like growth factor) verbessert die Neubildung von Neuronen und hat Einfluss auf das Hippocampusvolumen.
- VEGF (Vascular endothelial growth factor) stimuliert die Angiogenese im Gehirn und verbessert die Gedächtnisleistung und synaptische Plastizität. Es begünstigt auch regenerative Prozesse.
- GDNF (Gliacell-derived neurotrophic factor) führt zu einem Wachstum der Astrozyten und Oligodentrozyten.
- NGF (Nerve growth factor) übt einen stabilisierenden Effekt auf bereits bestehende synaptische Verbindungen aus. Der Entzug von NGF führt zu einem vermehrten Absterben von Nervenzellen (programmierter Zelltod, Apoptose) (Abb. 4.9).

Körperliche Aktivität führt zeitlebens zu neurobiologischen Adaptionen und beeinflusst dadurch emotionale, soziale und kognitive Prozesse bedingt durch Neubildung von Neuronen, Anstieg von neurotrophen Wachstumsfaktoren, einer gesteigerten regionalen Gehirndurchblutung, verbesserter Lernleistung und gesteigerter mentalen Leistungsfähigkeit. Sie kann auch vor der Entstehung und dem Progress neurodegenerativer Erkrankungen wie Alzheimer, Parkinson und multipler Sklerose schützen (Zimmer et al. 2015). Daher wird der Stellenwert einer Bewegungstherapie bei derartigen Erkrankungen immer höher. Bereits 30 Minuten leichte bis moderate Ausdauerbelastungen führen bei diesen Patienten zu einem deutlichen Anstieg der peripheren BDNF-Konzentration.

Es kann also betont werden, dass aerobe dynamische Muskelbeanspruchungen, zeitlebens durchgeführt, die Fähigkeit der Gehirnplastizität vergrößert und direkt Einfluss nimmt auf Quantität und Qualität von Neuronen und Synapsen. Neuronale Verbindungen werden gestärkt und ihre Wirksamkeit durch die vergrößerte

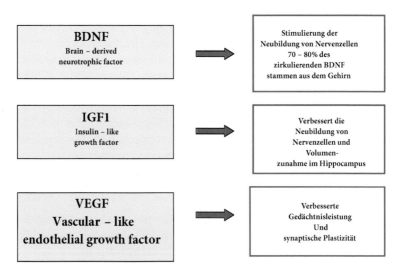

Abb. 4.9 Sport und ZNS-relevante Wachstumsfaktoren. (Modifiziert nach Cotman et al.)

synaptische Kapazität und durch die Hinzufügung von neuen Neuronen verbessert. Gleichzeitig intensivieren Gliazellen ihren Stoffwechsel und die Kapillarisierung bewirkt eine höhere Blutversorgung.

Die Basis für psychische und physische Gesundheit im Alter sind demnach Bewegung, gesunde Ernährung, soziale Kontakte ein Leben lang, Rhythmen, Rituale, kognitive Herausforderungen, Entspannung und Regeneration, Achtsamkeit, Lachen auch über sich selbst, positive Einstellung, Freude am Arbeitsplatz und vernünftige Aktivierung des Belohnungssystems.

Lebenslang ist es möglich, neues Wissen und neue Fähigkeiten im Gehirn zu verankern. Jedenfalls so lange, wie die angeborene Lust am eigenen Entdecken und Gestalten erhalten bleibt (Hüther G. 2016).

Unser Gehirn wird so, wie und wofür wir es besonders gern und intensiv benutzen (Esch T. 2014). Dank gesunder Bewegung bleibt das Gehirn länger fit.

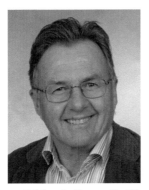

Kurt Leitner. (Bildcredit: Fotostudio Mitteregger)

Zur Person
Dr. med. Kurt Leitner, geboren am 30.8.1950, Arzt für Allgemein- und Sportmedizin.
Nach dem Medizinstudium an der Universität Graz und dem Turnus am LKH Wolfsberg, Kärnten, begann er mit einer sportmedizinischen Ausbildung in Österreich, Deutschland und der Schweiz und schloss diese mit dem Sportärztediplom der Österreichischen Ärztekammer 1985 ab. Von 2005 bis 2015 war er der Leiter der Offiziellen Sportmedizinischen Untersuchungsstelle des Landes Steiermark. Selbst Landesschilehrer, war er mehrere Jahre betreuender Arzt verschiedener Schi-Nationalteams sowie als Berater und Schilehrer an der Universität in Teheran, Iran tätig. In seiner Ordination führte er ca. 10.000 ergometrische Untersuchungen mit Laktatbestimmung inklusive Trainingsberatung für Athleten verschiedenster Sportarten durch. Dr. Kurt Leitner hielt ungezählte Vorträge im Rahmen von sportmedizinischen Fortbildungskongressen, Wochenendseminaren, Trainertagungen sowie bei Tagungen verschiedener anderer medizinischer Fachgesellschaften, wie z. B. Nephrologie, Psychiatrie etc. In den letzten Jahren war er auch Lehrbeauftragter an der Medizinischen Universität Wien im Rahmen des Masterstudiums of Public Health.

4.1.2   Mentale Fitness und Brain Jogging

Mentale Fitness – Brain Jogging

Mentale Fitness – in allen psychophysischen Dimensionen – ist einerseits von der Plastizität unseres Zentralnervensystems, auch des peripheren Nervensystems sowie einer permanenten Herausforderung, welche die Hirnleistung fordert, abhängig. Das menschliche Gehirn besitzt etwa 10 Tausend Milliarden Nervenzellen und schätzungsweise 100–500 Billionen Synapsen! Schon dieser Hinweis zeigt, dass neben dem anatomischen Substrat (Nervenzelle und deren Stütz- und Versorgungssystemen) die Verbindungen zwischen einzelnen Nervenzellen (Neuronen und Synapsen) von ganz wesentlicher Bedeutung sind, um die Leistung des Gehirns zu erhalten bzw. zu verbessern. Man spricht in diesem Zusammenhang auch von synaptischer Effizienz, Synapto- bzw. Neurogenese und fasst diese Eigenschaften unter dem Begriff der neuronalen Plastizität zusammen. Ein einfaches Beispiel kann gerade durch körperliche Aktivität in Bezug auf den Motorkortex gegeben werden: Sobald Bewegungen wiederholt ausgeführt werden, vergrößern sich die entsprechenden Areale der Neuronen, welche diese Bewegungen auslösen können (Markowitsch HJ 2002).

Lernen – was in allen Bereichen der menschlichen Lebensäußerungen lebenslang stattfinden sollte – bedeutet Informationsverarbeitung: Über Sinnesorgane werden diverse Informationen aus der Umwelt in das Nervensystem aufgenommen, verarbeitet, zielgerichtet eingesetzt bzw. gespeichert (Gedächtnis). Bezogen auf körperliche Aktivität bedeutet dies, dass für spezifische Bewegungen wichtige Informationen herausgefiltert und so gruppiert werden, dass die Situation des Organismus in Bezug auf eine momentane Situation bzw. für eine geplante Handlung erkannt wird (Wahrnehmung – kognitive Verarbeitung); daraus klassifiziert unser Gehirn die momentane Situation. Ist diese eindeutig, d. h. liegt nur eine einzige Handlungsalternative vor, wird diese abgerufen und ausgeführt, bei nicht eindeutiger Klassifizierung müssen der jeweiligen Situation entsprechend adäquate Lösungsstrategien ausgewählt und an den Ausführungsbereich weitergegeben werden. Man nennt dies auch „Effektormechanismus". Gewohnte Bewegungsmuster sind dort bereitgestellt und müssen aktiviert werden, bei neuen oder relativ neuen Bewegungen müssen Teilmuster/Muster gesammelt, miteinander koordiniert und dann aktiviert werden (Becker-Carus Ch et al. 2017). Es ist selbstverständlich, dass alle diese Prozesse unter ständiger sensibler und sensorischer Kontrolle, also mittels einer Abgleichung mit der Umgebungssituation stattfinden. Von Experten wird neuerdings auch von der sogenannten „Theorie der Neuronal Group Selection" gesprochen, die besagt, dass alle mentalen und motorischen Denkprozesse, alle Handlungen und Bewegungen nicht nach dem Gehirn vorliegenden Programmen, sondern nach dem evolutionären Selektionsprinzip geplant, entwickelt, koordiniert und ausgeführt werden (Hirtz P et al. 2003). Dies bedeutet, dass jeder Ablauf völlig neu aufgebaut und zusammengestellt wird, wobei die vorhandenen neuralen Verbindungen genutzt und gleichzeitig aber auch verändert werden – ein wesentlicher Aspekt des Bewegungslernens (Freiwald J et al. 2002). Durch die aktuelle ständige Überprüfung und Veränderung der Synapsen kann sie optimiert und auf höchster Könnerstufe nahezu optimal sein. Am Beginn des Bewegungslernens ist das Bewusstsein im höheren Ausmaß beteiligt als auf höheren Stufen des Könnens, da Bewegungsabläufe bei häufiger Wiederverwendung automatisiert werden, wodurch auch weniger Energie benötigt wird. Auf die körperliche Aktivität bzw. auf Training umgelegt bedeutet dies, dass für eine bestimmte Bewegungshandlung nicht immer dieselben motorischen Einheiten aktiviert werden müssen, wenn durch die Ansteuerung anderer geeigneter motorischen Einheiten ebenfalls eine präzise Ausführung gewährleistet werden kann. Anhand dieser Theorie wird von den entsprechenden Autoren auch die Aussage getroffen, dass damit die Kompetenz des motorischen Gedächtnisses, also des repräsentativen Speichers aller gelernten Bewegungsabläufe auf der Hand liegt, da jede Bewegung aus den am besten geeigneten Programmabläufen zusammengestellt und optimiert wird (Kahnt T et al. 2011).

Anatomische und physiologische Basis dafür sind die Nervenzellen, die Neuronen, die Netzwerke der Neuronen mit ihren Synapsen, welche für bestimmte Bewegungsabläufe auch als sogenannte „Gruppierungen" zusammengefasst werden können. Entscheidend für diese Vorgänge ist die sogenannte synaptische Plastizität, was bedeutet, dass Synapsen anatomisch anpassungsfähig sind, was die Effizienz der Übertragung zwischen verschiedenen Neuronen verändern bzw. verbessern kann. Zusätzlich können diese Übertragungseigenschaften durch Neubildung von Synapsen verbessert, durch Nichtinanspruchnahme verschlechtert werden. Der Gedächtnisinhalt bei motorischen Handlungen, also das Bewegungsmuster, ist somit in den Verbindungen der Nervenzellen, und zwar als sogenannte sogenannte synaptische Effizienz neuronaler Netze festgelegt. Da biochemische Vorgänge im Gehirn nicht leicht diagnostiziert werden können, kann man annehmen, dass diese synaptische Plastizität einerseits durch Ausschüttung von retrograden Botenstoffen für den präsynaptischen Teil des Neurons, durch Aktivierung von Transkriptionsfaktoren, welche die Proteinbiosynthese aktivieren, durch eine vermehrte Synthese von Rezeptormolekülen sowie eine vermehrte Bildung von Enzymen für Transmitterauf- und -abbau und Strukturproteine gewährleistet wird (Missitzi J et al. 2011). Diese Forschungsergebnisse weisen wieder einmal drauf hin, wie stark „Form und Funktion" aller Organe und Organsysteme des menschlichen Körpers miteinander verbunden sind. Die Struktur ermöglicht bestimmte Funktionen, aber die Funktion selbst wirkt zurück auf die Struktur und kann sie verändern. Dies bedeutet – nicht nur für das motorische Lernen, sondern auch für alle anderen mentalen Fähigkeiten des Gehirns –, dass nur eine ständige Inanspruchnahme jener Form also die neuronale Plastizität bildet, welche schlussendlich auch mit zunehmendem Alter eine entsprechende Funktion zulässt. Natürlich laufen Lernprozesse im jugendlichen Alter leichter und auch quantitativ besser ab, qualitativ bleiben sie aber bis ins hohe Lebensalter erhalten. Dies weist sowohl bezogen auf die intellektuelle wie auf die motorische Leistungsfähigkeit auf die Wichtigkeit der permanenten Inanspruchnahme hin, damit keine Defizite entstehen („Wer rastet – der rostet"). Es ist gerade im Altersgang daher wichtig, nicht nur gewohnte körperliche Aktivitäten wie z. B. Laufen, Langlaufen, Schwimmen, Radfahren (vor allem im aeroben Bereich), Ballspiele etc. weiter durchzuführen, sondern auch zu versuchen, neue Bewegungsabläufe auszuprobieren und eventuell zu erlernen. Das Gleiche gilt natürlich auch für die intellektuellen mentalen Fähigkeiten unseres Gehirns, welche durch permanente Inanspruchnahme ebenfalls in einem sehr hohen Ausmaß erhalten werden können – „Brainjogging".

Im Zusammenhang mit dem motorischen Lernen ist noch auf eine interessante Gegebenheit hinzuweisen: Lernen bedeutet die Involvierung einer Vielzahl an sensorischen und sensiblen Inputs, welche dem Wesen nach in allen Strukturen des menschlichen Gehirns in bestimmten Ausmaß adaptiert werden, um schlussendlich zu einer Ausführung zu gelangen. Während das sogenannte „Arbeitsgedächtnis" im präfrontalen Kortex unseres Gehirns gelegen ist, muss für die Speicherung im Langzeitgedächtnis der Kortex mit vielen subkortikalen Bereichen zusammenspielen. Hier spielen das limbische System, vor allem das mediale Temporallappensystem, und der Hippocampus und angrenzende Kerne, Basalganglien und das Kleinhirn eine wesentliche Rolle, für die Speicherung von emotionalen Gedächtnisinhalten hauptsächlich der Nucleus amygdalus. Ohne auf die komplexen Einzelheiten dieser sogenannten basalen Hirnstrukturen einzugehen, soll vor allem auf die wesentliche Rolle des Hippocampus – auch am besten erforscht – eingegangen werden. Eine Vielzahl von Studien an Menschen und Tieren zeigt, dass gerade der Hippocampus dem Gesetz von „Form und Funktion" unterliegt, was bedeutet, dass regelmäßige körperliche Aktivität die Größe des Hippocampus positiv beeinflusst und damit auch das Erinnerungsvermögen. Eine Forschungsgruppe um Erickson (Erickson KI et al. 2011) erwähnt in diesem Zusammenhang als Sonderfall dieser Struktur die sogenannte „adulte Neurogenese", also die Neubildung von Nervenzellen im Erwachsenengehirn. Dies scheint bezogen auf andere Strukturen des Zentralnervensystems eine Ausnahme zu sein. Sie findet sich ausgerechnet im Hippocampus, also jener Struktur, die zentral in Lern- und Gedächtnisprozesse und damit in vielen höheren kognitiven Leistungen involviert ist. Die Hypothese von dieser Arbeitsgruppe besagt, dass die adulte Neurogenese aus einer Population von neuronalen Stammzellen entstehen kann, welche sich lebenslang im Gyrus dentatus des Hippocampus befinden. Durch körperliche Aktivität wird die Teilungsaktivität dieser Stammzellen angeregt (was im Tierversuch nachgewiesen werden konnte). Das bedeutet, dass die Bildung neuer Nervenzellen möglich ist bzw. dem normalen altersbedingten Abfall der Stammzellenproliferation entgegengewirkt werden kann (Kronenberg). Kempermann et al. haben daraus die Theorie der „neurogenen Reserve" postuliert, welche besagt, dass ein kognitiv wie körperlich aktives Leben dazu führen kann, den Stammzellenpool und dessen Teilungsaktivität auf einem jugendlicherem Niveau zu halten, was im Alternsprozess bzw. im Falle von Erkrankungen eine plastische Reserve für spezielle Funktionalitäten bedeuten kann. Nichtinanspruchnahme, Stress, chronische Inflammation und das altersbedingte „Inflamm-Aging" bewirken das Gegenteil.

Ein weiterer wesentlicher Zusammenhang zwischen der neuronalen Plastizität und der körperlichen Aktivität ist durch ein sowohl an Mensch als auch Tier sehr gut untersuchtes Protein herzustellen, nämlich dem BDNF (Brain-derived neu-rotrophic factor), welcher auch als Schlüsselfaktor in der Regulation der Neuro-plastizität bezeichnet werden kann. Viele Untersuchungen konnten nachweisen, dass dieser Faktor nicht nur nach akuten Belastungen erhöht ist, sondern auch durch regelmäßige langdauernde körperliche Aktivität, Training und Sport perma-nent in höherer Konzentration anzutreffen ist (Chae HC et al. 2012). Da man die-sen Faktor auch als „Schutzfaktor der neuronalen Plastizität" bezeichnet, ist damit schlüssig der immens wichtige Zusammenhang zwischen körperlicher Aktivität und Gehirnfunktion gegeben. Dies spielt im Alternsprozess eine wesentliche Rolle, um die Leistungsfähigkeit zu erhalten bzw. nur geringe Einbußen hinnehmen zu müssen, vor allem aber auch dann, wenn durch Ausfälle im Zentralnervensystem (z. B. Durchblutungsstörungen) die plastische Reserve zur Wiedererlangen der mentalen und motorischen Kompetenz im Anspruch genommen werden muss.

Brainfood
Geistige Fitness kann neben regelmäßiger körperlicher Aktivität auch durch den Genuss von sogenanntem „Brainfood" gefördert werden. Empfehlenswert ist eine Kombination von mediterraner und skandinavischer Ernährungsweise, Fisch anstelle von Fleisch und täglich grünes Gemüse und Beerenfrüchte. Diese Lebens-mittel steigern die Konzentrationsfähigkeit und beugen Gehirnerkrankungen wie Insult oder Demenz vor, wie es äußerst plakativ in einem Buch von Anne Iburg („Essen gegen das Vergessen") beschrieben wird.

Zum Brainfood zählen
- Nüsse, insbesondere Walnüsse. Dies sollten vor allem frisch geknackt und möglich nicht aus der Verpackung mit Fettglasur verzehrt werden.
- Omega-3-haltige Lebensmittel, wie Leinsamen, Fische (z. B. Forelle, Saibling, Karpfen oder Hering) oder Sojaprodukte
- Vitamine B6 und B12 und Folsäure (sind beispielsweise in Dinkel, Kohl-sprossen, Bohnen oder Erbsen enthalten, also in grünem Gemüse und Hülsenfrüchten)
- Vitamin C (in den meisten Obstsorten enthalten)
- Sekundäre Pflanzenstoffe (Polyphenole)
- Kaffee, schwarzer und grüner Tee, maximal 3 Tassen täglich
- Ein Glas Rotwein gelegentlich (Resveratrol)
- Ausreichend trinken (je nach Jahreszeit 1,5–2 Liter Wasser)

Einfache Tipps zum Training der intellektuellen Fähigkeiten
- Zeitungen und Sachbücher lesen
- Kreuzworträtsel oder Sudoku lösen

- Karten spielen (Bridge, Tarock, Canasta, Schnapsen, Waten etc.)
- Kopfrechnen
- Briefe oder E-Mails schreiben
- Konzert-, Theater- und Museumsbesuche absolvieren
- Tagebuch führen oder Erinnerungen notieren

Anders als lange Zeit angenommen bleibt die Fähigkeit unserer Nervenzellen, sich neu zu vernetzen, auch in höheren und höchsten Jahren erhalten.

Lerntipps
- Häufiger, aber kürzer üben; Wiederholung verbessert die Lerntiefe
- Wenn möglich, vor dem Schlafen nochmals wiederholen, da Langzeiterinnerungen vor allem im Schlaf gebildet werden
- Verknüpfen Sie den Lernstoff mit anderen Inhalten, Erfahrungen und Erlebnissen – erhöht das Verständnis
- Teilen Sie anderen Menschen die gelernten Inhalte mit – die Diskussion fördert das Gedächtnis
- Kein Multitasking während des Lernens
- Variieren Sie Herangehensweisen an neu zu erlernende Inhalte
- Lernen Sie mit Freude und in guter Stimmung, vermeiden Sie Angst und negative Emotionen, die den Lernprozess blockieren
- Versuchen Sie sich immer wieder zwischen den Lernphasen zu bewegen; das Gehirn wird mit Sauerstoff versorgt und baut Stresshormone ab.

Nach Gerald Hüther (Mit Freude Lernen, Vandenhoeck & Ruprecht, 2018)

4.1.3 Einsamkeit

Einsamkeit manifestiert sich zunehmend als Grund eines Arztbesuches. Laut britischen Forschern kommt bereits jeder fünfte Patient aus Einsamkeit zum Arzt. Die Betroffenen zeigen anfänglich Überlastungssymptome, wie bei chronischen Stressbelastungen. In weiterer Folge begünstigt die Isolation die Entstehung von Herz-Kreislauf-Erkrankungen oder sogar Krebs. Aktuelle Forschungsergebnisse zeigen, dass Einsamkeit einen ähnlich negativen Einfluss auf unsere Gesundheit hat wie Fettleibigkeit, Bewegungsmangel oder das Rauchen von 15 Zigaretten pro Tag. Laut einer aktuellen Umfrage befürchten 50 % der 60- bis 69-Jährigen in Österreich, am Lebensende zu wenige soziale Kontakte haben. Ein weiterer Anhaltspunkt sind auch die aktuellen Zahlen des Roten Kreuzes, wonach die Mitarbeiter der Besuchsdienste aufgrund der hohen Nachfrage im Jahr 2017 um ein

Drittel aufgestockt werden mussten. Aufgrund der demografischen Entwicklungen (siehe Abschn. 1.3.4) stellt die Einsamkeit im Alter eine enorme Herausforderung für zukünftige Gesundheitsstrategien dar. Dass dieser Umstand auch von der Gesundheitspolitik zunehmend wahrgenommen wird, zeigt die Tatsache, dass im Jahr 2018 in Großbritannien ein Ministerium für Einsamkeit implementiert wurde (https://www.campaigntoendloneliness.org/).

4.1.4   Lebenslust und Selbstvertrauen

▶ Es gibt nur zwei Tage im Jahr, an denen man so gar nichts tun kann: der eine heißt Gestern, der andere heißt Morgen; also ist heute der richtige Tag, um zu lieben, zu glauben, zu handeln und vor allem zu leben. (Dalai Lama)

Neben diesem Zitat vom Dalai Lama beschreiben die folgenden Sätze die positiven Ansätze, dem Alter zu begegnen und es anzunehmen:

▶ „Im Alter soll man nicht jung ausschauen, sondern glücklich sein."
„Ich interessiere mich sehr für die Zukunft, denn ich werde den Rest meines Lebens darin verbringen." (Charles Kettering)

Neue individuelle und gesellschaftliche Konzepte müssen zu einem neuen Verständnis von Alter und Altern für jeden Einzelnen, dessen Umfeld und für die Gesellschaft führen. Der demografische Wandel der letzten Jahrzehnte hat viel, im Endeffekt aber noch immer nicht genug dazu beigetragen, wenn man Infrastruktur inklusive barrierefreier Zugänge, Lebenshilfen, gesellschaftliche Unterstützung, Mobilitätsförderung sowie Kunst, Kultur, Wirtschaft, Technik berücksichtigt. Somit bleibt die wesentliche Frage zu beantworten, wie jeder Betroffene seine Bereitschaft und Fähigkeit entwickelt, das Alter für sich persönlich positiv zu entdecken – und anzunehmen.

Wir altern nach der Geburt; „Altern als biologischer Prozess, der mit dem Tode endet". Der englische Biologe John Maynhard-Smith hat dies sinngemäß so ausgedrückt, „dass die Alterung der allgemeine Verlust von Funktionen des Organismus ist, was zu einem sich progressiv erhöhenden Sterberisiko führt."

Leander Khil führt dazu aus, dass bei vielen Fachrichtungen das Altern als eines der größten Rätsel überhaupt gilt.

Biologen wissen, dass es sowohl in der Fauna wie auch in der Flora unterschiedliche Formen des Alterns gibt. Was bedeutet, dass Altersschwäche kein allgemein gültiges Naturgesetz ist, da es schließlich sogar „potenziell unsterbliche" Organismen, wie z. B. die Hydra, einem Süßwasserpolypen gibt.

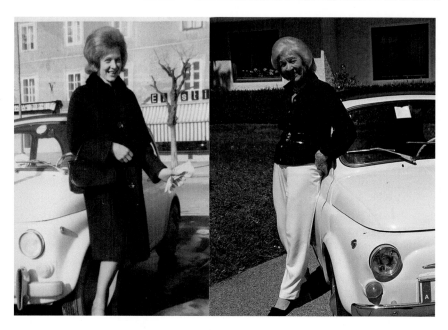

Lebenslust in der Jugend und im Alter

Altern und gesellschaftlicher Wandel

Werner Kerschbaum (2016) fasst wie folgt gesellschaftliche Szenarien des Alterns zusammen:

▶   „Wir stehen vor der Herausforderung der Versorgung einer immer älter werdenden Gesellschaft. Wie kann das Gesundheitssystem, wie kann Pflege, wie können Hospizeinrichtungen in dieser Situation finanziert werden? Welche Aufgaben müssen die Öffentliche Hand, die Zivilgesellschaft, aber auch der einzelne Betroffene übernehmen? Welche Anreizsysteme sollten vonseiten der Öffentlichen Hand, des Staates kommen, wie kann die Zivilgesellschaft reagieren und welche Aufgaben sollen die Medien, sei es als Korrektiv von Entscheidungen der Öffentlichen Hand, sei es als Motivatoren übernehmen?" (Werner Kerschbaum 2016, s. 45 ff).

Während vor etwa 5 Jahren in Österreich noch rund 372.000 Menschen pflegebedürftig waren, stieg diese Zahl Ende 2015 bereits auf ca. 467.000 und wird 2018 eine halbe Million überschreiten. Die Kosten dafür betragen derzeit ca. 8 Mrd. EUR und werden sich bis 2030 etwa verdoppeln. Dies bedeutet laut Berechnungen des Präsidenten des Österreichischen Hilfswerks einen zusätzlichen Bedarf von etwa 1500 Heimplätzen, 1000 Pflege- und Betreuungskräften, 1000 Personenbetreuern und rund 150 Mio. EUR mehr Kosten, welche pro Jahr zu finanzieren sind.

Es kann angenommen werden, dass der Staat und auch die Wirtschaft eine nachhaltig finanzierbare Grenze für die kommenden Leistungen längst überschritten haben. Dies trifft nicht auf den privaten Bereich zu, was auch von Fachleuten als Notwendigkeit des „Social Business" bezeichnet wird. Kurz zusammengefasst bedeutet dies, dass der Staat als Gesetzgeber Anreize geben soll, motivieren und unterstützen soll – und weniger als Regulator auftreten –, während hingegen private Institutionen, Märkte und Bürgergesellschaften die verschiedenen Aufgaben durch ihre funktionierenden Netzwerke effizienter lösen können.

Also eine akzentuierte Verhältnisprävention als eine Schiene der Vorsorge.

Neben den notwendigen infrastrukturellen Veränderungen zur besseren Lebensgestaltung für die älteren Menschen zielt ein weiterer wesentlicher Impetus der Verhältnisprävention auch auf einen Wertewandel in unserer Gesellschaft hin, nämlich soziale gemeinnützige Arbeit anzuerkennen und sie unter Umständen auch zu zertifizieren und damit älteren Menschen nach Beendigung ihrer Berufstätigkeit neue Betätigungsfelder zu ermöglichen, welche ganz wesentlich zur Vitalität in physischem wie psychischem Sinn beitragen können. Daraus kann sich auch eine Vorbildwirkung ergeben, welche theoretisch wie ein „Schneeball-System" wirken könnte, wie z. B. zusätzlicher Sprach- und Mathematikunterricht, EDV-Unterricht für Migranten, Unterstützung von behinderten Menschen zur besseren Ermöglichung einer Sportausübung u. v. a. Dies alles darf aber nicht zu einer „Über-Reglementierung" führen, wie sie in fast allen Bereichen unseres Lebens leider dramatisch Einzug gehalten hat. Wir scheinen in Zeiten zu leben, in denen – und damit ist die Verhaltensprävention angesprochen – die Eigenverantwortlichkeit sukzessive reduziert und durch übersoziale Hängematten kompensiert wird. Zyniker vermuten dahinter eine strategische Vorgangsweise zur Erziehung von unmündigen und leicht manipulierbaren Massen!

Die zweite wesentliche Schiene des gesunden Älterwerdens ist die Verhaltensprävention, also die Eigenverantwortlichkeit hinsichtlich eines „gesunden Lebensstils". Dieser Prozess muss allerdings in den Schulen beginnen und von den Eltern vorgelebt werden, damit diverse präventive Lebensstilfaktoren lebenslang umgesetzt werden.

Beim Altern jung bleiben nach dem Motto „Lebenslang gesund"

Die „Drittel-Regel" unseres Lebens lautet leider: Viele Menschen müssen das zweite Drittel ihres Lebens dazu benützen, Sünden, Fehler und Schäden des ersten Drittels gutzumachen, damit sie wenigstens das dritte Drittel anleben können.

Neben Unfällen und schicksalshaften (z. T. genetisch bedingten) Erkrankungen gelten als

Ursachen dafür die schon dargestellten 7 „Krankheitsteufelchen" (Abb. 4.10):

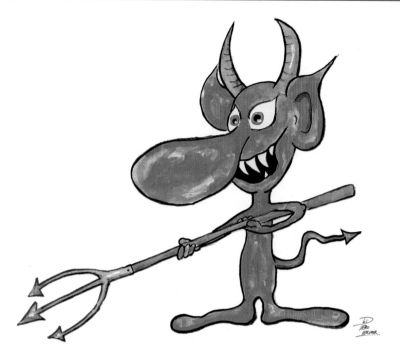

Abb. 4.10 Krankheitsteufelchen. (© Cartoon: Piero Lercher)

Die 7 „Krankheitsteufelchen"
1. Bewegungslosigkeit
2. Fehlernährung, inklusive Alkoholabusus
3. Nikotinabusus (aktiv und passiv)
4. Umweltschadstoffe
5. Stress und unnötiges Multitasking: „Je schneller wir leben, desto schneller sind wir damit fertig."
6. Unzufriedenheit und Selbstzweifel
7. Mangelnde Regeneration und Schlafmangel

Daraus resultiert, dass bei vielen Menschen schon ab dem 45. und 50. Lebensjahr chronische Erkrankungen (Zivilisationserkrankungen) manifest werden, welche schon als das „Diseasome der körperlichen Inaktivität" beschrieben wurden.

In einer Studie von Rizzuto (Rizzuto W. 2012), wurde der Zusammenhang von Überlebenswahrscheinlichkeit und Freizeitaktivitäten erhoben. Die Studienteilnehmer mit dem niedrigsten Risikoprofil lebten um 5,4 Jahre länger als jene mit einem hohen Risikoprofil, nämlich mit den Kofaktoren langjährige körperliche Inaktivität, Nikotin- und Alkoholabusus. Sogar bei über 85-Jährigen und Menschen mit chronischen Erkrankungen war die Überlebenswahrscheinlichkeit um 4 Jahre länger, wenn sie einem aktiven Lebensstil folgten.

Sitzen und Fernsehen („Viel- und Langsitzen") vermindern die Lebenserwartung! In einer Studie von Katzmarzyk (Katzmarzyk PT et al. 2012), konnte dargelegt werden, dass die Lebenserwartung in den Vereinigten Staaten von Amerika um 2 Jahre höher sein könnte, wenn die Erwachsenen ihre Sitzeiten auf weniger als 3 h pro Tag und 1,4 Jahre höher sein könnte, wenn sie ihre Fernsehzeit auf unter 2 h pro Tag reduzieren. Die Fakten zeigen allerdings, dass US-Amerikaner im Schnitt 55 % ihres Tages sitzend verbringen (Analyse aus NYHANES).

Daher kann man in vielen Fällen von dem vorgezeichneten Weg vom „Exercise Deficiency Syndrome" zum „Sedentary Death Syndrome" sprechen. Diesem Phänomen zugrunde liegend besteht die „tödliche Quadriga" des Alterns.

Tödliche Quadriga des Alterns
- **Lebenslange Inaktivität,** Bewegungslosigkeit, „Couch Potato", 8–10 h sitzende Tätigkeit pro Tag, Muskelatrophie, Sarkopenie, Immobilität
- Risikofaktoren für **Zivilisationserkrankungen** (Exercise-Deficiency-Syndrom): Herz-Kreislauf, Stoffwechsel, Diabetes mellitus Typ 2, Immunschwäche, Übergewicht, Adipositas, chronische Inflammation
- **Umweltbelastungen,** Schadstoffe, Unverträglichkeiten, Übersäuerung, Immunoseneszenz, Inflammation, Fehl- und Mangelernährung
- **Selbstaufgabe,** sich alt fühlen, reagieren statt agieren, Fremdbestimmung, Einsamkeit, keine sozialen Kontakte, keine intellektuellen Herausforderungen, Depression, Demenz (Abb. 4.11)

Dem gegenüber steht die „gesundheitserhaltende Quadriga" des Alterns – eigentlich unser größter Lebensluxus:

Gesundheitserhaltende Quadriga des Alterns
- **Aktivität physisch wie psychisch als Lebensprinzip:** „The Magic Power of Exercise", Bewegung: optimal vom Kindesalter an lebenslang; es ist aber nie zu spät! Regelmäßige, moderate Bewegung ist gesund, verlängert die „Healthy Life Years" und auch die Lebenserwartung.
- **Ausgewogene, qualitativ hochwertige und anabol wirkende Ernährung** mit höheren basischen Anteilen, Detoxifikation von Schadstoffen, ausgeglichene Eiweiß-, Vitamin- und Mineralstoffzufuhr, Nikotinkarenz und nur mäßiger Alkoholgenuss.
- **Stärkung des Immunsystems** durch ausgewogene Ernährung und regelmäßige körperliche Aktivität, Vermeidung von Umwelt-Schadstoffen und Toxinen.
- **Positive Psychofaktoren:** Selbstbewusstsein, Lebenslust, Zufriedenheit, Optimismus, Geselligkeit, Neugierde, Neues (wie z. B. neue Kulturen) kennenlernen; Brain Jogging, soziale Eingebundenheit – Anerkennung von Jung und Alt sowie Anerkennung und Liebe, emotional wie körperlich (Abb. 4.12).

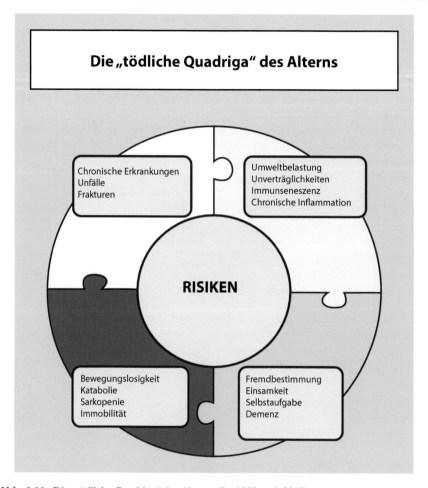

Abb. 4.11 Die „tödliche Quadriga" des Alterns (Bachl N et al. 2017)

Daraus ergeben sich als Strategie für ein gesundes Alter die „vier Management-Chancen":

- Bewegungsmanagement (anabol – Muskel- und Gewebeaufbau)
- Ernährungsmanagement (chronobol – keine regelmäßigen großen Abendmahlzeiten)
- Immunmanagement (Bewegung – Ernährung -Detoxmaßnahmen, Regeneration, Schlaf)
- Psychomanagement („digital Detox", Lachen, Lernen, Genuss, Freude, Partnerschaft. „Lebe deine Werte und sei mit dir zufrieden – deine Gesundheit wird es dir danken!")

Aus diesen strategischen Managementzielen ergeben sich Lebensziele, welche man im vorhin erwähnten Sinn als Leistungsziele, Liebesziele und Lustziele zusammenfassen kann („Laufen – Lachen – Lieben").

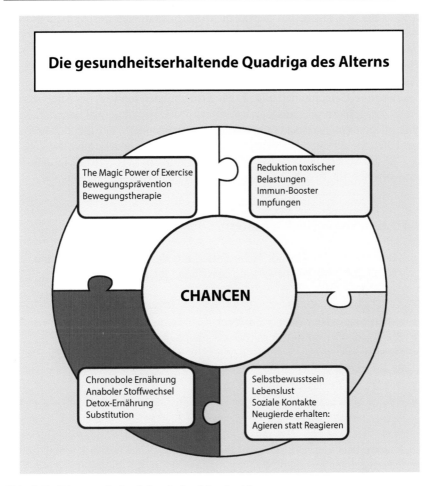

Die gesundheitserhaltende Quadriga des Alterns

The Magic Power of Exercise
Bewegungsprävention
Bewegungstherapie

Reduktion toxischer
Belastungen
Immun-Booster
Impfungen

CHANCEN

Chronobole Ernährung
Anaboler Stoffwechsel
Detox-Ernährung
Substitution

Selbstbewusstsein
Lebenslust
Soziale Kontakte
Neugierde erhalten:
Agieren statt Reagieren

Abb. 4.12 Die gesundheitserhaltende Quadriga des Alterns

Neben dem zutreffenden Satz von Carl Friedrich von Weizsäcker „Krank macht ein ungelebtes Leben", fasst der „Weltenwanderer" Gregor Sieböck (Sieböck G 2016) das Prinzip der Aktivität unter dem Titel „Mut zum bewegten Leben" hervorragend zusammen. Er spricht auch vom Altern als Teil einer kulturellen Ordnung und zitiert im Zuge seiner Reisen Erfahrungsberichte, wie z. B. seine Aufenthalte im „Tal der Hundertjährigen" in Vilcabamba, Ecuador, oder im Dorf Ogini im Norden Japans. Obwohl in diesen bzw. in vielen anderen Gebieten, in denen eine hohe Zahl von über Hundertjährigen zu beobachten ist, nicht immer ein gesundheitsbewusstes, geruhsames Leben geführt wird und eine optimale medizinisch-hygienische Versorgung gewährleistet ist, werden diese Menschen älter als die meisten Menschen in den sogenannten hochentwickelten Ländern Mitteleuropas. Sieböck konnte folgende Fakten in diesen Gebieten feststellen:

- Die Menschen lagern das Leben nicht an Institutionen aus (soziale Hänge-matte), und zwar in ihrer gesamten Lebensspanne – besonders im Alter!
- Sie sind regelmäßig körperlich aktiv, und zwar lebenslang.
- Sie bevorzugen biologischen Landbau ohne Chemie.
- Sie ernähren sich bewusst und trinken Alkohol nur in mäßigen Dosen.
- Sie leben in Gemeinschaften über alle Generationen hinweg; die Alten werden nicht weggesperrt oder ausgegrenzt, sondern sind im Alltag voll integriert.
- Sie pflegen einen respektvollen Umgang miteinander, sind gesellig und ver-anstalten viele Feste; dies hat schon der römische Richter Demokrit (*460/459 v. Chr. in Abdera in Thrakien, verstarb vermutlich †371 v. Chr.) in dem Satz festgehalten: Ein Leben ohne Feste ist wie ein langer Weg ohne Einkehr.

4.1.5   Kann man glücklich altern?

▶   „Lebenskunst im Alter ist keine Entsagung des Genießens, aber eine souveräne, gelassene Bewertung desselben." (Martin Scherer)

Frustrationen vieler alter Menschen
- Die eigenen Erwartungen werden von den Kindern nicht erfüllt.
- Dankbarkeit ist eine endenwollende Kategorie (Was habe ich nicht alles für dich getan!).
- Das „Nicht-Loslassen Können".
- Erfahrungsschatz: Aufgrund der modernen Informationstechnologie und Kommunikation sind ältere Menschen nicht mehr die einzigen Wissens-vermittler, was kein zwanghaftes Weitergeben des Erfahrungsschatzes an Jüngere bedeutet. Erfahrungen müssen selber gemacht werden und sind daher auch nicht vergleichbar.
- Der klassische Familienverbund zerfällt wegen „sich rasant weiter-entwickelnder gesellschaftlicher Strukturen" in vielen Fällen. Neue soziale Konstruktionen können mitunter zu Einsamkeit und Frustration führen – was das Risiko für chronische Erkrankungen verdoppelt bzw. die Lebenserwartung im Einzelfall verkürzen kann.
- Lebensstiländerungen mit ausgedehnter Reisetätigkeit, Kultur- und Sport-betrieb lösen sowohl den Familienverband auf wie auch die verfügbare Zeit, sich mit Eltern bzw. Großeltern zu befassen.
- Die Jugend ist ungebildet und nur aufs Vergnügen aus.
- Ich möchte daher nicht mehr jung sein – der Blick zurück auf die „gute, alte Zeit" gibt mir mehr!

Gegenstrategien

▶   „To be successful means to be different." (Woody Allen)

- Nicht permanent nach Dankbarkeit heischen, sondern die Jugend weiterhin unterstützen (ohne große Worte). Mit Geld allein ist es nicht getan (zum Beispiel „Enkelbestechung")!
- Den Leistungen der „Jüngeren" Respekt zollen
- Offenheit statt schimpfen und abkapseln
- Wiederholtes Jammern über Krankheiten unterlassen, Selbstaufgabe macht alt!
- Selbstbewusstsein, -sicherheit und Selbstdisziplin statt Wurstigkeit und Selbstmitleid
- Keine Kommentare wie: „Wir haben doch alles für unser Kind getan und jetzt kümmert sich niemand um uns!"
- Selbstständigkeit leben und immer wieder neue Freundeskreise (Sport, Reisen, Kultur etc.) suchen – neugierig sein
- Neues probieren statt Altes (Schlechtes) tradieren
- Als „Alpha-Mensch" Strategien ändern, insbesondere Konflikte vermeiden und versuchen, entweder eine Gruppe harmonisch zu leiten oder sich harmonisch einzufügen

▶ „Wir leben zweimal: einmal in der Wirklichkeit und einmal in der Vergangenheit!" (Honore de Balzac, 1799–1850)

Wollen wir nach einem erfüllten Leben nicht auch bei unseren Nachkommen in guter Erinnerung bleiben?

Glück und Zufriedenheit
Lebenszufriedenheit und Lebensglück hängt von vielen Faktoren ab, dazu zählen Spiritualität, private Beziehungen, Freundeskreis, berufliche Position, Work-Life-Balance, Arbeitswege, Grundstückspreise, Verfügbarkeit von Nationalparks, Mülldeponien, Zustand der Natur, Luftqualität, Niederschlag und Temperatur, Kriminalitätsrate, Steuern und Lebenskosten und andere.

In einer Studie (Steptoe A 2015) wurden die Aspekte des Lebensglücks und ihre Abhängigkeit vom Alter an mehr als 350.000 US-amerikanischen Staatsbürgern im Alter von 18–85 Jahren untersucht. Neben demografischen Daten, Angaben zur ökonomischen Situation und zur persönlichen finanziellen Lage mussten die Teilnehmer auf einer „Lebensleiter" von 1–10 ihre globale Zufriedenheit skalieren. Die Ergebnisse zeigten eine u-förmige Kurve: Nach einem Plateau zwischen den 20iger bis 40iger Jahren fällt das allgemeine Wohlergehen sowie die positiven Gefühle etwa bis zum 50. Lebensjahr ab, anschließend geht es wieder bergauf, und zwar kontinuierlich bis zum 85. Lebensjahr. Stress und Zorn stiegen lediglich im frühen Erwachsenenalter an, um dann langsam wieder abzunehmen, vor allem der Stress nach dem 50. Lebensjahr. Bei den Sorgen ist ein relativ gleich hohes, leicht ansteigendes Plateau bis zum 50. Lebensjahr zu beobachten, danach gehen sie zurück. Daraus ergibt sich die Frage, warum ältere Menschen statistisch gesehen glücklicher und weniger gestresst sind als junge

Menschen? Die Arbeitsgruppe erklärt dies dadurch, dass vermutlich die „Weisheit" und emotionale Intelligenz mit dem Alter zunimmt und sie überdies ihre Emotionen besser zu beherrschen imstande sind. Darüber hinaus versuchen sie, ihre Lage positiv zu sehen und sich seltener an negative Ereignisse zu erinnern.

Auch in einigen Studien (Williams LM et al. 2016; Watters AJ et al. 2018) konnte anhand einer Selbsteinschätzung der Probanden gezeigt werden, dass entgegen der bisherigen Anschauung, dass der Mensch die glücklichsten Jahre in der Jugend erlebt, ältere Menschen viel glücklicher sind als Jüngere. Die älteren Personen schätzten sich selbst viel glücklicher ein, als es die jüngeren Personen taten. Auch diese Arbeitsgruppe vermutet als Grund dafür eine Zunahme der sogenannten „emotionalen Ressourcen", was bedeutet, dass ältere Menschen mit Rückschlägen, aber auch Hochphasen besser umgehen können, sodass sie auch glücklicher sind, selbst wenn sich die objektiven Rahmenbedingungen, wie beispielsweise Krankheiten, Einschränkungen, Verminderung der Lebensqualität, verschlechtern.

Potenzielle Gewinne im Rahmen des Alterungsprozesses
- Zuwachs an Wissen
- Erfahrung und Routine
- Aneignung von Problembewältigungsstrategien
- Handlungskompetenz
- Attraktivität (z. B. Udo Jürgens, George Clooney, Catherine Deneuve, Sophia Loren) und Entdeckung als gesellschaftliches Vorbild und Werbe-Testimonial
- Finanzielle Unabhängigkeit
- Gesellschaftliche Anerkennung
- Geschönte Erinnerungen und „Gnade" des Vergessens
- Verlangsamung des Lebensrhythmus, Entschleunigung

In einer deutschen Studie wurden die Lebenssituation und die Lebensumstände von älteren Menschen analysiert. Dazu wurden Interviews mit insgesamt über 4000 Personen im Alter zwischen 65 und 85 Jahren durchgeführt. Die Ergebnisse sind in der Abb. 4.13 dargestellt. So ergaben die Beurteilungen der Befragten zu den Vorteilen ihres derzeitigen Alters interessante Aussagen, wie beispielsweise freier und unabhängiger zu sein und weniger Pflichten zu haben (62 %) oder mehr Zeit für Hobbys (50 %) oder für die Familie (44 %) zu haben. Rund 52 % gaben an, dass es ein Vorzug des Alters sei, nicht mehr arbeiten zu müssen, 44 % hoben den Vorteil hervor, nicht mehr an Urlaubszeiten gebunden zu sein und länger verreisen zu können.

Auch hinsichtlich des „gefühlten" Alters gab es im Rahmen dieser Erhebung interessante Ergebnisse. So gaben rund 51 % der Befragten im Alter von 80 bis 85 Jahren an, dass sie sich jünger fühlten, als sie tatsächlich sind. Im Durchschnitt fühlte sich diese Altersgruppe um rund 9,3 Jahr jünger.

Vorzüge des jetzigen Lebensabschnitts

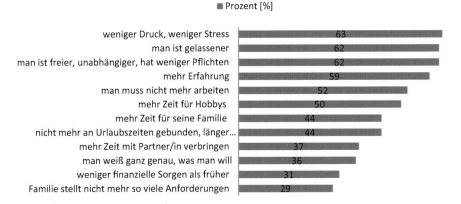

Abb. 4.13 Ergebnisse der Generali-Altersstudie 2013, Befragung von 65- bis 85-Jährigen in Deutschland

Als besonderen Vorteil des Alters sehen viele 65- bis 85-Jährige die Verlangsamung des Lebensrhythmus. 63 % erleben den Ruhestand als Phase, in der man weniger Druck und Stress hat, 62 % sind gelassener als früher.

Der klinische und Gesundheitspsychologe und Psychotherapeut, Dr. Cornel Binder-Krieglstein, beginnt sein Kapitel „Die alternde Seele" (Binder-Krieglstein C 2016) mit folgender Einleitung: „Wie geht der Mensch mit seelischen Störungen, mit der Beschwerlichkeit im Alter oder mit Erkrankungen, wie Depression und Demenz um? Eine wesentliche Rolle dabei ist die Selbstheilung im Sinne einer Ich-Kompetenz. Denn wie man sich im Alter fühlt und wie (gut oder schlecht) man den Alltag meistert, hängt nicht nur von der körperlichen Verfassung ab. Vielmehr sind die beiden Faktoren Resilienz und Salutogenese entscheidend, also wie es um die individuelle psychische Widerstandsfähigkeit bestellt ist und wie sich das Prinzip der Gesundheitsentstehung und -erhaltung im eigenen Leben manifestiert."

Mindset und Salutogenese

Der Sportpsychologe Thomas Wörz (Wörz Th 2011) spricht von einer „Komfortzone", die zu einem Automatismus führen kann, wobei sich diese „Komfortzone" von einem durchaus akzeptablen Bereich spiralmäßig immer mehr bis hin zu einem existenziellen Vakuum verkleinern kann – vielleicht umschreibbar mit dem Begriff „verdienter Ruhestand".

Um dagegen anzukämpfen, müssen besonders im Alternsprozess neuronale Fenster („Windows of Opportunity" – explorative Neugierde) regelmäßig eröffnet werden. Diese Fenster führen in eine positive Entwicklungsphase, Neues zu suchen und anzunehmen. Allerdings darf eine Überforderung nicht zu einer Panikphase führen.

Eine positive Entwicklungsphase basiert auf der Basis eines hohen Selbstwertes. Daraus resultiert Selbstwirksamkeit, also Sicherheit und Offenheit für Neues. Dies ist die Basis für Veränderungen, welche in vier verschiedenen Ebenen angesiedelt werden kann: Soziale Ebene – sowohl beruflich wie auch privat, körperliche Ebene, Leistungsebene, emotionale Ebene.

Alle Ebenen können und sollen regelmäßig hinterfragt werden, woraus Umsetzungsstrategien entwickelt werden können.

Ein Beispiel dafür sind vier Fragen in der Früh:

1. Was ist mir gestern gelungen (auch Kleinigkeiten sind positiv)?
2. Gab es soziale Momente (durchschrittene „Windows of Opportunities"?!): Bleiben länger im Gedächtnis!
3. Gab es einen schönen Sinneseindruck?
4. Was möchte ich heute umsetzen?

In diesem Sinn kann Altern unheimlich befriedigend sein: alten Hobbys vermehrt nachzugehen, neue Hobbys zu beginnen, sozial tätig zu sein, Enkelkinder zu betreuen, Menschen kennenzulernen und viele andere.

Andererseits kann Altern aber auch beschwerlich und durch viele Verluste geprägt sein, z. B. Verlust von geliebten Partnern, Freunden, Verlust der Familienbindung, Einschränkungen der Leistungsfähigkeit und Mobilität, Vergesslichkeit, Sehschwäche, Hörverlust, Inkontinenz und viele andere. Man wird mit zunehmendem Alter häufigere Verlusterlebnisse erleiden müssen und damit umgehen können – das ist ein unabwendbares Gesetz des Lebens.

Die Tatsache, dass sehr alte Menschen darunter leiden, ihre Altersgenossen überlebt zu haben („Cenetarian Lonelyness") ist ein weitgehend unbekanntes und in der Wissenschaft kaum beschriebenes Phänomen. Der Zeitpunkt, ab dem man keine Freunde/innen und Gesprächspartner/innen im selben Alter hat, stellt für viele eine enorme Belastung mit hohem psychischem Leidensdruck dar. Auch bei Personen, die eher als Einzelgänger gelebt haben, entwickelt sich zunehmend ein Drang nach Kommunikation mit Zeitzeugen. Das geschieht auch unabhängig davon, ob eine optimale soziale Einbindung oder Integration in das gesellschaftliche Leben bzw. in gesellschaftliche Strukturen gegeben ist.

Als „Coping -Mechanismen" ergeben sich daraus vier an sich unterschiedliche Grundhaltungen, welche besonders im Altern synergistisch angewandt werden sollen:

- Auseinandersetzung mit Medienberichten aller Art aus der jeweiligen Zeitperiode, gut koppelbar auch mit Museumsbesuchen
- Idealisierung vermeiden
- die reale Situation zur Kenntnis nehmen
- Ändern wollen – Anpacken – Aktivität – Proaktivsein

Dies bedeutet – kurz zusammengefasst – nicht seinen Alltag mit allen Routinetätigkeiten (negativen wie den positiven) einfach fortzuführen, sondern als Kont-

Tab. 4.1 Umgang mit der Realität

Thema	Typ 1 – Anpacken	Typ 2 – Verdrängen
Selbstständigkeit	Barrierefreie Wohnung	Kabrio anschaffen
Altersfehlsichtigkeit	Brille besorgen	Macht (noch) nix
Sexualität	Möglichkeiten finden	Nicht darüber reden
Körperlicher Abbau	Hilfsgeräte organisieren	Sich selbst beschummeln
Alterserkrankungen	Früherkennung nutzen	Nicht ernst nehmen

Quelle: Cornel Binder-Kriegstein in M. Scherer „Der Gentleman. Plädoyer für eine Lebenskunst." 2016

rast neue herausfordernde und anspruchsvolle Tätigkeiten, Bereiche etc. zu finden und zu verwirklichen. Cornel Binder-Kriegstein (2016) fasst dies beispielhaft unter dem Titel „Umgang mit der Realität" und zwar mit den beiden Gegenpolen Verdrängen versus Anpacken zusammen (Tab. 4.1).

Konkret bedeutet dies, den eigenen Persönlichkeitstyp zu hinterfragen, damit den eigenen Umgang mit der Realität zu explorieren, die Haltung zum Altern (Aktivität, Neues) bewusst neu zu definieren, persönliche Maßnahmen zu planen und als Folge all dieser Maßnahmen zu versuchen, zufriedener und dankbarer zu sein – innere Heiterkeit strahlt aus!

Fachleute nennen dieses Vorhaben auch „Bucket-list", also eine Auflistung von Erlebnissen, welche man in seinem Leben noch gemacht haben will, ehe man „in die Kiste springt", also stirbt. Praxisbezogen bzw. umgesetzt bedeutet dies, einen neuen Partner zu suchen, eine Weltreise zu planen, eine neue Sprache zu lernen, ein Musikinstrument zu lernen, Singen zu lernen, sein Idealgewicht zu erreichen etc. etc.

Hugo Portisch formuliert diese Haltung mit folgendem Satz: „Der Tod ist ein Teil des Lebens – aber wenn man Spass hat und lachen kann bis zum Schluss, dann ist das Leben erfüllt."

Allerdings – wie schon von Thomas Wörz formuliert, darf das Öffnen von „Windows of Opportunities" nicht zu einer Überforderung führen. Der Neurobiologe Marcus Täuber hält fest, dass Multitasking – entgegen einem Mythos – Männer und Frauen krank machen kann, da wir nicht multitaskingfähig sind. „Wir können nur einen Gedanken pro Moment im Bewusstsein erfassen, unsere Aufmerksamkeit nur auf eine Sache in einem Augenblick lenken. Was wir tun, wenn wir versuchen, mehreres gleichzeitig bewusst zu denken, ist von einem Gedanken zum anderen wieder hin und her zu hüpfen. Das zerrt nicht nur an unserer Konzentrationskraft, es macht auch unsere Leistung langsamer, produziert übermäßig viele Fehler und erzeugt damit auch einen hohen Stressfaktor".

Oft ist es günstig, sich selber „Ergebnisziele" zu setzen. Allerdings – wie in einem Buch „Gewinner grübeln nicht!" auf den Sport bezogen dargelegt – können Gedanken, die permanent bei der Siegeszeit sind, ablenken und dadurch vermehrt Fehler auftreten. Um dies zu vermeiden bzw. tägliche Probleme, gerade im Alter zu bewältigen, bedarf es oft einer Hilfestellung beim Finden und Gestalten

des richtigen „Mindsets". Aus dem Management kennt man diesen Begriff, das
sogenannte Mindset, welches dazu führen soll, von einem Konzept aus Mindest-
ziele zu definieren, welche über eine Änderung der inneren Haltung unser Handeln
und natürlich auch unsere Ergebnisse verändern. Gerade im Alltag können sich
ältere Menschen von dieser Methode abschauen, wie man eine bildhafte Sprache
mit Worten, die emotional aufgeladen sind, zum eigenen Vorteil anwenden kann:
wie z. B. „ich bin stark, wie der Fels in der Brandung". Diese Methode mobilisiert, gibt Kraft und erweitert das Repertoire möglicher Verhaltensweisen. Daraus
folgt, dass die innere Motivation umso stärker ist, je positiver wir emotional auf
diese Ziele reagieren. Die Neurobiologen sprechen von einem „Pull-Faktor".

Im Übrigen erwähnen M. Täuber und P. Obermaier (Täuber M et al. 2018;
Obermaier P et al. 2016) noch einen wichtigen Punkt aus der Hirnforschung, nämlich die innere Belohnung, welche ganz besonders intensiv empfunden wird, wenn
wir Erwartungen übertreffen (Täuber M et al. 2017). Dies steigert das Selbstbewusstsein, was gerade beim alten, vielleicht eingeschränkt bewegungsfähigen
Menschen von großer Bedeutung sein kann.

Um den eigenen Pull-Effekt zu entfalten, empfiehlt Täuber (Täuber M et al.
2018), vier Wochen lang jeden Abend drei gute Dinge aufzuschreiben, die untertags passiert sind. Das scheint banal, kann aber sogar Depressionen verbessern.
Eine weitere Möglichkeit wäre es, einen Plan zu entwerfen, wie wir unsere Stärken auf neue Art und Weise nutzen können (auch das kann ein erfolgreiches
Mindsetsein!). Dies ist überdies auch eine Möglichkeit, Mitglieder einer Gruppe,
sei es im Sport, in der Kunst etc. positiv zu beeinflussen und dabei nicht nur für
sich, sondern auch für viele andere Menschen positive Inputs zu geben.

Ähnlich wie Th. Wörz formuliert M. Täuber (Täuber M et al. 2018) noch drei
Schritte, die zur Entfaltung unserer inneren Stärke führen und damit das „Mindset" ausgestalten und festigen:

1. Runter von der Bremse: Auf der Kenntnis der inneren Ressourcen soll eine
   richtige Mischung aus Routine und Entwicklung (Windows of Opportunity)
   gefunden werden.
2. Unnötiges Weglassen: Wenn unsere Aufmerksamkeit auf ein Problem zu sehr
   zentriert ist bzw. mehrere Probleme überfordern, steigt die Anspannung zu
   stark, was meistens das Problem vergrößern kann. Wenn man lernt, das Ganze
   im Auge zu behalten und jenes wegzulassen, was zu viel ist (z. B. auch Multitasking), läuft der Prozess wesentlich leichter ab.
3. Der Lösung entgegen: Nur wenn unser Denken, Fühlen und Handeln ganz in
   der Aufgabe aufgeht, erzielen wir das bestmögliche Ergebnis, also aus einer
   entspannten Grundhaltung Dinge zu tun, welche in Richtung Lösung führen.

Resilienz und Salutogenese

Das „Sich-jünger-Fühlen" sowie die Selbstsicherheit, zwischen Idealvorstellungen
und Realität unterscheiden zu können und daraus Lösungskompetenz zu gestalten,
ist – wie schon erwähnt – sehr eng mit dem Begriffen Resilienz und Salutogenese
verbunden. Resilienz bedeutet psychische Widerstandsfähigkeit, also trotz widri-

ger Situationen psychophysisch gesund zu bleiben. Dies drückt sich auch in der funktionellen Definition der Gesundheit „Gesund ist jedes Biosystem, welches Störungen auszugleichen vermag" aus, wozu auf der einen Seite Selbstsicherheit, positives Denken und Proaktivität und auf der anderen Seite ein stabiles Hormon-, Immun- sowie vegetatives System auf Basis einer verbesserten physischen Leistungsbreite verantwortlich sind. Das heißt: Gesundheit nicht als Zustand, sondern gerade beim Altern als permanenten Prozess zu betrachten, in dem phasenweise negative wie positive Einflüsse überwiegen können. Der klassische Satz „Nur wer mit sich selbst im Reinen ist, kann dauerhaft gesund bleiben" drückt dies im Sinne der „psychoneuroimmunologischen Achse" aus. Es ist bekannt, dass die Psyche über verschiedenste Neurotransmitter das Immunsystem im Positiven wie im Negativen beeinflussen kann. Mit einem reagiblen und funktionsoptimierten Immunsystem (körperliche Aktivität und Ernährung) ist es möglich, Rückschläge schneller verkraften bzw. daraus konstruktive Lösungsansätze zur Bewältigung generieren zu können. In diesem Sinne ist auch der Begriff der „Salutogenese" zu verstehen, der als Voraussetzung für das Verstehen des Kontinuums zwischen Gesundheit und Krankheit und damit als Prozesshaftigkeit unseres Befindens gilt. Dazu zählen die Verstehbarkeit, also die Fähigkeit, Zusammenhänge zwischen positiven wie negativen Geschehnissen des Lebens herstellen zu können, die Kraft, mit diesen Geschehnissen umgehen zu können, sowie die Überzeugung, dass aufgrund genetischer und epigenetischer Voraussetzungen Geschehnisse eine Sinnhaftigkeit haben, deren Akzeptieren gleichzeitig zur Bewältigung beiträgt. Zusammengefasst bedeutet dies, dass jeder Mensch einen enormen Einfluss darauf hat, sein Leben und natürlich auch das Altern zu gestalten und entsprechend zu empfinden, also „glücklich zu altern".

Daher gilt ein oft zitierter Satz: „Lebe deine Werte und sei mit dir zufrieden. Deine Gesundheit wird es dir danken!". Natürlich gilt dies in jeder Lebensphase, besonders aber für die Phase des Alterns („Alternskunst"). Das Vertrauen in die eigene Stärke und das Wissen um die eigenen Schwächen bedingt das Format einer Persönlichkeit in allen Lebensabschnitten.

Lebenskunst als Psychomanagement
Was bedeutet also „Psychomanagement", insbesondere im Altern? Vielleicht drückt es das Wort „Lebenskunst" gut aus: Martin Scherer (Scherer M 2011) definiert diesen Begriff in einem Buch „Der Gentleman – Plädoyer für eine Lebenskunst" als keine Entsagung des Genießens, aber eine souveräne gelassene Bewertung desselben. Dieser natürlich generell zutreffende Satz gewinnt besonders im Altern eine spezielle Bedeutung: Wie lässt sich der Alltag mit all seinen altersbedingten Schwierigkeiten so gestalten, dass er seinen „Grauton" und seine „latente Tristesse" ablegt und ein anderes frisches und freundliches Gesicht erhält? Gerade im Alternsgang ist es wichtig, die positiven Dinge im Alltag zu suchen und zu verstärken (Mindset) und diese sowie Begegnungen mit unterschiedlichsten Menschen zur Zeremonie und zum Ereignis werden zu lassen. Martin Scherer schreibt: „Dazu bedarf es gar nicht eigentlich viel: ein wenig guter Wille, ein wenig Phantasie und viel Geduld." Proaktivität, positive Stimmung als

Basis des Verändern-Wollens! Zweifellos ist dafür auch Kreativität notwendig, also der Versuch, jede konkrete Situation ständig auszuloten, abzutasten und diese nicht durch eine simple Wiederholung von Standards zu bewältigen (Komfortzone), sondern das Gespür dafür zu erlernen, was der Moment fordert. John Henry Newman drückt diese Fähigkeit in dem Begriff des „inneren Schwergewichts" aus und belegt dies mit den Attributen „vorsichtig", „einfühlsam", „höflich", „bescheiden", „klug", „großzügig" und „mild". Dies bedeutet, die eigenen Schwächen und Grenzen genauso gut zu kennen wie die eigenen Stärken: das Vertrauen in die eigene Stärke und das Wissen um die eigenen Schwäche bedingt das „Format einer Persönlichkeit". Daraus resultiert die Gabe, illusionslos nicht den Kampf mit dem, was sich dem freien Willen entzieht und unausweichlich ist, zu führen und darüber auch noch verbittert zu sein, sondern in einer Art „Schubumkehr" mit Selbstbeherrschung und Respekt vor Tatsachen und deren Konsequenzen (Windows of Opportunities) zu suchen.

Um glücklich zu altern, bedarf es auch eines Wissens um bestimmte Grenzen. Was erscheint – beeinflusst durch Imponderabilien des Alterns – machbar und was scheint ausgeschlossen? Und daraus ergibt sich wieder die Dualität: Wovor warnt mich meine Erfahrung? – Was traue ich mir zu? – Was kann ich mir zutrauen? Darin subsumieren sich Vergangenheit und Zukunft. Die Sozialpsychologie spricht in diesem Zusammenhang auch von einer „Patchworkidentität", zumal wir in einer Zeit leben, in der es kaum mehr feste Bedeutungsrahmen mehr gibt wie früher, hingegen aber eine Vielschichtigkeit, Modernität und Veränderungsgeschwindigkeit. Der alternde Mensch besteht aus den Facetten seiner Persönlichkeit, „geprägt durch die Gleichzeitigkeit von Gegenwart, Vergangenheit und Zukunft, aus den Widersprüchen, aus Vernunft und Gefühl, aus Bewusstem und Unbewusstem und auch aus den verschiedenen sozialen Rollen" (Scherer M 2011). Dies bedeutet auch und gerade, im Altern zu lernen, Erwartungen zu übertreffen sowie proaktiv mit täglichen Gegensätzen umgehen zu können.

Glücklich zu altern als ein Ausdruck der „Lebenskunst" unterscheidet sich von dem Begriff des „Lifestyles". Zweiteres beschreibt variablere Einflussfaktoren, während die „Lebenskunst" eher als psychophysisches Fundament zu bezeichnen ist. Das vorhin erwähnte Zitat „Lebenskunst ist keine Entsagung des Genießens, aber eine souveräne und gelassene Bewertung des Lebens" (Scherer M 2011) bedeutet umso mehr im Alternsgang, den Alltag mit kleinen positiven Erlebnissen und Ereignissen zu gestalten, aber das Wissen zu haben, dass es schon am nächsten Tag anders werden kann. Also die Fähigkeit zum Perspektivenwechsel – also ein bewusstes Öffnen der „Windows of Opportunities"! Scherer drückt dies so aus: „Aus einem Malheur wird eine Gelegenheit, aus Langeweile ein Freiraum, aus dem Unbekannten eine Überraschung". Oder im weitesten Sinne – auch natürlich für alle Alternsbereiche geltend – wie von Paul Watzlawick ausgedrückt: „Jede Niederlage ist die Basis für einen neuen Erfolg!". Glücklich zu altern oder als „Lebenskünstler" zu altern bedarf dieser Philosophie und vor allem deren Umsetzung! Daher muss sich Lebenskunst auch mit elementaren Ereignissen wie Leid, Schmerz und Tod auseinandersetzen. Auf faszinierende Weise bestätigen Biografie und Werk Viktor Frankls (in: Scherer M 2011) diese These: als Überlebender der Konzentrationslager, der im Holocaust seine Eltern und seine Frau verloren hat, setzte er mit seinem berühmt gewordenen Erfahrungsbericht „Trotzdem Ja zum Leben zu sagen…", ein Zeichen des Trostes. Lebenskunst bedeutet also auch, dem Schmerz und dem Leid einen Sinn zu geben und damit einer Verbitterung vorzubauen. Wer wünscht sich nicht, „gesund zu sterben"? Der plötzliche Tod, mitten aus dem Leben gerissen, ist die Sehnsucht fast aller Menschen. In der Realität sind die letzten Jahre des Lebens, vor allem aber die letzten Wochen des Lebens zweifellos mit Einschränkungen, Unannehmlichkeiten, Schmerzen und unter Umständen mit Leiden verbunden: „lange leiden – früh sterben". Um noch einmal Viktor Frankl (in Scherer M 2011) zu zitieren: „Es komme nicht darauf an, was man leide, sondern wie man es auf sich nähme!".

In diesem Zusammenhang kommt gerade der Unaufgeregtheit und Selbstbeherrschung eine wesentliche Bedeutung zu, da bekannt ist, dass im alternden Gehirn Bahnungen schwieriger werden, aber Hemmungen abnehmen! Also auch Selbstbeherrschung als Lebenskunst einsetzen. In diesem Sinn stehen auch Askese und Genuss in einem dynamischen Verhältnis, welches auch als gegenseitiges Korrektiv zu verstehen ist, da „Phasen des Verzichtes nur die Sinne für ein wiederum besonderes intensives Erleben schärfen" (Scherer M 2011). Lebenskunst bedeutet aber auch, einschätzen zu können, wann und welche Freiräume oder Aufgaben zu bewältigen sind: „Alles zu seiner Zeit!". In diesem Sinn lässt sich im übertragenen Sinn des Ausdrucks „Work-Life-Balance" festhalten, in allen Situationen das jeweils Zuträgliche zu entdecken, um sein Leben als Fest zu gestalten. Siehe Demokrit: „Ein Leben ohne Feste ist wie ein langer Weg ohne Einkehr!". Gerade im Altern bedeutet dies, jeden Moment prinzipiell als Gelegenheit zu begreifen und ihn so angenehm wie möglich zu gestalten (Scherer M 2011). Zwei Zitate drücken diese Haltung sehr gut aus:

▶ „Carpe Diem" und „Du hast nur eines in aller Welt, was Dir ganz gehört – das ist der Augenblick" (Friedrich Rittelmayer, 1872–1938).

Dialog mit dem Lebensende, dem Tod
Leben und Sterben: was bedeutet dies? Immer wieder suchen Menschen nach Antworten auf Fragen, die man zunächst nur schwach fühlt, die aber mit jedem Schritt im Alternsprozess drängender werden und die schließlich unüberwindlich scheinen, wenn wir nicht den Mut haben, sie zu stellen: Der Tod ist ein wesentlicher und wichtiger Bestandteil unseres Daseins. Ein Partner, der allerdings nicht bereit ist, Auskunft zu geben und mit der rechten Antwort zu dienen. Trotzdem ist es töricht, sich vor etwas zu fürchten, das gewiss eintritt. Ungewisses kann Furcht wecken, doch Gewisses soll man erwarten. Wir leben mit dem Tod in einem ähnlichen Kreislauf (Steinitz E. 2002).

▶ „Der Tod ist keine Grenze, die uns vom Leben trennt. Er ist ein Schritt nach vorne, der keine Grenzen kennt! Daher sind Leben und Tod unterschiedliche Zustände unseres geistigen Daseins." (Erich Steinitz)

Der Salesianerpater Johannes Bosco (1815–1888), der eine moderne Form der Jugendpastoral geschaffen hat, formulierte „das ganze Leben sei eine Vorbereitung auf die letzten Tage in dieser Welt" und empfiehlt die sogenannte „Übung vom guten Tod". Don Bosco hat sie auf den letzten Tag des Monats festgelegt, ließ besseres Essen servieren und verteilte selber einige Leckerbissen an seine Buben. An diesem Tage sollten möglichst alle Arbeiten ruhen und von der Stimmung her als „Besinnungstag" verbracht werden. Dazu gehört ein kurzes Nachdenken über den vergangenen Monat, über Fortschritte und Rückschritte im weltlichen wie natürlich auch im spirituellen Leben, wobei vier Punkte für jeden zu überlegen waren:

1. Wenn ich morgen sterben würde, was würde ich dann in meinem Leben noch in Ordnung bringen?
2. Was habe ich in diesem Monat am meisten vernachlässigt?
3. Wo habe ich im vergangenen Monat Fortschritte gemacht?
4. Wenn ich jetzt sterben werde, was bereue ich am meisten?

Auch wenn diese Vorgangsweise natürlich vom christlichen Glauben und von der speziellen Spiritualität von Don Bosco geprägt war, zeigen gerade diese vier Fragen, dass jeder auf diese Weise sein Leben ordnen kann und das nicht nur im höheren Lebensalter – da ist es wahrscheinlich besonders wichtig –, sondern auch schon viel früher mit dem Impetus, sich selbst in all seinen Handlungen, Beurteilungen und Vorhaben zu hinterfragen.

Karl Spitzweg hat diese Geisteshaltung in einem Vierzeiler formuliert, der die Beschäftigung mit dem Tod für den alten Menschen in heiterer Form darstellt:

▶   „Oft denk' ich an den Tod, den herben,
    und wie am End' ich's ausmach?!
    Ganz sanft, im Schlafe möchte ich sterben,
    und tot sein, wenn ich aufwach."

4.1.6   Gibt Glaube Halt? – Gastbeitrag von Dompfarrer Toni Faber

Unter all den Unsicherheiten unserer modernen Zeit ist eines ganz sicher: Wir alle werden sterben. Was kann uns da, gerade im Alter, wenn der Tod näher rückt, Trost und Halt sein?

Ich war schon als Jugendlicher gezwungen, mich mit dem Ende des Lebens auseinanderzusetzen: Als ich 17 war, erhielt ich die medizinische Diagnose, mein Leben könne im schlechtesten Fall nur mehr wenige Jahre währen. Nach einer kurzen Phase der unerbittlichen Todesfurcht entschied ich mich, meinem Leben – egal wie lange es noch dauern würde – einen besonderen Sinn zu geben. Das war die Geburtsstunde meiner Berufung zum Priestertum. In mir ist der Wunsch gewachsen, dem Leben zu dienen, mitten im Fluss des Lebens. Menschen von der Wiege bis zur Bahre zu begleiten, ist oftmals ein Überschreiten der Grenzen. Auch heute noch kündigt sich neues Leben nach dem Hochfest der Liebe, der Hochzeit, an, und der Tod beendet nicht die Präsenz eines geliebten Menschen in einem familiären Netzwerk der Liebe.

In den dreißig Jahren meines priesterlichen Dienstes bin ich viel mit den Fragen von Menschen konfrontiert worden, die sich in den reifer werdenden Phasen ihres Lebens nicht mit dem Verdrängen des unvermeidlich spürbar werdenden Alterns zufrieden geben, sondern die vielmehr die Kunst des Loslassens erlernen und vertiefen wollen. Unbestritten ist, dass sich da christliches Urvertrauen in den Gott des Lebens positiv auswirkt. Besonders aktiven Menschen fällt es oft schwer, aus ihrem selbstbestimmten Wirken in eine Seinsform zu wechseln, in der nicht mehr alle Fäden der Tages- und Lebensgestaltung in ihren eigenen Händen zusammenlaufen.

Perspektiven-Wechsel
In der Hochphase der Aktivität gilt viel Zuwendung zum Äußerlichen und Sichtbaren. Je älter wir werden, umso mehr gewinnt bei vielen dann die innere, spirituelle Dimension an Bedeutung. Gerade Eltern sind durch ihre Kinder oft mit den Fragen nach dem Sinn des Lebens konfrontiert und sind neu und anders gefordert, Antworten zu finden.

Ist das, was man aktiv tun kann, eingeschränkt, findet manch einer zu stiller Dankbarkeit im Betrachten des Lebens, zur liebenden und sorgenden Fürbitte im Gebet für andere. Das kann zu einer neuen Lebensaufgabe werden und lässt die Gelassenheit im Umgang mit den Beschwernissen und Einschränkungen des Alltags im Alter beständig wachsen.

Das Ende des eigenen Lebens undramatisch in den Blick zu nehmen und um eine gute Sterbestunde zu beten, ist nicht nur für die Altvorderen eine Art der Lebenskunst! Sie lenkt uns in keinster Weise von den Freuden und Genüssen menschlicher Existenz ab, ganz im Gegenteil: Sie lässt uns die Gunst der Gegenwart besser nutzen!

In Ewigkeit
Als der große frühere Wiener Erzbischof Kardinal Dr. Franz König mit weit über 90 Lebensjahren gefragt wurde, ob er nicht Angst vorm Sterben und vor dem Tod hätte, hat er lächelnd geantwortet: „Warum sollte ich? Das ist doch das einzig Sichere in meinem Leben, das bald eintreten wird. Aber was ich vorher aus diesem Leben mache, das liegt in meiner Hand!" Erst der Tod hat für ihn das Leben kostbar gemacht. Ihm ist es beschieden gewesen, im Kreis geliebter Menschen zu sterben; kein Gedanke von Hoffnungslosigkeit und Verzweiflung trübte seinen Hinübergang. Bis in alle Einzelheiten waren die Begräbnisfeierlichkeiten mithilfe seiner getreuen Mitarbeiterin Dr. Annemarie Fenzl schon vorbereitet. So konnte nach seinem ausdrücklichen Wunsch das machtvolle „Te Deum" von Anton Bruckner im Dom mit dem entscheidenden Abschnitt erklingen: „In Te Domine speravi, non confundar in aeternum." – „Auf dich, Herr, habe ich meine Hoffnung gesetzt, in Ewigkeit werde ich nicht zu Schanden."

Gerade von diesem großen Gottesmann wurde auch die Hospizbewegung gefördert und unterstützt. Sein Grundsatz war, niemals solle ein Mensch *durch* die Hand eines anderen sterben – vielmehr *an* der Hand eines anderen, geliebten Menschen. Alles andere ist falsch verstandene Sterbehilfe.

In Gottes Hand

Nach jüdisch-christlichem Glaubensverständnis können wir selbst in der Stunde des Todes nicht tiefer fallen als in Gottes bergende Hände. Daraus können wir Mut und Kraft schöpfen, jedes Jahr, jeden Tag, jeden Augenblick als immer neue Form des Antwortens auf diesen Liebeserweis Gottes zu gestalten. Und Gottesliebe erweist sich erst dort als echt, wo sie sich in der Liebe zum Nächsten, unseren Brüdern und Schwestern, bewährt.

In schweren Stunden der Prüfung durch Krankheit oder vor entscheidenden medizinischen Eingriffen kann das persönliche Gebet durch die ritualisierte Form des kirchlichen Betens ergänzt und gefördert werden: Durch die Feier der Krankensalbung sollen durch Handauflegung und gemeinsamem Fürbittgebet alle körperlichen und geistigen Kräfte mobilisiert werden, um Vertrauen und Zuversicht zu stärken. Deshalb ist die Krankensalbung keine „letzte Ölung", wie sie bis vor knapp fünf Jahrzehnten genannt wurde, jetzt aber so nicht mehr bezeichnet werden darf. Geht es doch um Ermutigung und Zuversicht in Krankheit, nicht nur am Lebensende!

Wie oft durfte ich als Seelsorger in solch entscheidenden Stunden Zeuge von übermenschlichen Kräften sein: Wenn sich gläubige Menschen, tatsächlich im medizinisch abgeklärten letzten Abschnitt des Lebens angekommen, im Kreis ihrer Liebsten aufrichten und in geistiger Klarheit und Gelassenheit letzte Worte des Dankes an die ihnen Nahestehenden richten und auch den Dank an Gott aussprechen – verbunden mit der unerschütterlichen Hoffnung auf das ewige Leben. Bei hunderten Begräbnissen durfte ich diese Worte des Trostes ins Bewusstsein rufen: „Denn du, o Herr, hast deinen Gläubigen das Leben gewandelt, nicht genommen."

Vertrauende Gelassenheit

Jeder Alters- und Lebensabschnitt bietet eine Möglichkeit, auch auf das Ende mit Gelassenheit zu blicken und aus diesem bewussten Hinschauen mit geistlichem Gewinn etwas für den bisherigen Lebensweg erkennen zu können. Franz von Assisi, der große Heilige des Loslassens, hatte schon als junger Mönch in seinem berühmten Sonnengesang die gesamte Schöpfung und alle Lebenswirklichkeiten rund um sich als Familie anzusprechen gelernt. Er pries das Leben und alle seine Abschnitte als ein Riesengeschenk, und selbst die unausweichliche und für viele beängstigende Realität des sicheren Todes nannte er den „geliebten Bruder Tod". Diese höchst mystische Verwandlung des schrecklichen Gevatters mit der Sense hin zu einem geliebten Bruder hat Menschen wie die heilige Mutter Teresa von Kalkutta befähigt, den Ärmsten der Armen ein Leben und Sterben in Würde zu ermöglichen. Bis heute befähigen der Glaube und die Hoffnung auf das ewige Leben hunderttausende Männer und Frauen in den lebendigen christlichen Gemeinden, in sozialen Einrichtungen, Seniorenrunden, Spitälern, Pflege- und Altersheimen, Hauskrankenpflegeinstituten und Hospizen, sich für ein Altern in Würde einzusetzen.

Vor dem Einschlafen betet die Kirche im Abendgebet, der Komplet, dankend und bittend: „In deine Hände, o Herr, lege ich voll Vertrauen meinen Geist!" In dieser Haltung kann jeder Tag in großer Zuversicht der letzte meines Lebens sein.

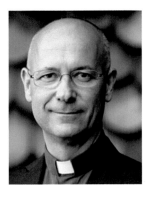

Toni Faber. (Bildcredit: © Dompfarre.info/Suzy Stöckl)

Zur Person
Dompfarrer Anton „Toni" Faber (geboren am 18. März 1962 in Wien) ist römisch-katholischer Priester, Dechant und Domkapitular in Wien. Er ist Mitglied des Konsistoriums, des Priesterrates, des Wirtschaftsrates und des Kontrollrates der Erzdiözese Wien und Komtur des Ritterordens vom Hl. Grab zu Jerusalem.

Faber wuchs im 23. Wiener Gemeindebezirk auf, absolvierte ein Theologiestudium und die Ausbildung zum Priester. Die Priesterweihe erfolgte im Jahre 1988.

Seit 1997 ist er Dompfarrer der Domkirche St. Stephan zu Wien. 2007 erhielt er das Große Ehrenzeichen für Verdienste um die Republik Österreich.

Toni Faber publiziert regelmäßig in den Zeitschriften „Pfarrblatt St. Stephan", „Der Dom" und „Kurier".

4.1.7 Sexualität – Gastbeitrag von Gerti Senger

Für immer jung, schön und sexy?
Sex ist mehr als eine genitale Betätigung. Als ganzheitliches Erleben hat die sexuelle Begegnung lebenslang vitale Bedeutung.
Man kann alt sein und sich jung fühlen. Man kann jung sein und sich alt fühlen. Die Art, wie man sich heute jung oder alt fühlt, ist historisch neu: Die Jugendphase dehnt sich. Junge Leute beenden später ihr Studium, wohnen länger zu Hause, heiraten später, öfter oder gar nicht. Das Alter der erstgebärenden Frauen wird jährlich höher. Die Formen des Zusammenlebens sind vielfältig. Auch das Altersstereotyp hat sich geändert. Im historischen Vergleich sind die „Alten" des dritten Jahrtausends ungleich vitaler als z. B. einer der seltenen 70-Jährigen der 1950er oder 1960er Jahre. Vitalität ist ein Leistungsideal, eine neue weltliche Tugend.

Unter dieser Maxime älter zu werden, ist nicht leicht. Auch beim jugendlichsten Menschen verändern sich mit den Jahren das Körperschema, die Hautbeschaffenheit und die Gesichtszüge. Die geistige und körperliche Leistungskraft sind nicht unerschöpflich. Unser evolutionäres Design sieht vor, dass wir lange genug leben, um unsere Nachkommen großzuziehen. Aber es sieht nicht vor, mit 75 körperlich noch so auszusehen und so fit zu sein wie mit 25. Doch anstatt untereinander offen über diese natürlichen Vorgänge zu reden und sich gegenseitig zu verraten, wie man damit besser umgehen könnte, wird das Thema tabuisiert. Erst recht, wenn es um Fragen des Sex geht.

In einer Umfrage unter 2000 Frauen und Männern von 50 aufwärts sagten 92 %, dass sexuelle Begegnungen, gleichgültig in welcher Form, ein besonderes Seins- und Nähegefühl vermitteln. Es wäre jammerschade, diese Quelle der körperlich-seelischen Akzeptanz versiegen zu lassen, nur weil man nicht weiß, wie man mit den Veränderungen in den besseren Jahren umgehen soll. Auch der Gesundheitsfaktor hat Einfluss auf das sexuelle Tabu der Älteren. Wer Rheuma oder ein Herzleiden hat, wagt es schon gar nicht, vermeintlich „überflüssige" sexuelle Wünsche auszusprechen. Aber gesundheitliche Defizite oder chronische Erkrankungen bedeuten nicht automatisch das Erlöschen sexueller Impulse. Manchmal wird dadurch sogar der Wunsch nach körperlicher Bestätigung verstärkt. Das körperliche Zusammensein ist für viele gesundheitlich beeinträchtigte Menschen eine tiefe Erfahrung leib-seelischer Akzeptanz und Vitalität.

Die Versuchung, Ängste und Zweifel zu verdrängen, ist groß. Er sagt nicht, dass er spürt, wenn sie keinen Orgasmus hat. Sie sagt nicht, dass sie ahnt, warum er nicht mehr zärtlich ist – weil er sich schämt, dass er nicht von Anfang an eine Erektion hat. Man tut so, als wäre alles wie früher. Ein scheiternder Pakt: Das Täuschungsmanöver raubt so viele Energien, dass es oft erleichternd ist, wenn man jede sexuelle Aktivität aufgibt. Später wird bewusst, dass damit gleichzeitig Näheerlebnisse und eine Intimitätsebene verloren gehen, die nicht nur Lust, sondern auch Geborgenheit, Freude, Intimität und Schutz nach außen bedeuten.

Einer der häufigsten Gründe, warum ältere Jahrgänge sexuelle Wünsche oft so vehement verleugnen, bis sie nicht mehr gespürt werden, ist der Aufwärtsvergleich mit der sexuellen Potenz, Verführungskraft und Schönheit der Jugendjahre. Die jugendliche Sexualität ist ein Wunschbild, ein Fetisch des sexuellen Verlangens. Es gehört Reife dazu, sich mit dem Wandel zu arrangieren, den die Jahre des Älterwerdens mit sich bringen. Wandel bedeutet allerdings nicht, hilflos einem Defizitmodell ausgeliefert zu sein. Um optimal gelebt zu werden, verlangt jeder Lebensabschnitt Anpassungsarbeit.

„Adaptive Fitness" lautet daher das Zauberwort des erfolgreichen Älterwerdens. Damit gemeint ist die Fähigkeit, sich flexibel an veränderte Situationen anzupassen. Anpassung setzt die Bereitschaft zu Veränderungen voraus. Leicht ist das nicht. „Älterwerden ist nichts für Feiglinge", sagte schon die legendäre Mae West. Es gehört Mut dazu, sich auf Veränderungen einzulassen. Reden wir also darüber.

Tatsache ist, dass mit den Jahren spontaner Sex selten wird. Nur in jungen Jahren reißt man sich nach einem langen Abend mit Freunden noch die Kleider vom Leib oder lässt sich, kurz bevor Besuch kommt, noch auf einen Quickie ein. In

Langzeitbeziehungen ist es sinnvoll, sich zu einer „Liebesstunde" zu verabreden. Dazu gehört auch eine entsprechende körperliche, ästhetische und vielleicht auch medikamentöse Vorbereitung. Das Vorspiel wird wichtiger, weil es länger dauert, bis der Erregungsaufbau in Schwung kommt. Sowohl die Signale, die ein Paar untereinander austauscht, als auch Dauer und Intensität der körperlichen Stimulation vor dem Verkehr verlangen oft eine Dosissteigerung.

Macht nichts, wenn eine Frau nicht mehr so feucht wird wie früher, dafür gibt es Gleitmittel. Wenn vorher einen Hauch Vaseline appliziert wird, verflüchtigt sich das Gleitmittel nicht so schnell. Auch die Empfindlichkeit der Klitoris und der Eichel verändern sich mit den Jahren. Manche Frauen brauchen sanftere, andere wieder festere Stimulationen der Klitoriszone. Männer sagen oft nicht, dass sie mit zunehmenden Jahren stärkere Friktionen brauchen. Männer, die Startschwierigkeiten mit der Penissteife haben, sollten mit dem Eindringen nicht warten, bis der Penis hart wie in jungen Jahren ist. Mit etwas Geschicklichkeit in die Vagina befördert, erstarkt ein halbsteifer Penis schneller als „draußen". Außerdem mögen fast alle Frauen die Berührungsreize eines weicheren Penis, weil dadurch die Nervenenden des Scheideneinganges besser stimuliert werden.

Vorbehalte gibt es oft auch in Bezug auf medikamentöse Erektionshilfen. Falls es peinlich ist, sich dem langjährigen Hausarzt anzuvertrauen, ist der Besuch bei einem fremden Arzt naheliegend. Sex-Toys – z. B. die Vibratoren der neuen Generation – erleichtern vielen Frauen den Erregungsaufbau.

Viele Männer reden nicht darüber, dass im reifen Alter die Empfindlichkeit ihrer Brustwarzen zunimmt. Der Wunsch nach Stimulation eines für sie weiblichen Organs erscheint ihnen unmännlich. So wie es vielen Frauen unweiblich erscheint, wenn sie mit zunehmenden Jahren gerne einen zupackenderen sexuellen Stil hätten. Mit den Jahren verschiebt sich bei Frauen und Männern die Verstoffwechselung des Östrogens bzw. des Testosterons. Dadurch können Männer in ihrem Fühlen „weiblicher" und Frauen „männlicher" werden. Dementsprechend anders sind auch die erotischen Bedürfnisse.

Vorübergehende oder vermeintliche tatsächliche körperliche Mängel gibt es immer wieder. Aber wer sagt, dass ein Paar bei 100 W und splitterfasernackt zueinander finden muss? Halbnackt kann für beide aufregend sein. Hemdchen, Negligés und T-Shirts verhüllen und verheißen gleichermaßen. Und was das Licht anlangt – keine Beleuchtung von oben, eine Lichtquelle gegenüber dem Bett genügt.

Manchmal haben zwar beide Lust auf Sex, aber gleichzeitig auch keine Lust, sich anzustrengen. Da jeder weiß, wie er schnell und mühelos zum Orgasmus kommt, wäre es sinnvoll, selbst Hand anzulegen und einander dabei zuzuschauen. Sex ist ja kein Leistungssport, Bequemlichkeit geht vor. Körperlich anstrengende Experimente und ausgefallene Stellungen, die trainierte Sehnen und Muskeln voraussetzen, sind nicht mehr gefragt, aber Kuscheln ist wichtiger denn je. Bei zärtlichen Umarmungen und beim genussvollen Aneinanderschmiegen wird das Bindungshormon Oxytocin produziert, das innige Nähe und Verbundenheit ermöglicht.

Was die Orgasmusfähigkeit anlangt, gibt es gute Nachrichten: Studien zeigen, dass es bei reifen Frauen hinsichtlich des Orgasmuserlebens keine wesentlichen Veränderungen gibt. Unter den richtigen Voraussetzungen bleiben Frauen, die orgasmusfähig waren, auch noch mit 60, 70 oder 80 Jahren orgasmusfähig. Immer vorausgesetzt, Sex findet unter den Bedingungen statt, die dazu gebraucht werden. Wer nicht sagt, was er braucht, bekommt es nicht.

„Nicht bei alten Mustern bleiben", heißt es also grundsätzlich. Und: „Nur keine normativen Einschränkungen!" Durch selbst auferlegte Verhaltensgrenzen – „Wie schau ich denn in meinem Alter aus, wenn ich dies oder jenes tue?" – gehen viele Erlebnismöglichkeiten verloren. Sich mit seinen Grenzen und Optimierungsmöglichkeiten auseinanderzusetzen, ist übrigens nicht nur ein Thema des Älterwerdens. Es ist charakteristisch für erfolgreiche Menschen, dass sie schon in jüngeren Jahren versuchen, ihre Möglichkeiten und ihre „Gewinne" in den einzelnen Lebensbereichen zu optimieren.

Untersuchungen des Psychologen Paul Baltes vom Berliner Max-Planck-Institut zeigen, dass Erwachsene, die sich zuerst auf die Familie und dann auf den Beruf oder erst auf den Beruf und dann auf die Familie konzentrierten, zufriedener waren also solche, die beides gleichzeitig unter einen Hut bringen wollten. Baltes entwickelte ein Verhaltensmodell, mit dem nicht nur die Schätze des letzten, sondern jedes Lebensabschnittes gehoben werden können:

- Selektieren, Optimieren, Kompensieren, abgekürzt SOK.
- Selektieren bedeutet, nicht alles zu wollen, sondern sich bei mehreren Möglichkeiten nur auf das zu konzentrieren, was realistisch zu verwirklichen ist.
- Optimieren heißt, aus dem, wofür Sie sich entschieden haben, mit geeigneten Mitteln das Beste zu machen.
- Kompensieren bedeutet, alternative Wege für das zu suchen, was nicht mehr vorhanden ist.

Als der über 80-jährige Konzertpianist Arthur Rubinstein gefragt wurde, wie es denn möglich sei, dass er noch so virtuos spielen könne, gab er eine Antwort, aus der das SOK-Prinzip herauszulesen ist. Rubinstein sagte, dass er nicht mehr alles aus seinem Repertoire spiele. Er selektiert also, trifft eine Wahl. Die Stücke, für die er sich entschieden hat, optimiert er, indem er sie intensiver als früher übt. Schließlich kompensiert er mit einem genialen Trick; Wenn Musikpassagen ein Tempo verlangen, das seine Finger nicht mehr schaffen, spielt er die Sequenz vorher langsamer. Durch den Kontrast wirkt das Tempo dann genügend schnell.

Die SOK-Formel ist mehr als ein plumper Trick, mit dem die eine oder andere Hypothek des Älterwerdens ausgeglichen werden könnte. Ein Großteil unserer Zivilisation und unserer Kultur entstand aus der Tatsache, dass ein Defizit bewältigt werden musste.

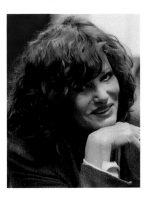

Zur Person

Prof. Dr. phil. Mag. paed. Gerti Senger ist eine Psychotherapeutin und klinische Gesundheitspsychologin und Kolumnistin und lebt und praktiziert in Wien (www.gerti-senger.at). Sie ist Expertin für die Imago-Therapie (Paar-Therapie), für Persönlichkeitstraining, Krisenbewältigung, Konfliktlösung sowie Beziehungstherapien. Senger studierte Psychologie und Pädagogik an der Universität Klagenfurt, ihre Dissertation verfasste sie zum Thema: „Bedeutung des Übergangsobjektes bei Liebeskummer".

Sie ist Mitbegründerin und Mitglied des wissenschaftlichen Beirates des Instituts für angewandte Tiefenpsychologie (IFAT) und ist u. a. Co-Vorsitzende der Österreichischen Gesellschaft für Sexualforschung (ÖGS). In den Jahren 1988 bis 1993 war sie Expertin in der wöchentlichen Beratungssendung „love line" im Österreichischen Fernsehen (ORF); von 1994 bis 2004 moderierte sie die wöchentliche TV-Rubrik in Willkommen Österreich (ORF 2) und in den 1990er Jahren bildete sie mit Rotraud Perner, Ernest Borneman und Dieter Schmutzer das Ö3-Sexhotline-Team.

Neben Vorlesungstätigkeiten (u. a. an der Universität Wien) und zahlreichen Vorträgen, Seminaren und Workshops, fungiert sie auch als Kolumnistin in diversen in- und ausländischen Zeitschriften und ist Autorin zahlreicher Bücher und (Fach)Artikel. Senger erhielt für ihre publizistischen Tätigkeiten zahlreiche Auszeichnungen (u. a. „Buchliebling 2009" in der Kategorie Sachbuch, Journalistin des Jahres 2009). Im Jahr 2005 wurde ihr der Berufstitel „Professorin" verliehen.

4.1.8 Mikrojobs im Alter

Unabhängig von einer adäquaten Pensionsversorgung möchten sich immer mehr ältere Menschen sozial engagieren. Das Gefühl, „gebraucht zu werden", ist hierbei ein viel höherer Stimulus als eine finanzielle Gratifikation. Beispiele für so ein Engagement respektive dementsprechende Mikrojobs sind in der folgenden Auflistung dargestellt.

Beispiele für soziales Engagement und Mikrojobs im Alter

- Leihoma, Leihopa
- Babysitterdienst, Hilfe bei Kinderfreizeiten
- Kranken- bzw. Behindertenhilfe
- Gesprächspartner (z. B. Zeitzeuge für Schulprojekte)
- Beratung (Lebenspraktisches, Pensions- oder Wohnungsfragen)
- Besucherdienste im Krankenhaus, Alten- oder Pflegeheim oder in Form von Hausbesuchen
- Nachbarschaftshilfe
- Unterstützung bei Einkäufen, Behördengängen oder Arztbesuchen
- Vorlesen
- Sprachkurse oder Native Speaking
- Führungen in Museen
- Ausstellungsbetreuung
- Mundartpflege
- Bibliotheks- oder Archivarbeiten
- Singen, Musizieren, Theaterspielen
- Teilnahme an Literaturkreisen
- Studium

4.2 Ernährungsmanagement

Schon einmal gesagt: „der Mensch ist, was er isst". Mittlerweile steht die Bedeutung einer ausgewogenen, qualitativ hochwertig und nachhaltig erzeugten Ernährung außer Streit. Gerade im Alter gilt „weniger ist mehr", aber nicht bezogen auf die Qualität. Hinsichtlich der Häufigkeit muss man sich nicht zwingend an die oftmals tradierten „5-Mal-pro-Tag"-Richtlinien halten. Man kann durchaus die Tagesaktivitäten und die kulinarischen Vorlieben berücksichtigen. So kann beispielsweise auch eine Ernährungskarenz von 16 h über Nacht empfohlen werden, was auch bedeutet, dass die letzte Mahlzeit nicht zu spät eingenommen werden soll. Gesunde Ernährung soll kein Stressfaktor sein, sondern Spaß machen und auch das soziale Miteinander fördern.

4.2.1 Stellenwert der Ernährung

▶   „Die Jugend verschlingt nur, dann sauset sie fort.
     Ich liebe zu tafeln am lustigen Ort, ich kost' und ich schmecke beim Essen." (Johann Wolfgang von Goethe 1749–1832)

Essen und Trinken dient nicht nur der lebensnotwendigen Nahrungsmittel- und Energieaufnahme, sondern ist auch Ausdruck des persönlichen Lebensstils.

Wichtige Anlässe im Leben werden als gesellschaftliche Ereignisse mit Essens-
ritualen gewürdigt. So können auch die Erhaltung und die Wiedererlangung der
Gesundheit als wichtige Anlässe eingestuft werden, die ein adäquates Essensritual
erfordern. Die richtige Ernährung ist daher ein wichtiger Eckpfeiler eines gesunden Lebensstils und sollte auch im Altersgang ihre Berücksichtigung finden.

Der deutsche Arzt und Sozialhygieniker Christoph Wilhelm Hufeland (1762–
1836) formulierte bereits Mitte des 19. Jahrhunderts treffend, welche Attribute für
das Erreichen eines hohen Lebensalters maßgeblich sind:

▶ „Eine ausgeglichene Lebensführung sowohl in geistiger als auch in see-
lischer Beziehung, die Vermeidung aller plötzlichen Erregungen, die
Kunst über sich selbst zu lachen und von hoher Warte das Leben als
ein Welttheater betrachten zu können. Der Aufenthalt in frischer Luft,
die Gewöhnung an tägliche Spaziergänge, die Enthaltung von Genuss-
giften und kulinarischen Exzessen sind es, die uns vor vorzeitigem Ver-
brauch unserer Kräfte bewahren."

Um den hier zitierten Kräfteverlust zu vermeiden – im medizinischen Sprachjargon sprechen wir hier von einer Sarkopenie –, ist es neben einer regelmäßigen körperlichen Aktivität auch notwendig, ausreichend Energie und
Nährstoffe aufzunehmen. Gerade im Alter gilt es, diese beiden Faktoren in
Balance zu halten. Der Energiebedarf dient zur Aufrechterhaltung aller lebens-
wichtigen Körperfunktionen. Er setzt sich zusammen aus dem Grundumsatz,
dem Leistungsumsatz, den Verdauungsverlusten und der nahrungsinduzierten
Wärmeentwicklung. Der Energiebedarf ist von Mensch zu Mensch und von Tag
zu Tag verschieden. So liegt z. B. der Grundumsatz einer 60 kg schweren Frau
bei etwa 1300 kcal, der eines 80 kg schweren Mannes bei ca. 1900 kcal. Hinzu
kommt je nach Tätigkeits- und Bewegungsumfang der Leistungsumsatz. Ver-
dauungsverluste und nahrungsinduzierte Wärmeentwicklung sind weitere
Kofaktoren. Mit zunehmendem Alter nimmt der Energieverbrauch des Körpers
kontinuierlich ab, wodurch auch der Grundumsatz sukzessive geringer wird. So
reduziert sich bei älteren Menschen der Energiebedarf um bis zu 500–600 kcal im
Vergleich zu einem junge Erwachsenen, der Nährstoffbedarf, insbesondere was
Vitamine und Mineralstoffe betrifft, bleibt jedoch unverändert. Dieser spezielle
Umstand muss bei einem Ernährungsregime unbedingt berücksichtigt werden.

▶ **Beachte** Im Alter sinkt zwar der Energiebedarf, der Nährstoffbedarf
bleibt jedoch unverändert. Dieser Umstand muss bei einem adäquaten
Ernährungsmanagement berücksichtigt werden.

Das bedeutet, dass die Auswahl und Qualität der Lebensmittel mit zunehmendem
Lebensalter immer wichtiger wird (siehe Kasten unten). In der Realität beobachtet
man aber leider genau das Gegenteil.

Einfache Tipps zur Auswahl hochwertiger Lebensmittel

- Kohlenhydrate: Hier sollte man Vollkornprodukte bzw. Produkte aus keimfähigem Saatgut bevorzugen. Der Kohlenhydratanteil der Nahrung sollte bei älteren Menschen generell ca. 40 % betragen, Mono- und Disaccharide sind eher zu meiden.
- Obst und Gemüse (insbesondere die sekundären Pflanzeninhaltsstoffe wirken kardioprotektiv und antikanzerogen), wobei auf Erntefrische und nachhaltige, biologische Produktion geachtet werden sollte.
- Hochwertige Fette: Hier gilt die Faustregel: je höher der Gehalt an mehrfach ungesättigten Fettsäuren ist, desto wertvoller ist das Fett. Eine hohe Fettqualität besitzen beispielsweise kaltpresste Öle wie beispielsweise Distelöl, Leinöl oder Rapsöl. Auch kaltgepresstes Olivenöl ist sehr gesund, enthält jedoch nur einfach ungesättigte Fettsäuren. Auch Fisch enthält hochwertige Fette, wobei hier auf die Herkunft und Zuchtbedingungen geachtet werden sollte.
- Eiweiße: Der Verzehr von pflanzlichen und tierischen Eiweißen liefert wertvolle Substrate für den Muskelaufbau und wirkt einer Sarkopenie entgegen. Im Alter besteht ein erhöhter Eiweißbedarf, weshalb eine Tägliche Zufuhr von 1,2–1,5 g/kg empfohlen wird. Bei einem zusätzlichen Krafttraining empfehlen manche Experten sogar eine Zufuhr von 2 g/kg Körpergewicht. Zum Vergleich: Ein Ei enthält 13 g Eiweiß pro 100 g, wobei ein großes Ei zirka 73 g wiegt.
- Ballaststoffe: Als Richtwert für die Zufuhr von Ballaststoffen und Nahrungsfasern gilt bei Erwachsenen eine Menge von mindestens 30 g/Tag.
- Nährstoffe, Vitamine, Spurenelemente: Eine ausgewogene Ernährung garantiert üblicherweise die Bedarfsdeckung. Eine Supplementation sollte nur bei erhöhtem Bedarf oder nach klarer Indikation respektive Detektion eines Mangels erfolgen. Zu beachten ist jedoch, dass insbesondere bei den fettlöslichen Vitaminen A, D, E und K pathologische Hypervitaminosen auftreten können.
- Wasser: Auch hier ist auf Frische und Keimfreiheit zu achten.

Bemerkung

Wenn man bedenkt, dass nur etwa 3 % der gesamten Wassermenge unseres Planeten aus Süßwasser bestehen, wird ersichtlich, wie bedeutungsvoll es ist, einen sorgsamen Umgang mit diesem Lebensmittel zu pflegen. Maßnahmen zum Schutz der Süßwasserqualität sind überlebensnotwendig.

Der genaue Nährstoffbedarf gilt als Grundvoraussetzung für eine Planung und praktische Umsetzung einer adäquaten und qualitativ hochwertigen Ernährung. Die diesbezüglichen Referenzwerte für die tägliche Zufuhr von Energie, Nährstoffen, Wasser, Ballaststoffen und Alkohol werden von Fachgesellschaften und Gesundheitsorganisationen herausgegeben und regelmäßig aktualisiert. Sie sind hilfreiche Tools zur Detektion von Mangelerscheinungen, Überversorgungen und ernährungsassoziierten Krankheiten.

Da eine Auflistung der diversen Nährstoffbedarfstabellen den Rahmen dieses Buches sprengen würde, verweisen wir auf nachfolgende Homepages, mit dem Vorteil, dass online jederzeit aktualisierte Werte abgerufen werden können:

- Deutsch-Österreichisch-Schweizerische Fachgesellschaften (DACH): https:// www.dge.de/wissenschaft/referenzwerte/
- Weltgesundheitsorganisation (WHO): http://www.who.int/nutrition/topics/ nutrecomm/en/
- Europäische Behörde für Lebensmittelsicherheit (EFSMA): http://www.efsa. europa.eu/de/topics/topic/dietary-reference-values-and-dietary-guidelines
- Nordic Nutrition Recommendation: www.norden.org

4.2.2 Ernährungsbedingte Störungen bei Älteren

Essstörungen im Alter werden nach wie vor viel zu wenig thematisiert und sind vor allem vielen betreuenden Angehörigen unbekannt. Hierbei muss unterschieden werden, ob die Erkrankungen im Sinne einer Neuerkrankung im Alter begonnen haben oder chronifiziert mit langer Dauer schon in jüngeren Jahren aufgetreten sind. Als typische Neuerkrankungen im Alter werden die Anorexia nervosa und die Bulimia nervosa beschrieben. Als Ursache fungieren oft kritische Lebensereignisse, wie beispielsweise der Tod oder eine schwere Erkrankung des Lebenspartners. Aber auch Wechsel der Wohnsituation wie beispielsweise der Transfer in ein Pflegeheim können auslösend sein.

Die typische Altersanorexie ist gekennzeichnet durch Appetitlosigkeit und Mangelernährung im Zusammenhang mit körperlichen Begleiterscheinungen des Alters. Insbesondere Kau- und Schluckstörungen oder der Störungen des Geruchs- und Geschmackssinns, oftmals gekoppelt mit Depressionen führen zu Appetitlosigkeit und längerfristig zu einer Mangelernährung mit den dementsprechenden Folgen (siehe nachfolgende Tabelle). In weiterer Folge kommt es zu einem Verlust der Eigenständigkeit, Multimorbidität, Tod. Prädisponierende Faktoren sind auch wirtschaftliche Faktoren (z. B. niedrige Altersrente), Mobilitätsprobleme und reduzierte Alltagsfähigkeiten.

Ernährungsbedingte Störungen im Alter
- Anämien (Eisenmangel, Vitamin-B12-Mangel)
- Osteoporose und Osteomalazie
- Vitamin-D-Mangel, Folsäure-Mangel
- Neuropathien

- Nachtblindheit (Caecitas nocturna)
- Adipositas und adipositas-assoziierte Erkrankungen: Diabetes mellitus, kardiovaskuläre Erkrankungen, Hautinfektionen (z. B. Intertrigo)

Die Prävalenz der Mangelernährung bei Älteren liegt in den Industrieländern bei 5–10 %, bei den über 80-Jährigen bei 10–20 %. Bei hospitalisierten und in ständiger institutioneller Betreuung befindlichen Menschen leiden 30 bis unglaubliche 80 % unter einer Mangelernährung. Hier ist also zwingender Handlungsbedarf gegeben und das Gesundheitssystem gefordert, dementsprechende Maßnahmen einzuleiten.

In der folgenden Übersicht werden die prädisponierenden Faktoren für eine Malnutrition im Alter dargestellt.

Prädisponierende Faktoren für eine Malnutrition sind
- Schwierigkeiten bei der Nahrungsbeschaffung
- Sozioökonomische Gründe (zu niedrige Rentenleistungen, mangelnde Bereitschaft, Geld für Essen auszugeben)
- Reduzierte Alltagsbewältigungsfähigkeiten und Mobilitätsprobleme
- Alkoholismus
- Kau- und Schluckstörungen (Schlaganfall, fehlende Zähne etc.)
- Demenz
- Erhöhter Nahrungsbedarf bei diversen Erkrankungen oder nach operativen Eingriffen
- Sarkopenie
- Malabsorption aufgrund von Darmerkrankungen (z. B. Zöliakie)
- Psychische Affektionen (Depression, Zwangserkrankungen, Paranoia, Manie)
- Reduzierter Geschmacks- oder Geruchssinn
- Abnehmende Glukosetoleranz
- Medikamentennebenwirkungen (Mundtrockenheit, verminderter Appetit, Unwohlsein)

Die Diagnose erfolgt durch anthropometrische Messungen (u. a. Körpergewicht, bioelektrische Impedanzanalyse [BIA], Bestimmung der Körperzusammensetzung) und klinische Untersuchungen. Ein gängiges Instrument zur Erfassung des Ernährungszustandes, sowohl in einer Pflegeeinrichtung als auch bei zuhause lebenden Patienten, ist das Mini-Nutritional Assessment (Abb. 4.14).

Besonderer Aufmerksamkeit bedürfen ältere Personen, die trotz Übergewicht an einer Malnutrition leiden. Diese sarkopenische Fettleibigkeit wird auch als „fat frail" bezeichnet und ist mit einer vermehrten Hospitalisation, mit einem erhöhten Pflegeaufwand und mit einer erhöhten Mortalität verbunden.

Mini Nutritional Assessment MNA®

Nestlé NutritionInstitute

Name: _____ Vorname: _____

Geschlecht: _____ Alter (Jahre): _____ Gewicht (kg): _____ Größe (m): _____ Datum: _____

Füllen Sie den Bogen aus, indem Sie die zutreffenden Zahlen in die Kästchen eintragen. Addieren Sie die Zahlen des Screenings. Ist der Wert ≤ 11, fahren Sie mit dem Assessment fort, um den Mangelernährungs-Index zu erhalten.

Screening

A Hat der Patient während der letzten 3 Monate wegen Appetitverlust, Verdauungsproblemen, Schwierigkeiten beim Kauen oder Schlucken weniger gegessen?
0 = starke Abnahme der Nahrungsaufnahme
1 = leichte Abnahme der Nahrungsaufnahme
2 = keine Abnahme der Nahrungsaufnahme ☐

B Gewichtsverlust in den letzten 3 Monaten
0 = Gewichtsverlust > 3 kg
1 = nicht bekannt
2 = Gewichtsverlust zwischen 1 und 3 kg
3 = kein Gewichtsverlust ☐

C Mobilität
0 = bettlägerig oder in einem Stuhl mobilisiert
1 = in der Lage, sich in der Wohnung zu bewegen
2 = verlässt die Wohnung ☐

D Akute Krankheit oder psychischer Stress während der letzten 3 Monate?
0 = ja   2 = nein ☐

E Neuropsychologische Probleme
0 = schwere Demenz oder Depression
1 = leichte Demenz
2 = keine psychologischen Probleme ☐

F Body Mass Index (BMI): Körpergewicht in kg / (Körpergröße in m)^2
0 = BMI < 19
1 = 19 ≤ BMI < 21
2 = 21 ≤ BMI < 23
3 = BMI ≥ 23 ☐

Ergebnis des Screenings (max. 14 Punkte) ☐☐

12-14 Punkte: Normaler Ernährungszustand
8-11 Punkte: Risiko für Mangelernährung
0-7 Punkte: Mangelernährung

Für ein tiefergehendes Assessment fahren Sie bitte mit den Fragen G-R fort

Assessment

G Lebt der Patient eigenständig zu Hause?
1 = ja   0 = nein ☐

H Nimmt der Patient mehr als 3 verschreibungspflichtige Medikamente pro Tag?
0 = ja   1 = nein ☐

I Hat der Patient Druck- oder Hautgeschwüre?
0 = ja   1 = nein ☐

J Wie viele Hauptmahlzeiten isst der Patient pro Tag?
0 = 1 Mahlzeit
1 = 2 Mahlzeiten
2 = 3 Mahlzeiten ☐

K Eiweißzufuhr: Isst der Patient
• mindestens einmal pro Tag Milchprodukte (Milch, Käse, Joghurt)?   ja☐ nein☐
• mindestens zweimal pro Woche Hülsenfrüchte oder Eier?   ja☐ nein☐
• täglich Fleisch, Fisch oder Geflügel?   ja☐ nein☐
0,0 = wenn 0 oder 1 mal «ja»
0,5 = wenn 2 mal «ja»
1,0 = wenn 3 mal «ja» ☐,☐

L Isst der Patient mindestens zweimal pro Tag Obst oder Gemüse?
0 = nein   1 = ja ☐

M Wie viel trinkt der Patient pro Tag? (Wasser, Saft, Kaffee, Tee, Milch ...)
0,0 = weniger als 3 Gläser / Tassen
0,5 = 3 bis 5 Gläser / Tassen
1,0 = mehr als 5 Gläser / Tassen ☐,☐

N Essensaufnahme mit / ohne Hilfe
0 = braucht Hilfe beim Essen
1 = isst ohne Hilfe, aber mit Schwierigkeiten
2 = isst ohne Hilfe, keine Schwierigkeiten ☐

O Wie schätzt der Patient seinen Ernährungszustand ein?
0 = mangelernährt
1 = ist sich unsicher
2 = gut ernährt ☐

P Im Vergleich mit gleichaltrigen Personen schätzt der Patient seinen Gesundheitszustand folgendermaßen ein:
0,0 = schlechter
0,5 = weiß es nicht
1,0 = gleich gut
2,0 = besser ☐,☐

Q Oberarmumfang (OAU in cm)
0,0 = OAU < 21
0,5 = 21 ≤ OAU ≤ 22
1,0 = OAU > 22 ☐,☐

R Wadenumfang (WU in cm)
0 = WU < 31
1 = WU ≥ 31 ☐

Assessment (max. 16 Punkte) ☐☐,☐

Screening ☐☐,☐

Gesamtauswertung (max. 30 Punkte) ☐☐,☐

Ref. Vellas B, Villars H, Abellan G, et al. Overview of MNA® - Its History and Challenges. J Nut Health Aging 2006; 10: 456-465.
Rubenstein LZ, Harker JO, Salva A, Guigoz Y, Vellas B. Screening for Undernutrition in Geriatric Practice: Developing the Short-Form Mini Nutritional Assessment (MNA-SF). J. Geront 2001; 56A: M366-377.
Guigoz Y. The Mini-Nutritional Assessment (MNA®) Review of the Literature – What does it tell us? J Nutr Health Aging 2006; 10: 466-487.
© Société des Produits Nestlé, S.A., Vevey, Switzerland, Trademark Owners
© Nestlé, 1994, Revision 2006. N67200 12/99 10M
Mehr Informationen unter: www.mna-elderly.com

Auswertung des Mangelernährungs-Index

24-30 Punkte ☐   Normaler Ernährungszustand
17-23,5 Punkte ☐   Risiko für Mangelernährung
Weniger als 17 Punkte ☐   Mangelernährung

Abb. 4.14 Mini-Nutritional Assessment. (Quelle: Full-form Nestlé Mini Nutritional Assessment (MNA). © Nestlé 1994, Revision 2009)

▶ **Beachte** Auch eine adipöse Person kann an einer Malnutrition leiden (= „fat frail").

Da diese Thematik neu ist, fehlen evidenzbasierte Leitlinien und Konzepte. Neben einer Behandlung der Grunderkrankungen und einem adäquaten Medikamenten-management werden die Einnahme von Proteinen oder der Verzehr proteinhaltiger

Nahrung sowie nivelliertes Gehen und Wandern, moderates Krafttraining (siehe Abschn. 5.13) und eine absolute Diätkarenz empfohlen. Zusätzlich sind hier kreative Maßnahmen zur Animation und Motivation gefordert. Ein erster Ansatz ist das Anbieten von Lieblingsspeisen und die Schaffung einer angenehmen Essatmosphäre. Auch Essen in Gesellschaft kann hier motivierend wirken.

▶   Hier ein Link zur Short Form des Mini-Nutritional Assessments, welches speziell für Pflegende und Angehörige entwickelt worden ist und eine rasche Beurteilung des Ernährungszustandes erlaubt: https:// www.mna-elderly.com/forms/mini/mna_mini_german.pdf

4.2.3   Wasserhaushalt und Dehydratation

Wasser ist das wichtigste Lebensmittel, denn der menschliche Organismus kann nur maximal 2–4 Tage ohne Wasserzufuhr überleben. Alle Zellen und Körperflüssigkeiten enthalten Wasser. Es dient nicht nur als Zellbaustoff, sondern auch als Lösungs- und Transportmittel, es steuert den Säure-Basen-Haushalt und reguliert die Körpertemperatur. Beim gesunden Erwachsenen sind ca. zwei Drittel des Gesamtkörperwassers intrazellulär gebunden, das restliche Drittel befindet sich extrazellulär. Der Wassergehalt im menschlichen Körper schwankt je nach Alter, Geschlecht, Körperzusammensetzung und Lebensweise. Haben Neugeborene noch einen Wasseranteil von 75 %, so verringert sich der Wasserhaushalt im Altersgang auf Werte unter 50 %.

Beim älteren Menschen ist die Dehydratation ein verbreitetes Problem. Nicht nur der Körper und der Wasserhaushalt verändern sich im Alter, sondern auch die Flüssigkeitsreserven nehmen ab und die Wasserausscheidung durch die Nieren nimmt zu. Hinzu kommt, dass ein Durstgefühl völlig fehlt. Oftmals sind eine Harnblaseninkontinenz oder eine überaktive Blase Auslöser für ein ungünstiges Trinkverhalten zum Zwecke der Harndrangunterdrückung. Auch ein Nachlassen der Geschicklichkeit und das erschwerte Öffnen von Flaschen oder Dosen führt zu einer Trinkverweigerung. Neben Erkrankungen mit hohem Fieber und Schweißverlust, mit Erbrechen oder Durchfall führen auch Nierenerkrankungen, Diabetes mellitus oder eine Sepsis zu hohen zusätzlichen Flüssigkeitsverlusten. Auch schwere Verletzungen und Blutungen und großflächige Verbrennungen sind mit Flüssigkeitsverlusten verbunden.

Pathophysiologisch unterscheidet man drei Formen von Flüssigkeitsmangel:

• Isotonische Dehydratation: Der Körper verliert gleich viel Wasser wie Elektrolyte (speziell Natrium). Im Labor zeigen sich Erhöhungen des Hämatokrit,

Serumeiweiß und Hämoglobin. Die Serumosmolalität ist normal, das spezifische Uringewicht erhöht.

- Hypertone Dehydratation: Der Körper verliert mehr Wasser als Natrium. Hämatokrit, Serumeiweiß und Hämoglobin sind auch hier erhöht, das Serumnatrium und die Serumosmolalität sind erniedrigt. Eine Bestimmung der Natriumausscheidung im Urin differenziert einen renalen (>20 mmol/l) von einem extrarenalen (< 20 mmol/l) Natriumverlust.
- Hypotone Dehydratation: Der Körper verliert mehr Natrium als Wasser. Im Labor zeigen sich erhöhte Werte für Hämatokrit, Serumeiweiß und Hämoglobin, Serumnatrium und Serumosmolalität.

Mögliche Symptome und Folgen von Flüssigkeitsmangel im Alter
- Durst, Mundtrockenheit, trockene Zunge, trockene Schleimhäute, verminderte Speichelproduktion, stehende Hautfalten (**Tipp:** Hautfaltendicke am Handrücken testen)
- Kopfschmerzen, Schwindel, Konzentrationsschwäche, Müdigkeit
- Gewichtsverlust, Verstopfung
- Eingeschränkte Wahrnehmungsfähigkeit und Beeinträchtigung des Kurzzeit-Gedächtnisses, Verwirrtheitszustände
- Allgemeine Schwäche, Leistungsminderung, Schwindel, Apathie und Lethargie
- Dunkler, konzentrierter Urin, reduzierte Harnmenge, Anstieg von Harnstoff und Kreatinin
- Trockene, juckende Haut, spröde bis rissige Lippen
- Erhöhte Infektanfälligkeit und Entzündungsgefahr, Fieber Blutdruckabfälle, Herzrasen, Krampfanfälle, Thrombosen, Kreislauf- und Nierenversagen
- Veränderte Medikamentenwirkung

Beachte
Bei der Gabe von Diuretika ist bei älteren Personen unbedingt auf eine ausgeglichene Flüssigkeitsbilanz zu achten.

Es stellt eine besondere Herausforderung dar, den Hydratationsstatus eines älteren Menschen klinisch zu erfassen, da viele Symptome auch im normalen Alterungsprozess auftreten können.

Ein Wasserverlust von etwa 2 % des Körpergewichts reduziert bereits die körperliche und mentale Leistungsfähigkeit, ein Flüssigkeitsverlust von 4 % des Körpergewichts führt zu einer Leistungseinbuße von 50 %. Ab einem Flüssigkeitsmangel von 12 % besteht akute Lebensgefahr.

Neben der Detektion der Ursache der Dehydratation besteht die Therapie in einer Wiederherstellung des Flüssigkeits- und Elektrolythaushaltes.

Tab. 4.2 Benötigte Trinkwassermenge ab dem 65. Lebensjahr. (Quelle: D-A-CH-Referenzwerte für die Nährstoffzufuhr 2018)

Richtwerte für die Zufuhr von Wasser pro Tag (65 Jahre und älter)	
Wasseraufnahme aus Getränken	1310 ml
Wasseraufnahme aus fester Nahrung	680 ml
Oxidationswasser	260 ml
Gesamtwasseraufnahme	2250 ml
Empfohlene Wasserzufuhr durch Getränke und feste Nahrung	**30 ml/kg und Tag**

In der Tab. 4.2 sind die Richtwerte für eine adäquate Flüssigkeitszufuhr dargestellt. Es sei hier jedoch erwähnt, dass die Zufuhrempfehlungen lediglich eine Orientierung darstellen. Der definitive Wasserbedarf kann individuell sehr unterschiedlich sein und hängt zudem noch von Faktoren wie Ausmaß der körperlichen Aktivität, Raumtemperatur, Luftfeuchtigkeit und Meereshöhe des Aufenthaltsortes ab (Tab. 4.2).

Nachfolgend werden praktische Maßnahmen und Tricks präsentiert, mit denen man einem Großteil der Betroffenen helfen kann, die Trinkmenge zu erhöhen respektive eine adäquate Flüssigkeitsbilanz einzuhalten.

Tipps für eine ausreichende Flüssigkeitszufuhr bei Älteren und Pflegebedürftigen

1. Den Tagesbedarf der Trinkration schon morgens in eigenen Behältnissen (z. B. Krüge, Flaschen) bereitstellen; zur Kontrolle des Trinkverhaltens einen Trinkplan für den Tag erstellen und abends die getrunkene Menge zusammenzählen
2. Zwischen verschiedenen Getränken variieren (Wasser, gespritzte Fruchtsäfte, Tees); insbesondere für demente Patienten eignen sich farbige (auch natürlich gefärbte) Flüssigkeiten. Individuell bevorzugte Getränke und Trinkgefäße anbieten und auf eine Auswahl mehrerer Kalt- und Heißgetränke achten
3. Getränke immer in Sicht- und Reichweite aufstellen, leere Gläser und Becher (zu große Portionen können abschrecken) wieder befüllen oder durch saubere, gefüllte austauschen
4. Bei Schluckstörungen spezielle Trinkgefäße (Schnabelbecher) oder Trinkhalme einsetzen
5. Spezielle Trinkrituale einführen (z. B. ein Glas Wasser nach dem Aufwachen, ein Glas Wasser vor jedem Essen, der Nachmittagskaffee oder der „5-Uhr-Tee", das Glas Wasser am Nachtkästchen)
6. In Pflegeeinrichtungen und Krankenhäusern Selbstbedienungsmöglichkeiten für Getränke (Trinkoasen) oder Getränkeautomaten bereitstellen
7. Regelmäßige Animation zum Trinken durch Betreuungspersonal
8. Trinken in Gemeinschaft; mit den Bewohnern, dem Personal und auch den Angehörigen

Als Getränke für eine ausreichende Flüssigkeitszufuhr eignen sich:

- Trink- und Mineralwasser – je nach Verträglichkeit – mit oder ohne Kohlensäure
- gespritzte Fruchtsäfte (mindestens 50 % verdünnt)
- Kräuter- und Früchtetees
- wasserreiches Obst und Gemüse (z. B. Melonen, Orangen und Zitrusfrüchte, Gurken, Tomaten)
- wasserhaltige Nahrungsmittel (z. B. klare Suppen, Joghurt, Butter- oder Kokosmilch)

> **Bemerkung**
> Gegen ein gelegentliches Glas Bier oder Wein spricht nichts, wenn dem keine gesundheitlichen Gründe oder Wechselwirkungen mit Medikamenten entgegenstehen.

Ist der Flüssigkeitsmangel hoch, oder sind die Betroffenen nicht imstande, ausreichend Flüssigkeit peroral aufzunehmen, so sind Infusionen nötig. Parenteral können bis zu 3 Liter Volumen in 24 Stunden verabreicht werden, pro Applikationsort bis zu 1,5 Liter. Die Flussgeschwindigkeit soll bei maximal 250 ml/h liegen.

Bei einer isotonen Dehydratation infundiert man eine isotone Infusionslösung (z. B. Ringer-Lösung). Bei der hypotonen Dehydratation sollte bei Natriumwerten unter 125 mmol/l zusätzlich zur isotonen Lösung auch Natrium substituiert werden. Dieser Ausgleich darf jedoch nicht mehr als 10 mmol/l/24 h bzw. 18 mmol/l/48 h betragen, da ansonsten schwere zerebrale Nebenwirkungen zu erwarten sind (z. B. eine zentrale pontine Myelinolyse). Eine hypertone Dehydratation wird mit freiem Wasser oder beispielsweise einer 5 %-igen Glukoselösung substituiert, ca. ein Drittel des geschätzten Wasserbedarfs sollte durch isotonische Infusionslösungen ersetzt werden.

Eine Auflistung von weiteren empfehlenswerten und praktikablen Ernährungsscores und Screeningbögen finden Sie auch unter: http://www.ake-nutrition.at/SCREENING-BOEGEN.14.0.html.

4.2.4 Ernährungsmanagement in der Praxis

Ein kompetentes Ernährungsmanagement bei alten Menschen beginnt mit einer Analyse des Flüssigkeitshaushalts. Altern bedeutet auch Wasserverlust. Daher ist mit steigendem Lebensalter auch die Aufrechterhaltung einer ausreichenden Flüssigkeitszufuhr enorm wichtig. Erschwerend ist hier, dass das Durstempfinden mit dem Alter abnimmt und die Dehydratation und deren Folgen kaum oder spät wahrgenommen werden. Fakten zum Management des Wasserhaushalts sind im Abschn. 4.2.3 ausführlich dargestellt, praxisnahe Tipps zur Sicherung einer ausreichenden Flüssigkeitszufuhr in folgender Auflistung.

Tipps zur Sicherung einer ausreichenden Flüssigkeitszufuhr
- Morgens eine Wasserflasche oder einen Krug Leitungswasser bereitstellen, die im Laufe des Tage getrunken und nachgefüllt werden sollten
- Zu jeder Mahlzeit mindestens ein Glas Wasser trinken
- Bei den Getränken auch auf Abwechslung achten (Tees, im Verhältnis 1:1 gespritzte Fruchtsäfte und ab und zu ein Glas Bier oder ist auch erlaubt, wenn keine Kontraindikation oder Wechselwirkung mit einem Medikament besteht)
- Das Trinken genießen – beispielsweise ein „exotisches" Getränk mit Südfrüchten oder Ayran oder Mango-Lassi konsumieren und sich wie im Urlaub fühlen

Hinsichtlich der festen Speisen gilt, dass auch hier eine adäquate und empathische Ernährungsberatung nur dann erfolgen kann, wenn zuvor eine Erhebung der Nahrungsaufnahme erfolgt ist. Dabei sollten Informationen über die Menge und Häufigkeit des Verzehrs von Lebensmitteln, aber auch über die Qualität und Zubereitungsart gesammelt werden. Dadurch kann auf Geschmacksvorlieben, aber auch auf bereits bekannte Allergien oder Nahrungsmittelunverträglichkeiten Rücksicht genommen werden, wodurch auch eine höhere Animation und Motivation bei der Umsetzung der Ernährungsstrategien erwartet werden kann.

Zusätzlich sollte auch eine Analyse des Lebensstils, also auch der Essenszeiten und Essensumstände, und das Ausmaß der körperlichen Aktivität erfasst werden. Die weiteren Maßnahmen bestehen in biochemischen, anthropometrischen und klinischen Erhebungen und Untersuchungen, wodurch valide Parameter zur Steuerung und Kontrolle des Ernährungsmanagement erhalten werden (siehe auch Tab. 4.3).

Tab. 4.3 Aufbau einer umfassenden Ernährungsanalyse

Anamnese	Gewichtsveränderungen, Appetitverlust, Kau- oder Schluckschwierigkeiten, chronische Übelkeit
Erhebung unspezifischer Beschwerden	Krämpfe, schlechte Wundheilung, Hautaffektionen, Parästhesien, gestörte Dunkeladaptation, Konzentrationsschwäche, Kopfschmerzen, Schlafstörungen
Anthropometrische Messungen	Bestimmung der Körperzusammensetzung, Körpergewicht, Körperumfänge, BMI
Krankheiten	Allergien, Intoleranzen, Adipositas, Diabetes mellitus, Karies, Osteoporose, Sarkopenie, Colitis ulcerosa, Morbus Crohn, Colon irritabile, Hämorrhoiden etc.
Medikamente	Laxanzien, Antazida, Psychopharmaka, Hormonpräparate, Antidiabetika, Antihypertensiva etc.
Lebensstil	Alkohol, Rauchen, Bewegung und Sport, Schlafverhalten, sozioökonomische Faktoren und Strukturen
Ernährungsverhalten	Lebensmittelpräferenzen und Abneigungen, Qualitäts-Check, Supplementation, Essenszeiten, Nahrungskarenzen

Eine einfache Strategie zur Umsetzung eines Ernährungsmanagements ist der „Gesunde Teller im Alter" (nach Piero Lercher, siehe auch Abb. 4.15):
Dabei sollte die Aufteilung der Speisen so aussehen:

- **½ Teller: Beilagen in Form von Gemüse oder Obst**
  Je bunter und vielfältiger die Auswahl ist, desto gesünder sind die diversen Nahrungsmittelkomponenten und Vitalstoffe.
  Achtung: Pommes frites oder anderer frittierte Gemüsesorten zählen hier nicht dazu!
- **¼ Teller Vollkornprodukte und Ballaststoffe**
  Besonders geeignet: Vollkornprodukte, Hülsenfrüchte, aber auch (wilder) Reis oder sogenanntes Pseudogetreide (Quinoa oder Amarant).

▶ **Tipp** Es gibt auch Nudeln, die aus hochwertigen Getreidesorten produziert werden!

- **¼ Teller Fisch, Fleisch, Eier oder Nüsse**
  Achten Sie auf die Herkunft, Qualität und Nachhaltigkeit der Produkte. Verarbeitete Fleisch- und Fischprodukte sowie Wurstwaren eher meiden. Meiden Sie auch qualitativ schlechte Fertigkost oder Produkte mit Transfetten (z.B. frittierte Speisen).
  Achtung: Nüsse am besten „frisch geknackt" essen. Fertigpackungen enthalten oftmals Nüsse, die mit billigen Fetten haltbar gemacht werden.

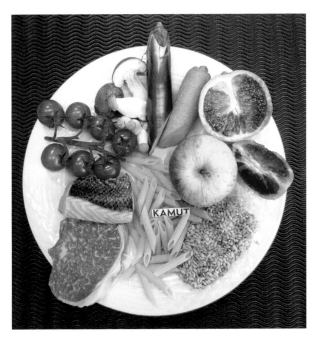

Der Gesunde Teller im Alter (nach Dr. Piero Lercher). (Bildcredit: Piero Lercher)

Trinken ist lebensnotwendig

Trinken nicht vergessen:

Faustregel: Mindestens 1,5–3 Liter am Tag (Achtung, die Trinkmenge ist abhängig von der Körperoberfläche, Außentemperatur und körperlicher Aktivität!!)

Es sei hier nochmals betont, dass auf die Qualität der Nahrungsmittel geachtet werden sollte. Eigene Beobachtungen zeigen, dass nachhaltig und artgerecht produzierte Lebensmittel auch von Allergikern und Personen mit Unverträglichkeiten besser vertragen werden. Auch in der klassisch naturwissenschaftlichen Medizin wird zunehmend erkannt, dass „Fisch nicht gleich Fisch und Fleisch nicht gleich Fleisch" ist. Ein wesentlicher Faktor ist die Fütterung der Tiere. So enthält beispielsweise biologisch gezüchtetes Weidevieh im Gegensatz zu Tieren aus intensiver und substanzdominierter Zucht im Fleisch mehrfach ungesättigte Fettsäuren, wie sie normalerweise bei gesundem Fisch vorkommen. Beim Fisch wiederum macht es große Unterschiede, aus welchen Gewässern diese gefischt werden respektive ob es sich um intensive oder extensive Aquakulturen handelt. Je stärker das Wasser verschmutzt ist und je höher der Bedarf an pharmakologischen Hilfsmitteln ist, desto schlechter wird die Fischqualität. Einfache Ratschläge zur Umsetzung einer ausgewogenen qualitativ hochwertigen Ernährung sind in folgender Übersicht zusammengefasst:

Tipps für eine ausgewogene Ernährung
(Quelle: Ärztekammer für Wien 2017)

- Achten Sie auf die Qualität und Nachhaltigkeit der Lebensmittel und der Zutaten.
- Nehmen Sie sich Zeit zum Essen und achten Sie auf eine gute Essatmosphäre – nebenbei lesen oder fernsehen ist ein No-Go!
- Achten Sie auf die Portionsgröße – Nachschlag kann es immer noch geben. Ältere Menschen werden nicht überfordert.
- Zwingen Sie die betreuten Personen nicht alles aufzuessen!
- Mehrere kleine Mahlzeiten über den Tag verteilt, sind besser als schwerpunktmäßige Ess-Exzesse.
- Der Speiseplan sollte abwechslungsreich sein – jeden Tag Fleisch muss nicht sein. Es ist weder notwendig noch ein Statussymbol, jeden Tag Fleisch zu essen! Verarbeitete Produkte, Fertigkost und billige Wurstwaren weitgehend meiden!
- Genießen Sie es, bewusst einkaufen zu gehen und Speisen „mit Liebe" selbst zuzubereiten. Diese Speisen können in kleinen Portionen tiefgekühlt werden und dienen als rasch verfügbares, gesundes „Fast-Food".
- Gemeinsam kochen macht Spaß und motiviert zu einer bewussten Ernährung.
- Würzen Sie mit Kräutern und salzen Sie weniger!

- Naschen in Maßen ist erlaubt, wenn man gesund ist – die beste Nascherei sind jedoch frische Obst- und Gemüsehäppchen!
- Trinken Sie regelmäßig und ausreichend – das Durstgefühl ist schon ein Warnsignal!

© Piero Lercher, Ärztekammer für Wien 2017

Das Nonplusultra in der Ernährung ist und bleibt die Qualität der Lebensmittel. Und das gilt für jedes Alter. Unverständlicherweise ist für viele Menschen die Quantität und der billige Preis das wichtigste Kaufkriterium. Hier muss eine Trendumkehr stattfinden, denn eine qualitativ hochwertige, gesunde und ausgewogene Ernährung ist nicht nur gesünder, sondern auch Ausdruck einer guten Lebensqualität.

4.3 Immunmanagement

Die tödliche Quadriga des Alterns (siehe auch Abschn. 4.1.4) auf der einen Seite, die gesundheitserhaltende Quadriga des Alterns als Gegenteil beschreiben jeweils vier Blöcke von Risikofaktoren bzw. Schutzfaktoren zur Erhaltung der Gesundheit und hohen Lebensqualität im Alternsprozess.

Die Risiken wie auch die Chancen wirken direkt und indirekt auf das Immunsystem, welches die Basis für viele gesundheitsstabilisierende Abläufe darstellt.

So hat die Ernährung und das daraus resultierende Mikrobiom im Darm einen ganz wesentlichen Einfluss auf organische und funktionelle Aspekte der Immunregulation. Dazu gehört natürlich auch die Reduktion von Schadstoffen und Toxinen, sei es über die Nahrungsaufnahme, sei es bedingt durch exogene, umweltbedingte Schadstoffe.

Auch die regelmäßige körperliche Aktivität trägt wesentlich dazu bei, die Funktion unseres Immunsystems zu stärken und nicht nur die Zellzahl verschiedener Immunzellen, sondern auch deren zytotoxische Wirkung zu verbessern. Dies kann allerdings nur zutreffen, wenn gerade im mittleren und höheren Lebensalter die körperliche Aktivität so dosiert wird, dass es zu keinen Überlastungserscheinungen kommt.

Schließlich – last but not least – spielt die Psyche eine ganz wesentliche Rolle zur Stabilisierung von immunologischen Abwehrkräften insbesondere im Rahmen der alternszunehmenden Immunoseneszenz. Selbstbewusstsein, soziale Kontakte, Freude am Leben sind jene Grundhaltungen, welche über die verschiedenen meist bidirektionalen Achsen im Organismus das Immunsystem positiv beeinflussen können.

In diesem Sinn sei daher auf die entsprechenden Einzelheiten und Ratschläge in den jeweiligen Abschnitten verwiesen, insbesondere „Altern und systembiologische Zusammenhänge", „Immunsystem und toxische Belastungen",

„Alter, Stress, Bewegung und Hirnfunktion", „Psychomanagement, mentale Fitness und Lebenszufriedenheit", „Ernährungsmanagement und Bewegungsmanagement". Die entsprechenden Inhalte ergeben zusammengefügt Ratschläge und Hinweise, welche als Verhaltensprävention des älteren Menschen wesentlich zur Gesundheit, Lebensqualität und Mobilität bis ins hohe Alter beitragen können.

4.3.1 Immunmodulierung über Lebensmittel

▶ „Alle Dinge sind Gift, und nichts ist ohne Gift; allein die Dosis machts, dass ein Ding kein Gift sei." (Paracelsus 1493–1541)

Vor beinahe 2500 Jahren hat Hippokrates Essen als Medizin bezeichnet und seit Jahrhunderten hat man Kräuter bzw. die Wirkstoffe aus Pflanzen verwendet, um das Immunsystem zu stärken. Das Bewusstsein, dass Nahrung unser Treibstoff ist, welcher uns mit viel Energie oder eben nicht vorantreibt, wird immer größer. Speziell durch die neue Art von Social Media verbreiten sich diverse Ernährungstrends sehr schnell. Einfach gesagt erkennt man hierbei die Tendenz, „echtes Essen" zu essen, was so viel bedeutet wie unverarbeitete Lebensmittel wie Gemüse, Obst und Fleisch selbst zuzubereiten. Ob man dann noch auf Fleisch verzichtet oder tierische Lebensmittel häufig oder komplett meidet, wird individuell verschieden gehandhabt, aber frisches Essen statt Fertigprodukte trifft den Zahn der Zeit.

Befasst man sich umfassender mit den Wirkungsweisen mancher Nahrungsmittel und den Phytochemikalien, den aktiven Pflanzenstoffen, kommen wir zurück zum Kern dieses Abschnitts, nämlich dass sich gewisse Lebensmittel günstig auf unser Immunsystem auswirken können. Früher beruhten vieler dieser Effekte auf Beobachtungen. Inzwischen hat sich aber auch die Wissenschaft eingehend damit beschäftigt. Man weiß, dass es durchaus Sinn macht, gewisse Lebensmittel in den Ernährungsplan aufzunehmen um beispielsweise sein Immunsystem zu stärken. Neben anti-inflammatorischen Wirkungsweisen von Pflanzen bzw. deren isolierten Bestandteilen hat man auch anti-oxidative, anti-karzinogene und anti-mikrobielle Effekte nachgewiesen (Malongane et al. 2017).

Folgende Lebensmittel wurden bereits vielfach hingehend ihrer Wirkung untersucht und stellen sich als förderlich dar. Es handelt sich hierbei um eine Auswahl und nicht um eine vollständige Auflistung:

Knoblauch

Knoblauch gibt es bereits seit über 6000 Jahren, er stammt aus Zentralasien. Heute ist er als medizinunterstützendes Lebensmittel nicht mehr wegzudenken. Immunmodulierende Eigenschaften von Knoblauch und sein spezielles bioaktives Profil bewirken die Stimulation des Immunsystems, reduzieren Thrombozytenaggregation und chemoprotektives Verhalten gegenüber Krebs. Knoblauch und gereiftes Knoblauchöl können freie Radikale auffangen, wodurch ihnen eine anti-oxidative Wirkung nachgesagt wird. Darüber hinaus kann Knoblauch auch die Aktivität von anti-oxidativen Enzymen regulieren bzw. erhöhen (Sultan 2014). In der Immunmodulation zeigt Knoblauch mehrere Wirkungsweisen. Zum einen gilt er als immunstimulierend und zum anderen als Immunsuppressor. Genauer spezifiziert, kann die Einnahme von Knoblauch eine Ausbreitung von Lymphozyten, eine Makrophagen-Phagozytose (vermehrte Nahrungsaufnahme der Zelle), Einwandern von Makrophagen und Lymphozyten begünstigen. Auch in den Zytokinen wurde nachweislich festgestellt, dass es zu einer stimulierten Freisetzung von IL-2, TNF-α, und IFN-γ kommt. Eine erhöhte Ausschüttung von NK-Zellen führt zusätzlich zu einer angriffslustigen Gesamtsituation bzw. einer effektiven Abwehrlinie gegenüber Pathogenen (Iciek et al. 2009). Des Weiteren kann es durch die Einnahme von Knoblauch zu einer Erhöhung der Produktion sowie der Ausschüttung von Stickoxid kommen, was über verschieden Mechanismen zu einer Verbesserung der Durchblutung sowie der viralen Abwehr führen kann und sich positiv auf proliferative Krankheiten auswirkt.

Daher gibt es auch in Bezug auf Karzinome einen möglichen präventiven Effekt durch Knoblauch oder Knoblauchpräparate. Durch die Erhöhung der NK-Zellen und die Eindämmung der Zellproliferation sowie der induzierten Apoptose kann eine immunologisch gute Ausgangssituation im Angriff auf Krebszellen geschaffen werden. In Tierversuchen konnten diese Ergebnisse bereits bestätigt werden (Sengupta 2004).

Möchte man diese positiven Effekte nun ganz einfach in der Küche umsetzen, sollte der Knoblauch klein gehackt oder noch besser zerdrückt werden, damit die Inhaltsstoffe mit möglichst viel Sauerstoff in Berührung kommen. Große Hitze schadet jedoch und sollte daher vermieden werden.

Immunmodulierende Wirkung von Gewürzen und Kräutern „Magenschmeichler"

Die Wirkung von Gewürzen und Kräutern beruht auf der Vielzahl an Inhaltsstoffen:

- **Bitterstoffe** sind chemische Verbindungen mit bitterem Geschmack, steigern die Magen- und Gallensaftsekretion, wirken dadurch appetitanregend und verdauungsfördernd, beschleunigen die Magenentleerung.
- **Ätherische Öle** wirken antibakteriell, fördern die Magensaftsekretion.
- **Gerbstoffe** wirken adstringierend, schleimhautschützend, reizmildernd, antiphlogistisch, keimhemmend.
- **Schleimstoffe** steigern das Darmvolumen, regen dadurch die Peristaltik an und regulieren so den Stuhlgang.
- **Flavonoide** wirken gefäßverstärkend, entzündungshemmend.
- **Scharfstoffe** sind sekretions- und motilitätssteigernd.

Grüner Tee (Camellia sinensis)

Grüner Tee gehört zu den beliebtesten Getränken weltweit. Ihm wird ebenfalls bekanntermaßen eine anti-oxidative, anti-inflammatorische und anti-karzinogene Wirkung nachgesagt. Katechin ist der Hauptteil der im Tee enthaltenen Gerbstoffe aus der Gruppe der Flavonoide und zählt daher zu den sekundären Pflanzenstoffen. Unter diesen Katechinen gibt es einen Botenstoff, nämlich einen Carbonsäureester, der mit 30 % der anti-oxidativen Gesamtkapazität heraussticht, nämlich Epigallocatechingallat (EGCG). EGCG reguliert die Produktion von Zytokinen und dendritischen Zellen, zusätzlich wird die T-Zell-Aktivität verringert (Rogers 2005). In vivo, in Tierversuchen und sogar in Humanstudien konnte mittlerweile gezeigt werden, dass das Krebsrisiko gesenkt werden kann bzw. gewisse Krebszellen durch die Supplementation von EGCG in ihrem Wachstum gehemmt werden können (Kawai et al. 2011). Für diese anti-karzinogenen Effekte sind multifaktorielle immunologische Wirkmechanismen diskutiert. Zum einen induziert die Einnahme den sogenannten „cell cycle arrest" was bedeutet, dass es bei geschädigten Zellen entweder zur Reparatur oder zum gesteuerten Zelltod (Apoptose) kommt. Zum anderen werden manche Vorgänge wie die Teilung von Telomeren gebremst, das Wachstum neuer Blutgefäße durch den Tumor wird gebremst und es kommt zu einer Verringerung der Aromatase-Aktivität, welche z. B. gezielt bei Brustkrebs eingesetzt wird. Läuft diese immunologische Maschinerie erst einmal, kann es durch die Einnahme von grünem Tee oder EGCG in jedem Stadion der Krebserkrankung zu einer Verbesserung kommen. Das japanische Public Health Center hat sogar in Studien demonstrieren können, dass der Konsum von grünem Tee das Krebsrisiko gesamt verringern kann (Iwasaki und Tsugane 2011).

Ingwer (Zingiber officinale)
Ingwer findet nicht nur in den Küchen seinen Einsatz, sondern wird auch als therapeutisches Mittel in der modernen diätbasierten Medizin gerne empfohlen. Bei Ingwer handelt es sich nicht, wie vielleicht vermutet, um eine Wurzel, sondern um einen unterirdischen Hauptspross, ein sogenanntes Rhizom. In vielen Kulturen wird Ingwer gerieben, geschnitten, getrocknet oder aufbereitet als Kapsel und als Immunbooster eingesetzt. Seine anti-inflammatorische Wirkung zeigt er über verschiedene Mechanismen wie etwa die Hemmung von IL-1, IL-8 und TNF-α, welche als pro-inflammatorische Zytokine gelten.

Ähnlich wie schon Grüner Tee ist Ingwer für seine modulierende Wirkung bei Krebs bekannt, speziell bei Dickdarm-, Magen-, Ovarien-, Leber- und Hautkrebs. Es wird diskutiert, dass auf molekularer Ebene sogar die Apoptose verringert sowie die Hemmung der Zellproliferation bzw. Wucherung von Gewebe unterstützt werden kann. Weitere Wirkungen liegen in einer Begünstigung des „cell cycle arrest", welcher wie bereits erwähnt Zellen repariert oder tötet und eine Erhöhung von Zytochrom C (Elektronentransporter) begünstigt (Kim et al. 2009).

Ferner ist zu erwähnen, dass Ingwer das Immunsystem auch vor gefährlichen Chemikalien schützt bzw. auch vor einfachen Umweltgiften, denen wir tagtäglich ausgeliefert sind. Daher unterstützt Ingwer die enzymatische Detoxifikation der Leber. (Mallikarjuna et al. 2008 aus Sultan).

Schließlich ist die allgemeine anti-inflammatorische Wirkung von Ingwer bei verschiedenen Erkrankungen wie Infekten des Atemweges, Arthritis, allergischen Reaktionen oder Gicht äußerst hilfreich und ist zusätzlich in der Lage, das Ausmaß von anderen inflammatorischen Erkrankungen einzudämmen.

Sonnenhut *(Echinacea purpurea und angustifolia)*
Echinacea ist eine schon in alten Kulturen sehr bekannte und geschätzte, traditionelle Heilpflanze, die verschiedenartig aufbereitet wird, um ebenfalls die Funktionen des Immunsystems zu unterstützen. Speziell das in Echinacea enthaltene Arabinogalactan wurde bereits eindeutig als Stimulator jenes Signalweges identifiziert, der für die Immunreaktion verantwortlich ist. Diese Wirkungsweise machen sich auch einige Medikamente zunutze, um vor allem die mukosale Immunschwäche und die Dauer von Erkältungskrankheiten zu verringern. Echinacea und die daraus gewonnenen Präparate aktivieren laut Forschungsergebnissen (Bonifati und Kishore 2007) die zelluläre Immunantwort und regulieren die Phagozytose der neutrophilen Leukozyten. Der Saft der Pflanze kann die Konzentration der Immunzellen für eine verbesserte Immunantwort erhöhen, wie etwa phagozytierende Zellen. Außerdem soll ein Extrakt aus der Echinacea-Pflanze durch einen Anstieg von Hämoglobin und der Erythrozytenzahl das Blutbild verbessern können. Daraus entsteht ein verbesserter Sauerstofftransport, wodurch wiederum eine bessere Leistungsfähigkeit auch im Sport entsteht (O'Neill et al. 2002).

Nicht nur bei bereits bestehenden Atemwegserkrankungen, sondern auch in der Prophylaxe kann Echinacea wirkungsvoll eingesetzt werden. Hinsichtlich der Immunmodulation gibt es unterschiedliche Ergebnisse (South und Exon 2011). Allerdings konnte in einer Studie von Cundell (Cundell 2003) nachgewiesen werden, dass eine Supplementation sehr wohl das angeborene Immunsystem modulieren kann, indem die Makrophagen und NK-Zellen reguliert werden.

Weitere Forschungsergebnisse zeigen bei der Anwendung dieser Pflanze auch einen Nutzen in der additiven Tumortherapie in Richtung Lebensverlängerung (Currier und Miller 2002).

Weitere Heilpflanzen
Die Katzenkralle *(Uncaria tomentosa)* gehört zu den Verwandten der Kaffeepflanze und wird ebenfalls als Genuss- bzw. belebendes Mittel eingesetzt. Sie enthält sekundäre Pflanzenstoffe, welche mit immunmodulierenden Eigenschaften in Verbindung gebracht werden. Der bioaktivste Teil ist in der Mitte der Pflanze zu finden, in der inneren Wurzelrinde können die am stärksten wirkenden anti-mutagenen und anti-inflammatorischen Extrakte gewonnen werden.

In der Hagebutte wurden zahlreiche Vitamine, Mineralien und essenzielle Aminosäuren nachgewiesen, wodurch ein anti-oxidativer und anti-inflammatorischer Effekt gegeben sein kann. Auch die in der Beere enthaltenen phenolischen Substanzen weisen auf eine entzündungshemmende Wirkung hin. Ihren Einsatz findet die Hagebutte neben der Prophylaxe vor Erkältungskrankheiten einerseits bei entzündlichen Darmerkrankungen, andererseits bei zu hohen Cholesterinwerten. Um die Wirkung der Hagebutte tatsächlich im Körper verfügbar zu machen, wird sie am besten als Pulver supplementiert, da die Teezubereitung den Inhaltsstoffen möglicherweise mehr schadet als sie zu fördern.

Eine Krenwurzel in Wasser zu stellen und den dadurch gewonnen Extrakt zu trinken, soll anti-oxidative Wirkungen mit sich bringen. Dabei wird ein Enzym freigesetzt, welches die Zelle vor oxidativem Stress schützt, die sogenannte Peroxidase. Darüber hinaus könnte die Einnahme von Krenwasser zusätzlich die Fresszellen des Immunsystems anregen und sogar Reparaturmechanismen in der DNA begünstigen.

4.3.2 Sonnenlicht

Sonnenlicht ist eine natürlich Wohlfühlquelle für unseren Körper. Die Strahlen der Sonne haben verschiedene Wellenlängen, welche unterschiedlich tief in unsere Haut eindringen können. Das UV-Licht wird in folgende Bereiche eingeteilt:

- UVA-Strahlen können mit einer Wellenlänge von 315–400 nm bis zur Lederhaut gelangen und die Kollagene schädigen. Sie sind die Sonnenstrahlen, die die Haut bräunen lassen.

▶ **Achtung** Achten Sie bei Aufenthalt in der Sonne auf einen dementsprechenden aktiven und passiven Sonnenschutz, insbesondere auf Sonnencremes mit den dem Hauttyp entsprechenden Lichtschutzfaktoren.

- UVB-Strahlen haben dagegen kürzere Wellenlängen (280–315 nm), sie werden bis zu 90 % von der Erdatmosphäre absorbiert. Sie unterstützen die Bildung von Vitamin D, können aber auch auch zu Sonnenbrand führen.
- UVC-Strahlen (Wellenlänge 100–280 nm) sind kurzwellig und energiereich werden großteils von der Lufthülle absorbiert.

Durch einen übermäßigen ungeschützten Sonnenkonsum können in Hautzellen die UV-Strahlen direkt durch die DNA absorbiert werden und begünstigen die Produktion von ROS („reactive oxygen species"), was die DNA nachhaltig schädigt und wodurch Krebs entstehen kann. Ein weiterer Nachteil, der in diesem Zusammenhang entsteht, ist die Suppression der Aktivität des Immunsystems, da dadurch auch Krebszellen schlechter erkannt und beseitigt werden können (González Malgio et al. 2016).

Somit steht der positive Einfluss von Sonnenlicht durch den Anstieg von Vitamin D und die dadurch entstehenden positiven Effekte auf das Immunsystem und die Knochen den mutagenen und karzinogenen Veränderungen gegenüber. Die bisherigen Forschungsergebnisse beschäftigen sich überwiegend mit einem sehr hohen Sonnenkonsum. Inwieweit eine geringere bzw. mittelmäßige Dosis von Sonnenbestrahlung die Funktion unseres Immunsystems sogar fördern könnte, muss noch untersucht werden.

Weitere Info
https://www.auva.at/cdscontent/load?contentid=10008.544664&version=1430387804

4.3.3 Sauna

Ein Saunagang gehört seit jeher zur kalten Jahreszeit. Viele Menschen schwören darauf, ihr Immunsystem damit auf den Winter vorzubereiten. Zur Ruhe zu kommen, Zeit für sich zu genießen und den Körper durch den Temperaturwechsel neu wahrzunehmen, sind die subjektiv positiven Wirkungen. Im Körper sind verschiedene Prozesse maßgeblich: Durch einen Saunagang (Hitze und Kälte) versetzt man nämlich den Körper selbst unter kurzfristigen Stress und fördert damit die Bildung freier Radikale. Langfristig kommt es allerdings zu einer Stärkung antioxidativer Mechanismen und somit zu einer besseren Bewältigung dieser freien Radikale. Es scheint, als würde unser Körper auch hier einem Lernprozess unterliegen, da bei wiederholter Anwendung die Reaktion zunehmend geringer ausfällt. Interessanterweise kompensieren sportlich aktive Menschen einen Saunabesuch und den damit hervorgerufenen oxidativen Stress besser, weshalb ein geringerer Anstieg von Parametern des Radikalmetabolismus gemessen werden konnte (Brenke R. 2015). Generell stellt die Sauna ein Training des vegetativen Nervensystems dar, wirkt kreislauf- und blutdruckregulierend und stärkt das Immunsystem im Sinne einer Infektprophylaxe.

Eine aktuelle Studie konnte sogar zeigen, dass bei finnischen Männern, die 4- bis 7-mal wöchentlich in die Sauna gehen, ein geringeres Risiko besteht, an Alzheimer zu erkranken, als bei jenen, die nur 2- bis 3-mal wöchentlich die Sauna besuchen (Laukkanen et al. 2017).

Für Menschen, die allzugroße Hitze meiden wollen, empfehlen sich als Alternativen das türkische Dampfbad, Tepidarium, und die Infrarotkabine.

4.3.4 Hygiene

Die permanente Verbesserung von hygienischen Standards hat dazu geführt, dass die Ansteckungsgefahr zahlreicher Krankheiten eingedämmt werden und somit auch die Lebenserwartung erhöht werden konnte.

Dass zwischen Hygiene und Gesundheit ein Zusammenhang besteht, war schon vor unserer Zeitrechnung bekannt. So gab es im antiken Athen bereits ein Kanalsystem mit Frischwasserzufuhr, öffentliche Bädern und Toiletten. In den Städten des Mittelalters watete man aufgrund von mangelnden Hygienemaßnahmen durch den eigenen Kot, was natürlich die Verbreitung von Seuchen begünstigte. Mitte des 19. Jahrhunderts erreichte die Müttersterblichkeit ihren Höhepunkt, bis Ignaz Phillip Semmelweis als Assistenzarzt erkannte, dass sich Frauen erst durch die ungewaschenen Hände der Ärzte und Hebammen infizierten. Auch heute noch führen verschmutztes Wasser und schlechte Hygienestandards in Dritte-Welt-Ländern zu zahlreichen Todesfällen.

In der westlichen Welt verursacht der übertriebene Hygienetrend allerdings eine Kehrtwende. Hier sind in den letzten beiden Jahrzehnten immer mehr Menschen von Allergien betroffen. Einige epidemiologische Studien weisen darauf hin, dass ein Zusammenhang zwischen dem Auftreten von Allergien und einer geringen mikrobiellen Belastung in der Kindheit besteht. Immunologisch verantwortlich sind dabei verbesserte Antworten der TH2-Zellen (Romagnini 2004). Eine deutsche Forschungsgruppe stellt darüber hinaus die These auf, dass auch Autoimmunerkrankungen von einem zu schlecht geschulten Immunsystem in der Kindheit rühren können. T-Zellen müssen demnach in ihrer Funktion trainiert werden, damit ein Ausgleich zwischen Inflammation und Immuntoleranz geschaffen werden kann. Nicht ausreichende pathogene Belastungen können zu pathologischen Veränderungen der Immunbalance und zu Folgeerkrankungen wie Allergien, Asthma oder anderen Autoimmunerkrankungen führen (A. Kramer et al. 2013, Journal of Hospital Infection Volume 83, Supplement 1, February 2013, Pages S29–S34).

4.3.5 Impfungen

▶   „Erfahrungen sind die beste Schutzimpfung gegen Vorurteile." Heinz Hilpert (*1890–†1967)

Impfungen
Im Zuge der Veränderungen des Immunsystems im Altersgang kann auch das Infektionsrisiko steigen. Das bedeutet, dass ältere Menschen Infektionen schlechter verkraften und im Erkrankungsfall Familienmitglieder (insbesondere Säuglinge oder Kleinkinder) bzw. Mitbewohner in Seniorenresidenzen und Pflegeeinrichtungen, insbesondere wenn sie durch diverse Grunderkrankungen geschwächt sind, gefährden können. Rechtzeitige Impfungen als Vorsorge sind daher wichtig.

Die Ständige Impfkommission des Robert Koch-Instituts (STIKO) veröffentlicht jährlich aktuelle Empfehlungen zum Impfschutz. Menschen ab einem Alter von 60 Jahren wird geraten, folgende Impfungen durchführen zu lassen (Links zu den jeweiligen länderspezifischen Impfplänen für Österreich, Deutschland und Schweiz sind am Ende des Kapitels angeführt):

Tetanus
Der sogenannte Wundstarrkrampf wird von Bakterien *(Clostridium tetani)* verursacht, die vorwiegend in der Erde (auch Blumenerde), im Holz oder im Staub vorkommen und bereits bei kleinen Verletzungen in den Körper eindringen können. Eine Infektion verläuft auch bei optimaler medizinischer Behandlung bei 20–30 % der Ungeimpften tödlich. Die Grundimmunisierung findet üblicherweise bereits im ersten Lebensjahr statt. Die Auffrischungsimpfung bei Erwachsenen sollte alle 10 Jahre erfolgen, ab dem 60. Lebensjahr sogar alle 5 Jahre.

Diphtherie
Diphtherie ist eine sehr ansteckende Erkrankung, die durch Bakterien *(Corynebacterium diphtheriae)* ausgelöst wird. Neben einer Affektion des

Hals-Nasen-Ohren-Systems kann die Infektion auch das Herz-Kreislauf-System erfassen und die Komplikationen im Extremfall zum Tod führen.

Die Grundimmunisierung für Diphtherie erfolgt meist in der Kindheit. Bei Erwachsenen ist alle 10 Jahre eine Auffrischung angeraten. Besonders wichtig ist die Impfung für Personen, die in Gebiete mit erhöhtem Diphtherie-Risiko (z. B. manche osteuropäische Länder, Tropen) reisen.

Keuchhusten (Pertussis)

Keuchhusten ist eine hochansteckende und meldepflichtige Erkrankung, die durch das Bakterium *Bordetella pertussis* hervorgerufen wird. Circa 80 % der Erkrankungen betrifft zwar Kleinkinder im Vorschulalter, die vermeintliche Kinderkrankheit kann aber auch älteren Menschen gefährlich werden. Als Symptome zeigen sich u. a. typische, stakkatoartige Hustenanfälle mit konsekutivem, keuchendem Luftholen. Im Extremfall zeigen sich eine Zyanose, Erbrechen und Stimmlippenkrampf. Eine Behandlung erfordert meistens einen stationären Aufenthalt und erfolgt mittels Antibiotika (z. B. Erythromycin, Azithromycin oder Clarithromycin). Die Grundimmunisierung soll im 3.–5. Lebensmonat erfolgen; eine regelmäßige Auffrischung wird nach 10 bis spätestens 20 Jahren empfohlen.

Poliomyelitis (Kinderlähmung)

Die Poliomyelitis, kurz „Polio" genannt, ist eine hochinfektiöse Viruskrankheit. Sie kann zu Lähmungen der Extremitäten und zu einer lebensgefährlichen Atemlähmung führen. Die Viren werden durch verunreinigtes Wasser, aber auch durch „Tröpfcheninfektion" übertragen. Es gibt keine Behandlung der Poliomyelitis außer einer symptomatischen Therapie der Beschwerden. Den besten Schutz bietet hier daher eine Immunisierung. Nach einer Grundimmunisierung im Säuglingsalter und Auffrischungsimpfung im Schulalter sollen Auffrischungsimpfungen gegen Polio bis zum vollendeten 60. Lebensjahr alle 10 Jahre, ab dem vollendeten 60. Lebensjahr alle 5 Jahre durchgeführt werden,.

Pneumokokken

Diese durch Bakterien der Gattung *Streptococcus pneumoniae* verursachte Infektion führt vor allem bei Kleinkindern zu Mittelohrentzündungen und als besonders gefürchtete Komplikation zu einer eitrigen Pneumokokken-Meningitis, die in 60–80 % der Fälle tödlich verläuft. Bei älteren Menschen verursachen sie eine Pneumonie, die zuweilen ebenfalls tödlich verlaufen kann. Nach der Grundimmunisierung im Säuglings- bzw. Kleinkindalter sind bei Personen ohne erhöhtes Risiko erst ab dem vollendeten 50. Lebensjahr weitere Auffrischungsimpfungen nötig. Ab diesem Alter steigt das Erkrankungsrisiko an, ebenso bei Personen mit chronischem Nikotin- und Alkoholabusus.

Influenza (Grippe)

Eine Influenza ist eine durch *Influenzaviren* ausgelöste Infektionserkrankung, die im Vergleich zum grippalen Infekt oder einer banalen Erkältungskrankheit, eine weitaus schwerere Symptomatik aufweist und unter Umständen sogar zum Tod führen kann. Die charakteristischen Symptome sind hohes Fieber (bis 41 °C), trockener Husten, Schnupfen, Kopf-, Muskel- und Gliederschmerzen sowie ein allgemeines, schweres Krankheitsgefühl. Als häufigste Komplikation kommt es zu einer Pneumonie. Als Therapie wird strenge Bettruhe und eine symptomzentrierte Therapie angewandt; zur Prophylaxe wird ein Impfschutz angeboten (siehe auch Impfempfehlungen und Impfpläne).

FSME (Frühsommer-Meningoenzephalitis)
Die Frühsommer-Meningoenzephalitis ist eine entzündliche Viruserkrankung des Gehirns und der Hirnhäute. Die Erkrankung ist lebensgefährlich und eine kausale Behandlung der FSME ist nicht möglich. Die Viren werden meistens durch Zeckenstiche übertragen, in seltenen Fällen auch durch den Konsum nicht-pasteurisierter Milch und Milchprodukte. Als Prophylaxe wird die sogenannte Zeckenschutzimpfung empfohlen. Nach einer Grundimmunisierung sollte die erste Auffrischung nach 3 Jahren erfolgen, danach alle 5 Jahre bis zum vollendeten 60. Lebensjahr, ab dem vollendeten 60. Lebensjahr wieder alle 3 Jahre.

▶   **Beachte** Die FSME-Impfung bietet keinen Impfschutz gegen die eben-
        falls durch Zecken (aber auch durch andere Insekten) übertragene
        Lyme-Borreliose.

Impfempfehlungen und Impfpläne
Österreich:

https://www.sozialministerium.at/Themen/Gesundheit/Impfen/Impfplan-%C3%96sterreich.html

Deutschland:

https://www.rki.de/DE/Content/Kommissionen/STIKO/Empfehlungen/Impf-empfehlungen_node.html

Schweiz:

https://www.infovac.ch/de/impfungen/schweizerischer-impfplan

4.4   Bewegungsmanagement

Natürlich wäre der logische Schluss, Bewegung und Sport zu betreiben, um den zahlreichen altersbedingten Veränderungen entgegenzuwirken. Mit diesem Ansatz liegt man in jeder Altersklasse genau richtig und es ist auch niemals zu spät, um damit zu beginnen. Allerdings muss man damit rechnen, dass der positive Effekt, den man durch Bewegung auf den Körper oder, präziser gesagt, auf den Muskel-aufbau und den Muskelmetabolismus erzielt, nicht mehr so schnell vonstatten geht bzw. die Adaptierung weniger stark ausfällt als bei einem jungen Menschen (Lutz und Quinn 2012). Nichtsdestoweniger muss betont werden, dass es in jeder Altersstufe und unter jedem Umstand sinnvoll ist, sich zu bewegen. Dass es dafür je nach Kontext eine unterschiedliche Ziel- und Trainingsgestaltung gibt, ist selbstverständlich und wird in Abschn. 5.13 näher erläutert.

Physiologische Hintergründe
Die positiven Effekte von Training wurden wissenschaftlich zahlreich belegt wie beispielsweise durch eine Forschungsgruppe aus Wien, welche gezeigt hat, dass sich ein 18-monatiges Krafttraining positiv auf die Muskelkraft, gemessen anhand verschiedener funktioneller Parameter für die obere und untere Extremität, auswirkt. Interessanterweise gab es hier sowohl in der Trainingsgruppe als auch in jener Gruppe, die kognitives Training durchgeführt hat, Verbesserungen in der Leistungsfähigkeit zu verbuchen (Oesen et al. 2015). Eine weitere Interventionsstudie, welche aktive und inaktive junge Menschen und aktive und inaktive ältere Menschen verglichen hat, konnte zeigen, dass zunächst die CRP-Level der inaktiven Probanden erhöht waren, diese konnten jedoch durch 12 Wochen Kraft- und Ausdauertraining auf das gleiche Level wie jenes der ursprünglich aktiven Probanden gebracht werden (Stewart et al. 2007). Ein anderes interessantes Studienergebnis in diesem Zusammenhang kommt von einer australischen Forschungsgruppe, welche gezeigt hat, dass ein erhöhtes Entzündungslevel vor Trainingsbeginn zu einem geringeren Muskelwachstum geführt hat. Zusätzlich veranschaulichte die Forschungsgruppe nach einem 12-monatigen Krafttraining eine Verringerung des IL-6-Levels um 29 % verglichen zur Kontrollgruppe (Peake et al. 2010). Diese Ergebnisse bestätigen wiederum, dass Inflammation mit Sarkopenie und Leistungsfähigkeit zusammenhängen und darüberhinaus durch Training beeinflussbar ist.

Kurz zusammengefasst kann man sagen, dass ein chronisch erhöhtes altersbedingtes Inflammationslevel ein signifikanter und ernstzunehmender Risikofaktor für Morbidität und Mortalität darstellt, man diesem Prozess jedoch durch gezielte und altersentsprechende Bewegung deutlich entgegenwirken kann.

Auch bezogen auf Immunseneszenz gibt es Studien, die zeigen, dass Training ein wirkungsvolles Werkzeug ist, das Immunsystem länger abwehrstark zu halten. An dieser Stelle sei allerdings erwähnt, dass es auch beim Training im hohen Alter eine U-förmige Dosis-Wirkungs-Kurve gibt, die besagt, dass zu lang andauerndes und/oder zu intensives Training einen negativen Effekt auf inflammatorische Parameter haben kann und das in ähnlich schädigender Weise wie durch Inaktivität.

Dennoch kann ein gut durchgeführtes und regelmäßiges Training nicht nur vor einer Immunseneszenz schützen bzw. diese verzögern, sondern eventuell sogar zu einer Wiederherstellung eines funktionierenden Systems beitragen (Turner 2016). Hier steckt die Forschung allerdings noch in den Kinderschuhen und es bedarf weiterer Studien, die diese Wege genauer beleuchten.

In allen Altersstufen gilt es für den Trainingsprogress, dass „die Dosis das Gift macht". Um einen gesundheitlichen Nutzen zu erzielen, ist es daher ratsam, sich professionelle Unterstützung zu holen. Nicht nur die Steuerung der Intensität und Dauer sind wichtige Säulen, die für die physiologischen Veränderungen verantwortlich sind, auch die technische Ausführung von diversen Übungen muss kontrolliert werden, um muskuläre Anpassungen zu erzielen und orthopädische Probleme zu vermeiden.

Literatur

Bachl N, Mittendorfer M, Renner P, Sprüth A, Sprüth A, Täuber M, Tobolski O (2017) Gesund. Vital. Erfolgreich. – Mein neues Leben! EGOTH-Verlag, Wien

Becker-Carus C, Wendt M (2017) Allgemeine Psychologie: eine Einführung, 2. Aufl. Springer, Berlin

Berg A, König D (2004) Körperliche Aktivität und Bewegung – Stellenwert in der Prävention des Übergewichts. Thieme 20(6):210–216

Binder-Krieglstein C (2016) Verein „Mariazeller Gespräche“: Dem Alter begegnen. Eine Initiative zur Neudefinition vom „Altwerden“, Bd II. Freya Verlag, Linz

Brenke R (2015) Das Potenzial der Sauna im Rahmen der Prävention – eine Übersicht neuerer Erkenntnisse. Complement Med 22(5):320–325

Bonifati DM, Kishore U (2007) Role of complement in neurodegeneration and neuro-inflammation. Mol Immunol 44:999–1010

Chae CH, Lee HC, Jung SL, Kim TW, Kim JH, Kim NJ, Kim HT (2012) Retraction notice to Swimming exercise increases the level of nerve growth factor and stimulates neurogenesis in adult rat hippocampus. Neuroscience 212:30–37

Chakravarty EF et al (2008) Reduced disability and mortality among aging runners. Arch Intern Med 168(15):1638

Cundell, Matrone MA, Ratajczak P, Pierce JD (2003) The effect of aerial parts of Echinacea on the circulating white cell levels and selected immune functions of the aging male Sprague-Dawley rat. Int Immunopharmacol 3:1041–1048

Currier NL, Miller SC (2002) The effect of immunization with killed tumor cells with/without feeding of Echinacea purpurea in an erythroleukemic mouse model. J Alter Complem Med 8:49–58

Erickson KI, Voss MW et al (2011) Exercise training increases size of hippocampus and improves memory. Proc Natl Acad Sci USA 15 108(7):3017–3022

Esch T (2014) Die Neurobologie des Glücks. Thieme, Stuttgart

Freiwald J, Engelhardt M (2002) Status of motor learning and the coordination in the orthopedic rehabilitation. Sports Orthop Traumatol 18(1):5–10

Füzeki E, Banzer W (2017) Körperliche Aktivität und Gesundheit. Springer, Berlin

Gerrar JL et al (2008) Sequence reactivation in the hippocampus is impaired in aged rats. J Neurosci 28(31):7883–7890

Goleman D et al (2015) Emotionale Führung. Ullstein, Berlin

González Maglio DH, Paz ML, Leoni J (2016) Sunlight effects on immune system: is there something else in addition to UV-Induced Immunosuppression? Biomed Res Int 2016:1–10

Hirtz P, Hummel A (2003) Motorisches Lernen im Sportunterricht. In: Blischke K, Mechling H (Hrsg) Handbuch der Bewegungswissenschaften – Bewegungslehre. Hofmann, Schorndorf

Hüther G (2016) Biologie der Angst. Vandenhoeck und Ruprecht, Göttingen

Iciek M, Kwiecién I, Włodek L (2009) Biological properties of garlic and garlic-derived organosulfur compounds. Environ Mol Muta 50:247–265

Iwasaki M, Tsugane S (2011) Risk factors for breast cancer: epidemiological evidence from Japanese studies. Cancer Sci 102:1607–1614

Kahnt T, Grueschow M, Speck O, Haynes JD (2011) Perceptual learning and decision-making in human medial frontal cortex. Neuron 12; 70(3):549–559

Katzmarzyk PT, Lee IM (2012) Sedentary behaviour and life expectancy in the USA: a cause-deleted life table analysis. BMJ Open 2(4):e000828

Kawai K, Tsuno NH, Kitayama J, Sunami E, Takahashi K, Nagawa H (2011) Catechin inhibits adhesion and migration of peripheral blood B cells by blocking CD11b. Immunopharmacol Immunotoxicol 33:391–397

Kerschbaum W (2016) Verein „Mariazeller Gespräche": Dem Alter begegnen. Eine Initiative zur Neudefinition vom „Altwerden", Bd II. Freya Verlag, Linz

Kim M, Miyamoto S, Yasui Y, Oyama T, Murakami A, Tanaka T (2009) Zerumbone, a tropical ginger esquiterpene, inhibits colon and lung carcinogenesis in mice. Int J Cancer 124:264–271

Kramer A, Bekeschus A, Bröker BM, Schleibinger H, Razavi B, Assadian O (2013) Maintaining health by balancing microbial exposure and prevention of infection: the hygiene hypothesis versus the hypothesis of early immune challenge. J Hosp Infect 83(1):S29–S34

Laukkanen T, Kunutsor S, Kauhanen J, Laukkanen JA (2017) Sauna bathing is inversely associated with dementia and Alzheimer's disease in middle-aged Finnish men. Age Ageing 46(2):245–249

Lutz CT, Quinn LS (2012) Sarcopenia, obesity, and natural killer cell immune senescence in aging: altered cytokine levels as a common mechanism. Aging 4(8):535–546

Mallikarjuna K, Sahitya-Chetan P, Sathyavelu-Reddy K, Rajendra W (2008) Ethanol toxicity: rehabilitation of hepatic antioxidant defense system with dietary ginger. Fitoterapia 79:174–178

Malongane F, McGaw LJ, Mudau FN (2017) The synergistic potential of various teas, herbs and therapeutic drugs in health improvement: a review. J Sci Food Agric 97(14):4679–4689

Markowitsch HJ (2002) Dem Gedächtnis auf der Spur. Vom Erinnern und Vergessen. Darmstadt: wissenschaftliche Buchgesellschaft. ISBN 3-89678-447-1

Missitzi J, Gentner R, Geladas N, Politis P, Karandreas N, Classen J, Klissouras V (2011) Plasticity in human motor cortex is in part genetically determined. J Physiol 15, 589(2):297–306

Nedergaard M und Goldman SA (2017) Nächtliche Gehirnwäsche. In: Gesunder Schlaf heilsame Träume und Therapien. Spektrum der Wissenschaft

Obermaier P, Täuber M (2016) Gewinner grübeln nicht: Richtiges Denken als Schlüssel zum Erfolg. Goldegg Leben und Gesundheit, Wien

Oesen S, Halper B, Hofmann M, Jandrasits W, Franzke B, Strasser EM, Graf A, Tschan H, Bachl N, Quittan M, Wagner KH, Wessner B (2015) Effects of elastic band resistance training and nutritional supplementation on physical performance of institutionalised elderly – a randomized controlled trial. Exp Gerontol 72:99–108

O'Neill W, McKee S, Clarke AF (2002) Immunological and haematinic consequences of feeding a standardized Echinacea (Echinacea angustifolia) extract to healthy horses. Equine Vet J 34:222–227

Oxenkrug GF (2011) Interferon-gamma-inducible kynurenines/pteridines inflammation cascade: implications for aging and aging-associated psychiatric and medical disorders. J Neural Transm 118(1):75–85

Peake J, Della Gatta P, Cameron-Smith D (2010) Aging and its effects on inflammation in skeletal muscle at rest and following exercise-induced muscle injury. Am J Physiol Regul Integr Comp Physiol 298(6):R1485–R1495

Rizzuto D, Orsini N, Qiu C, Wang HX, Fratiglioni L (2012) Lifestyle, social factors, and survival after age 75: population based study. BMJ 29(345):e5568

Rogers J, Perkins I, van Olphen A, Burdash N, Klein TW, Friedman H (2005) Epigallocatechin gallate modulates cytokine production by bone marrow-derived dendritic cells stimulated with ipopolysaccharide or muramyldipeptide or infected with Legionella pneumophila. Exp Biol Med 230:645–651

Romagnini S (2004) The increased prevalence of allergy and the hygiene hypothesis: missing immune deviation, reduced immune suppression, or both? Immunology 112(3):352–363

Scherrer M (2011) Der Gentleman: Plädoyer für eine Lebenskunst. Deutscher Taschenbuch Verlag, München

Schubert C (2011) Psychoneuroimmunologie. Verlag Schattauer, Stuttgart

Sengupta A, Ghosh S, Bhattacharje S, Das S (2004) Indian food ingredients and cancer prevention – an experimental evaluation of anticarcinogenic effects of garlic in rat colon. Asian Pac J Cancer Prev 5:126–132

Sieböck G (2016) Verein „Mariazeller Gespräche": Dem Alter begegnen. Eine Initiative zur Neudefinition vom „Altwerden", Bd II. Freya Verlag, Linz

Steinitz E (2002) Persönliche Kommunkation

Steptoe A, Deaton A, Stone AA (2015) Subjective wellbeing, health, and ageing. Lancet 14, 385(9968):640–648

Stewart LK, Flynn MG, Campbell WW, Craig BA, Robinson JP, Timmerman KL, McFarlin BK, Coen PM, Talbert E (2007) The influence of exercise training on inflammatory cytokines and C-reactive protein. Med Sci Sports Exerc 39(10):1714–1719

Sultan MT, Butt MS, Qayyum MM, Suleria HA (2014) Immunity: plants as effective mediators. Crit Rev Food Sci Nutr 54(10):1298–1308

Täuber M (2017) Work-life balance. In: Bachl N et al (Hrsg) Mein neues Leben!. EGOTH-Verlag, Wien

Täuber M, Obermaier P (2018) Alles reine Kopfsache: 5 Phänomene aus der Hirnforschung, mit denen Sie alles schaffen, was Sie wollen!

Turner J (2016) Is immunosenescence influenced by our lifetime „dose" of exercise? Biogerontology 17(3):581–602

Watters AJ, Korgaonkar MS, Carpenter JS, Harris AWF, Gross JJ, Williams LM (2018) Profiling risk for depressive disorder by circuit, behavior and self-report measures of emotion function. J Affect Disord 227:595–602

Williams LM (2016) Precision psychiatry: a neural circuit taxonomy for depression and anxiety. Lancet Psychiatr 3(5):472–480. https://doi.org/10.1016/s2215-0366(15)00579-9

Wörz T (2011) Die mentale Einstellung. Egoth Verlag, Wien

Zimmer P et al (2015) Einfluss von Sport auf das zentrale Nervensystem. Dtsch Z Sportmed 2015(2):42–49

Weiterführende Literatur

Beck H et al (2018) Faszinierendes Gehirn. Springer, Berlin

Bjornsson H et al (2008) Intra-individual change over time in DNA methylation with familial clustering. JAMA. 25 299(24):2877–2883

Brandt C, Pedersen BK (2010) The role of exercise-induced myokines in muscle homeostasis and the defense against chronic diseases. J Biomed Biotech 2010:520258

Braus D (2014) EinBlick ins Gehirn. Thieme, Stuttgart

Cotman CW, Berchtold NC, Christie LA (2007) Exercise builds brain health: key roles of growth factor cascades and inflammation. Neurosci 30:464–472

Fauteck JD (2017) Melatonin. Brandstätter Verlag, Wien

Grossmann I et al. (2010) Proceedings of the National Academy of Sciences

Hanna JS (2015) Sarcopenia and critical illness: a deadly combination in the elderly. JPEN J Parenter Enteral Nutr 39(3):273–281

Hollmann W et al (2005) Gehirn und körperliche Aktivität. Sportwissenschaft 35(1):3

Hollmann W et al. (2007) Gehirn- körperliche Aktivität für Gehirngesundheit und -leistungsfähigkeit. Österr. J Sportmed

Hüther G (2002) Bedienungsanleitung für ein menschliches Gehirn. Vandenhoeck und Ruprecht, Göttingen

Kubesch S (2004) Das bewegte Gehirn – an der Schnittstelle von Sport- und Neurowissenschaft. Sportwissenschaft 34(2):135–144

Kubesch S (2008) Körperliche Aktivität und exekutive Funktionen. Hofmann, Schorndorf

Milne AC, Avenell A, Potter J (2006) Meta-analysis: protein and energy supplementation in older people. Ann Intern Med 144(1):37–48

Pennwieser W (2016) Depression und Leistungssport. Spectrum Psychiatrie

Peters A et al (2004) The selfish brain: competition for energy resources. Neurosci. Biobeha, Rev, S 28

Pospisilik JA (2016) Verein „Mariazeller Gespräche": Dem Alter begegnen. Eine Initiative zur Neudefinition vom „Altwerden", Bd II. Freya Verlag, Linz

Roth G, Strüber N (2015) Wie das Gehirn die Seele macht. Klett-Cotta, Stuttgart

South EH, Exon JH (2001) Multiple immune functions in rats fed Echinacea extracts. Immunopharmacol Immunotoxicol 23:411–421

Spitzer M (2018) Einsamkeit, die unerkannte Krankheit. Droemer, München

Wahl HW (2016) Verein „Mariazeller Gespräche": Dem Alter begegnen. Eine Initiative zur Neudefinition vom „Altwerden", Bd II. Freya Verlag, Linz

Wilson EA, Demmig-Adams B (2007) Antioxidant, anti-inflammatory, and antimicrobial properties of garlic and onions. Nutr Food Sci 37:178–183

Wörz T, Theiner E (2001) Erfolg durch Selbstmanagement in Leistungssport und Berufsleben. Vandenhoeck & Ruprecht, Göttingen

Zahner L, Steiner R (2010) Kräftig altern. Fachhandbuch. Die positiven Effekte von Muskeltraining in der 3. Lebensphase. SFGV, Luzern

Schritt für Schritt zu mehr Bewegung

5

Inhaltsverzeichnis

▶   Die pleiotrope Wirkung von regelmäßiger körperlicher Aktivität, Training und Sport im Hinblick auf die Gesundheit, Gesundheitsstabilität und das gesunde Älterwerden wird auch unter dem Begriff „Polypill" zusammengefasst, da körperliche Aktivität alle Organe und Organsysteme des

© Springer-Verlag GmbH Deutschland, ein Teil von Springer Nature 2020
N. Bachl et al., *Bewegt Altern*, https://doi.org/10.1007/978-3-662-56042-6_5

Menschen funktionell wie morphologisch positiv beeinflusst. In einer Vielzahl von weltweit durchgeführten epidemiologischen Studien ist die Wirksamkeit der regelmäßigen körperlichen Aktivität mit einem hohen Evidenzgrad (zumeist IA) sowohl für Prävention als auch für Rehabilitation gekennzeichnet. Bevor jedoch mit Bewegung und Sport begonnen wird, insbesondere beim älteren Menschen bzw. Menschen, die lange Zeit „bewegungslos" waren und hauptsächlich sitzende Tätigkeiten ausgeübt haben, ist eine sportmedizinische Vorsorgeuntersuchung inklusive Ergometrie unbedingt notwendig, um einerseits Risikofaktoren für die Sportausübung auszuschließen und andererseits jene Daten zu generieren, welche für die Trainingssteuerung wichtig und notwendig sind. Dabei gilt es, die Grundprinzipien des Trainings zu beachten, insbesondere jene der sogenannten „Medizinischen Trainingslehre", welche die Prinzipien des Trainings sowie Trainingsinhalte, -mittel, -methoden und -reize beinhaltet. Nach dem theoretischen Einstieg werden detaillierte Trainingsinhalte zum Ausdauer-, Kraft-, Koordinations-, Beweglichkeits- und Schnelligkeitstraining gegeben sowie auch auf die notwendige Regeneration und Entspannung eingegangen. Ganz besonders wichtig zur Motivation für regelmäßige körperliche Aktivität ist einerseits das „Generationentraining", bei dem Eltern bzw. Großeltern mit ihren Kindern gemeinsam bestimmte Übungen durchführen können, sowie Trainingsplanung für bestimmte chronische Erkrankungen. Tipps für Bewohner in einem Altenwohnheim sowie für fitte „Selbstversorger" runden dieses Kapitel ab.

5.1   Körperliche Aktivität als „Polypill"

In den letzten Jahrzehnten haben Erfahrungen aus der Praxis, weltweit durchgeführte epidemiologische Studien sowie neueste Erkenntnisse der Genetik und Molekularbiologie belegt, dass regelmäßige körperliche Aktivität und Sport essenziell sind, um in jedem Lebensalter jene Veränderungen bis in den subzellulären Bereich (Genexpressionen, Signalketten) zu induzieren, welche zum Erhalt bzw. zu einer Verbesserung der Gesundheit sowie der Leistungsfähigkeit aller Organe und Organsysteme, zu einer erhöhten Leistungsbreite und Leistungsbereitschaft sowie zu einer schnelleren Regeneration und Wiederherstellung führen. Diese evidenzbasierten Effekte regelmäßiger körperlicher Aktivität beziehen sich präventiv wie rehabilitativ auf das Kontinuum von der Gesundheit bis zur Krankheit über alle Zwischenstadien, welche durch das Entstehen von Risikofaktoren und deren Wirksamwerden bis hin zum Einsetzen der ersten Krankheitssymptome reichen. Die Kenntnisse über die „Magic Power of Exercise" als eine der wichtigsten Komponenten der Lebensstilmedizin haben auch zu folgendem Gesundheitsbegriff geführt: „Gesund ist jedes Biosystem, welches Störungen auszugleichen vermag". Implizit enthalten ist damit die durch körperliche Aktivität, Training und Sport hervorgerufene vergrößerte Leistungsbreite und Reagibilität, welche als

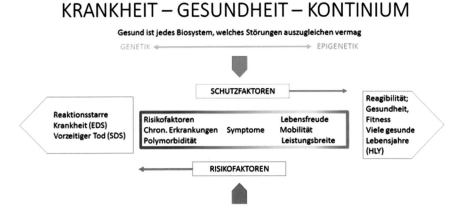

KRANKHEIT – GESUNDHEIT – KONTINIUM

Gesund ist jedes Biosystem, welches Störungen auszugleichen vermag

GENETIK ◄─────────────────► EPIGENETIK

SCHUTZFAKTOREN ───────►

| Reaktionsstarre Krankheit (EDS) Vorzeitiger Tod (SDS) | Risikofaktoren Chron. Erkrankungen   Symptome Polymorbidität | Lebensfreude Mobilität Leistungsbreite | Reagibilität; Gesundheit, Fitness Viele gesunde Lebensjahre (HLY) |

◄─────── RISIKOFAKTOREN

INNEHALTEN – BEWUSSTWERDEN - HANDELN

Abb. 5.1 Krankheit-Gesundheit-Kontinuum: „The Magic Power of Exercise". (Aus: Löllgen et al. 2017)

Schutzfaktor gegen die meisten Zivilisationserkrankungen wirkt. Es kann nicht oft genug betont werden, dass umgekehrt lang dauernde körperliche Inaktivität (Sedentary Lifestyle), insbesondere aber überwiegend die „Sitz-Zeit" oder auch „Screen-Time" als ein gravierender Risikofaktor anzusehen ist, der zum Entstehen und Persistieren chronischer Erkrankungen, wie Herz-Kreislauf-Erkrankungen, Stoffwechselerkrankungen, Übergewicht, Diabetes Mellitus Typ 2, Tumorerkrankungen und zerebralen Erkrankungen führen kann. Nicht umsonst hat sich daraus der Begriff „Exercise-Deficiency-Syndrom" ausgeprägt, wobei die Folgen dieses inaktiven Lebensstils schließlich zum sogenannten „Sedentary Death Syndrome" führen können, also zu frühzeitigen Todesfällen bedingt durch chronische Erkrankungen bzw. der daraus resultierenden Polymorbidität (Abb. 5.1).

Der pleiotrope Effekt von regelmäßiger körperlicher Aktivität oder die „Polypill"

Wenn es eine Tablette oder Kapsel gäbe, welche das Risiko für Herzinfarkt, Herzinsuffizienz und Schlaganfall erheblich senkt, ebenso das Risiko, an verschiedenen Krebsarten zu erkranken, die Depression und Demenz vorbeugt, den Blutdruck senkt, Diabetes mellitus Typ 2 verhindert, der Sarkopenie sowie der Osteoporose vorbeugt, die Beweglichkeit und allgemeine Leistungsfähigkeit steigert, sogar das Leben bzw. vor allem die gesunden Lebensjahre (für Lebensqualität und Mobilität im Alter besonders wichtig) steigert – würden Sie diese Tablette nehmen? Die Sport- und Präventivmedizin hat diese Wunderpille bereits, aber sie ist anstrengend und erfordert das aktive Mitmachen: Die **„Körperliche Aktivität"**.

Körperliches Training ist auch eine „**Therapie**", wirkt wie ein „**Medikament**" – die „**Polypill**"
Indikation: **Prävention, alle chronischen Erkrankungen, Rehabilitation**
Dosierung: **Individuell: Häufigkeit, Umfang, Intensität, Art, Dauer, Progression („FITT")**
Dosis-Wirkungs-Beziehung: **vorhanden, nichtlinear**
Somatische Wirkungen: vielfältig, Herz, Kreislauf, endotheliale Funktion, Muskel, Lunge, Stoffwechsel; molekulare Wirkungen
Psychoaktive Wirkung: **Demenz,** antidepressiv, gegen „Fatigue"
Nebenwirkungen: möglicher **kardialer Zwischenfall,** Verletzungen von Knochen, Bändern, Gelenken: daher sportmedizinische Vorsorgeuntersuchung: Pre-Participation-Screening (PPS) bzw. für den Breitensportler Pre-Exercise-Screening (PES)
Kontraindikationen: Akute schwere Erkrankungen, Entzündungen mit hohem Fieber, aktivierte Arthrosen (Gelenkentzündungen)

Das Wissen über die biologisch-physiologischen Wirkungen von regelmäßiger körperlicher Aktivität hat dazu geführt, dass Bewegung und Sport altersunabhängig nicht nur präventiv, sondern auch als Trainingstherapie als ein unersetzliches Instrumentarium im gesamten Therapiekonzept der Rehabilitation eingesetzt wird (körperliche Aktivität als Polypill). War es früher die „Schonung", welche als wirksames Mittel der Restitutio angesehen wurde, ist seit Jahrzehnten der gegenteilige Weg erfolgreich, nämlich neben einer notwendigen medikamentösen Behandlung mit einer adäquaten Trainingstherapie, kombiniert mit Physiotherapie und anderen rehabilitativen Maßnahmen, möglichst früh zu beginnen, um einerseits inaktivitätsinduzierte Negativanpassungen möglichst zu vermeiden und andererseits durch adäquate Belastungen den Heilungsprozess zu verbessern.

Dem entsprechen die evidenzbasierten positiven Auswirkungen von körperlicher Aktivität und Training (Tab. 5.1).

Dies gilt in gleichem Maße für den Alternsprozess. Galt man vor 4–5 Jahrzehnten mit 60 Jahren als alt und durfte den „wohlverdienten Ruhestand" antreten, so hat Altern in seiner psychophysischen Gesamtheit neue Dimensionen bekommen, welche allerdings gewisse Voraussetzungen in der Lebensstilführung bedingen.

Ein Blick zurück in die Geschichte zeigt, dass auch berühmte Ärzte des Altertums, wie z. B. Hippokrates, Galen und Avicenna (Ibn –I Sina), die Wirkungsweise von regelmäßiger körperlicher Aktivität zusammen mit einer bedarfsgerechten Ernährung sowie sozialer Zufriedenheit und Stressvermeidung kannten und deren Einfluss auf Gesundheit und damit auch die Langlebigkeit propagierten.

Zukünftig ist zu erwarten, dass neue diagnostische Methoden auf subzellulärer Ebene – bezogen auf das Genom, Transcriptom, Proteom und Metabolom mit den daraus resultierenden anabolen wie katabolen Signalketten – dazu führen können,

Tab. 5.1 Krankheiten mit evidenzbasierter, positiver Auswirkung eines körperlichen Trainings. (Aus: Löllgen et al. 2017)

Krankheitsbild	Evidenzgrad und Klasse
Koronare Herzkrankheit: Primär- und Sekundärprävention	IA
Bluthochdruck (−4 bis −8 mmHg)	IA
Herzinsuffizienz (Anstieg der Auswurffraktion)	IA
Krebs (Dickdarm, Mamma, „Fatigue")	IA
Krebs (Prostata)	IIb
Tumorleiden, je nach Art	IA
Chronische Bronchitis (COPD)	IA
Andere Lungenkrankheiten	IB
Chronische Nierenkrankheiten	IB
Osteoporose (bes. Frauen)	IA
Sturzneigung	IA
Metabolisches Syndrom, Diabetes mellitus	IA
Fibromyalgie und Fatigue-Syndrom	IA
Periphere arterielle Verschlusskrankheit	IA
Depressionen	IB
Kognitive Funktion, Demenz	IA
Neurologische Erkrankungen (z. B. Morbus Parkinson)	IA

was Zukunftsforscher als sogenanntes „Reprogramming" der Zelle bezeichnen, um altersbedingte zelluläre Schädigungen in verschiedenen Organen beheben zu können. Aufgrund der dargestellten Zusammenhänge zwischen körperlicher Aktivität, der Beeinflussung von Signalketten sowie der Expression verschiedener, für die Trainingsanpassung notwendiger Gene, ist anzunehmen, dass daraus generell, aber besonders im Alternsprozess fundierte individualisierte Trainings- und auch Ernährungskonzepte präventiv als Lebensstilmodifikationen bzw. als rehabilitative Maßnahmen resultieren können.

5.2   Vorbereitung auf Sport und Bewegung: Die sportmedizinische Vorsorgeuntersuchung und deren Interpretation

Tipps zum Start
- Wenn Sie über 35 Jahre alt sind und längere Zeit körperlich inaktiv waren, bleiben Sie realistisch: Zuerst ein sportmedizinischer Check, dann ein langsamer Beginn; nicht übertreiben!

- Die Pole Position ist nicht immer die beste (denken Sie an Start-kollisionen – man kann auch aus hinteren Reihen unspektakulär beginnen und erst später überholen!).
- Wenn Sie über 35–40 Jahre alt und gesund sind und regelmäßig Sport betreiben, können Sie diesen weiter ausüben bzw. nach den Gesetzen der medizinischen Trainingslehre auch adaptieren, um Ihre Leistungsfähigkeit zu erhöhen. Trotzdem sollten Sie zumindest jährlich einen Gesundheits-check durchführen – nur ein gesunder Organismus garantiert eine gute Trainierbarkeit! Dies umso mehr, wenn eine der folgenden Fragen des PARQ-Selbsttests positiv beantwortet wird (Abb. 5.2).

Eingangsfragebogen für Sporttreibende (deutsch nach PAR/Q-Test, Canadian Society for Exercise Physiology, 2017.)

1. Hat Ihnen jemals ein Arzt gesagt, Sie hätten "etwas am Herzen" und Ihnen Bewegung und Sport nur unter ärztlicher Kontrolle empfohlen?
o ja   o nein
2. Hatten Sie im letzten Monat Schmerzen in der Brust in Ruhe oder bei körperlicher Belastung / Anstrengung
o ja   o nein
3. Haben Sie Probleme mit der Atmung in Ruhe oder bei körperlicher Belastung?
o ja   o nein
4. Sind Sie jemals wegen Schwindel gestürzt oder haben Sie schon jemals das Bewusstsein verloren?
o ja   o nein
5. Haben Sie Knochen- oder Gelenkprobleme, die sich unter körperlicher Belastung verschlechtern könnten?
o ja   o nein
6. Hat Ihnen jemals ein Arzt ein Medikament gegen hohen Blutdruck oder wegen eines Herzproblems oder Atemproblems verschrieben?
o ja   o nein
7. Kennen Sie irgendeinen weiteren Grund, warum Sie nicht körperlich/ sportlich aktiv sein sollten?
o ja   o nein

Abb. 5.2 Eingangsfragebogen für Sporttreibende

Die sportmedizinisch-leistungsphysiologische Grunduntersuchung hat die Aufgabe,

1. möglichst früh Risiken und Symptome von noch nicht klinisch manifesten bzw. bestehenden Erkrankungen zu erkennen und allenfalls Kontraindikationen gegen körperliche Aktivität, Training und Sport aufzuzeigen (es gibt nur sehr wenige absolute und relative Kontraindikationen gegen zielgerichtete und adäquat dosierte bzw. modifizierte körperliche Aktivitäten im Alter und in der Rehabilitation),
2. unter Berücksichtigung der Medikation bzw. allfälliger Komorbiditäten aus der aktuellen Belastbarkeit eine geeignete und den Zielvorstellungen des alternden Menschen bzw. des zu rehabilitierenden Patienten entsprechende körperliche Aktivität/Sportart zu finden und
3. begründete Hinweise über Häufigkeit, Umfang, Dauer und Intensität der körperlichen Belastung zu definieren.

Obwohl regelmäßige körperliche Aktivität als generell gesundheitsfördernd angesehen wird, besteht während körperlicher Aktivität vor allem bei höherer Intensität und höherem Lebensalter eine erhöhte Anfälligkeit für plötzliche atraumatische Todesfälle, speziell für Herz-Todesfälle, welche besonders bei untrainierten älteren Menschen mit kardiovaskulären Risikofaktoren ausgeprägt sind. Die Sporttauglichkeitsuntersuchungen müssen in diesem Sinn unter dem Gesichtspunkt der Kosten-Nutzen-Relation, der Praktikabilität und unter dem Aspekt gesehen werden, dass ein Nullrisiko nicht erreichbar sein kann (Corrado et. al. 2005; Löllgen et al. 2010). Hinsichtlich der Effektivität von Screening-Untersuchungen gilt, dass sie möglichst preisgünstig sein sollen und eine hohe Spezifität und Sensitivität aufweisen sowie bei Erkennen von Risikofaktoren bzw. Erkrankungen therapeutisch relevante Optionen zur Verfügung stellen, welche eine „optimale" Ausübung von Sport und körperlicher Aktivität für jeden Sporttreibenden jedes Alters ermöglichen.

Die in der Literatur angegebenen Zahlen über Sporttodesfälle variieren sowohl in Abhängigkeit von den jeweiligen Erfassungssystemen wie auch von den untersuchten Kollektiven und liegen zwischen 0,8–2,6 Todesfällen pro 100.000 Personen, im Alter natürlich ansteigend. Aus vielen Studien hat sich ergeben, dass im Jugendalter (unter 35 Jahren) als hauptsächliche Ursachen der nicht unfallbedingten Sporttodesfälle zumeist unbekannte, auch genetisch bedingte, angeborene Anomalien, hypertrophe Kardiomyopathien, Aortenstenosen, Koronaranomalien oder kardiale Reizleitungsstörungen anzusehen sind, während hingegen bei Sporttreibenden über dem 35./40. Lebensjahr erwiesenermaßen die koronare Herzkrankheit die häufigste Ursache kardialer Zwischenfälle während körperlicher Aktivität ist. Diese Fakten weisen umso mehr auf die Notwendigkeit einer individuellen Vorsorgeuntersuchung gerade beim älteren Sporttreibenden hin.

Aus einer Vielzahl von weltweit durchgeführten Publikationen können entsprechend einer Konsensus-Studie (Corrado et al. 2005), sowie den FIMS-,

EFSMA- und ACSM-Richtlinien folgende Inhalte für diese Untersuchung angeführt werden (Löllgen et al. 2010; FYSS 2008):

- Anamnese, einschließlich Familien-, Eigen- und bisheriger Aktivitäts-/Sport-anamnese mittels standardisierter Anamnese-Fragebögen, z. B. „Quality of Life"-Fragebogen (alle Anamnesen ärztlich hinterfragt, präzisiert und ergänzt). Gefragt werden soll auch nach familiären Todesfällen, besonders vor dem 65. Lebensjahr, Herz-Kreislauf-Erkrankungen, Schlaganfall, Herzoperationen, angeborenen Gefäßleiden, gehäuften Thrombosen und Allergien sowie darü-ber hinaus nach weiteren familiär bekannten Risikofaktoren, Bluthochdruck, Diabetes mellitus, Fettstoffwechselstörungen, Brugada-Syndrom, Langes-QT-Syn-drom und bekannten Rhythmusstörungen. Bei der Eigenanamnese sind neben den Fragen nach vorausgegangenen oder bestehenden Erkrankungen insbesondere eine Medikamentenanamnese sowie die Frage nach Nahrungsergänzungsmitteln bzw. Rauch- und Trinkgewohnheiten wichtig. Ein weiterer wesentlicher Bereich dieser Exploration betrifft aktuelle oder frühere Beschwerden, wobei nach Synkopen, Schwindel (unbekannter Ursache), Thoraxschmerzen in Ruhe oder Belastung, Dyspnoe bei geringen Belastungen, Extrasystolen, Tachykardien sowie Magen-Darm-Beschwerden gefragt werden soll. Gerade beim älteren Sporttreibenden müssen Beschwerden des passiven Bewegungsapparates, insbesondere an Mus-keln, Sehnen, Gelenken und Wirbelsäule, nach Unsicherheiten bei bestimmten körperlichen Aktivitäten (z. B. Gleichgewichtsstörungen), deutliche Gewichts-schwankungen in den letzten Monaten sowie Anzahl und Dauer allfälliger Infekte (Myokarditis-Risiko) in den letzten 3 Monaten hinterfragt werden.
- Physikalische Untersuchung, inkl. Lungenfunktion, anthropometrische Daten (BIA), Blutbefunde (fakultativ je nach Fragestellung). Die physikali-sche Untersuchung des älteren Sporttreibenden entspricht der Routine eines internistischen bzw. orthopädischen Status. Besonderes Augenmerk sollte auf den Bewegungsapparat gelegt werden, da Fehlstellungen, Arthrosen oder Bewegungseinschränkungen bestimmte Sportarten ausschließen bzw. nur in modifizierter Form erlauben. Wesentlich sind die Kontrolle der Sta-tik der Wirbelsäule, der unteren Extremitäten, der Hüft- und Kniegelenke, der Schulterbeweglichkeit und die Untersuchung hinsichtlich der Bandschwäche der großen Gelenke sowie hinsichtlich muskulärer Dysbalancen bzw. ein-seitiger Hypo- bzw. Atrophien der Muskulatur (Hinweise für die Beratung hin-sichtlich Funktionsgymnastik und Krafttraining). Bei rezidivierenden Infekten sollten sich die beratenden Ärztinnen und Ärzte nicht scheuen, zusätzliche Untersuchungen, wie z. B. einen Zahnstatus bzw. Röntgenuntersuchungen der Nasennebenhöhlen anzuordnen (Fokalgeschehen).
- 12-Kanal-Ruhe-EKG, durch einen dafür qualifizierten Arzt durchgeführt und befundet. Ab einem Alter von 35–40 Jahren wird das Ruhe-EKG jedes zweite Jahr empfohlen, insbesondere wenn Risikofaktoren oder Verdachtsmomente gegeben sind.

- Ergometrie mit Belastungs-EKG und Belastungsblutdruckmessung (inkl. Erholungsparameter) bis zur symptomlimitierten maximalen Ausbelastung entsprechend den Kriterien der Österreichischen Kardiologischen Gesellschaft (Löllgen et al. 2010) (12).
- Selbstverständlich müssen alle pathologischen Befunde, sei es in den Anamnesen, der physikalischen Untersuchung, in Ruhe- oder Belastungs-EKG, weitere spezifische Untersuchungen nach sich ziehen, wie z. B. Echokardiografie, Belastungs-EKG, Holter-EKG, 24-h-Blutdruckmessung, Lungenfunktionstestung, kardiale Computer- oder kardiale Magnetresonanztomografie sowie nuklearmedizinische Untersuchungen des Herzens (Abb. 5.3).

Interpretation der sportmedizinischen Untersuchung

FITT-Regel
Aus der Synopsis der Befunde muss die Indikation zur jeweiligen körperlichen Aktivität, Sport bzw. Trainingstherapie gegeben werden, Trainingsmittel und Methoden müssen festgelegt sowie Häufigkeit, Dauer, Umfang, Frequenz und Intensität der jeweiligen Belastungen definiert werden (FITT-Regel: Frequence, Intensity, Time, Type; Abb. 5.4).

Sportauswahl Wichtig dabei ist die Auswahl der geeigneten Sportart/Trainingstherapie oder deren Modifikation, wenn im Alter limitierende Befunde durch Komorbiditäten bestehen, sei es im kardiovaskulären Bereich, Stoffwechselbereich oder im Fall von Knie- oder Hüftarthrosen, bei denen das Körpergewicht bei der körperlichen Aktivität nicht getragen werden sollte. Diese Empfehlungen seitens des Arztes sind mit dem (älteren) Patienten unter dem Aspekt der Individualität und der Variabilität der Belastung zu diskutieren, um eine möglichst hohe Compliance zu erzielen, damit körperliche Aktivität und Sport bzw. trainingstherapeutische Maßnahmen als Teil der Tagesaktivitäten in das tägliche Leben integriert werden. Dabei sind auch jahreszeitliche Unterschiede bzw. Urlaube und Auslandsaufenthalte zu berücksichtigen.

Diabetiker Bei Diabetikern muss diese Beratung die richtige Belastungsdosierung, Hinweise zur Ernährung bzw. zur Regulation der Medikation beinhalten, ebenso wie den Hinweis auf regelmäßige Blutzuckerkontrollen bzw. die Kenntnis über Notfallmaßnahmen bei Hypo- bzw. Hyperglykämie. Wichtig ist dabei eine stabile Blutzuckereinstellung, auch unterstützt durch die Durchführung sportlicher Aktivitäten zur ungefähr gleichen Tageszeit. Ein Hauptproblem bei Sport treibenden Diabetikern besteht in der Gefahr von Hypoglykämien (daher schnell resorbierbare Kohlenhydrate im Gepäck!). Der nichtinsulinpflichtige Diabetiker kann eine intensive und länger dauernde sportliche Leistung mit entsprechenden Zusatzmahlzeiten ausgleichen, ein insulinpflichtiger Diabetiker kann seinen Stoffwechsel insbesondere bei unregelmäßigen und wechselnden intensiven sportlichen Leistungen mit einem Basis-Bolussystem kontrollieren. Jedenfalls sind regelmäßige Blutzuckerkontrollen zu empfehlen, was durch moderne, z. T. nichtinvasive Methoden leicht möglich ist.

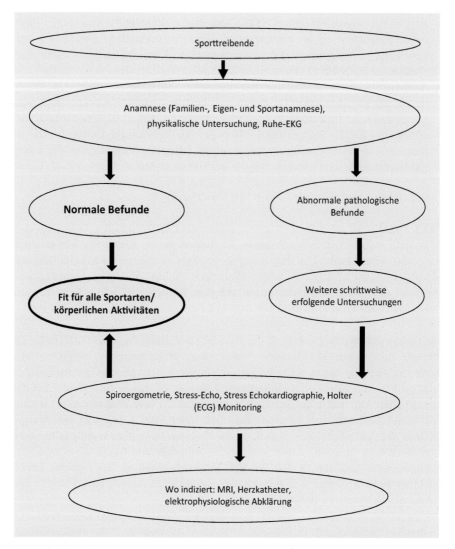

Abb. 5.3 Flussdiagramm der ärztlichen Vorsorgeuntersuchung (Bachl und Löllgen 2013; Löllgen and Bachl 2016)

Herz-Kreislauf-Erkrankungen Bei kardiovaskulären Erkrankungen bzw. Risikofaktoren müssen die jeweiligen Grunderkrankungen, eine allfällige arterielle Hypertonie und deren Therapien mit verschiedenen Medikamenten (Ca-Antagonisten, β-Blockern u. a.), eine mögliche Belastungshypertonie sowie eine Neigung zu Herzrhythmusstörungen berücksichtigt werden, woraus in manchen Fällen eine Reduktion der Sportausübung bzw. der trainingstherapeutischen Vorgabe erfolgen

---

Das „grüne Rezept" für Klinik und Facharztpraxis (Beispiel)

Körperliche Aktivität
Frequenz: 3 – 4 (besser 5 –7) x /Woche.
Intensität: Borg-Skala 5 – 6 oder Herzfrequenz, z. B. 100 –130 /min
Dauer (Time):   30 – 50 min. pro Einheit
Art (Type):   Schnelles Gehen, Walking,Radfahren, Schwimmen,
                     Tanzen,Ergometer-Fahren,Cross-Trainer, Laufen
Krafttraining (nach Anleitung) : 2x /Woche

Abb. 5.4   Das grüne Rezept. (Aus: Löllgen et al. 2017)

kann. Außerdem ist eine Beratung bezüglich Notfallmedikation (Herz-Kreislauf-Erkrankungen, Diabetes, Asthma bronchiale und Allergien) vorzunehmen.

Übergewicht und Adipositas Bei Patienten mit Übergewicht bzw. Adipositas ist in vielen Fällen, besonders nach langjähriger körperlicher Inaktivität, eine Trainingsempfehlung hinsichtlich einer Intervallbelastung vorzunehmen, da diese Personen auch aufgrund ihrer Muskelatrophie nicht in der Lage sind, länger dauernde Belastungen kontinuierlich durchzuführen. Hierbei spielt auch die Berücksichtigung des Gelenkstatus eine wesentliche Rolle (Bachl und Löllgen 2013; Löllgen et al. 2017).

Neurologische Erkrankungen Bei neurologischen Erkrankungen des älteren Patienten bestimmen die entsprechenden motorischen Beeinträchtigungen die Wahl einer bestimmten Sportart bzw. deren Modifikation. Prinzipiell muss die geeignete Sportart, körperliche Aktivität oder Bewegungstherapie so gewählt werden, dass daraus weder Risikosituationen noch eine Eigen- oder eine Fremdgefährdung resultiert. Bei Patienten mit einer multiplen Sklerose ist die Hinterfragung einer Temperaturempfindlichkeit wesentlich, um die Intensität der Sportausübung abstimmen zu können (niedrig intensive Belastungen sinnvoll). Durch koordinative Störungen sowie Akinesien, Hypokinesien und Dyskinesien sind unvorhergesehene Situationen bzw. rascher Positionswechsel auch in modifizierten Spielsportarten schwierig handzuhaben. Darüber hinaus ist es für diese Patientengruppe schwierig, neue Bewegungsmuster zu erlernen, was bedeutet, dass – wenn möglich – auf bekannte Sportarten zurückgegriffen werden soll. Für Patienten mit Morbus Parkinson in späteren Stadien sollen nur mehr zyklische Sportarten wie Wandern, Powerwalking, Nordic Walking und eventuell Radfahren empfohlen werden. Bei Patienten mit Epilepsie ist von Sportarten mit hoher Eigen- oder Fremdgefährdung wie z. B. Gleitschirmfliegen, Klettern, Surfen, Kite-Surfen etc. abzuraten bzw. mit dem behandelnden Neurologen zu besprechen. Bei der Beratung können die Begutachtungs-Leitlinien zur Kraftfahrereignung des jeweiligen Landes als Anhaltspunkte herangezogen werden (Bachl und Löllgen 2013; Löllgen et al. 2017).

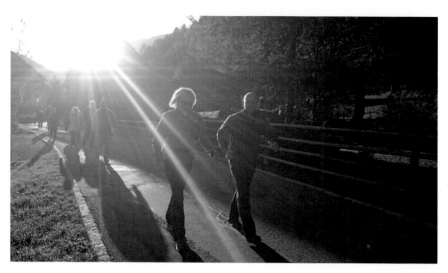

Powerwalken (Bildcredit: P. Lercher)

Muskuläre Erkrankungen Bei muskulären Erkrankungen muss die Wahl der Sportart bzw. deren Modifikation dem entsprechenden Zustandsbild des Patienten entsprechen bzw. müssen bei zu beobachtender Progredienz Ersatzprogramme mit einfacher Bewegungsausführung angeboten werden.

Körperliche Aktivität und Altern – Prioritäten Ein besonderes Augenmerk beim (gesunden) älteren Menschen ist auf die Beibehaltung bzw. Verbesserung der Muskelkraft, der Gleichgewichtsfähigkeit und Balance sowie der Koordination zu legen. Damit wird der Dynapenie bzw. der Sarkopenie vorgebeugt und eine hohe Mobilität und Lebensqualität bis ins hohe Alter gewährleistet. Dazu bieten sich verschiedene kräftigende Übungen zu Hause (z. B. auch mit Mineralwasserflaschen als Gewichten), mit Therabändern bzw. Gymnastikeinheiten in Fitnesscentern und Krafttraining an Maschinen ideal an. Koordination, Beweglichkeit, Balance sowie ein ausreichendes Gesichtsfeld können durch (modifizierte) Spielsportarten realisiert werden, einfache Balance-Übungen, wie z. B. das Stehen auf einem Bein mit offenen bzw. geschlossenen Augen (z. B. beim Zähneputzen), sind einfach durchzuführen.

5.3   Ergometrische Daten zur Steuerung der Intensität

Der aktuelle Zustand der Leistungsfähigkeit sowie die aktuelle Belastbarkeit bestimmen im Rahmen des Trainings/der Trainingstherapie Frequenz, Umfang und Häufigkeit der jeweiligen trainingstherapeutischen Interventionsmaßnahmen. Die Dosierung nach Intensität (und abgeleitet davon natürlich auch des Umfangs) muss aus der jeweiligen Belastungsuntersuchung (Ergometrie) erfolgen.

Trainingssteuerung: Herzfrequenz

Aus den Ergebnissen der Ergometrie können zur Trainingssteuerung die Herzfrequenzen, bezogen auf die jeweilige Leistung in Watt oder km/h, bzw. auch die Skalierungen der BORG-Skala herangezogen werden (Tab. 5.2). Eine der besten Herzfrequenzvorgaben lässt sich aus der Karvonen-Formel errechnen:

Übersicht

THF = RHF + (MHF − RHF) × % gewünschte Trainingsintensität

Legende: (THF = Trainingsherzfrequenz, RHF = Ruheherzfrequenz, MHF = maximale Herzfrequenz).

Wichtig ist es, dass dafür eine aus der Ergometrie erhobene (symptomimitierte) maximale Herzfrequenz zur Berechnung verwendet wird. Der Prozentsatz der gewünschten Trainingsintensität wird je nach der Belastbarkeit bzw. der aktuellen Leistungsfähigkeit eingesetzt und ermöglicht somit Trainingsintensitäten über einen weiten Bereich (z. B. zwischen 50 und 80 %). Die Anwendung dieser Formel mittels regressionsanalytisch berechneter Herzfrequenz bzw. – noch unpräziser – von extrapolierten maximalen Herzfrequenzen ist wegen der extrem große Fehlerbreite von ±10 % abzulehnen. Hinsichtlich der Durchführung der Ergometrie, der Wahl der Belastungsprotokolle etc. wird auf die Richtlinien des ACSM (2010b, Bachl und Löllgen 2018b) bzw. anderer internationaler Fachgesellschaften verwiesen (Pokan et al. 2004).

Laktat

Wird bei der Ergometrie auch die jeweilige arterielle (kapilläre) Laktatkonzentration als Ausdruck des aerob-anaeroben Stoffwechsels erhoben, können bestimmte Kennpunkte aus der erhobenen Laktat-Leistungskurve zur genauen Trainingssteuerung herangezogen werden (Bachl und Kinzlbauer 2010).

Tab. 5.2 Belastungsintensität (Bachl et al. 2006, 2018; Löllgen et al. 2018a, b)

Relative Intensität ausgedrückt in Prozent der maximalen Herzfrequenz sowie im Bezug auf die 10-stufige Borg-Skala			
Intensität	% der HF max[3]	10-stufige Skala	RPE (Borg)
Sehr leichte	<50	1–2	Sehr leicht
Leichte	50–63	3–4	Leicht
Mittlere	64–76	5–6	Mittelschwer
Höhere	77–93	7–8	Schwer
Sehr hohe	≥94	9	Sehr schwer
Maximale	100	10	Extrem schwer

Dreiphasigkeit der Laktat-Leistungskurve

Prinzipiell lassen sich aus dem Energiestoffwechsel und der daraus resultierenden Substratutilisation drei Phasen der Energiebereitstellung erkennen, nämlich
eine erste aerobe Phase, eine zweite Phase als aerob-anaerobe Übergangsphase
und eine dritte als anaerobe Phase. Aus einer Vielzahl von Studien wurden daraus mittels verschiedener Algorithmen die sogenannte aerobe Schwelle als Kennpunkt zwischen Phase 1 und Phase 2 sowie die anaerobe Schwelle (Schwelle
der respiratorischen Kompensation) als Kennpunkt zwischen Phase 2 und Phase
3 definiert. Aus diesen Kennpunkten bzw. den entsprechenden Bereichen werden extensive Ausdauer-Trainingseinheiten (rund um die aerobe Schwelle) sowie
intensive Ausdauer-Trainingseinheiten (rund um die anaerobe Schwelle)
zugeordnet. Die jeweiligen Herzfrequenzen an diesen Kennpunkten bzw. an durch
bestimmte Laktatkonzentrationen definierten Bereichen können zur Trainingssteuerung herangezogen werden, genauso wie die daraus extrapolierten Leistungs-
parameter wie Watt oder km/h. Wird (was in der Routine nicht notwendig und
in vielen Fällen auch nicht möglich ist) eine Spiroergometrie durchgeführt, so
können die erwähnten Kennpunkte des aerob-anaeroben Stoffwechsels individuell aus den jeweiligen Parametern von Atemminutenvolumen und Sauerstoffaufnahme sowie den Atemäquivalenten für O_2 und CO_2 zur individuellen Steuerung
und Dosierung des Trainings, der Trainingstherapie bzw. der sportlichen Tätigkeit
eingesetzt werden (Bachl und Kinzlbauer 2010; Wonisch et al. 2009a).

5.4   Risikofaktoren bei Sportausübung und körperlicher Aktivität

Das Altern ist neben einer Abnahme der Leistungsfähigkeit, Leistungsbereitschaft
und Spannkraft oft auch mit dem Entstehen von Risikofaktoren verbunden, welche durch rechtzeitige Vorbeugungsmaßnahmen bzw. ärztliche Interventionen
hintangehalten oder hinausgeschoben werden können, wenn sie allerdings rechtzeitig entdeckt werden (siehe Übersicht). Daher sind regelmäßige medizinische
Untersuchungen (Gesundenuntersuchungen, sportärztliche Untersuchungen) mit
zunehmendem Lebensalter besonders sinnvoll. Dies umso mehr, da eine frühzeitige Diagnose auch zu einer gezielten Therapie führen soll und damit auch
weiterhin körperliche Aktivität und Training ermöglicht.

Symptome, die einer weiteren Abklärung bedürfen
- Anhaltende Heiserkeit oder Husten, Halsschmerzen
- Plötzliche bzw. häufiger auftretende Atemlosigkeit
- Schmerzen in der Brust
- Wiederholte Unterleibsschmerzen, Erbrechen oder Schwierigkeiten beim
  Schlucken
- Veränderungen im Stuhlgang, wenn sie länger als 1 oder 2 Wochen dauern
- Schmerzen beim Urinieren bzw. Kontrollverlust

- Unerklärliche Gewichtszu- oder -abnahme
- Übermäßiger Durst
- Appetitlosigkeit
- Schmerzhafte Schwellungen oder Knoten
- Schmerzhafte steife oder geschwollene Gelenke
- Persistierende Wirbelsäulenschmerzen
- Schmerzende Füße
- Offensichtliche Veränderungen von Warzen oder Leberflecken
- Ungewöhnliche Blutungen oder Ausfluss
- Hämatome, die nicht durch Verletzungen erklärbar sind
- Schwäche, Schwindelanfälle, Unbeholfenheit, Zittern oder die Tendenz zu fallen
- Schwerhörigkeit, Beeinträchtigung der Sehleistung
- Zunehmende beunruhigende Zustände wie Angst, Depression, Schwermut, Apathie, Verwirrung, verminderte Merkfähigkeit

5.5 Einführung in die medizinische Trainingslehre

Regelmäßige körperliche Aktivität oder Sportausübung beginnt mit dem „Verändern-Wollen". Dazu zwei perfekt passende Zitate:

▶ „Warte niemals, bis du Zeit hast!" (Volksweisheit aus China)
„Wenn du die Absicht hast, dich zu erneuern, tue es jeden Tag."
(Konfuzius)

Hans Jörg Aschenwald, Olympiamedaillengewinner, Kobra-Beamter und Mental-Coach beschreibt das Vorhaben „Verändern" treffend:

▶ „Veränderungen bedeuten am Anfang Stress, Aufruhr und Unsicherheit in uns, da wir nicht zu 100 % wissen, was auf uns zukommt. In den alten gewohnten Tätigkeiten fühlen wir uns wohl, dort befinden wir uns in der Komfortzone, aber irgendwo fühlen wir uns doch nicht wohl, deswegen wollen wir uns ja verändern,…. und wenn es dann soweit ist und die Veränderung dann tatsächlich ansteht, wenn man den Schritt machen soll, kommen plötzlich Selbstzweifel, die Angst und die Unsicherheit. In vielen Fällen wagen wir dann doch nicht, den ersten Schritt zu machen; und so bleibt es oft beim Alten. Wir bleiben in unserer Komfortzone, wo wir uns doch irgendwie „gewohnt zu Hause" fühlen. Jedem muss klar sein, dass Veränderung Mut bedeutet und nur dann funktionieren kann, wenn unsere „Zentrale" die psychoemotionale Führung übernimmt. Das bedeutet, dass das Ändern Wollen so stark sein muss, dass es als eigentlich selbstverständlich, als eigentlich immer schon gewollt empfunden wird."

Zunächst definieren Sie Ihre Voraussetzungen, diese Selbstanalyse ist die Basis, ein Ziel zu definieren, mit dem man sich bis ins kleinste Detail identifiziert. Hilfreich ist es dann dabei, sich Zeitpläne mit Zwischenzielen zu machen und ausnahmslos konsequent zu bleiben. Man sollte nicht nachgeben, wenn es einmal nicht freut, man muss die innere Einstellung der Stärke haben, dies zu überwinden. Führen Sie ein Erfolgstagebuch und machen Sie kurze Notizen z. B. über Ihre körperliche Aktivität an jedem Tag, erstellen Sie Zwischenbilanzen – eine hervorragende Motivation, zu sehen, was man geleistet hat. Reflektieren Sie dies auch am Ende des Tages im Sinne der positiven Veränderungen. Das gibt Ihnen die innere Sicherheit, auf sich stolz sein zu können und es dadurch auch weiterhinzu schaffen.

Die Voraussetzungen: Horchen Sie in sich hinein!
- Welche körperliche Aktivität/Sport/Training bevorzugen Sie (Winter, Sommer, Urlaub etc.)?
- Wie oft?/Woche?
- Wie lange (Zeitbudget)?
- Zu welcher Tageszeit wollen Sie körperlich aktiv sein?
- Wo (Natur, Fitnesscenter etc.) wollen Sie Ihre körperliche Aktivität/Sport/Training durchführen?
- Überlegen Sie, welche Sportart Sie in Ihrer Jugend betrieben haben und ob Sie noch Freude hätten, hier wieder anzuschließen.
- Überlegen Sie, ob Sie eher ein Ausdauer-, ein Kraft-Schnelligkeits- oder aber ein Spieltyp sind.
- Überlegen Sie, mit jenen Sportarten zu beginnen, welche Ihnen liegen – dies ist ein ganz starkes Motivationsargument für eine gute Compliance.
- Warum liegt Ihnen Ihre favorisierte körperliche Aktivität am Herzen: Welche Vorteile erwarten Sie?
- Wenn Sie den PAR-Q Fragebogen lesen und eine oder mehrere Fragen mit ✓ „ja" beantworten bzw. über dem 35. Lebensjahr sind, kontaktieren Sie unbedingt zuerst einen Sportmediziner – die sportmedizinische Untersuchung ermöglicht eine genaue Gesundheits- und Trainingsberatung sowie einen optimalen Leistungszuwachs, ohne Schädigung/Überbelastung.

Beispiele für Zielsetzungen von körperlicher Aktivität und Sport
Kurzfristige Ziele
Morgen beginne ich mit Nordic Walken.
  Übermorgen animiere ich meine Freundin/meinen Freund.
  In dieser Woche versuche ich 3× körperlich aktiv zu sein (auch variabel, z. B. Tennis oder Bergwandern am Wochenende, …).

Mittelfristige Ziele
Ich kann in meiner Walkinggruppe, Wandergruppe etc. ohne Probleme mithalten, bin sogar eher im oberen Bereich der Leistungsfähigkeit.

Langfristige Ziele
Von heute in einem halben Jahr werde ich regelmäßig, 5× pro Woche körperlich aktiv sein, von heute in einem Jahr möchte ich mit den (kleineren) Enkelkindern in ähnlichem Tempo Radfahren/Skifahren können.

Weitere Compliance-Tipps
Bringen Sie Abwechslung in Ihr Trainingsprogramm; ändern Sie Ihre körperliche Aktivität, Ihre Sportausübung in Abhängigkeit der Jahreszeiten bzw. der geplanten Urlaube. Suchen Sie sich möglichst oft Gleichgesinnte – aber ohne „Rekorddenken".

Bedenken Sie auch Ihr Budget bei der Auswahl von Sportarten; eine gute Ausrüstung ist eine der wichtigsten Voraussetzungen für eine unfallfreie und freudvolle Sportausübung (Schuhe, vor allem Lauf-/Turnschuhe, wind- und wetterfeste Kleidung, Radeinstellung, richtige Beratung im alpinen und nordischen Skibereich, …)!

Es müssen nicht Alpin-Schi um über 1000 EUR oder Tagesmieten von 35–40 EUR sein (ohne Schipass)! Langlaufen oder Schneeschuhwandern sind billiger!

5.6 Definition des Trainings (übernommen und modifiziert aus Bachl N. 2017 Trainingstherapie)

Training/körperliche Aktivität bzw. Trainingstherapie/Sporttherapie ist eine präventive bzw. rehabilitative Maßnahme, die mit geeigneten Mitteln des Tranings/ des Sports gesundheitlich orientiertes Verhalten fördert sowie gestörte physische, psychische und soziale Funktionen kompensiert und rehabiliert, um Sekundärschäden vorzubeugen (Deutscher Verband für Gesundheit, Sport und Sporttherapie, e. V. 1986).

Das auf physiologisch-biologischen Gesetzmäßigkeiten fußende Training bzw. die Trainingstherapie beruht auf drei generellen Grundsätzen (Prinzipien):

1. Das Primum nil nocere
2. Sie kann andere therapeutische Maßnahmen und notwendige Medikationen und Maßnahmen nicht ersetzen, sondern nur ergänzen, woraus synergistische Erfolge in der Prävention und Rehabilitation beruhen

3. Sie unterliegt präventiv wie rehabilitativ den Gesetzmäßigkeiten der medizinischen Trainingslehre: Bewegung muss wie ein Medikament indiziert sein, muss dosiert und kontrolliert werden, was insbesondere im höherem Alter und allfälligen Erkrankungen/Abnützungen bzw. bei Komorbiditäten eine wesentliche Rolle spielt

Die **Indikation** für Training/körperliche Aktivität und Sport sowie für bewegungstherapeutische Maßnahmen wird je nach Alter, Gesundheitszustand, Grunderkrankungen und Begleitkomplikationen vom behandelnden Arzt gestellt und damit auch die jeweils notwendigen Trainingsinhalte, Trainingsmethoden und Trainingsmittel vorgegeben.

Die Dosierung der körperlichen Aktivität/der Trainingstherapie nach Häufigkeit, Dauer, Umfang und Intensität sollte nach definierten Kriterien der aktuellen Leistungsfähigkeit und Belastbarkeit geregelt bzw. adaptiert werden, welche durch eine entsprechende Belastungsuntersuchung (Ergometrie) erhoben werden müssen bzw. durch andere sportmotorische Tests, wie z. B. Aufstehtest, Chair-Stand-Test, Arm-Lifting-Test, Gait speed, Functional-reach-Test, Handgrip, Walking-Test u. a.

Schließlich dient eine regelmäßige **Kontrolle** einerseits zur Überwachung von Trainingsfortschritten und den zugrunde liegenden stattgehabten bzw. nicht stattgehabten Adaptationsreaktionen und den daraus allfällig notwendigen Veränderungen trainingstherapeutischer Konsequenzen und Medikationen, andererseits zur Motivation des Patienten, wenn Leistungsfortschritte zu einer Verbesserung seiner persönlichen Lebenssituation geführt haben.

Diese Grundsätze weisen auf die Interdisziplinarität trainingstherapeutischer Interventionen hin, da ärztlich indizierte Trainingsvorgaben, nach der entsprechenden sportmedizinischen Vorsorgeuntersuchung verordnet, von Trainingswissenschaftern durchgeführt und überwacht und von anderen Berufsgruppen, z. B. Physiotherapeuten, Ergotherapeuten, Ernährungswissenschaftern begleitet werden müssen. Der phasenbezogene Einsatz dieser Berufsgruppen richtet sich nach der Art der Erkrankung und der jeweiligen Rehabilitationsstrategie (Bachl et al. 2006; Löllgen et al. 2014, 2017, 2018b).

Dies gilt prinzipiell auch für den gesunden älteren Menschen, wobei in diesem Fall das erwähnte „Grüne Rezept" vom Arzt (Sportarzt) erstellt, mit dem Patienten besprochen und die entsprechenden Inhalte der körperlichen Aktivität, des Trainings, des Sports an das Alter adaptiert werden sollen (z. B. Softball anstelle von Squash).

Wirkungen von Bewegung, Training und Sport (nach Bachl et al. 2006; Löllgen et al. 2014, 2017, 2018b)

Bewegung, Training und Sport als „polypill"
- **Physische Leistungsfähigkeit**
  Da sich der Alterungsprozess sowie viele Erkrankungen direkt oder indirekt auf die allgemeine Leistungsfähigkeit auswirken, stellt die Trainingstherapie eine Beeinflussung der Erkrankung und damit auch

eine Beeinflussung der Leistungsfähigkeit dar. Diese Effekte sind sowohl bei einem kausalen Zusammenhang auf die Pathogenese der Erkrankung wie auch indirekt durch eine positiven Beeinflussung des Lebensstils und damit gewisser Symptome der Erkrankung erzielbar.

- **Herz-Kreislauf, Atmung, vegetatives Nervensystem**
  Ökonomiserung der Herzfunktion, Kapillarisierung, Kollateralisierung, verbesserte Kreislaufregulation, Blutdrucksenkung/Stabilisierung, Verbesserung der Fließeigenschaften des Blutes, Erhöhung der Sauerstofftransportkapazität, Erhöhung der maximalen Sauerstoffaufnahme, Verbesserung der Lungenfunktion und Atemökonomie, erhöhte allgemeine Leistungsfähigkeit und Leistungsbreite, verbesserte Reagibilität und Regenerationsfähigkeit.

- **Muskulatur**
  Erhöhung der Gesamtmuskelmasse, Verbesserung der muskulären Leistungsfähigkeit, der Kraft-Ausdauer und der maximalen Kraft, Verbesserung der inter- und intramuskulären Koordination, Vergrößerung der Muskelmasse bzw. Verhinderung einer übermäßigen Muskelatrophie, Schutz der Gelenkführung, verbesserte Haltung, Vermeidung von muskulären Dysbalancen, Erhöhung der Knochendichte, erhöhter Grundumsatz, Sekretion von Myokinen, Verminderung des Körpergewichtes sowie Verminderung des Bauchfettes bzw. Hüftfettes.

- **Metabolische Leistungsfähigkeit (Intermediär- und Muskelstoffwechsel)**
  Regulation der Blutglukose, Senkung des Insulinspiegels, Erhöhung der Insulinsensibilität, Verbesserung der Glukosetoleranz, Senkung von Cholesterin, Triglyceriden und LDL-Cholesterin, Erhöhung von HDL-Cholesterin, verbesserte Substratoxidation in der Muskulatur. Sekretion von Myokinen aus der kontrahierenden Skelettmuskulatur als Schutzfaktoren (z. B. IL.-6).

- **Kognitive Leistungsfähigkeit: Reaktion, Koordination, Gelenkigkeit und Gleichgewicht**
  Verbesserung des Gelenkbewegungsausmaßes, damit Erhöhung der Flexibilität, Verbesserung der Koordination des Gleichgewichts und der Balance (Sturzprophylaxe). Verbesserung der Bewegungsgeschwindigkeit, Verbesserung der kognitiven Leistungsfähigkeit, insbesondere Gesichtsfeld, taktile Empfindlichkeit, räumliche Orientiertheit, erhöhte Agilität.

- **Psychoemotionale Leistungsfähigkeit (Zentralnervensystem, vegetatives Nervensystem [VNS], Hormon- und Immunsystem)**
  Verbesserte Balance zwischen Sympathikus (Stressanteil des VNS) und Parasympathikus (Erholungsanteil des VNS), niedrigere Ausschüttung von Katecholaminen (Stresshormone) bei gegebenen Belastungen, verbesserte Stresstoleranz, erhöhte Belastbarkeit, Reagibilitätsbreite sowie Regeneration, verbesserte Immunreaktion durch Beeinflussung der psychoneuroimmunologischen Achse (PNI-Achse), verbesserte intellektuelle Leistungsfähigkeit, Lernbereitschaft.

5.7   Begriffe

Training

Ganz allgemein wird unter *Training* ein Übungsprozess verstanden, welcher eine Verbesserung in dem jeweiligen Zielbereich anstrebt. Auf den Sport bezogen bzw. aus sportpraktisch orientierter Sichtweite wird das Training als ein komplexer Handlungsprozess verstanden mit dem Ziel der planmäßigen und sachorientierten Entwicklung der (sportlichen) Leistungsfähigkeit (Alltag und Freizeit) sowie der Fähigkeit zur optimalen Leistungserbringung bei allfälligen (Master-)Wettkämpfen (Weineck J. 2010).

Bei bestehenden Leistungsschwächen sowie bei Erkrankungen des älteren Menschen soll die **Trainingstherapie** als komplexer Handlungsprozess planmäßig und sachorientiert dahingehend wirken, die Erkrankung in ihrer Progredienz hintanzuhalten bzw. zu einer partiellen oder totalen Restitution zu führen sowie den Leistungszustand und die Fähigkeit zur bestmöglichen Wiedereingliederung von Patienten in das Alltagsleben bzw. zur (modifizierten) Sportausübung zu erzielen (Hofmann et al. 2009). In diesem Zusammenhang ist begrifflich auch festzuhalten, dass Training per se durch seine Steuerparameter eine Zielvorstellung (auch Teilzielvorstellung) realisieren soll, während die vielfach in präventiven und rehabilitativen Konzepten empfohlene körperliche Aktivität (Maßnahmen des täglichen Lebens von Haus- und Gartenarbeit bis zum Stiegensteigen) dazu beitragen soll, den Ruheumsatz zu erhöhen bzw. einen etwas erhöhten Belastungsumsatz zu erzielen.

Der Begriff der **Komplexität** des Trainings/der Trainingstherapie bedeutet, dass sich die Interventionsmaßnahmen auf alle relevanten Merkmale/Befunde des (älteren) Patienten erstrecken sollen. Die Effekte des Trainings können kausal auf die Pathogenese der jeweiligen Erkrankung einwirken (z. B. Diabetes mellitus Typ 2) oder aber auch nur zu einer Verbesserung der Lebenssituation im Alltag führen (z. B. Asthma bronchiale).

Die **Planmäßigkeit** bezieht sich auf die schon oben erwähnte Trias der Indikation, der Dosierung und Kontrolle, natürlich unter Beachtung der Interaktion und Synergie zwischen klinisch-therapeutischen, leistungsphysiologischen und trainingswissenschaftlichen Vorgaben. Wenn alle Maßnahmen der Trainingstherapie (in Kombination mit anderen therapeutischen Interventionen) zu den angestrebten (Teil-)Zielen hinführen, kann von **Sachorientiertheit** gesprochen werden.

Trainingslehre – Begriffsdefinitionen

Belastbarkeit: Belastbarkeit ist die Fähigkeit des Organismus, Belastungen ohne Störungen der Gesundheit zu tolerieren.

Belastung – Beanspruchung: Physiologische Reaktionen des Organismus auf gegebene Belastungen.

Leistungsfähigkeit: Leistungsfähigkeit bedeutet die maximal vorhandenen psychophysiologischen Ressourcen des Organismus für eine nach Zeit und Intensität definierte, konkrete Leistung.

Trainierbarkeit: Unter Trainierbarkeit werden die Reaktionen des Organismus auf richtig dosierte Belastungsreize mit kurz-, mittel- und langfristigen funktionellen sowie strukturellen Anpassungen und einer daraus resultierenden Einwirkung auf die sportliche Leistungsfähigkeit verstanden.

Trainierbarkeit

Der Begriff der **Trainierbarkeit** gibt den Grad einer kurz-, mittel- und langfristigen funktionellen sowie strukturellen Anpassung an Trainingsreize wieder. Es handelt sich dabei um eine dynamische Größe, welche von verschiedenen endogenen (Körperbau, Alter, Art und Schwere der Erkrankung, Verhalten, Lebensstil) und exogenen (Ernährung, Umweltbedingungen) Faktoren abhängig ist (Hofmann et al. 2009).

Während im Leistungssport die Kategorisierung in „Slow – Fast-Responder" und „Low – High-Responder" zu unterscheiden ist, spielen beim Training von älteren Menschen bzw. bei der Trainingstherapie die jeweilige eingeschränkte Leistungsfähigkeit und/oder Belastbarkeit im Hinblick auf die mögliche Trainierbarkeit eine entscheidende Rolle. Dadurch kann es auch vorkommen, dass bei Patienten unterschiedliche Trainierbarkeitseffekte in verschiedenen Organen bzw. bezogen auf verschiedene motorische Grundeigenschaften resultieren können (direkte Wirkung bzw. nachweislich evidenzbasierte klinische Effekte bei Diabetes mellitus Typ 2, peripherer arterieller Verschlusskrankheit [PAVK], koronarer Herzkrankheit [KHK], indirekt positiver Einfluss auf Symptome, z. B. bei chronisch obstruktiver Lungenerkrankung [COPD] – durch Verbesserung der Krafteigenschaften) oder generell als positive Beeinflussung des Lebensstils – auch als Prinzip des therapeutischen Reizes beschrieben (Hofmann et al. 2009; Löllgen et al. 2014).

Körperliche Leistungsfähigkeit

Unter **Leistungsfähigkeit** wird das maximal vorhandene psychophysische Potenzial des Organismus für eine nach Zeit und Intensität definierte konkrete Leistung verstanden.

Die physische Leistungsfähigkeit ist multifaktoriell zusammengesetzt: Dabei spielen konditionelle Faktoren (Kraft, Ausdauer, Schnelligkeit, Flexibilität), technische Faktoren (Koordination, Bewegungsfertigkeit), taktisch-kognitive Fähigkeiten, psychische Fähigkeiten, soziale Fähigkeiten und veranlagungsbedingte konstitutionelle und gesundheitliche Faktoren eine wesentliche Rolle. Neben der genetischen Prädisposition tragen eine Vielzahl von epigenetischen Faktoren zur Entwicklung der Leistungsfähigkeit im positivem wie im negativem Sinne bei. Aus der Komplexität der Leistungsfähigkeit ist abzuleiten, dass daher auch das

Training bzw. die Ausprägung von Einzelfaktoren für das Resultat der Gesamtheit maßgeblich sind.

Im Rahmen des klassischen Trainings bzw. der körperlichen Aktivität bei älteren gesunden Menschen kommt hierbei neben der Ausdauer als Grundlage besonders der Kraft und muskulären Leistung sowie der Flexibilität und der Koordination im Hinblick auf die Sturzprophylaxe ein besonderer Stellenwert zu.

Kondition

Im Alltag wird Kondition oft als Synonym für den Begriff Ausdauer verwendet, was allerdings falsch ist. Trainingswissenschaftlich gesehen sind konditionelle Fähigkeiten überwiegend energetisch determinierte, motorische Eigenschaften, welche die Voraussetzung zum Vollzug körperlicher Tätigkeiten darstellen. Somit sind unter dem Begriff Kondition die vier Begriffe Ausdauer, Kraft, Schnelligkeit und Beweglichkeit zusammengefasst.

Belastbarkeit

Der Begriff **Belastbarkeit** definiert allgemein jene physischen (wie auch psychischen) Ressourcen, welche individuell mobilisierbar sind, um auf objektiv einwirkende Reize (Stressoren) ohne Störungen der Gesundheit zu reagieren. Die Fähigkeit zur Nutzung dieser Ressourcen wird auch als Resilienz bezeichnet. Aus der Sicht des Trainings/der trainingstherapeutischen Interventionen kann die physische Belastbarkeit auch als jene Reizintensität bezeichnet werden, bis zu der ein älterer Sporttreibender/Patient belastet werden kann, ohne dass Beschwerden sowie reversible oder irreversible Schäden auftreten. Im Falle einer kardiovaskulären Begleiterkrankung des älteren Sporttreibenden ist üblicherweise die aerobe Belastbarkeit eingeschränkt, wiewohl beispielsweise die Muskulatur durchaus noch höher belastbar wäre. Wie bei der Belastungsuntersuchung (Ergometrie) die symptomlimitierte maximale Belastbarkeit ein Abbruchkriterium darstellt, ist beim Training/bei der Trainingstherapie die aktuelle Belastbarkeit, die sich aus allfällig bestehenden Erkrankungen und der aktuellen Leistungsfähigkeit des Organismus bzw. bestimmter Organsysteme zusammensetzt, jene Richtgröße, auf welche trainingstherapeutische Interventionen bezogen werden müssen. Durch das adäquate Training/die adäquate Trainingstherapie zusammen mit anderen rehabilitativen bzw. medikamentösen Maßnahmen kann die Progression bzw. die Regression einer Erkrankung beeinflusst und/oder die Leistungsfähigkeit verbessert (im minimalem Fall stabilisiert) werden, woraus sich in den meisten Fällen auch eine verbesserte Belastbarkeit ergibt.

Hauptziel des Trainings/der Trainingstherapie beim älteren Sporttreibenden ist die Stabilisierung, vor allem aber die Verbesserung der physischen Leistungsfähigkeit bzw. als sekundärpräventive Maßnahmen eine Minimierung erkrankungsbedingter Verluste der Leistungsfähigkeit (wie z. B. durch Elektrostimulation bei Extremitäten-Ruhestellung).

Dabei ist zu beachten, dass die **Langfristigkeit** und **Planmäßigkeit des Trainingsprozesses** eine Formulierung von Teilzielen zur Erreichung eines Gesamtzieles notwendig macht, was einerseits das Monitoring des Patienten erleichtert und andererseits die Motivation erhöht.

5.8 Trainingsinhalte, Trainingsmittel, Trainingsmethoden, Trainingsreize

Bei den Trainingsinhalten ist ebenfalls zwischen direkt wirksamen Trainingsinhalten (z. B. Gefäß-Endothel-Funktion, Insulinrezeptoren) und indirekten Wirkungen (allgemeine Lebenssituation) zu unterscheiden. Von der richtigen Auswahl, der Dosierung und der Kontrolle der Trainingsinhalte, -mittel und -methoden hängt es ab, inwieweit die Leistungsfähigkeit und/oder die Grunderkrankungen beeinflusst werden. Der Einsatz der Trainingsinhalte muss nach Leistungszielen, einer allfällig notwendigen therapeutischen Zweckmäßigkeit, der Zuverlässigkeit, der Ökonomie und Effektivität geleitet werden und umfasst sowohl allgemein entwickelnde Übungen wie auch spezifische Übungen.

Allgemein entwickelnde Übungen sollen als Basis eine allgemeine Verbesserung physischer und koordinativer Fähigkeiten und Fertigkeiten, psychophysischer und affektiver Fähigkeiten und Fertigkeiten entwickeln, um präventiv die Gesamtheit allfälliger Risikofaktoren positiv zu beeinflussen.

Spezifische Übungen gehen auf (Teil-)Ziele der Leistungsfähigkeit/der sportlichen Betätigung bzw. die jeweilige Grunderkrankung und Einschränkung des Patienten, bezogen auf die jeweiligen Zielvorstellungen ein (Tab. 5.3).

Bei einigen Sportarten gibt es Überschneidungen zwischen den Kategorien, je nach Intensität der Ausführung.

Vor allem anfangs Sportarten vermeiden, bei denen große Stoß-, Zug-, Druck- oder Scherkräfte auftreten.

Nur bei langjähriger Vorerfahrung, guter technischer Ausführung und ausreichender Leistungsfähigkeit und Belastbarkeit: Inline-Skating, Nordic Blading,

Tab. 5.3 Altersgerechte Sportarten

Physische Aktivität ausdauerdominiert	Physische Aktivität kraftdominiert	Physische Aktivität Koordination-Balance
Walking, Nordic-Walking, Laufen, Nordic-Running, Nordic-Blading, Wandern, Bergwandern, Power Walken, Bergsteigen, Radfahren, Mountainbiken, Low-Impact Aerobic, Schwimmen, Aquajogging, Tourenskilauf, Schneeschuhwandern, Schilanglauf, Schi-Rollern, Inline-Skating, Indoor Fitness	Indoor-Fitness, Muskelaufbautraining, gymnastische Übungen, Osteoporosetraining, Krafttraining, Tai-Chi, Qi-Gong, Beckenbodentraining, alpiner Schilauf, Snowboarden	Tanzen, Tischtennis, Badminton, Tennis, Golf, Mannschaftsspiele, Bewegungsspiele (z. T. modifiziert), Segeln, Reiten, Yoga (modifiziert), Tai-Chi, Qi-Gong
150 min mit niedriger Intensität 75 min mit höherer Intensität	2 × pro Woche 8–12 größte Muskelgruppen	2 × pro Woche, auch Wochenende

Bergsteigen, Schi-Rollern, Reiten, alpiner Schilauf (zu große Höhen vermeiden nach Bachl et al. 2006; Weineck J 2010; Zubin Maslov et al. 2018; Löllgen und Bachl 2016; Löllgen et al. 2014, 2018a, b; FYSS 2008).

Trainingsmittel
Als Trainingsmittel werden alle Mittel und Maßnahmen bezeichnet, welche Art und Ablauf des Trainings (z. B. Fahrradergometer, Laufband, Krafttrainingsgeräte, Einzel- oder Gruppentraining) bestimmen. Die Trainingsmittel dienen der Erfüllung der Trainingsinhalte bzw. deren Durchführung.

Trainingsmethoden
Sind aus der Sportpraxis entwickelte und wissenschaftlich geprüfte Verfahren zur Verwirklichung bestimmter Trainingsziele. Auch die Trainingsmethoden müssen auf Trainingsinhalte und Zielvorstellungen ausgerichtet sein und sowohl die Grunderkrankung wie auch die aktuelle Leistungsfähigkeit und Belastbarkeit berücksichtigen.

Methoden des Ausdauer- und Krafttrainings (ohne leistungssportliche Komponenten)

Ausdauer
- *Dauermethode:* kontinuierliche Belastung ohne Pausen
  - Belastung dauerhaft, gleichmäßig, ohne Unterbrechung
- **Wechselmethode:** vorgegebener Belastungswechsel (definierte Intensitäten)
- **Fahrtspiel:** durch Gelände (Steigungen, Gefälle), bedingte Belastungswechsel
- *Intervallmethode:* Wechsel zwischen höheren Belastungen und Pausen, ohne vollständige Erholung (lohnende Pause), extensive (auch für Beginner!) und intensive Intervallmethoden

Kraft
- *Zirkeltraining:* Training, bei dem verschiedene Stationen mit spezifischen Übungen nacheinander absolviert werden. Die Reihenfolge bewirkt, dass sich die jeweiligen unbelasteten Muskeln während der Übungen für andere Körperregionen (Muskelgruppen) leicht regenerieren können.
- *Stationstraining:* Training mit spezifischen Übungen in bestimmter, meist gleicher Reihenfolge an spezifischen Stationen; Durchführung aller Seriensätze einer Übung, bevor es zur nächsten Übung (Station) geht.

Trainingsreize

Nach den klassischen Richtlinien der medizinischen Trainingslehre werden hinsichtlich einer positiven Beeinflussung zur Verbesserung der körperlichen Leistungsfähigkeit bzw. des pathogenetischen Geschehens entsprechende Belastungsreize benötigt. Diese müssen reizwirksam (überschwellig) sein, um die gewünschten Effekte zu erzielen, sie dürfen nicht unterbelasten (unterschwellig, kein Trainingseffekt) und nicht überbelasten (zu stark überschwellig, Überlastung, Schädigungsmöglichkeit). Zur Steuerung können folgende Einzelkomponenten des jeweiligen Trainingsreizes definiert werden:

Reizintensität Für das Ausdauertraining wird die Reizintensität aus der Belastungsuntersuchung/Ergometrie meist über den Prozentsatz der Herzfrequenz bezogen auf die individuelle maximale Herzfrequenz, der Herzfrequenzreserve bzw. über die Karvonen-Formel, weiterhin über die Borg-Skala, (Borg GAV 1970) oder über die Leistungsangaben (Watt, km/h) aus der Laktat-Leistungskurve, im Krafttraining als Prozentsatz des Ein-Wiederholungsmaximums 1-RM bzw. besonders bei älteren Sporttreibenden oder Trainingseinsteigern als Mehr-Wiederholungsmaximums angegeben.

Reizdichte Die Reizdichte wird als das zeitliche Verhältnis von Belastungs- und Erholungsphasen charakterisiert und trägt damit wesentlich zur Vermeidung einer Überbelastung bei. Bei älteren Sporttreibenden müssen oft längere Regenerationszeiten beachtet werden; bei bestimmten Erkrankungen kann auch eine tägliche Aufeinanderfolge von Belastungsreizen therapeutisch sinnvoll sein (z. B. PAVK, Diabetes mellitus Typ 2).

Reizdauer Die Reizdauer charakterisiert die Dauer des Einzelreizes in einer Trainingseinheit. Sie ist von der jeweilig gewählten Trainingsmethode abhängig, z. B. einer Dauer- oder Intervallmethode. Damit sind Reizdauer und Reizdichte eng miteinander korreliert. Zusätzlich sind sie natürlich auch von der Reizintensität abhängig, wobei grundsätzlich die Reizdauer umso kürzer sein wird, je höher die Reizintensität festgelegt wird. Für die optimale Vorgabe von Reizintensität, Reizdichte und Reizdauer gibt es – je nach Frage- bzw. Zielvorstellung – eine Vielzahl von internationalen Richtlinien in Lehrbüchern der Trainingswisschenschaften bzw. seitens des American College of Sports Medicine (ACSM), der European Federation of Sports Medicines Association (EFSMA) oder des Swedish National Institute of Public Health (http://www.efsma-scientific.eu/).

Schließlich sei besonders für den Breitensport betreibenden älteren Sporttreibenden festzuhalten, dass äußere Faktoren, wie z. B. die vorgegebene Länge einer organisierten Trainingseinheit bei Gruppenarbeit, Verfügbarkeit von Sportstätten, Anreisewege etc. ebenfalls eine beeinflussende Rolle spielen können.

Reizumfang Der Reizumfang beschreibt die Dauer und die Zahl der Reize pro Trainingseinheit und ist somit eine Art Summenparameter aus Reizdichte und Reizdauer. Im Falle einer Dauerbelastung kann der Umfang der Reizdauer entsprechen, beim Krafttraining markiert er die Anzahl von Wiederholungen, Serien und Sätzen.

Trainingshäufigkeit

Die Trainingshäufigkeit beschreibt die Zahl der jeweiligen Trainingseinheiten pro Tag bzw. pro Woche.

5.9 Prinzipien des Trainings

Der Trainingsprozess unterliegt vielen unterschiedlichen physiologischen, biologischen, psychologischen, pädagogischen sowie pathophysiologischen Gesetzmäßigkeiten. Das Wissen über die Interaktion dieser Gesetzmäßigkeiten hilft, das Training effektiv zu gestalten und die (Teil-)Ziele der körperlichen Aktivität/des Sportes für den (älteren) Sporttreibenden mit und ohne Begleiterkrankungen zu realisieren.

In der allgemeinen Trainingslehre (Harre 1979; Weineck 2010), werden verschiedene Prinzipien des sportlichen Trainings je nach Autor unterschiedlich systematisiert und sind für ältere Leistungssportler (Masterathleten) jedenfalls im Rahmen der Jahresplanung und der Periodisierung mit den entsprechenden Zielvorstellungen von großer Bedeutung. Viele dieser Prinzipien gelten innerhalb der spezifischen Rahmenbedingung des Trainings/der Trainingstherapie auch für den älteren Sporttreibenden.

Das Prinzip des trainingswirksamen Reizes besagt, dass jeder Belastungsreiz eine bestimmte Schwelle überschreiten muss, damit ein Trainingseffekt erzielt werden kann. Die jeweilige Höhe des Trainingsreizes ist dabei vom Alter, dem Ausgangszustand der Leistungsfähigkeit bzw. aktuellen Belastbarkeit des Sporttreibenden mit bzw. ohne Begleiterkrankungen abhängig.

Das Prinzip der individualisierten Belastung bedeutet, dass das Training dem Alter, der Belastbarkeit, der sportlichen Zielvorstellung, allfälligen Komorbiditäten sowie auch der individuellen Akzeptanz und den Bedürfnissen angepasst und modifiziert werden muss. Aufgrund neuester Erkenntnisse über die Zusammenhänge von Genpolymorphismen und Leistungsfähigkeit sollte bei der Auswahl der einzelnen Übungen darauf geachtet werden, ob es sich bei dem älteren Sporttreibenden eher um einen ausdauer- oder kraftprädeterminierten Typ handelt – um eine gute Akzeptanz und Motivation zu gewährleisten (Bachl et al. 2018).

Das Prinzip der ansteigenden Belastung ergibt sich aus den gesetzmäßigen Beziehungen zwischen Belastung, Anpassung und Leistungssteigerung. Grundsätzlich müssen – diesem Prinzip entsprechend – die Trainingsbelastungen systematisch gesteigert werden, um Anpassungseffekte zu erzielen. Bei älteren Sporttreibenden mit und ohne Begleiterkrankung kann diese Systematik im Rahmen des Trainings/der Trainingstherapie nur dann erfolgen, wenn die Grunderkrankung bzw. die rehabilitative Verbesserung pathophysiologischer Mechanismen eine Belastungsverträglichkeit (symptomlimitierte Belastungsgrenzen) und damit auch eine Steigerung der Belastung ermöglicht (Therapieziele). Im sportlichen Training gelten als

Hauptmittel zur Belastungssteigerung eine Erhöhung des Belastungsumfangs und der Belastungsintensität (wobei Erstere der Zweiteren meistens vorausgeht), eine Anhebung der Trainingshäufigkeit sowie eine sprunghafte Belastungssteigerung (nur im Leistungssport). Bei älteren Sporttreibenden mit Begleiterkrankungen gilt ebenso, dass zunächst der Belastungsumfang gesteigert wird, zumeist durch eine Erhöhung der Trainingshäufigkeit, dann der Trainingsdauer und schließlich, wenn keine limitierenden Faktoren gegeben sind, auch der Trainingsintensität. Wichtig ist, zu beachten, dass im Rahmen des Trainings/der Trainingstherapie nur allmähliche Belastungssteigerungen vorgenommen werden (Hofmann et al. 2009; Mewes N. 2013b). Dabei ist auch zu berücksichtigen, dass bei Kräftigungsübungen auch eine verbesserte Bewegungskoordination (inter- und intramuskulär) zur Leistungsverbesserung führen kann und daher entsprechende Übungen in den Gesamttrainingsplan eingebaut werden sollen/müssen.

Das Prinzip der richtigen Belastungsfolge spielt vor allem im Training von älteren Leistungssportlern/Masterathleten eine Rolle, wobei entsprechend den allgemeinen Prinzipien der Trainingslehre zunächst mit koordinativ aufwendigen Übungen begonnen werden sollte, gefolgt von Kraft- bzw. Kraft-Ausdauer-Belastungen und schließlich zuletzt solchen, die der Verbesserung der Ausdauer dienen (Weineck J. 2010; Hofmann et al. 2009). Grundlage dafür sind die Prinzipien der optimalen Relation von Belastung und Erholung.

Das Prinzip der variierenden Belastung soll einer gewissen Trainingsmonotonie und einem damit möglicherweise einhergehenden Motivationsverlust vorbeugen. Daher muss auf das Alter, die jeweilige Lebenssituation des Patienten, seine Möglichkeiten, zu Hause zu trainieren bzw. Übungsstätten verkehrstechnisch zu erreichen, sowie die Auswahl der richtigen Trainingsmittel nach jahreszeitlichen Gegebenheiten (Winter – Sommer) und Reisetätigkeit bzw. Urlaubsgestaltung eingegangen werden. Beim „älteren Einsteiger" können, von Intervallmethoden ausgehend, Intervalle und Pausen so verändert werden, dass schlussendlich Dauerbelastungen realisiert werden können.

Das Prinzip der optimalen Relation von Belastung und Erholung Dieses Prinzip ist die Basis aller trainingsbedingten Anpassungsphänomene des Organismus und läuft in mehreren Phasen ab: Nach einer Belastung (Belastungsphase) kommt es zu einer vorübergehenden Reduktion funktioneller Fähigkeiten und – bei höheren Belastungsreizen – zu einer Reduktion der Leistungsvoraussetzungen/Leistungsfähigkeit, welche von einer Wiederherstellungsphase gefolgt wird. In dieser Wiederherstellungsphase tritt nicht nur eine Rückkehr zu den Ausgangswerten funktioneller Fähigkeiten bzw. der allgemeinen Leistungsfähigkeit ein, sondern darüber hinaus eine Erhöhung dieser Ausgangswerte (Superkompensation) (Abb. 5.5). Dies wird auch als trainingsbedingte Adaptation bezeichnet.

Ein klassisches Beispiel ist der Glykogenspiegel in der Arbeitsmuskulatur und in der Leber, welcher nach einer starken Belastung bei adäquater Ernährung nicht nur wieder auf das Ausgangsniveau, sondern darüber hinaus aufgefüllt wird, wodurch eine Verbesserung der Ausdauerleistungsfähigkeit resultiert.

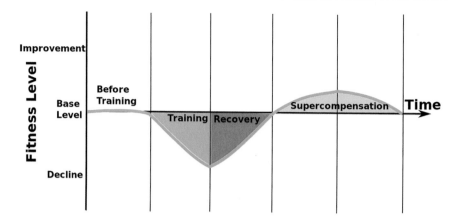

Legende:

Fitnesslevel	= Leistungsniveau
Improvement	= Leistungsverbesserung
Decline	= Leistungsabnahme
Recovery	= Erholung

Abb. 5.5 Das Prinzip der Superkompensation (Bildcredit: Haus/public domain)

Das Prinzip der optimalen Relation von Belastung und Erholung besagt, dass eine positive Anpassung dann erfolgt, wenn nachfolgende Trainingsreize in dieser Phase der Superkompensation gesetzt werden, wodurch es – wie bei einer „Treppe" – zu einer allmählichen Erhöhung der Leistungsfähigkeit kommt. Wenn keine oder ungenügende Trainingsreize zum falschen Zeitpunkt gesetzt werden, kann keine positive Anpassung erfolgen, das Niveau würde im Bereich des Ausgangswertes bleiben. Dies ist auch der Grund dafür, dass die meisten Richtlinien für ältere Sporttreibende mit und ohne Begleiterkrankungen eine Trainingshäufigkeit (körperliche Aktivität mit moderater Intensität) von 5- bis 7-mal pro Woche vorgeben (siehe auch EFSMA Exercise Prescriptions for Health, http://www.efsma-scientific.eu/exercise-prescription-for-health), wodurch kaum eine Gefährdung des Sporttreibenden durch Überbelastung resultiert.

> **Hinweis:** Es gilt zu beachten, dass insbesondere bei älteren Menschen auch Alltagsbelastungen trainings- und adaptationswirksam sein können!
> Dies ist besonders bei der Erstellung von personalisierten Trainings- und Bewegungsprogrammen zubeachten, zumal körperliche Aktivität als alltägliche Gewohnheit durchgeführt werden soll/muss!

Allerdings gilt es zu beachten, dass die regenerativen Anpassungszeiträume für verschiedene Organe, wie z. B. Muskulatur, Sehnen oder Knorpel bzw. für

Stoffwechselveränderungen unterschiedlich sind. Daher sind gerade auch beim älteren Sporttreibenden nach höher intensiven Belastungen längere Regenerationszeiten notwendig. Durch neue Untersuchungen gibt es allerdings Hinweise, dass die Superkompensation – wie sie aus sportwissenschaftlicher Sicht definiert ist – bezogen auf die Expression verschiedener Gene, sowie auf molekularbiologische Abläufe insbesondere in den Signalketten nach anderen Gesetzmäßigkeiten abläuft. Daher ist es für die praxisbezogene Wissenschaft notwendig und empfehlenswert weiterführende organspezifische Forschungsprojekte über die Relation von Belastung und Erholung durchzuführen.

Prinzip der Zyklisierung zur Sicherung der Anpassung

Periodisierung und Zyklisierung
- Periodisierung
  Vorbereitungs-, Wettkampf- und Übergangsperioden – Regeneration
- Zyklisierung im Leistungssport
  - Mikrozyklus: kürzerer Trainingszyklus (ca. 1 Woche)
  - Mesozyklus: mehrere (3–4) Mikrozyklen
  Makrozyklus: längster Trainingszyklus, 1–3 Monate

Dieses Prinzip bedeutet für den älteren Sporttreibenden, insbesondere den älteren Leistungssportler die Einhaltung des Prinzips der kontinuierlichen Belastung, des Prinzips der periodisierten Belastung sowie der periodisierten Regeneration und sichert die Erreichung von (Teil-)Zielen.

Im Rahmen einer Trainingstherapie des älteren Sporttreibenden mit Begleiterkrankungen spielt vor allem das Prinzip der kontinuierlichen Belastung eine Rolle, da nur die Kontinuität regelmäßiger Trainingsreize (lebenslanges Training) zu einem Anstieg der Leistungsfähigkeit führt, wobei erkrankungsbedingte Grenzen, insbesondere bei chronischen Erkrankungen berücksichtigt werden müssen. Dabei darf nicht von einer unbeschränkten Verbesserung der Leistungsfähigkeit ausgegangen werden, da bei vielen Erkrankungen nur eine Stabilisierung der Leistungsfähigkeit auf einem möglichst hohen Niveau und eine Minimierung altersbedingter Leistungseinschränkungen erreicht werden soll. Daher sind auch im Rahmen von Urlaubs- oder Ferienzeiten Trainingseinheiten einzuplanen, um damit dem Prinzip der variierenden Belastungen zu entsprechen. Bei einer Unterbrechung des Trainings (wie z. B. durch schlechte Compliance, Wiedererkrankung, Krankheitsschübe etc.) kommt es in jedem Fall zu einer negativen Anpassung der Leistungsfähigkeit und Belastbarkeit.

Zusammenfassung Bei der Erstellung von Trainingsplänen nach den dargestellten Prinzipien muss auf das jeweilige Lebensalter, auf geschlechtsspezifische Unterschiede bzw. auf verschiedene rehabilitative Phasen von älteren Sporttreibenden mit Begleiterkrankungen Rücksicht genommen werden. Als Gesamtziel der

Trainingsplanung sollte eine Normalisierung der Leistungsfähigkeit bzw. eine –
dem Alter entsprechende – erhöhte Leistungsfähigkeit und Belastbarkeit angestrebt
werden. Dies benötigt langfristige Trainingspläne, welche – nach Teilzielen ausgerichtet – über längere Zeiträume entsprechend der Kontinuität der Belastung
und der Belastungssteigerung konzipiert werden müssen. Schließlich gilt als wichtigstes Ziel der Trainingsplanung ein selbstständiges, unabhängiges und nicht
angeleitetes Training, also die Integration der körperlichen Aktivität, des Sports,
des Trainings bzw. von trainingstherapeutischer Maßnahmen in den Alltag und
somit eine Änderung des gesamten Lebensstils.

Für den Altersleistungssportler (Masterathleten) müssen die Trainingspläne die
angestrebten Ziele und die zur Erreichung notwendigen Planungszeiträume berücksichtigen, Teilziele und die entsprechenden Aufgaben im Sinne einer Phasen-
struktur definieren, die jeweiligen Trainingsinhalte, -mittel und -methoden darauf
abstimmen sowie Leistungskontrollen vorsehen. Eine prozessbegleitende Evaluation macht daher auch eine entsprechende Dokumentation notwendig. Durch die
Aufzeichnung sämtlicher Trainingsbelastungen (mit Wearable Technologies immer
einfacher) kann zusammen mit den Ergebnissen einer Kontrolluntersuchung evaluiert werden, ob die jeweiligen Trainingsbelastungen zweckmäßig waren, die
richtigen Trainingsinhalte und -methoden gewählt wurden, Intensität, Dauer und
Häufigkeit den jeweiligen Zielvorstellungen entsprachen bzw. die richtige Abfolge
zwischen Belastung und Erholung gewählt wurde. Festzuhalten ist, dass eine gute
Trainingsdokumentation zu einer deutlichen Motivationsverbesserung besonders
des älteren Sporttreibenden führen kann.

5.10 Detaillierte Trainingsinhalte zum Ausdauer-, Kraft-, Koordinations-, Beweglichkeits- und Schnelligkeitstraining

Eine Trainingstherapie sollte – wenn keine Kontraindikationen dagegen sprechen –
folgende Trainingsinhalte umfassen:

- Aerobes Ausdauertraining
- Funktionelles Krafttraining
- Beweglichkeitstraining
- Umfassendes Koordinationstraining (beinhaltet auch die Technik in
  bestimmten Sportarten, z. B. Schilanglauf: je besser die Technik, desto gerin-
  ger ist die kardiozirkulatorische und metabolische Belastbarkeit bei gegebenen
  Geschwindigkeiten)
- Mentales Training (Entspannung, Freisetzen von positiver Energie)

Ausdauer, Kraft und Beweglichkeit sind drei Begriffe, die gemeinsam eine perfekte Symbiose bilden und für Gesundheit und Wohlbefinden im menschlichen
Körper stehen, in ihrer Art zu trainieren allerdings kaum unterschiedlicher
sein könnten. Etwas außen vor sind auf den ersten Blick die Schnelligkeit und

Koordination; warum diese beiden Fähigkeiten allerdings genauso wichtig sind, wird im folgenden Abschnitt genauer erläutert. Auf jeden Fall haben diese fünf Begriffe aus trainingswissenschaftlicher Sicht etwas gemeinsam, und zwar die Notwendigkeit der Kontinuität beim Training. Um die verschiedenen Bewegungstipps und deren Trainingsmethoden zu verstehen, muss man allerdings die tatsächliche Bedeutung dieser fünf Begriffe kennen.

Hinweise zum Ausdauertraining

Das Erreichen von (Teil-)Zielen in therapeutischem Ausdauertraining erfolgt nach den erwähnten Grundlagen unter Verwendung adäquater Trainingsmethoden. Im Sport zählen zu den klassischen Trainingsmethoden die Dauermethode, die Intervallmethode, die Wiederholungsmethode und Wettkampfmethode. Die Intensität bzw. davon abgeleitet die Dauer (der jeweiligen Belastung) wird durch die Ergebnisse der Ergometrie, dem jeweiligen Leistungsniveau und der Belastbarkeit des Patienten sowie durch die Zielvorgaben (z. B. aus der Karvonen-Formel) bestimmt und die erwähnten Steuerungsmethoden verwendet.

Betrachtet man hier die Definition der Ausdauer nach (Röthig und Robert Prohl 2003), erkennt man, dass auch andere Bereiche im hohen Alter einen gewissen Stellenwert haben. In diesem Sinne wird Ausdauer beschrieben als:

- die Fähigkeit, eine gegebene Belastung ohne nennenswerte Ermüdungsanzeichen über einen möglichst langen Zeitraum aushalten zu können;
- die Fähigkeit, trotz deutlich eintretender Ermüdungserscheinungen die sportliche Tätigkeit bis hin zur individuellen Beanspruchungsgrenze (Extremfall Erschöpfung) fortsetzen zu können;
- die Fähigkeit, sich sowohl in Phasen verminderter Beanspruchung als auch in Pausen während des Wettkampfes oder Trainings und nach Abschluss derselben schnell zu regenerieren.

Mit fortgeschrittenem Alter gilt es, eine Belastung, wie z. B. eine längere Gehstrecke, hinter sich zu bringen, gut durchzuhalten, um im Tagesablauf nicht eingeschränkt zu sein bzw. sich fit und wohl dabei zu fühlen. Obwohl es Wettkampfphasen im engeren Sinn vielfach nicht mehr gibt, spielt dennoch auch im hohen Alter eine schnelle Regeneration eine wichtige Rolle. Diese ermöglicht es nämlich, aufeinanderfolgende Belastungen wie etwa mehrere Treppen (z. B. in Bahnhöfen) oder Anstiege bei Spaziergängen im Gelände besser zu bewältigen. Wenn sich der Organismus in kürzerer Zeit wieder erholt, kann auch das Herz-Kreislauf-System sowie die Muskulatur mehrere Belastungsfolgen besser bewältigen.

Mit Intervallmethoden können höhere Belastungen, die als Dauermethode nicht realisiert bzw. toleriert werden können, durch aktive oder passive Pausengestaltung möglich und somit höhere Gesamtbelastungen absolviert werden. Intervallmethoden können beispielsweise bei sehr stark kardial eingeschränkten Patienten (z. B. mit Herzinsuffizienz) durchaus besser vertragen werden als Dauerbelastungen, weil dabei eher die Adaptation der peripheren Mechanismen

(Muskulatur) als zentrale Mechanismen angesprochen werden. Die Variante einer Intervallmethode ist dann anzuwenden, wenn Patienten mit sehr stark eingeschränkter Leistungsfähigkeit eine Dauermethode nicht tolerieren (Hofmann et al. 2009).

In diesem Fall empfehlen sich Intervallmethoden (z. B. schnelles und langsames Gehen), bei welchen das Belastung-Pausen-Verhältnis allmählich gesteigert wird, so z. B. von 2:1 auf 3:1, dann 4:2, dann 5:2, dann 6:3, dann 10:3 etc., bis eine Dauermethode möglich wird.

Das Wichtigste beim Training von Ausdauer ist der Spaßfaktor. Wenn es keinen Spaß macht, ist es schwierig, dranzubleiben und die Motivation zu finden, daher muss man hier sein eigenes Instrument finden, welches es ermöglicht, sich immer wieder auf den Weg zu machen.

Hinweise zum Krafttraining
Üblicherweise wird beim Krafttraining einem Stufenplan gefolgt, welcher einer Pyramide ähnelt. Basis dieser Pyramide ist ein **Gewöhnungstraining** (Kennenlernen der Geräte, Erlernen der richtigen Technik, …) bei dem etwa mit 30 % des 1-RM bzw. eine Kategorie zwischen 2 und 3 nach der Borg-Skala belastet wird (Morishita et al. 2013).

Den Begriff *Kraft* kurz und prägnant zu definieren, fällt durch die verschiedenen Manifestationsformen ziemlich schwer. Prinzipiell gibt es folgende drei Hauptformen: Maximalkraft, Schnellkraft und Kraftausdauer.

Auch im hohen Alter ist es wichtig, alle drei Formen in einem individuell möglichen Rahmen zu trainieren. Die Maximalkraft als kontraktiler Ausdruck des Querschnitts aller Muskelfasern eines Muskels limitiert alle weiteren Kraftarten, daher ist sie in jedem Alter wichtig. Dennoch sollte man im Allgemeinen mit hochbetagten Personen kein klassisches Maximalkrafttraining durchführen. Die Schnellkraft beinhaltet die Fähigkeit, den Körper oder Teile davon mit höchstmöglicher Geschwindigkeit zu bewegen, was in Situationen wie Sturzgefahr eine erhebliche Rolle spielt, wie noch näher erläutert wird. Die Kraftausdauer wird als Ermüdungswiderstandsfähigkeit bei lang andauernden Kraftleistungen beschrieben und spielt beispielsweise beim Stiegensteigen und Tragen schwerer Taschen über längere Distanzen eine Rolle (Tab. 5.4).

Tab. 5.4 Prozentsätze des Einwiederholungsmaximums (= 1-RM) im Verhältnis zur subjektiven Einschätzung der Belastungsschwere (BORG-Skala) (Morishita et al. 2013)

Prozente des 1-Wiederholungsmaximums (1-RM) im Bezug auf die 10-teilige Borg-Skala		
Prozent des 1-RM	RPE (Borg-Skala)	Schwere
10–20	1–2	Sehr leicht
30–40	3–4	Leicht
50–60	5–6	Mittelschwer
70–80	7–8	Schwer
90	9	Sehr schwer
100	10	Extrem schwer

Üblicherweise wird beim Krafttraining einem Stufenplan gefolgt, welcher einer Pyramide ähnelt. Basis dieser Pyramide ist ein **Gewöhnungstraining** (Kennenlernen der Geräte, Erlernen der richtigen Technik, …) bei dem etwa mit 30 % des 1RM bzw. eine Kategorie zwischen 2 und 3 nach der Borg-Skala belastet wird (Morishita et al. 2013).

Anschließend folgen in aufsteigender Reihenfolge ein **Kraft-Ausdauer-Training,** bei dem die Intensität zwischen 30–60 % des 1-RM liegt (Borg-Skala 4–6), wobei je nach Schwere zwischen 25 und 15 Wiederholungen durchgeführt werden sollen. Die Pausen zwischen den Sätzen können 30 s bis 1 (2) min betragen. Von 1–3 Sätzen beginnend, können später 3–5 Sätze in langsamer Steigerung durchgeführt werden. Nach dem Kraft-Ausdauer-Training kommt das **Muskelaufbautraining,** welches mit 60–80 % bei 6–15 Wiederholungen (Borg-Skala 6–8) und 2–5 Sätzen (Satzpause 1–3 min) durchgeführt wird. Ein Reaktivkrafttraining (RK) wird üblicherweise beim älteren Sporttreibenden bzw. in der Trainingstherapie nicht benötigt.

Bei vielen Patienten kann das Ein-Wiederholungsmaximum (1-WM, im Englischen: 1-RM - : repetition maximum) (bei Training mit Maschinen) aufgrund einer eingeschränkten Belastbarkeit nicht erhoben werden. In diesem Fall kann nach der Methode der Bestimmung des „Wiederholungsmaximums" vorgegangen werden, bei dem der Patient aufgefordert wird, mit einer bestimmten, etwas niedrigeren Intensität (Gewicht) möglichst viele Wiederholungen durchzuführen. Obwohl verschiedene Literaturangaben zu finden sind, kann festgehalten werden, dass etwa 7–10 Wiederholungen einer Intensität (einem Gewicht) von 80 % des 1-RM, 11–15 Wiederholungen einer Intensität (einem Gewicht) von etwa 70 % und 17–25 Wiederholungen einem Gewicht von etwa 60 % des 1-RM entsprechen.

Die dargestellte Schematik kann in „pyramidenförmig ansteigender" Durchführung für die 6–8 (−12) großen Muskelgruppen durchgeführt werden, wobei vor dem eigentlichen Krafttraining eine Aufwärmperiode mit progressiven Belastungen, danach eine Abwärmphase folgen soll.

Richtlinien beim Krafttraining (Mewes N. 2013a, b; Wonisch et al. 2009a, b)
- Training großer Muskelgruppen vor kleinen
- Steigerung des Gewichtes um 5 %, wenn mehr als 12–15 Wiederholungen möglich sind
- Ausführung: langsame, kontrollierte Bewegungen
- Überanstrengungen sollten vermieden werden
- Ausatmung während der konzentrischen Phase der Bewegung, Einatmung während der exzentrischen Phase
- Bei Auftreten von Warnsymptomen wie Schwindel, Arrhythmien, Kurzatmigkeit oder Angina-pectoris-Symptomatik muss das Training gestoppt werden
- 8–12 Übungen, die nacheinander alle größeren Muskelgruppen des Körpers aktivieren
- Pausenintervalle zwischen den Serien 30 s bis 2(−3) min (je nach Art des Krafttrainings)
- Zuerst ein, dann 2–3, später auch mehr Sätze
- 2- bis 3-mal über die Woche verteilte Trainingseinheiten (Tab. 5.5).

Tab. 5.5 Gestaltung eines Trainingsaufbaus (Wonisch et al. 2009a, b)

Trainingsaufbau	Trainingsziel	Belastungs form	Intensität	Wieder- holungszahl	Trainings- umfang
Stufe I **Vorbereitung des Trainings (3–4 Wochen)**	Erlernen und Ein- üben einer richtigen Durchführung; Verbesserung der intermuskulären Koordination	Dynamisch	<50 % des 1-WM	8–12	2 Einheiten pro Woche: 6–8 Muskel- gruppen; 1–2 Sätze pro Muskel- gruppe
Stufe II **Muskelaufbau- training**	Vergrößerung des Muskelquerschnitts (Hypertrophie); Verbesserung der intramuskulären Koordination	Dynamisch	60–80 % des 1-WM	8–12	2 Einheiten pro Woche; 6–8 Muskel- gruppen; je 2 Sätze pro Muskel- gruppe

Beispielhaft sind im Rahmen der Trainingstherapie in der kardiologischen Rehabilitation die Guidelines für ein Krafttraining (Wonisch et al. 2009a, b) dargestellt

Hinweise zum Koordinationstraining

Die koordinativen Fähigkeiten sind vorwiegend durch Prozesse der Bewegungs- steuerung und -regelung bestimmt (Weineck J 2010) und befähigen dazu, moto- rische Aktionen in vorhersehbaren und unvorhersehbaren Situationen sicher und ökonomisch und mit vermindertem Energieaufwand zu beherrschen. Auch hier ist das klassische Beispiel die Sturzprophylaxe! Diese Hinweise verdeutlichen, dass es bei dem Begriff Training nicht immer zwangsläufig um die Verbesserung der Leistung geht, sondern auch um die Erhaltung der Fähigkeiten und damit der Vor- beugung von Verletzungen.

Im Rahmen eines trainingstherapeutischen Gesamtprogrammes sollten neben dem Üben einfacher Koordinationsparcours täglich Koordinationsübungen wie Ein-Bein-Stand beim Schuheanziehen, Jonglieren mit Büchern, Zielwerfen mit kleinen Steinen, Balancieren von Plastikflaschen, Orientieren in abgedunkelten Räumen durchgeführt werden. Diese Übungen dauern nur wenige Minuten, um trainingswirksam zu sein und können über den ganzen Tag verteilt werden.

Natürlich fördern alle Sportspiele (auch modifiziert) alle koordinativen Fähig- keiten und sollen daher auch wegen der „gruppendynamischen" Vorteile in keinem umfassenden Trainings- bzw. Bewegungsplan fehlen.

Hinweise zum Beweglichkeitstraining

Beweglichkeit ist die motorische Fähigkeit, auf Basis der muskulären Dehnbarkeit und der reflektorischen Reaktion verschiedener Gewebe eine durch die jeweilige Gelenkstruktur vorgegebene Amplitude innerhalb eines Bewegungsablaufs auszu- schöpfen sowie Körperhaltungen in maximalen Winkelstellungen der beteiligten Gelenke einnehmen zu können – also den Bewegungsspielraum. Die Beweglichkeit wird vor allem von der Dehnfähigkeit der Muskel-Sehnen, -Bänder und -Gelenk-kapseln sowie von der Gelenkstruktur bestimmt, welche die Bewegungsamplitude in verschiedenen Gelenken charakterisiert.

Ein weiterer Aspekt, der in den letzten Jahren immer mehr in den Fokus des Trainings gelangt ist, sind Faszien. Diese Muskel- und Organhüllen verbinden den ganzen Körper vom Kopf bis zu den Zehen und können ebenfalls für Einschränkungen in der Beweglichkeit ausschlaggebend sein. Beweglichkeit ist im höherem Alter deshalb so wichtig, weil es oftmals schon als Herausforderung gilt, sich selbst Socken anzuziehen oder die Haare zu föhnen. Auch hier sind es einfache Alltagssituationen, die es durch Training zu erleichtern gilt.

Beim aktiven Mobilisieren werden mittels Beuge- und Streckbewegungen sowie durch Pendel- und Drehbewegungen die Gelenkflächen bei möglichst geringem Druck übereinander als Eigenbewegung geführt, bei der passiven Mobilisation wird dies von Trainingspartnern und Trainern oder Therapeuten ausgeführt. Das „Dehnen" zielt auf eine Anspannung mit nachfolgender Entspannung der Muskulatur und der begleitenden Strukturen, besonders des Bindegewebes ab. Beim Dehnen werden dynamische und statische Dehnprozeduren unterschieden sowie jeweils nach der Ausführung eine aktive bzw. passive Form.

Das Beweglichkeitstraining 2- bis 3-mal pro Woche dient:

* zum Erhalt bzw. zur Verbesserung der Gelenkigkeit
* zum Erhalt bzw. zur Verbesserung der Dehnfähigkeit der Muskulatur
* zum Erhalt bzw. zur Vermeidung oder Beseitigung muskulärer Dysbalancen
* zur Verbesserung des Körpergefühls und der Körperwahrnehmung

Hinweise zum Schnelligkeitstraining

Schnelligkeit wird im Kontext dieses Buches, in dem Bewegung im Alter im Fokus steht, gesondert gehandhabt. Auf den ersten Blick würde man meinen, dass man mit fortgeschrittenen Alter diese motorische Grundeigenschaft etwas vernachlässigen kann. Betrachtet man die mit sich bringenden Probleme des Älterwerdens allerdings genauer, erkennt man, dass genau diese Fähigkeit gekoppelt mit der Koordination einen erheblichen Grundstein zur Sturzprophylaxe legt.

Streng genommen muss man die Schnelligkeit in zwei Untergruppen unterteilen, nämlich die Aktions- und die Reaktionsschnelligkeit. Diese stehen dafür, auf einen Reiz oder ein Signal schnellstmöglich zu reagieren (Reaktionsschnelligkeit) und/oder Bewegungen mit geringen Widerständen mit höchster Geschwindigkeit durchzuführen (Aktionsschnelligkeit). Auch hier erkennt man die Wertigkeit der Schnelligkeit, möchte man unvorhersehbare Situationen wie etwa Ausrutschen oder Stolpern ohne Verletzungen oder Unfälle bewältigen. Daher müssen alle entsprechenden Trainingsmaßnahmen wie die Reaktions- und Aktionsschnelligkeit in das Trainingskonzept miteinfließen. Da es im fortgeschrittenen Alter nicht mehr primär darum geht, eine bestimmte Strecke in möglichst kurzer Zeit zurückzulegen, ist es wichtig, das Training auch bei dieser konditionellen Fähigkeit dem Alter anzupassen.

5.11 Aufwärmen und Abwärmen

Jede Bewegungseinheit sollte in eine Einleitungs-, eine Haupt- und eine Abschlussphase gegliedert werden. Synonyme Begriffe sind Aufwärmen bzw. Abwärmen. Je nach Inhalt des Hauptteils der Trainingsbelastung sollte der Aufwärmprozess etwa 10 min und der Abwärmprozess 5–20 min dauern. Mit zunehmendem Lebensalter sollte sich die Aufwärmphase verlängern. Ein klassischer Aufwärmprozess beginnt mit einer Aktivierungsphase, es folgt ein Mobilisieren, dann Dehnen und dann Koordinieren, um auf die jeweilige sportlich ausgerichtete Bewegungstechnik vorzubereiten. Beim Abwärmen folgt einem langsamen Deaktivieren mit einer geringeren Intensität ein Detonisieren, also z. B. Auslockern mit Selbstmassage, einige Übungen zur Gelenkmobilisation, anschließend ein Dehnen von nicht überbeanspruchten Muskeln, worauf eine aktive oder passive Regeneration (z. B. Sauna, Dampfbad, Vollbäder, Wechselduschen, Massagen etc.) erfolgen kann.

Zusammenfassend kann festgehalten werden, dass es aus trainingswissenschaftlicher Sicht im Altersverlauf sogenannte *„sensible Phasen"* gibt. Diese beschreiben eine verbesserte Trainierbarkeit in einem bestimmten Alter. Die Erforschung dieser sensiblen Phasen reicht allerdings aus mehreren Gründen nicht über das Erwachsenenalter hinaus, zumal es das Ziel dieser Studien in den 1970er Jahren war, das größte Potenzial aus Kindern herauszuholen (Talentdiagnostik) und diese dadurch zu Leistungssportlern „heranzuzüchten". Für das Training mit älteren Menschen gilt, dass es bisher zumeist mit größter Vorsicht und meist mit sehr niedrigen Intensitäten durchgeführt worden ist. Dabei wurde übersehen, dass ein Training eine bestimmte Reizschwelle überschreiten muss, um tatsächlich zu Verbesserungen zu führen, genauer gesagt die Homöostase zu stören, um eine Anpassung zu erzielen.
Daher ist es ein eher neuerer Trend, auch mit älteren Personen nach Freigabe durch den Sportmediziner ein intensiveres Training durchzuführen und dadurch nicht nur für den Erhalt, sondern sogar für eine Verbesserung der Leistungsfähigkeit zu sorgen.

5.11.1 Sportliche Senioren und Doping

Laut Definitionen der WADA (World Anti Doping Agency) und des IOC (International Olympic Committe) spricht man von Doping, wenn ein Medikament/eine Substanz oder eine Methode die Leistungsfähigkeit erhöht, ein Gesundheitsrisiko in sich birgt sowie „ethische Regeln des Sports" verletzt.

Die jeweils aktuellen Dopinglisten, welche sowohl hinsichtlich der Substanzen wie auch der Methoden, inklusive Gendoping in verschiedene Kategorien aufgeteilt sind, können über die Links WADA – https://www.wada-ama.org/ und

NADA – https://www.nada.at/de jederzeit aktualisiert (zumeist jährlich) abgerufen werden.

Da die Zahl der Menschen stetig steigt, die bis ins hohe Alter teils eindrucksvolle sportliche Spitzenleistungen erbringen, ist Doping bei dieser Personengruppe durchaus als virulente Gefahr zu bezeichnen, auch wenn weltweit präventive Antidopingkampagnen zu Verhinderung und Vermeidung von Dopingmissbrauch lanciert wurden und werden.

Prinzipiell ist festzuhalten, dass die meisten der dargestellten Substanzen und Methoden, welche im Doping missbräuchlich verwendet werden, aus der medizinischen Forschung zur Behandlung diverser Erkrankungen stammen, von den entsprechenden Ärzten indikationsbezogen eingesetzt und deren Effekte wie auch Nebenwirkungen regelmäßig kontrolliert werden. Die Verabreichung oder Verschreibung solcher Substanzen und Methoden bei Gesunden widerspricht somit der ärztlichen Grundregel „Primum nil nocere", da eine Leistungssteigerung nicht als Indikation für eine missbräuchliche Verwendung von Medikationen anzusehen ist. Aus der jahrzehntelangen Praxis des Kampf gegen Dopings ist bekannt, dass es leider sehr viele Wege und Möglichkeiten gibt, sich als Sporttreibender illegal Zugang zu diversen Substanzen bzw. Methoden zu beschaffen, was natürlich alle Antidopingmaßnahmen massiv erschwert.

Bezogen auf die Dopingproblematik bei sportlichen Senioren muss man zwei Gruppen unterscheiden:

1. Die „Masterathleten", also Leistungssportler, welche mindestens 35 Jahre alt sind, zumeist jahrzehntelang auf sehr hohem Niveau trainiert haben und dieses Training auch weiterhin zur Absolvierung von regelmäßigen Wettkämpfen fortführen
2. Die Personengruppe, welche regelmäßig, mehr oder weniger intensiv, zum Teil auch nach Trainingsplänen Sport betreibt, um ihren Lieblingssport in der Freizeit auf gutem bis hohem Niveau ausführen bzw. an „Volksbewerben" wie Marathons oder Triathlons teilnehmen zu können

Während für die Masterathletinnen und -athleten die jeweiligen nationalen bzw. internationalen Antidopingcodes gelten und Dopingkontrollen regelmäßig durchgeführt werden, stellt sich die Situation bei den ambitionierten Freizeitsportlern komplizierter dar.

Dies deshalb, da auch bei älteren Sporttreibenden der persönliche Ehrgeiz, eine bestimmte Strecke in einer bestimmten Zeit – trotz Altern – bewältigen zu können, bzw. der Ehrgeiz, andere Vereinskolleginnen und -kollegen hinter sich zu lassen bzw. bei Sportspielen zu gewinnen, nicht von der Hand zu weisen ist. Dies trifft insbesondere auf jene Personengruppe zu, welche aus verschiedenen Gründen, besonders aber durch soziale Vereinsamung nur mehr den Sport bzw. den sportlichen Wettkampf als Betätigungsfeld besitzt und damit auch ihre Lebensbestätigung bzw. Lebensbefriedigung findet.

Da körperliche Aktivität, Training und Sport im Gesamtkonzept der Prävention und Rehabilitation ein große Rolle spielen, muss zunächst festgehalten werden, dass ältere Sporttreibende, welche aufgrund von Risikofaktoren und Erkrankungen ärztlich indiziert Medikamente einnehmen, diese natürlich benötigen und die Einnahme dieser Substanzen daher nicht unter die „Dopingregel" fällt, zumal Bewegung und Training ein integrativer Bestandteil der Therapie bzw. Rehabilitation sind. Dies gilt speziell auch für alle Patienten mit Herz-Kreislauf-Erkrankungen, welche eine Therapie benötigen. Da erwiesen ist, dass ab dem mittleren Lebensalter die meisten atraumatischen Sporttodesfälle durch Herzinfarkte bzw. Rhythmusstörungen verursacht werden, empfiehlt es sich für ältere Sporttreibende mit kardialen Erkrankungen, regelmäßig eine ärztliche Kontrolluntersuchung inklusive Belastungs-EKG durchführen zu lassen. Darüber hinaus sind alle plötzlich während der Belastung auftretenden Beschwerden, also Schwindelzustände, unregelmäßiger Herzschlag bzw. Schmerzen hinter dem Brustbein, absolute Warnsignale, sofort die körperliche Tätigkeit zu beenden und ärztliche Hilfe in Anspruch zu nehmen.

Wichtig ist es auch, bei bestehenden Infektionen bzw. „Herdgeschehen" im Organismus, also bei allen akuten Erkrankungen kein Training oder keinen Wettkampf vorzunehmen. Dies gilt natürlich in jedem Lebensalter, ist aber besonders für den älteren Sporttreibenden wichtig, da dessen Regenerations- und Erholungszeiten – auch nach viralen bzw. grippalen Infekten – oft länger dauern können. Bei Missachtung, also bei Trainingseinheiten trotz der dargestellten Erkrankungen, können schwerwiegende Störungen in der Regulation des Kreislaufs, des Blutdrucks bzw. im schlimmsten Fall Herzmuskelentzündungen mit dem Risiko eines akuten Todes resultieren.

In dieser Gruppe der ambitionierten Freizeitsportler mit Wettkampfteilnahme liegen die Hauptprobleme in der Einnahme von Aufputschmitteln bzw. schmerzstillenden Substanzen. Beide Substanzengruppen bringen ein hohes Gefährdungspotenzial mit sich. Durch Aufputschmittel werden die sogenannten „autonom geschützten Reserven" des Organismus in Anspruch genommen, was zur kompletten Dysregulation im vegetativen Nervensystem, im Herz-Kreislauf-System sowie zu schweren Erschöpfungszuständen führen kann. Dies kann dann besonders bedrohlich sein, wenn Wettkämpfe bei hohen Außentemperaturen durchgeführt werden und ein Flüssigkeitsdefizit durch ein schlechtes Trinkregime besteht.

Der zweite Problemkreis liegt in der Einnahme von schmerzstillenden Medikamenten zur Reduktion von Schmerzen, welche beim Training bzw. bei Wettkämpfen auftreten können. Dabei wird missachtet, dass der „Schmerz" immer ein Warnsignal darstellt, dass gewisse Strukturen des Organismus (vor allem der Bewegungsapparat) belastet bzw. überlastet sind.

Durch eine Schmerzdämpfung können daher akute Schäden verursacht bzw. chronisch- degenerative Veränderungen vor allem an Gelenken verstärkt werden (Sportschäden).

Oft sind beginnende Schmerzen auch Warnsignale, dass bestimmte koordinative Abläufe nicht mehr regulär gegeben sind; durch Schmerzausschaltung können sich abnorme Bewegungsabläufe massiv verstärken, wodurch Gelenkprobleme insbesondere bei bestehenden bzw. inzipienten Athrosen die Folge sein können.

Schließlich sei noch vor der illegalen Einnahme von Erythropoetin und anabol wirksamen Hormonen gewarnt. Auch wenn die aerobe Kapazität, also die Ausdauerleistungsfähigkeit mit zunehmendem Alter gesetzmäßig absinkt, ist es extrem risikoreich, aus falsch verstandenem Ehrgeiz Erythropoetin zur Verbesserung der Ausdauerleistungsfähigkeit zu applizieren, da diese Medikamentengruppe mit massiven Nebenwirkungen behaftet ist. Ähnliches gilt für die ebenfalls im Alter verminderte muskuläre Leistungsfähigkeit. Die Verwendung von anabol wirksamen Substanzen, also diversen Anabolika bis hin zu Wachstumshormonen kann ebenfalls mit gravierenden Nebenwirkungen bzw. massiven Gesundheitsrisiken einhergehen.

Der ärztliche Rat: Finger weg davon (Münzer Th 2018)!

5.12 Regeneration und Entspannung

In den Ruhestand zu wechseln oder den beruflichen oder kinderbetreuungsbedingten Sorgen entbunden zu werden, ist nicht gleich bedeutend mit dem Eintreten in eine entspannte und harmonische Lebensphase. Als einfache Entspannungsmaßnahmen wirken ein Saunabesuch, Bewegung in der Natur und an der frischen Luft, ein erfrischendes Vollbad und last but not least: „Alles, was man gerne tut".

Ausreichender Schlaf ist Lebenselixier und wichtige Basis für psychisches und physisches Wohlbefinden.

Die Schlafdauer ist sehr variabel, Personen, die schlecht durchschlafen und morgens zeitig aufwachen, benötigen ein Mittags- oder Nachmittagsschläfchen.

▶ **Cave**
Zu ausgedehnte Zwischenschlafphasen führen dazu, dass abends die Müdigkeit zum Einschlafen fehlt und sich verhaltensbedingte Einschlafstörungen manifestieren.

Hier kann die Methode des Power-Napping Abhilfe schaffen – ein Nickerchen zwischendurch für einige Minuten in entspannter Atmosphäre. Hilfreich kann aber auch die Implementierung eines täglichen Entspannungsrituals sein.

Als Methoden für regelmäßiges, gezieltes Entspannungstraining eignen sich auch Autogenes Training, Meditation, Progressive Muskelentspannung (z. B. nach Jacobsen), Qi Gong, Tai Chi, die Feldenkrais-Methode oder Visualisierungstechniken.

Mit geringem Aufwand und wenigen Handgriffen lässt sich meistens auch das Wohnumfeld so umgestalten, dass daraus eine Wohlfühloase entsteht. Oft reicht es aus, einen Raum, in dem man sich gerne aufhält, bequem zu gestalten mit einem bequemen Stuhl, einer Chaiselongue oder mit vielen großen Polstern zu einer Kuschelecke.

Ganz besondere Bedeutung kommt hier auch der Beleuchtung und den Lichtverhältnissen zu. Manche mögen es gerne hell und farbstrahlend, andere eher indirekt beleuchtet und dezent.

Weitere Entspannungshilfen sind Düfte und Musik. Düfte bergen die Gefahr, allergieauslösend oder sogar toxisch zu sein, weshalb man auf die Qualität und Herkunft der Produkte achten sollte. Bei der Musik gilt, dass allzu laute Beschallung zu Hörschäden führen kann respektive bei einer bereits bestehenden Presbyakusis zu Problemen und Konflikten mit den Mitbewohnern führen kann.

5.13 Generationentraining

Übungsanleitungen für Eltern/Großeltern mit ihren Kindern/Enkelkindern

Kinder wollen Spielen – Erwachsene sollen trainieren. Diese beiden Gegebenheiten lassen sich gut miteinander vereinbaren. Ob im Garten, in einem Park oder einfach nur auf einer Wiese bzw. dem Wohnzimmerteppich spielt dabei keine Rolle. Man muss nur wissen, was und wie. Dazu gibt die folgende Tabelle einige Anregungen für ein freudvolles und körperbewusstes Miteinander. Für manche Übungen benötigt man nichts, für manche eine Parkbank und für manche einen Baum. Näheres steht in der Übungsanleitung. Viel Spaß beim spielerischen Trainieren.

Nr.	Bezeichnung/ Schwierigkeitsgrad (1–4)	Beschreibung
1.	Liegestützposition halten und Finger klopfen Schwierigkeit: 2	Hände stützen direkt unter den Schultern, Ellenbogen ganz leicht gebeugt. Der Körper ist vom Kopf bis zum Fuß so gerade wie ein Brett. Dabei mit den Händen fest vom Boden wegdrücken und den ganzen Körper aktiv anspannen. Blick ist nach unten gerichtet. Nun versucht der man, eine Hand zu lösen und die Hand des anderen zu erwischen, um ihm dabei „auf die Finger zu klopfen". Jeder Kontakt ergibt einen Punkt, wer zuerst 5 Kontakte erzielt hat, hat gewonnen. Aber Achtung: „Die Brettposition soll gehalten werden" Beanspruchte Muskulatur: ganzer Körper Bei Hypertonie: nicht geeignet Bei Knie-/Hüftarthrose: geeignet
2.	Liegestützposition halten und durch- krabbeln Schwierigkeit: 3	Hände stützen direkt unter den Schultern, Ellenbogen ganz leicht gebeugt. Der Körper ist vom Kopf bis zum Fuß so gerade wie ein Brett. Blick ist nach unten gerichtet. Dabei mit den Händen fest vom Boden wegdrücken und den ganzen Körper aktiv anspannen. Wenn die Position eingenommen wurde, versucht das Kind, unter „dem Brett" durchzukrabbeln, beinwärts eine Runde zu laufen um dann nochmal von derselben Startposition durchzukrabbeln. Wie viele Runden werden geschafft? Schaffen wir nächstes Mal eine Runde mehr? Beanspruchte Muskulatur: ganzer Körper Bei Hypertonie: nicht geeignet Bei Knie-/Hüftarthrose: geeignet

(Fortsetzung)

Nr.	Bezeichnung/ Schwierigkeitsgrad (1–4)	Beschreibung
3.	Liegestützposition und Gleichgewicht „stören" Schwierigkeit: 3	Hände unter die Schultern, Ellenbogen ganz leicht gebeugt. Der Körper ist vom Kopf bis zum Fuß so gerade wie ein Brett. Dabei mit den Händen fest vom Boden wegdrücken und den ganzen Körper aktiv anspannen. Blick ist nach unten gerichtet. Nun versucht der eine den anderen aus dieser Position zu drücken. Dabei wird vorsichtig an irgendeiner Stelle des Körpers (z. B. Schulter oder Hüfte) gedrückt oder gezogen. Ziel ist dabei nicht, den anderen umzuwerfen, sondern eine maximale Spannung herauszufordern. Beanspruchte Muskulatur: ganzer Körper Bei Hypertonie: nicht geeignet (beim Stützen) Bei Knie-/Hüftarthrose: geeignet
4.	Spiegel-Spiel Schwierigkeit: 1–4	Einer gibt durch seine Bewegungen immer die Kommandos und der andere versucht, die Übungen wie ein Spiegel nachzumachen. Dabei darf der Kreativität freien Lauf gelassen werden. Von Gras ausreißen, über Seitstellschritte, Kniebeugen bis hin zu durchführbaren Kunststücken darf alles dabei sein. Aber Achtung: in der 2. Runde darf sich der andere rächen. Beanspruchte Muskulatur: ganzer Körper Bei Hypertonie: geeignet Bei Knie-/Hüftarthrose: nicht geeignet – außer die Übungsvariabilität des Kindes ist sehr rücksichtsvoll gewählt
5.	Schiebtruhe mit Kind Schwierigkeit: 2 (4 für das Kind)	Das Kind geht in die Liegestützposition und versucht den Körper ganz stabil wie ein Brett zu halten. Nun werden die Füße des Kindes an den Knöcheln geschnappt, um gemeinsam eine kurze Strecke zurückzulegen, wobei das Kind auf den Händen geht. Achtung: Tempo anpassen und den Rücken beim Heben gerade halten! Beanspruchte Muskulatur: Rücken Bei Hypertonie: geeignet Bei Knie-/Hüftarthrose: geeignet
6.	Gegenseitiges Wegschieben Schwierigkeit: 1	Beide stellen sich gegenüber hin und nehmen einen stabilen Stand in Schrittstellung ein. Dann gibt man die Handflächen zueinander und versucht sich gegenseitig wegzuschieben. Beanspruchte Muskulatur: ganzer Körper Bei Hypertonie: nicht geeignet Bei Knie-/Hüftarthrose: geeignet
7.	Distanzen springen Schwierigkeit: 2	Beide stellen sich an eine vereinbarte Startlinie und versuchen eine vorgegebene Distanz mit langsamen Sprüngen zu bestreiten. Ausgangsposition ist dabei die Kniebeugeposition. Wie viele Sprünge sind nötig, um die Distanz zurückzulegen? Beanspruchte Muskulatur: Beine Bei Hypertonie: geeignet Bei Knie-/Hüftarthrose: nicht geeignet

(Fortsetzung)

Nr.	Bezeichnung/ Schwierigkeitsgrad (1–4)	Beschreibung
8.	Krabbeln Schwierigkeit: 4	In der Ausgangsposition sind die Hände auf dem Boden unter den Schultern und die Knie 90° gewinkelt unter der Hüfte. Nun wird versucht, eine Wegstrecke krabbelnd zurückzulegen, wobei die rechte Hand und der linke Fuß immer gleichzeitig aufsetzen sollten, genauso wie die linke Hand und der rechte Fuß. Der Rücken und die Hüfte bleiben stabil und bewegen sich nur parallel zum Boden vorwärts. Hier geht es um Technik und nicht um Tempo (zumindest so lange, bis die Technik beherrscht wird)! Beanspruchte Muskulatur: ganzer Körper Bei Hypertonie: nicht geeignet Bei Knie-/Hüftarthrose: nicht geeignet
9.	Ausfallschritte Schwierigkeit: 3	Die Arme werden in die Hüfte gestützt. Nun folgt ein weiter Schritt nach vorne, sodass der Kniewinkel etwa 90° oder mehr aufweist, dann folgt gleich der nächste Schritt. Das hintere Knie berührt dabei immer fast den Boden. Wie viele Schritte werden geschafft? 8–10 pro Bein wären spitze! Beanspruchte Muskulatur: Beine Bei Hypertonie: geeignet Bei Knie-/Hüftarthrose: nicht geeignet
10.	Ausfallschritte seitlich Schwierigkeit: 2	Ausgangsstellung ist mit geschlossenen Beinen, und Händen werden in die Hüfte gestützt. Nun folgt ein großer Schritt zur Seite, wobei der Oberkörper aufrecht bleibt und das Gesäß weit nach hinten geht, als ob man sich hinsetzen würde, bis die Knie einen Winkel von etwa 90° erreichen. Dann wird der Schritt wieder geschlossen. Dabei kann man 8–10 Ausfallschritte aufeinanderfolgend durchführen, um dieselbe Distanz dann mit dem anderen Bein beginnend wieder zum Ausgangspunkt zurückzulegen. Bei einer sauberen Technik kann es auch um die Wette gehen. Beanspruchte Muskulatur: Beine Bei Hypertonie: geeignet Bei Knie-/Hüftarthrose: nicht geeignet
11.	Standweitsprung Schwierigkeit: 4	Jeder versucht aus dem Stand so weit zu springen wie er kann. Diese Stelle kann man mit einer Blume oder einem Blatt markieren und versuchen, beim nächsten Mal noch weiter zu springen. Beanspruchte Muskulatur: Beine Bei Hypertonie: geeignet Bei Knie-/Hüftarthrose: nicht geeignet
12.	Flamingo Schwierigkeit: 1	Jeder versucht eine gute Position für einen Einbeinstand zu finden. Dieser soll, so lange es geht, gehalten werden. Auf welchen Bein schafft man es länger? Wer schafft es länger? Tipp: Einen Punkt mit den Augen fixieren und Körperspannung halten! Beanspruchte Muskulatur: Beine Bei Hypertonie: geeignet Bei Knie-/Hüftarthrose: geeignet (wenn eine Bank oder ein Baum in der Nähe stehen, um Stürze zu verhindern)

(Fortsetzung)

Nr.	Bezeichnung/ Schwierigkeitsgrad (1–4)	Beschreibung
13.	Knieheben im Stehen Schwierigkeit: 2	Hüftbreiter Stand und die Arme sind nach vorne gestreckt. Jetzt spannen Sie den Bauch ganz fest an, während ein Bein so hoch wie möglich gezogen wird. Halten Sie die Position für 3 s und senken Sie das Bein langsam wieder ab. Zur Sicherheit kann man sich dabei auch die Hände reichen. Beanspruchte Muskulatur: Beine, Rumpf Bei Hypertonie: geeignet Bei Knie-/Hüftarthrose: geeignet (wenn das Bein nur ein Stück gehoben wird und zur Sturzprophylaxe etwas zum Festhalten bereit steht)
14.	Einbeiniges Werfen Schwierigkeit: 3	Stellen Sie sich gegenüber auf und werfen sich gegenseitig etwas wie z. B. eine Packung Taschentücher zu. Sie können auch einen Tannenzapfen verwenden. Dabei heben Sie jeweils ein Bein vom Boden ab. Möglichst in einen 90° Winkel. Intensiviert kann die Übung werden, indem noch ein Auge geschlossen wird oder zwei Gegenstände gleichzeitig geworfen werden. Beanspruchte Muskulatur: ganzer Körper Bei Hypertonie: geeignet Bei Knie-/Hüftarthrose: nicht geeignet
15.	Zahlenspiel Schwierigkeit: 1	Stellen Sie sich mit etwa 50 cm Abstand gegenüber, zueinander blickend hin. Im Prinzip funktioniert das Spiel wie das bekannte „Schere, Stein, Papier-Spiel", nur anstelle der genannten Gesten zeigen Sie mit den Fingern eine Zahl von 1-5. Vereinbaren Sie bereits vorher, wer bei gerade bzw. ungerade loslaufen muss. Ergibt die Summe der beiden gezeigten Zahlen eine gerade Zahl, so wird die jeweilige Person zum Fänger, und die Person, die sich für die ungerade Zahl entschieden hat, zum Gejagten. Begrenzen Sie die Laufdistanz je nach belieben (etwa 10 Meter). Beanspruchte Muskulatur: Beine bei Hypertonie: geeignet bei Knie-/Hüftarthrose: (nicht) geeignet (Achtung erhöhte Sturzgefahr!)
16.	Beinschere auf der Bank Schwierigkeit: 4	Sitzend auf der Bank die Beine etwas anheben und immer wieder öffnen und schließen wie eine Schere. Schaffen Sie 10–15 Wiederholungen? Nach einer kurzen Pause gleich noch 2 Sätze dranhängen. Beanspruchte Muskulatur: Bauch, Beine Bei Hypertonie: geeignet Bei Knie-/Hüftarthrose: nicht geeignet

(Fortsetzung)

Nr.	Bezeichnung/ Schwierigkeitsgrad (1–4)	Beschreibung
17.	Liegestütz mithilfe der Bank Schwierigkeit: 3	Liegestützposition mit Händen auf Lehne oder der Sitzfläche der Bank einnehmen. Dabei zeigen die Fingerspitzen nach vorne und die Handflächen verschrauben Sie nach außen Richtung kleinen Finger, um die Schulter im Gelenk zu stabilisieren. Nun den Oberkörper ganz stabil heben und senken. Bauch bleibt dabei fest angespannt und atmen nicht vergessen. Schaffen Sie 5 Wiederholungen? Dann machen Sie dasselbe gleich noch Mal nach einer kurzen Pause. Beanspruchte Muskulatur: Brust Bei Hypertonie: geeignet Bei Knie-/Hüftarthrose: geeignet
18.	Hüftheben in Rückenlage Schwierigkeit: 4	Der obere Rücken liegt auf der Bank und der untere Rücken sowie die die Oberschenkel sind in der Luft. Knie sind 90° gebeugt und die Arme vor der Brust verschränkt. Nun heben und senken Sie die Hüfte langsam 10- bis 15-mal. Spannen Sie das Gesäß dabei fest an. Beanspruchte Muskulatur: Gesäß Bei Hypertonie: geeignet Bei Knie-/Hüftarthrose: nicht geeignet
19.	Wadenheber einbeinig an Bank Schwierigkeit: 1	Halten Sie sich an der Rückenlehne der Bank fest. Die Beine und das Gesäß sind ganz fest angespannt. Winkeln Sie nun das rechte Bein an, damit das linke alleine die Übung durchführen kann. Heben Sie nun die Ferse unter voller Anspannung der Beine und des Rumpfes so hoch es geht an und senken Sie diese langsam wieder. Lassen Sie die Ferse dabei wenn möglich, in der Luft. Wiederholen Sie diese Übung, so oft es geht bzw. bis die Waden etwas „brennen". Nach einem Seitenwechsel und einer Pause geht's nochmal los. Beanspruchte Muskulatur: Beine Bei Hypertonie: geeignet Bei Knie-/Hüftarthrose: geeignet
20.	Beincurl im Stehen an der Bank Schwierigkeit: 1	Aufrechter Stand und an der Lehne der Bank festhalten. Nun heben Sie das linke Bein so weit wie möglich nach hinten, beugen dann das Knie und bringen die Ferse so nah es geht an das Gesäß. Versuchen Sie 10–15 Wiederholungen durchzuführen, ehe die Seite gewechselt wird. Beanspruchte Muskulatur: Beinrückseite Bei Hypertonie: geeignet Bei Knie-/Hüftarthrose: geeignet
21.	Seitliches Beinheben im Stehen an der Bank Schwierigkeit: 1	Stellen Sie sich an die Rückenlehne der Bank, halten Sie sich mit der rechten Hand fest und drehen Sie sich seitlich. Heben Sie nun das linke Bein langsam und kontrolliert seitlich ab, allerdings nur so hoch, dass der Oberkörper in einer stabilen Lage aufrecht bleibt. Beide Beine sind fest angespannt. Schaffen Sie 10–15 Wiederholungen, bevor Sie die Seite wechseln? Beanspruchte Muskulatur: Beinaußenseite Bei Hypertonie: geeignet Bei Knie-/Hüftarthrose: geeignet

(Fortsetzung)

Nr.	Bezeichnung/ Schwierigkeitsgrad (1–4)	Beschreibung
22.	Standwaage an der Bank Schwierigkeit: 3	Hüftbreiter Stand vor einer Bank. Strecken Sie nun ein Bein nach hinten aus und beugen Sie Ihren Oberkörper nach vorne unten, während das gestreckte Bein immer weiter nach oben wandert. Fassen Sie beim Runterbeugen die Sitzbank oder die Rückenlehne. Dabei sollte der Arm in Verlängerung des ausgestreckten Beines sein. Ihr kleiner Trainingspartner kann nun um Ihr Standbein herumlaufen. Je mehr Runden das Kind läuft, desto länger müssen Sie die Spannung aufrecht halten. Sie können mehrere Wiederholungen mit demselben Standbein durchführen, um die Intensität zu steigern, bzw. das Standbein immer wechseln, um diese zu verringern. Beanspruchte Muskulatur: Rückenmuskulatur, Beinmuskulatur Bei Hypertonie: geeignet Bei Knie-/Hüftarthrose: nicht geeignet
23.	Abfangen Spielen um die Bank Schwierigkeit: 2–3	Stellen Sie sich gegenüber voneinander auf, wobei sich die Bank zwischen Ihnen befindet. Vereinbaren Sie vorher, in welche Richtung gelaufen wird, denn jeder versucht jetzt den anderen abzufangen. Die Positionen können nach der ersten Runde an die Schnelligkeit des Einzelnen angepasst werden. Jedes Mal fangen kann als ein Punkt gewertet werden. Wer schafft zuerst 5 Punkte? Nach einer kurzen Pause können Sie es herausfinden. Beanspruchte Muskulatur: ganzer Körper Bei Hypertonie: geeignet Bei Knie-/Hüftarthrose: geeignet (im Gehen)
24.	Balanceübung im Sitz Schwierigkeit: 3	Setzen Sie sich mal ganz normal auf die Bank. Heben Sie nun die Beine ab und lösen Sie die Hände von der Bank. Der Rücken bleibt gerade und der Bauch wird fest angespannt. Wie lange können Sie diese Position halten? Wer kann Sie länger halten? Geht es in der nächsten Runde vielleicht noch länger? Beanspruchte Muskulatur: Bauch Bei Hypertonie: nicht geeignet Bei Knie-/Hüftarthrose: geeignet
25.	Oben drüber, unten durch oder umkreisen Schwierigkeit: 4	Wie oft schaffen Sie es in einer Minute, über die Bank zu klettern und unter ihr durchzukrabbeln? Ist das zu schwer, laufen Sie einfach um die Bank und umkreisen Sie. Wer schafft es öfter? Und in einer Minute? Nächstes Mal schaffen Sie bestimmt schon mehr. Versuchen Sie es! Beanspruchte Muskulatur: ganzer Körper Bei Hypertonie: geeignet Bei Knie-/Hüftarthrose: nicht geeignet

(Fortsetzung)

Nr.	Bezeichnung/ Schwierigkeitsgrad (1–4)	Beschreibung
26.	Bank umrunden ohne Boden-berührung Schwierigkeit: 4+	Diese Übung ist etwas für sehr fitte Erwachsene und sehr geschickte Kinder. Versuchen Sie die Querseite der Bank zu umklettern, ohne den Boden zu berühren. Das bedeutet, Sie beginnen am einfachsten auf der Sitzfläche, und versuchen sich so fest an der Bank festzuhalten, während Sie unter der Bank durchklettern, ohne dabei das Gras zu berühren. Hut ab, wenn Sie das geschafft haben! Beanspruchte Muskulatur: ganzer Körper Bei Hypertonie: geeignet Bei Knie-/Hüftarthrose: nicht geeignet
27.	Dehnung Hüftbeuger auf der Bank Schwierigkeit: 1	Machen Sie einen großen Ausfallschritt mit dem vorderen Bein auf die Bank. Beide Fußspitzen zeigen nach vorne. Schieben Sie nun die Hüfte nach vorne Richtung vordere Ferse. Spüren Sie die Dehnspannung in der Hüfte des hinteren Beines? Dann machen Sie die Übung richtig. Wenn Sie die Seite gewechselt haben, wiederholen Sie diese Übung auf beiden Seiten. Beanspruchte Muskulatur: Hüftbeuger Bei Hypertonie: geeignet Bei Knie-/Hüftarthrose: nicht geeignet
28.	Auf die Bank steigen Schwierigkeit: 3	Stellen Sie sich vor die Sitzfläche der Bank. Steigen Sie nun abwechselnd mit einem Bein auf die Bank und wieder runter. Die Arme gehen gegengleich mit und unterstützen die Bewegung. Wiederholen Sie diese Übung 10-mal pro Bein. Wenn es Ihnen sehr leicht fällt, können Sie mitzählen, wer mehr Wiederholungen innerhalb einer Minute schafft. Beanspruchte Muskulatur: Beine Bei Hypertonie: geeignet Bei Knie-/Hüftarthrose: nicht geeignet
29.	Wechselsprünge auf die Bank Schwierigkeit: 4	In der Ausgangsposition stellen Sie das rechte Bein auf die Sitzfläche der Bank. Drücken Sie sich mit dem rechten Bein hoch nach oben weg und wechseln Sie in der Luft die Position der Beine, sodass nun das linke Bein auf der Sitzfläche verweilt und das rechte am Boden steht. Wenn diese Übung gut funktioniert, können Sie das 5-mal pro Seite wiederholen und nach einer Pause noch einmal von vorne beginnen. Beanspruchte Muskulatur: Beine Bei Hypertonie: nicht geeignet Bei Knie-/Hüftarthrose: nicht geeignet
30.	Haltung verbessern im Sitz auf der Bank Schwierigkeit: 2	Setzen Sie sich an die Kante der Bank. Strecken Sie nun die Ellenbögen unterhalb der Schulterhöhe nach hinten an die Lehne. Drücken Sie sich nun aktiv mit den Ellenbögen von der Bank weg, sodass das Brustbein ein Stück nach vorne wandert. Wiederholen Sie diese Übung 10-mal und beginnen Sie nach einer Pause nochmal. Beanspruchte Muskulatur: oberer Rücken, Schultern Bei Hypertonie: geeignet Bei Knie-/Hüftarthrose: geeignet

(Fortsetzung)

Nr.	Bezeichnung/ Schwierigkeitsgrad (1–4)	Beschreibung
31.	Sprunggelenk kreisen mit Festhalten am Baum Schwierigkeit: 1	Stellen Sie sich nahe seitlich an den Baum und halten Sie sich mit einer Hand daran fest. Heben Sie ein Bein ab und beugen es ein wenig im Knie. Beschreiben Sie nun mit Ihrer Zehenspitze etwa 15 langsame und kontrollierte Kreise in die eine Richtung und 15 Kreise in die andere Richtung. Beanspruchte Muskulatur: Standbein Bei Hypertonie: geeignet Bei Knie-/Hüftarthrose: geeignet
32.	Beinschwingen mit Festhalten am Baum Schwierigkeit: 1	Stellen Sie sich nahe an den Baum und halten Sie sich mit einer Hand daran fest. Schwingen Sie nun das Bein kontrolliert so weit nach vorne wie Sie können und so weit nach hinten wie Sie können. Nach etwa 20 Wiederholungen wechseln Sie die Seite und beginnen danach wieder von vorne. Beanspruchte Muskulatur: oberer Rücken, Schultern Bei Hypertonie: geeignet Bei Knie-/Hüftarthrose: geeignet
33.	Abfangen um Baum Schwierigkeit: 1–3	Abfangen spielen um den Baum herum, Abstände zueinander können zugunsten des Kindes, des Erwachsenen oder fair gewählt werden; wer zuerst den anderen erwischt Beanspruchte Muskulatur: ganzer Körper Bei Hypertonie: geeignet Bei Knie-/Hüftarthrose: nicht geeignet
34.	Stütz gegen Baum Schwierigkeit: 1	Gemeinsam wird versucht, einen Baum „umzuschmeißen". Dafür stellt man sich bei einem dicken Baum gemeinsam an eine Seite und drückt so fest man kann dagegen. Bei dünneren Bäumen bitte auf je einer Seite hinstellen, um die Bäume nicht zu beschädigen. Es geht hierbei darum, so fest zu drücken wie jeder kann. Nach einigen Sekunden wird eine Pause eingelegt, um es dann gleich nochmal zu versuchen. Beanspruchte Muskulatur: Brust, Rumpf Bei Hypertonie: nicht geeignet Bei Knie-/Hüftarthrose: geeignet
35.	Baumkniebeuge Schwierigkeit: 2	Umgreifen Sie einen dünnen Baum mit Ihren Händen. Stellen Sie sich in hüftbreiter Stellung hin und versuchen Sie sich nach hinten zu setzen. Lassen Sie den Baum dabei nie los. Dieser ermöglicht Ihnen ein sicheres, weites Nach-hinten-Setzen. Wiederholen Sie diese Übung wenn möglich 15-mal für 2–3 Sätze. Beanspruchte Muskulatur: Beine Bei Hypertonie: nicht geeignet Bei Knie-/Hüftarthrose: geeignet (als Halbkniebeuge)

(Fortsetzung)

Nr.	Bezeichnung/ Schwierigkeitsgrad (1–4)	Beschreibung
36.	Schigymnastik Abfahrt am Baum Schwierigkeit: 2	Nun wird in der Kniebeugeposition die Abfahrtshocke gehalten. Lehnen Sie sich dabei mit einem 90° Knie- und Hüftwinkel an den Baum. Diese Übung können Sie so lange machen, bis einer nicht mehr kann. Wenn die Oberschenkel brennen, darf nach einer Pause weitergemacht werden. Vielleicht schafft es einer ja sogar, ein Bein dabei im Knie zu strecken. Aber Achtung, der Oberkörper bleibt dabei stabil! Beanspruchte Muskulatur: Beine Bei Hypertonie: nicht geeignet Bei Knie-/Hüftarthrose: geeignet (allerdings in höherer Position)
37.	So groß wie der Baum Schwierigkeit: 2	Stellen Sie sich ganz nahe an einen großen Baum und versuchen Sie so weit nach oben zu greifen wie es geht. Lassen Sie Ihre Finger entlang der Rinde raufklettern. Merken Sie sich, wie hoch sie gekommen sind. Schaffen Sie es das nächste Mal, sich noch weiter nach oben zu strecken? Beanspruchte Muskulatur: ganzer Körper Bei Hypertonie: nicht geeignet Bei Knie-/Hüftarthrose: geeignet
38.	Baumstütz Schwierigkeit: 1	Stützen Sie sich mit gestreckten Armen in einer „Liegestütz- position" gegen einen Baum/Wand. Wenn eine stabile Position erreicht ist, versucht Sie das Kind durch Ziehen oder Schieben aus dem Gleichgewicht zu bringen. Zur Intensivierung kann jeweils ein Arm oder Bein gehoben werden. Beanspruchte Muskulatur: ganzer Körper Bei Hypertonie: nicht geeignet Bei Knie-/Hüftarthrose: geeignet
39.	Rückenstrecken am Baum Schwierigkeit: 2	Stellen Sie sich in einem hüftbreiten Stand mit Blick Richtung Baum hin. Nun strecken Sie Ihre Arme und legen die Hand- flächen auf den Baum. Wandern Sie mit den Beinen vom Baum weg. Die Handflächen wandern dem Baumstamm entlang nach unten. Der Oberkörper beugt sich nach vorne ab, die Arme bleiben gestreckt. Der Rücken bleibt möglichst gerade. Wenn Sie einen Winkel von 90° zwischen den Beinen und Ihrem Ober- körper erreicht haben, sollte ein angenehmer Zug in Ihrer Brust bzw. Armmuskulatur spürbar sein. Ihr kleiner Trainingspartner kann nun in einer Achterschleife zwischen Ihnen und dem Baum herumrennen. Danach begeben Sie sich in umgekehrter Reihen- folge wieder in die Ausgangsposition. Beanspruchte Muskulatur: Armmuskulatur, Brustmuskulatur Bei Hypertonie: geeignet Bei Knie-/Hüftarthrose: geeignet

(Fortsetzung)

Nr.	Bezeichnung/ Schwierigkeitsgrad (1–4)	Beschreibung
40.	Gerader Rücken am Baum Schwierigkeit: 1	Suchen Sie sich einen möglichst gerade gewachsenen Baum. Alternativ kann die Übung auch im Stehen oder im Sitzen durchgeführt werden. Setzen Sie sich in mit gestreckten Beinen und geradem Rücken zum Baum. Die Arme befinden sich seitlich am Körper. Heben Sie nun abwechselnd einen Arm hoch, und halten Sie die Spannung für zwei bis drei Sekunden. Die Aufgabe Ihres Trainingspartners ist es, von Ihren Fußspitzen zu jenem Arm zu springen, der gerade in der Luft ist. Beanspruchte Muskulatur: Schultermuskulatur, Rückenmuskulatur Bei Hypertonie: geeignet Bei Knie-/Hüftarthrose: geeignet (wenn Langsitz möglich)
41.	Beinheben und Ausstrecken Schwierigkeit: 1	Stellen Sie sich neben einen Baum und heben Sie ein Bein in einem 90° Winkel. Sie können sich am Baum anhalten, um Ihr Gleichgewicht besser zu halten. Schieben Sie Ihr Bein kontrolliert und langsam nach hinten und strecken es dabei. Verlagern Sie dazu Ihren Schwerpunkt etwas nach vorne. Behalten Sie einen geraden Rücken bei. Versuchen Sie das gestreckte Bein soweit es geht nach oben zu strecken. Halten Sie die Spannung für einige Sekunden, ehe Sie wieder in die Ausgangsposition zurückkehren. Beanspruchte Muskulatur: Rückenmuskulatur, hintere Oberschenkelmuskulatur Bei Hypertonie: geeignet Bei Knie-/Hüftarthrose: nicht geeignet
42.	Dehnen Oberschenkelvorderseite am Baum Schwierigkeit: 1	Halten Sie sich mit einer Hand am Baum fest. Mit der anderen Hand fassen Sie das Sprunggelenk des Fußes. Ziehen Sie das Sprunggelenk Richtung Gesäß, bis Sie eine Dehnung an der Oberschenkelvorderseite spüren. Halten Sie die Position für etwa 30 s und wiederholen Sie diese Übung nach dem Wechsel der Seite noch 1- bis 2-mal. Beanspruchte Muskulatur: Standbein, Dehnung vorderer Oberschenkelmuskel Bei Hypertonie: geeignet Bei Knie-/Hüftarthrose: nicht geeignet
43.	Dehnen Brustmuskel am Baum Schwierigkeit: 1	Stellen Sie sich seitlich neben den Baum. Heben Sie nun einen Arm so hoch an, dass der Winkel in der Schulter und im Ellenbogen 90° beträgt. Legen Sie den Unterarm dieses Armes am Baum an und drehen Sie den Oberkörper vom Baum weg. Dadurch sollten Sie eine Dehnungsspannung im Brustmuskel spüren. Halten Sie diese Position für etwa 30 s. Am besten Dehnen Sie jede Seite 2-mal. Beanspruchte Muskulatur: Dehnen Brustmuskel Bei Hypertonie: geeignet Bei Knie-/Hüftarthrose: geeignet

(Fortsetzung)

Nr.	Bezeichnung/ Schwierigkeitsgrad (1–4)	Beschreibung
44.	Dehnen Waden-muskulatur Schwierigkeit: 1	Stellen Sie sich mit Blick zum Baum hin und halten Sie sich daran fest. Stellen Sie nun eine Fußspitze am Baum auf, sodass Ihre Ferse allerdings noch den Boden berührt. Schieben Sie nun Ihren Körper ganz nahe zum Baum, um einen Dehnreiz in der Wadenmuskulatur des aufgestellten Beines zu spüren. Halten Sie diese Position für etwa 30 s. Am besten dehnen Sie jede Seite 2-mal. Beanspruchte Muskulatur: Dehnen Wadenmuskel Bei Hypertonie: geeignet Bei Knie-/Hüftarthrose: geeignet
45.	Dehnen Nacken-muskulatur Schwierigkeit: 1	Stellen oder setzen Sie sich an den Baum und lehnen Sie sich gemütlich an. Richten Sie nun Ihren Blick nach unten Ihrem Bauch entlang. Sie können vorsichtig mit den Händen Ihren Hinterkopf umfassen, um die Dehnposition zu verstärken. Halten Sie diese Position für etwa 30 s und wiederholen Sie sie noch 2-mal. Beanspruchte Muskulatur: Dehnen Nackenmuskel Bei Hypertonie: geeignet Bei Knie-/Hüftarthrose: geeignet

5.14   Trainingsplanung anhand verschiedener Settings

Im Fokus dieses Abschnitts steht, wie sich verschiedene von Krankheiten aus-gelöste besondere Bedürfnissen auf die Trainingsplanung auswirken. Dabei wird ein kurzer Abriss der Problemstellung und die groben Merkmale der angegebenen Krankheit dargestellt und darauffolgend eine beispielhafte Trainingsgestaltung aufgezeigt. Dass es jedenfalls kein Grundrezept gibt, welches auf jede Per-son jeden Geschlechtes mit jedem Alter passt, sei an dieser Stelle nochmal erwähnt. Dennoch soll hier ein beispielhafter Plan helfen, Ideen für ein Trainings-konzept zu erhalten und Hintergründe zu verstehen (Tab. 5.6 und 5.7).

Wie erwähnt, bestehen bei vielen Menschen mit zunehmendem Lebensalter diverse Risikofaktoren bzw. manifeste Erkrankungen. In vielen Fällen, z. B. bei Diabetes Typ 2, hat körperliche Aktivität, Bewegung, Sport bzw. Trainingstherapie einen kausalen Effekt, bei anderen Erkrankungen, wie z. B. COPD (Asthma) trägt es wesentlich dazu bei, die Lebensqualität zu erhöhen und die Symptomatik verschiedener Begleiterscheinungen zu minimieren. Von Patientenseite ist die Selbsteinschätzung, ob sie sich „gesund" oder „krank" fühlen, sehr unterschied-lich. Viele Menschen mit chronischen Erkrankungen, welche gut behandelt bzw.

Tab. 5.6 Interventionsziele in der Europäischen Vereinigung für Präventive Kardiologie (EAPC) – Teil 1

Indikation für Bewegungstherapie	Ziele der Bewegungstherapie
Stabile CAD (nach Abklärung für PCI, CABG)	Erhöhung der VO2peak auf 100 % des altersentsprechenden Referenzwertes
Herzinsuffizienz	Erhöhung der VO2peak auf 100 % des altersentsprechenden Referenzwertes
Kardiomyopathie	Erhöhung von LVED >60 % oder Erhöhung der VO2peak auf 100 % des altersentsprechenden Referenzwertes
Herzschrittmacher und ICD	Verbesserung der funktionalen Kapazität bis zu einer normalen Geh-Kapazität während eines 6-min-Gehtests gemäß altersentsprechender Referenzwerte
Assist-Systeme (z. B. Herzunterstützungssysteme wie mechanische Pumpe)	Verbesserung der funktionalen Kapazität bis zu einer normalen Geh-Kapazität während eines 6-min-Gehtests gemäß altersentsprechender Referenzwerte
Herztransplantation	Erhöhung der VO2peak auf 100 % des altersentsprechenden Referenzwertes
Herzklappenerkrankung/Chirurgie (ohne CABG)	Verbesserung der funktionalen Kapazität bis zu einer normalen Geh-Kapazität während eines 6-min-Gehtests gemäß altersentsprechender Referenzwerte
Angeborene Herzerkrankungen	Verbesserung der funktionalen Kapazität bis zu einer normalen Geh-Kapazität während eines 6-min-Gehtests gemäß altersentsprechender Referenzwerte
Bluthochdruck	Senkung der Blutdruckwerte gemäß (<140/90 mm HG)

CABG koronararterielle Bypass-Operation, CAD koronare Herzkrankheit, LVED linksventrikulärer enddiastolischer Druck, PCI perkutane koronare Intervention, VO2peak maximale Sauerstoffaufnahme

medikamentös gut eingestellt sind (ob nach Herztransplantation oder Diabetes), fühlen sich gesund und wollen deshalb auch vermehrt körperliche Aktivität und Sport betreiben. Dies ist aus der Sicht der Sport- und Präventivmedizin uneingeschränkt zu bejahen, sofern keine Kontraindikationen, wie akute Erkrankungen, Infekte oder Erkrankungsschübe bestehen. Deshalb sind auch im Folgenden jene Minimalziele bei bestimmten Erkrankungen angeführt, welche durch körperliche Aktivität und Training erreicht werden sollen (Hansen et al. 2017).

Bei diesen Plänen wird davon ausgegangen, dass kein bzw. wenig Material zur Verfügung steht. Gymnastikbänder und Gewichte in Form von Kurzhanteln oder Kettlebells sind für die Trainingswirksamkeit allerdings fast unumgänglich.

Tab. 5.7 Interventionsziele in der Europäischen Vereinigung für Präventive Kardiologie (EAPC) – Teil 2

Indikation für Bewegungstherapie	Ziele der Bewegungstherapie
Intermittierendes Hinken/Schaufensterkrankheit	Erhöhung der Gehleistung während eines 6-min-Gehtests auf altersentsprechende Referenzwerte
Pulmonale Hypertonie	Senkung des pulmonalen Blutdruck (<25 mm HG in Ruhe)
Chronische Lungenerkrankungen	Verbesserung der funktionalen Kapazität während eines 6-min-Gehtests gemäß altersentsprechender Referenzwerte
Adipositas	Reduktion des adipösen Fettgewebes, BMI <25,0 kg/m^2 oder (vorzugsweise) einen Taillenumfang <94 cm für Männer und <80 für Frauen
Hypercholesterinämie/Dyslipidämie	Verbesserung der Blutfettwerte LDL <100 mg/dl (2,5 mmol/l) bei Hochrisikopatienten oder <70 mg/dl (<1,8 mmol/l)
Diabetes mellitus Typ 1	Senkung des glykämischen Kontrollwertes (HbAlc <7,0 %)
Diabetes mellitus Typ 2	Senkung des glykämischen Kontrollwertes (HbAlc <7,0 %)
Sarkopenie	Anstieg zu einer Extremitäten-Muskelmasse/Höhe^2 von >7,23 kg/m^2 bei Männern und >5,67 kg/m^2 bei Frauen
Niereninsuffizienz, Dialysepatienten	Verbesserung der funktionalen Kapazität bis zu einer normalen Geh-Kapazität während eines 6-min-Gehtests gemäß altersentsprechender Referenzwerte
Stationärer Aufenthalt	Verbesserung der funktionalen Kapazität bis zu einer normalen Geh-Kapazität während eines 6-min-Gehtests gemäß altersentsprechender Referenzwerte

▶ **Beachtenswertes für den Trainingsablauf (siehe auch Abschn.** 5.4 Einführung in die medizinische Trainingslehre)

- Training im gesamtmöglichen Bewegungsumfang
- Nicht über- und auch nicht unterfordern
- Technik beachten
- Regelmäßigkeit ist für den Trainingserfolg notwendig
- Progression ist notwendig, um reizwirksam zu bleiben
- Bei Nutzung von Zusatzgewichten oder Gymnastikbändern sollte das Gewicht bzw. der Widerstand so gewählt werden, dass die Wiederholungszahl noch in einer ordentlichen Technik durchgeführt werden kann, aber nicht mehr als zwei weitere Wiederholungen in dieser Form möglich sind

Sicherheitshinweise
- Niemals den Atem anhalten, da dies den intrathorokalen Druck erhöht, was den Blutrückfluss zum Herzen negativ beeinflussen könnte und den Blutdruck deutlich erhöht. Im Idealfall wird in der konzentrischen Phase (wenn man die Last überwindet) ausgeatmet und in der exzentrischen Phase (beim Nachgeben der Last) eingeatmet
- Handgelenke sollte immer in einer neutralen Position sein
- Achtung bei künstlichen Hüftgelenken in der Beugung (Beugung von mehr als 90° vermeiden)
- Gewichte und Geräte immer sofort wegräumen, da bei Älteren von vornherein ein erhöhtes Sturzrisiko gegeben ist
- Bei Schmerzen in den Gelenken Übung sofort beenden und eventuell eine Ersatzübung durchführen
- Bei Schmerzen in Brust und linken Arm Training sofort beenden und gegebenenfalls den Notarzt verständigen

Der stabile Stand wird in den folgenden Trainingsplänen mehrfach vorkommen und sollte folgendermaßen aussehen: hüftbreiter Stand, Füße stehen parallel, Knie sind tendenziell leicht nach außen – Richtung kleine Zehen – gedreht und dabei leicht gebeugt, Bauch und Beckenboden sind fest angespannt, Oberkörper ist aufrecht, Schultern nach hinten gezogen, Brustbein nach vorne oben gerichtet und Kopf – in Verlängerung der Wirbelsäule – gerade.

5.14.1 Hypertonie

An der Hypertonie ist heimtückisch, dass man bei dieser Erkrankung keinen Schmerz empfindet, weshalb sie im Alltag zwar nicht gravierend einschränkt, aber dennoch eine ernstzunehmende Krankheit mit gravierenden Folgen darstellt. Dabei muss das Herz einen viel größeren Arbeitsaufwand leisten, wodurch die Arterien, verglichen zu einem normalen Blutdruck, mehr beansprucht werden. In weiterer Folge kann es zu einer pathologischen Vergrößerung des Herzens, vor allem durch die Verdickung der Herzwände und einer Arteriosklerose sowie einem erhöhten Risiko eines Schlaganfalles kommen.

Teilweise sind die Ursachen von Hypertonie auf Lifestyle-Faktoren, insbesondere permanenten Stress und Fehlernährung zurückzuführen, wobei auch eine langzeitige Einnahme von Medikamenten zur Verhütung, Steroide oder Entzündungshemmer diese Krankheit begünstigen können. Ein Faktor, der Hypertonie jedenfalls begünstigen kann, ist Inaktivität. Daher ist Aktivität eine ideale Intervention, um dieser Erkrankung sowohl präventiv als auch kurativ entgegenzuwirken. Dabei sollte sowohl ein moderates Ausdauertraining wie auch ein nicht zu intensives Krafttraining durchgeführt werden.

Tab. 5.8 Beispielhafter Trainingsplan bei Hypertonie

Trainingsinhalt	Dauer [min]	Übung	Anmerkung
Mobilisation	5	Langsames Durchbewegen der Gelenke in die dafür vorgesehene Richtung im Stehen oder im Sitzen (Abb. 5.6)	Je nach körperlichem Zustand sitzend oder stehend. Dabei wird die Produktion der Gelenkflüssigkeit angeregt
Reaktions-schnelligkeit	5	Auf das Nennen von verschiedene Ballfarben so schnell wie möglich mit der vereinbarten Bewegung reagieren (Abb. 5.7)	Mit der Hand oder dem Fuß den Ball mit der genannten Farbe so schnell wie möglich fassen. Kann auch zu zweit gegeneinander gespielt werden. Stehend mit den Füßen keine Bälle, sondern Gymnastikbänder verwenden
Ausdauer	15	Verschiedene Bewegungsaufgaben im schnellen Gehen oder Laufen wie Reifen oder Bälle rollen, Bewegung zu Musik oder einfache Schritt-folgen (Abb. 5.8)	Ein konstantes moderates Bewegen soll hierbei gewähr-leistet sein, wobei die Art der Bewegung je nach Trainer variieren kann
Kraft	20	3 × 15 Hinsetzen und wieder Auf-stehen auf einem Sessel (Kniebeuge) (Abb. 5.9 und 5.10) 3 × 15 Gymnastikband vor der Brust auseinanderziehen und wieder zusammenführen (Abb. 5.11) 5 min lang Gewichte (idealerweise Kettlebells oder Kurzhanteln) gehend tragen, abwechselnd links, rechts, beidhändig (Abb. 5.12)	Übungen aus dem stabilen Stand heraus beginnen Widerstand je nach Kraftfähig-keit auswählen 1 min Pause zwischen den Sätzen und zwischen den Übungen
Beweglichkeit	10	2 × 30 s pro Übung statisches Deh-nen (Abb. 5.13)	Überwiegend Beinrückseite, Brust- und Hüftmuskulatur

Obwohl die Bewegungsempfehlungen gerade bei der Hypertonie offen auf der Hand liegen, gilt es auch hier, einige spezielle Punkte zu beachten: kein zu schwe-res Gewicht, keine isometrische Anspannung, keine Überkopfbewegungen und nicht die Luft während der Übungsausführung anhalten.

Sollte der systolische Blutdruck in Ruhe 160 mmHg und der diastolische Blut-druck 110 mmHg überschreiten, darf nicht trainiert werden. Tritt während des Trainings ein „Pochen in den Schläfen" auf bzw. Schwindel und extrem gerötete Gesichtshaut, sollte das Training abgebrochen werden (Tab. 5.8).

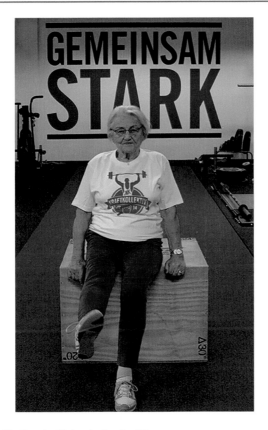

Abb. 5.6 Mobilisation des Kniegelenkes im Sitzen

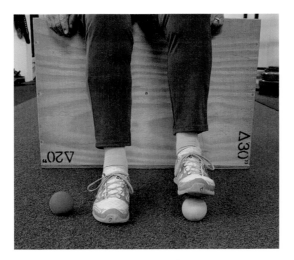

Abb. 5.7 Training der Reaktionsschnelligkeit mit den Füßen

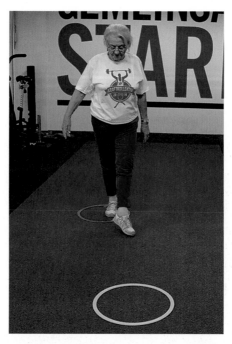

Abb. 5.8 Freies Bewegen im Raum mit verschiedenen Aufgaben zu den jeweiligen Ringfarben

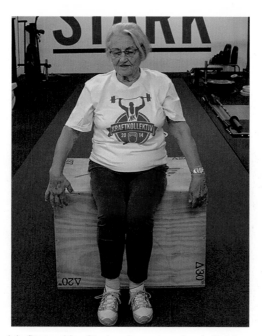

Abb. 5.9 Sitzend, in Startposition für eine altersentsprechende Kniebeuge

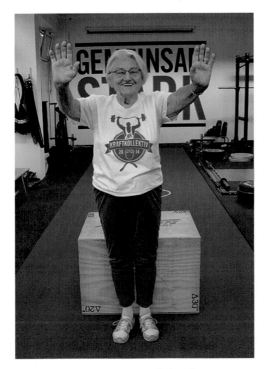

Abb. 5.10 Stehen, als Endposition der Kniebeuge mit Armeinsatz

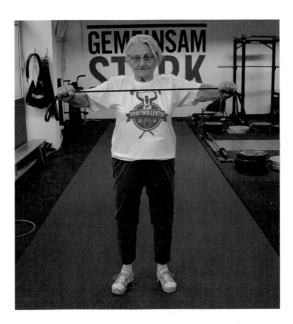

Abb. 5.11 Gymnastikband vor der Brust auseinanderziehen und wieder zusammenführen, im stabilen Stand

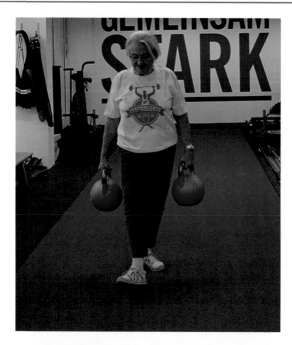

Abb. 5.12   Gehend schwere Gewichte tragen

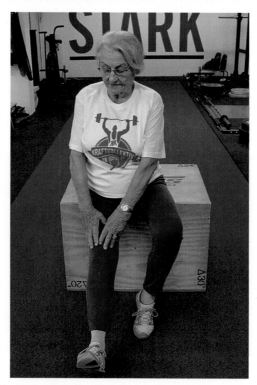

Abb. 5.13   Dehnen der Beinrückseite im Sitzen

5.14.2 Diabetes

Diabetes ist eine chronische Stoffwechselkrankheit, bei der entweder kein eigenes Insulin mehr gebildet werden kann (Typ-1-Diabetes) oder das an sich genügend vorhandene Insulin nicht ausreichend freigesetzt wird (Typ-2-Diabetes). Das Hormon Insulin wird in der Bauchspeicheldrüse (Pankreas) von Langerhans'schen Inselzellen (oder Betazellen) gebildet und bewirkt, dass Zucker in die Körperzellen aufgenommen und verbrannt wird. Darüber hinaus wirkt es auch auf den Fett- und Eiweißhaushalt des Körpers.

Training hat verschiedene positive Effekte auf die Insulinresistenz. Zum einen wird mehr Zucker in die Muskulatur geschleust, wodurch der Blutzuckerspiegel gesenkt wird und zwar durch eine Erhöhung der Sensitivität der Insulinrezeptoren. Zum anderen muss als Folge davon weniger Insulin produziert werden. Speziell durch Krafttraining konnte gezeigt werden, dass der Nüchtern-Blutzuckerspiegel 24 h nach dem Training noch signifikant gesenkt bleibt (Black et al. 2010). Dennoch erweist sich eine Kombination aus Kraft- und Ausdauertraining für Diabetes-Patienten am sinnvollsten. Der Grund dafür liegt einerseits beim Muskelzuwachs, der zu einer Erhöhung der Blutzuckeraufnahme führt. Andererseits wird durch den Energiebedarf des Ausdauertrainings die Kapazität erhöht, noch mehr Blutzucker aufnehmen zu können (Cuff et al. 2003).

Der dahinter liegende Wirkungsmechanismus besagt, dass der Transport von Glukose in die Muskulatur von Proteinen, sogenannten Glukosetransportern (GLUT), begleitet wird. Vor allem GLUT4 spielt eine tragende Rolle im Muskelstoffwechsel und wird sowohl durch Insulin als auch durch Muskelkontraktion stimuliert. Insulin aktiviert GLUT4 über eine sehr komplexe Signalkaskade, welche typischerweise bei Typ-2-Diabetes gestört ist. Kontraktionen der Muskulatur erhöhen die GLUT4 und die damit verbundene Glukoseaufnahme, sogar bei einer vorhandenen Typ-2-Diabetes Erkrankung (ACSM, Joint Position Statement).

Da dieser Effekt aber nur rund 48 bis maximal 72 h anhält, ist regelmäßiges Training wichtig. Dadurch könnte es zu einem gleichbleibend erhöhten Transport von Glukose durch GLUT4 kommen, was zu einer langfristig positiven Veränderung des Blutzuckerspiegels führt. Durch eine zusätzliche Reduktion von Körperfett wird überdies die gesamte Stoffwechselsituation im Körper verbessert.

Das American College of Sports Medicine (ACSM) empfiehlt etwa 2,5 h moderate bis anstrengende Ausdauerbelastung wöchentlich aufgeteilt auf zumindest 3 Tage die Woche, wobei nicht länger als an 2 aufeinanderfolgenden Tagen pausiert werden sollte. Die Intensität sollte dabei bei 40–60 % der VO2max liegen. Höhere Intensitäten von >60 % der VO2max können zu besseren Ergebnissen führen: Diese Intensitäten sollten jedoch nur nach Absprache mit einem Arzt und nur mit jenen Diabetes-Patienten durchgeführt werden, welche die niedrigeren Intensitäten gut vertragen haben.

Für das Krafttraining sind die Empfehlungen ähnlich. Auch hier gibt es vom ACSM eine vorsichtige Vorgabe von 50 % des 1-Wiederholungsmaximums, wobei 75–80 % für einen größeren Benefit empfohlen werden. Dabei sollen 1–3 Sätze

mit 10–15 Wiederholungen nahe an der Ermüdungsgrenze für 5–10 große Muskelgruppen 2- bis 3-mal wöchentlich durchgeführt werden.

Trotz oder gerade wegen dieser positiven Effekte ist es wichtig, den Blutzuckerspiegel häufig zu kontrollieren, da unter Umständen die Insulineinnahme
verringert bzw. in manchen Fällen sogar abgesetzt werden muss. Ebenfalls besteht
die Gefahr zu starken Abfalls des Blutzuckerspiegels, weshalb der Trainer bzw.
der Trainierende immer mit einer Flasche Orangensaft oder einem anderen zuckerhaltigen Getränk oder Lebensmittel ausgerüstet sein sollte.

Einen weiteren wichtigen Punkt, den Trainer im Auge behalten sollten, stellen
die Füße von Diabetikern dar. Dabei ist zum einen auf eine bequeme und dennoch
stabile Schuhauswahl zu achten und zum anderen ist es wichtig, kleinere Verletzungen an den Füßen zu vermeiden. Diese führen nämlich tendenziell schneller zu größeren Problemen, insbesondere wenn Nerven (periphere Neuropathien)
betroffen sind oder aber die Blutzirkulation (Makro- und Mikrozirkulation) eingeschränkt ist (Tab. 5.9).

Tab. 5.9 Beispielhafter Trainingsplan bei Diabetes

Trainingsinhalt	Dauer [min]	Übung	Anmerkung
Mobilisation	5	Langsames Durchbewegen der Gelenke in die dafür vorgesehene Richtung im Stehen oder im Sitzen (Abb. 5.6)	Je nach körperlichem Zustand sitzend oder stehend. Dabei wird die Produktion der Gelenkflüssigkeit angeregt
Reaktions-schnelligkeit	5	Auf verschiedene Kommandos so schnell wie möglich mit der vereinbarten Bewegung reagieren (Abb. 5.14)	Zur Sturzprophylaxe; z. B. so schnell wie möglich von einem Sessel aufstehen, einen Schritt nach vorne zu steigen, $3\times$ stampfen, …
Ausdauer	10	Bewegungsspiele wie „Reise nach Jerusalem" mit bunten Ringen am Boden, Bewegungslieder, wobei bei bestimmten Signalwörtern im Lied eine vereinbarte Bewegung durch-geführt werden soll	Tempo frei wählbar, Aus-geschiedene bekommen Extra-aufgaben wie etwa 5 Kniebeugen mit jeder aus-geschiedenen Person
Kraft	20	3×15 Kniebeugen bzw. Aufstehen und wieder Hinsetzen auf einem Sessel (Abb. 5.9 und 5.10) 3×15 Schulterdrücken mit leichten Gewichten im Stehen (Abb. 5.15 und 5.16) 3×15 Wadenheben einbeinig oder beidbeinig (Abb. 5.17) 3×15 Rudern im Stehen mit leichten Gewichten oder Theraband (Abb. 5.18)	1–2 min Pause zwischen den Sätzen
Beweglichkeit	10	2×30 s pro Übung statisches Deh-nen (Abb. 5.13)	Überwiegend Beinrückseite, Brust- und Hüftmuskulatur

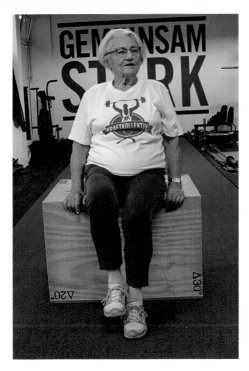

Abb. 5.14 Rechtes Bein auf vereinbartes Kommando hochheben

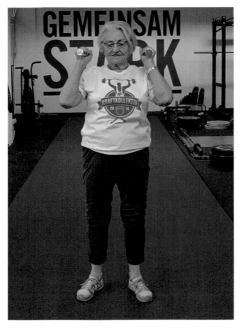

Abb. 5.15 Startposition Schulterdrücken mit leichten Gewichten im Stehen

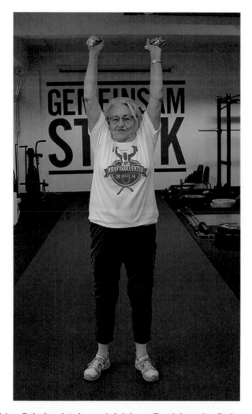

Abb. 5.16 Endposition Schulterdrücken mit leichten Gewichten im Stehen

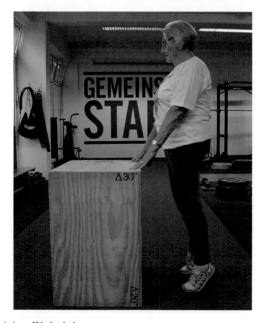

Abb. 5.17 Beidbeiniges Wadenheben

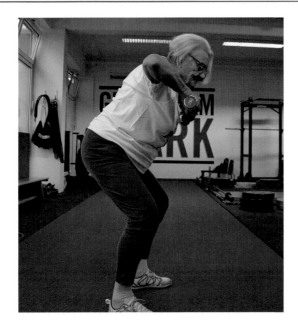

Abb. 5.18 Rudern im Stehen mit leichten Gewichten

5.14.3 Demenzielle Erkrankungen

Bei Vorliegen einer demenziellen Erkrankung kommt es zum Abbau von kognitiven emotionalen sowie sozialen Fähigkeiten, die zu einer Beeinträchtigung des
sozialen und beruflichen Lebens führen. Vor allem das Kurzzeitgedächtnis, das
Denkvermögen, die Sprache und die Motorik, und bei einigen Formen auch die
Persönlichkeit, sind betroffen. Weit mehr als die Hälfte aller Demenzerkrankungen
beruhen auf der Alzheimer-Krankheit (ICD-10).

Alzheimer-Patienten leiden aufgrund neurodegenerativer Prozesse (zählt als
primäre Demenz wie z. B. auch vaskuläre Demenz) an langsam fortschreitenden
Gedächtnis- und Denkstörungen. In Folge dessen kann es zu Beeinträchtigungen
der Alltagsaktivitäten bei nach wie vor wachem Bewusstsein kommen. Das wichtigste Frühsymptom der Alzheimer-Demenz ist die eindeutige und zunehmende
Beeinträchtigung des Gedächtnisses für Ereignisse des Alltages (z. B. Kochen,
Handhaben der Fernbedienung, Verlegen von Gegenständen).

Eine Alzheimer-Erkrankung geht Hand in Hand mit dem Verlust der Selbstständigkeit. Diesem Problem gilt es natürlich entgegenzuwirken, da die Erhaltung
der Selbstbestimmtheit und des Gedächtnisses eine der wichtigsten Säulen unseres Lebens darstellt. Als übliche Verhaltensweisen zeigen sich Unruhe, Rückzug,
Umherirren, Weinen, Aggression und Apathie. Diese Verhaltensweisen stellen eine
Art der Kommunikation dar, da die verbale Kommunikation zunehmend schwieriger wird, um Gefühle und Bedürfnisse auszudrücken. Daher sind klare und einfache Anweisungen des Trainers wichtig, um das Verständnis zu fördern.

Tab. 5.10 Beispielhafter Trainingsplan bei Demenz und Alzheimer

WAS	Dauer [min]	Übung	Anmerkung
Mobilisation	5	Langsames Durchbewegen der Gelenke in die dafür vorgesehene Richtung im Stehen oder im Sitzen (Abb. 5.6)	Je nach körperlichem Zustand sitzend oder stehend. Dabei wird die Produktion der Gelenkflüssigkeit angeregt
Koordination	10	Einfache Steige-Aufgaben in Ringe oder über Seile wie z. B. 2 Kontakte im roten Ring, 1 Kontakt im Blauen, … (Abb. 5.19 und 5.20)	Schwierigkeitsanpassung über die Anzahl der Ringe bzw. Seile oder durch die gestellten Aufgaben regulierbar. Auch im Sitzen möglich
Ausdauer	15	Bewegung zu Musik aus der Vergangenheit. Verschiedene Bewegungsaufgaben zu einem bestimmten Signalwort oder freies Tanzen	Durch bekannte Lieder wird die Partizipation der Teilnehmer erhöht
Kraft	15	Wurfvarianten mit dem Medizinball, wie etwa aus der Kniebeuge Ball hoch in die Luft werfen, Überkopfwurf, Würfe mit Seitrotation, Brustwurf, … (Abb. 5.21)	Den Ball keinesfalls direkt fangen lassen, sondern immer vom Boden aufnehmen lassen aufgrund des erhöhten Knochenbruchrisikos
Beweglichkeit	10	2 × 30 s pro Übung statisches Dehnen (Abb. 5.13)	Überwiegend Beinrückseite, Brust- und Hüftmuskulatur

Dennoch ist es eine Grundvoraussetzung für das Training, dass zumindest die Vorgaben von einfachen körperlichen Bewegungen verstanden werden, während die kognitiven Anforderungen je nach Fortschritt der Krankheit angepasst werden können.

Aus einer Metaanalyse (Groot et al. 2016) geht hervor, dass jede Art von körperlicher Intervention einen positiven Effekt auf die kognitive Funktion hat, unabhängig von der Intensität der Belastung und der genauen klinischen Ursache der Demenzerkrankung. Dennoch sollte hier im Training ein Hauptaugenmerk auf kognitive Herausforderungen, nebst dem körperlichen Training, gelegt werden. Als gut funktionierend haben sich Bewegungen, Spiele oder Musik aus der Vergangenheit bewiesen, welche leicht in das Training integrierbar sind (Tab. 5.10).

5.14.4 Rollator

Die Benutzung eines Rollators kann verschiedene Gründe haben, wie z. B. Erkrankung des Bewegungsapparates, Status-post-Frakturen, Arthrosen, Sarkopenie, neurologische, aber auch kardiozirkulatorische Erkrankungen (Schwindel) u. a. Ein Rollator ermöglicht diesen Personen, ihren Alltag länger selbstständig durchzuführen und ist somit nicht zwangsläufig als etwas Negatives anzusehen, da

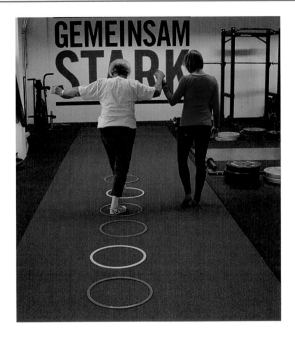

Abb. 5.19 Einfache Koordinationsaufgaben im Gehen mit farbigen Ringen

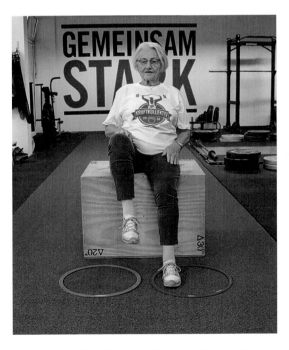

Abb. 5.20 Einfache bis schwere Koordinationsaufgaben im Sitzen mit farbigen Ringen

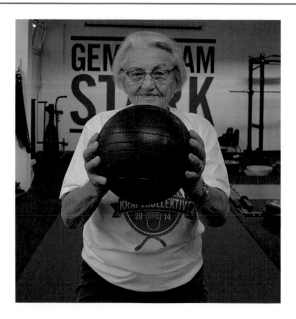

Abb. 5.21 Wurfvarianten mit dem Medizinball

er teilweise zu mehr Mobilität verhilft. Betrifft dies allerdings sehr ängstliche Personen, die prinzipiell in der Lage wären, sich auch ohne Rollator frei zu bewegen, ist die Benutzung nicht förderlich. Doch auch hierbei kann durch das Training das nötige Selbstvertrauen gewonnen werden.

Zusätzlich muss beim Training auf bestimmte Ursachen der Geheinschränkung spezifisch Rücksicht genommen werden, dennoch liegen als Zielvorstellungen hier das Aufstehen und die nötige Koordination für ein freies Gehen im Fokus, um im Idealfall den Rollator als „Kleiderdiener" umfunktionieren zu können.

Zu beachten ist allerdings, dass durch das entlastete Gehen mit dem Rollator nicht nur die Beinmuskulatur geschwächt, sondern auch die Brustmuskulatur stark abgeschwächt sowie zusätzlich die Rückenmuskulatur verkürzt und die Mobilität der Brustwirbelsäule stark eingeschränkt wird.

Im folgenden Trainingsplan gehen wir dennoch davon aus, dass der Rollator notwendig ist und legen den Fokus auf Übungen im Sitzen und solche, die das selbstständige Aufstehen trainieren (Tab. 5.11).

5.14.5 Altenwohnheim

In einem Altenwohnheim bietet sich natürlich das Gruppentraining als bevorzugte Organisationsform an. Durch diese Art der Vermittlung können mehrere Personen zugleich betreut werden, wobei die Qualität des Trainings und Coachings mit der Größe der Gruppen sinkt. Ein weiterer Nachteil stellt das Vorhandensein

Tab. 5.11 Beispielhafter Trainingsplan mit Rollator

Trainingsinhalt	Dauer [min]	Übung	Anmerkung
Mobilisation	5	Langsames Durchbewegen der Gelenke in die dafür vorgesehene Richtung im Stehen oder im Sitzen (Abb. 5.6)	Je nach körperlichem Zustand sitzend oder stehend. Dabei wird die Produktion der Gelenkflüssigkeit angeregt
Koordination	10	Gegenüber hinsetzen und mit einem kleinen Ball (Gymnastik oder Tennisball) verschiedene Passvarianten durchführen (linke Hand, rechte Hand, linker Fuß, rechter Fuß, …). (Abb. 5.22)	Im Kreis sind auch Variationen möglich: jede Person bekommt eine Farbe zugewiesen und je nachdem, welche Farbe der Trainer ruft, muss der Ball zu dieser Person geworfen werden (auch mit Zahlen möglich, Rechenaufgaben, Tiere, …)
Kraft	15	3 × 10 Kniebeugen bzw. Aufstehen und wieder Hinsetzen auf einem Sessel (Abb. 5.9 und 5.10) 3 × 10 Rudern mit Gymnastikband (Abb. 5.23) 3 × 10 Wadenheben einbeinig oder beidbeinig (Abb. 5.24) 3 × 15 Schulterdrücken mit Gewichten (Abb 5.15 und 5.16)	1–2 min Pause zwischen den Sätzen Übungen können im Sitzen oder im Stehen durchgeführt werden Gymnastikband ist immer auf Zug
Ausdauer	10	Nach Möglichkeit im Raum bewegen, zu Musik oder gestellte Aufgaben lösen	Wenn ein länger anhaltendes Bewegen möglich ist, sollte auch die Ausdauerleistungsfähigkeit trainiert werden
Beweglichkeit	10	2 × 30 s pro Übung statisches Dehnen oder nach Möglichkeit passiv statisch (Abb. 5.13)	Gerade Menschen mit Rollator neigen dazu, viel zu sitzen. Daher ist ein besonderer Fokus auf die Hüftbeuger, die Beinrückseite und die Brustmuskulatur zu legen

verschiedener Bedürfnisse dar. Die zuvor bereits erwähnten Krankheiten sind nur einige Beispiele, auf die hier Rücksicht genommen werden muss. Da sich aber in jedem Fall körperliche Aktivität und Bewegung lohnt, ist ein zu niedrig intensives Training besser als keines. Zu einer Überforderung kommt es in einer hohen Altersgruppe nur selten und falls doch, bleibt diese nicht unbemerkt, da es sich dabei meist um extrovertierte Personen handelt, die ihre Leistung gerne kundtun.

Im Grunde können alle bisher beschriebenen Trainingspläne als Gruppentraining in einem Altenwohnheim verwendet werden. Um eine größere Variabilität herstellen zu können, wird im Folgenden aber eine weitere Möglichkeit des Gruppentrainings beschrieben (Tab. 5.12).

Tab. 5.12 Beispielhafter Trainingsplan mit Bewohnern eines Altenwohnheimes

Trainingsinhalt	Dauer [min]	Übung	Anmerkung
Mobilisation	5	Langsames Durchbewegen der Gelenke in die dafür vorgesehene Richtung im Stehen	Dabei wird die Produktion der Gelenksflüssigkeit angeregt. In größeren Gruppen kann dazu auch ein Ball im Kreis übergeben werden (links, rechts, oben drüber, unten durch)
Koordination	10	Armkreisen vorwärts, rückwärts, versetzt, gegengesetzt. Wurf- und Fangspiele mit kleinen Bällen. Passspiele mit den Füßen im Sitzen oder Stehen mit verschieden großen Bällen. Im Kreis aufgestellt zuwerfen oder rollen etc.	Im Kreis sind auch Variationen möglich: jede Person bekommt eine Farbe zugewiesen und je nachdem, welche Farbe der Trainer ruft, muss der Ball zu dieser Person geworfen werden (auch mit Zahlen möglich, Rechenaufgaben, Tiere, …)
Kraft Zirkeltraining	35	3 Runden: Hinsetzen und wieder Aufstehen auf einem Sessel (Abb. 5.9 und 5.10) Frontheben bis über den Kopf mit leichtem Gewicht Liegestützposition auf Erhöhung halten (Abb. 5.25 und 5.26) Ausfallschritte seitlich Rudern vorgebeugt im Stand mit Gewichten oder Widerstandsband (Abb. 5.18) Bergsteiger auf Erhöhung abgestützt (Abb. 5.27)	Belastungsdauer wird je nach Übungsart und Ziel gewählt (Belastung zwischen 30–60 s, Pause zwischen 40–60 s). Übungen können von Kniebeugevarianten (mit oder ohne Zusatzgewicht), Überkopfbewegungen, Rumpfstabilisationsübungen bis hin zu Balanceübungen alles enthalten
Beweglichkeit	10	2 × 30 s pro Übung statisches Dehnen (Abb. 5.13)	Überwiegend Beinrückseite, Brust- und Hüftmuskulatur

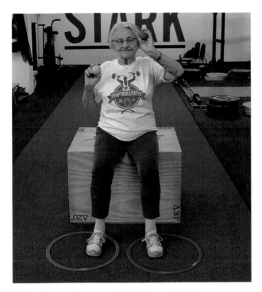

Abb. 5.22 Verschieden Passvarianten mit Händen und Füßen

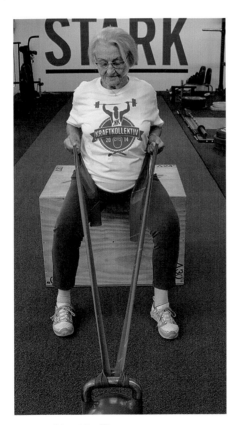

Abb. 5.23 Rudern mit Gymnastikband im Sitzen

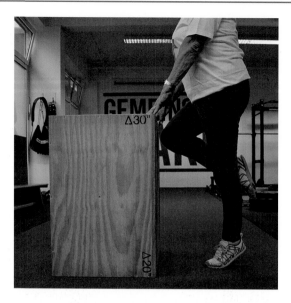

Abb. 5.24   Einbeiniges Wadenhaben

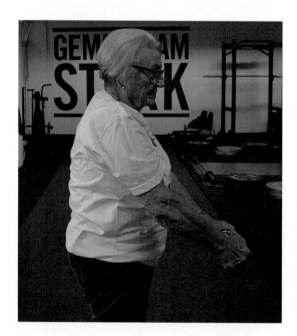

Abb. 5.25   Startposition Frontheben mit leichtem Gewicht

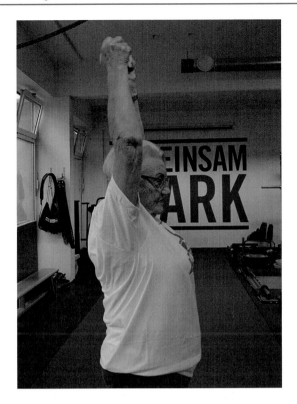

Abb. 5.26 Endposition Frontheben mit leichtem Gewicht

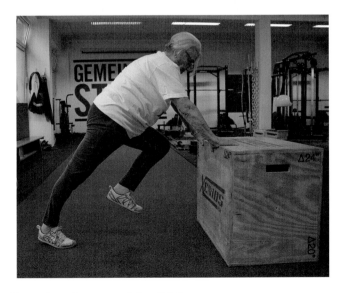

Abb. 5.27 Bergsteiger, abgestützt auf einer Erhöhung

Tab. 5.13 Beispielhafter Trainingsplan mit „fitten Selbstversorgen"

Trainingsinhalt	Dauer [min]	Übung	Anmerkung
Mobilisation	5	Langsames Durchbewegen der Gelenke in die dafür vorgesehene Richtung im Stehen	Dabei wird die Produktion der Gelenkflüssigkeit angeregt
Koordination	5	Einbeinstand, über ein Seil balancieren, Wackelbretter oder eingerollte Matten als labile Unterlage verwenden und	Je nach Koordinationsfähigkeit mit geschlossenen Augen und/oder einbeinig trainieren lassen
Ausdauer/Drills	10	Tappings am Stand mit einer Schnur oder Ring vor sich am Boden. Auf Kommando soll das Tapping durch verschiedene Aufgaben unterbrochen und sofort nach Beendigung der Aufgabe fortgeführt werden (links = zuerst mit dem linken Bein in den Kreis steigen, Boden = Hinsetzen, hoch = Ring hochheben, …)	Der Kreativität sind keine Grenzen gesetzt. Ausreichend Pausen sollen aber eingeplant werden
Kraft Zirkeltraining	30	3 Runden: Goblet Squats (Kniebeuge mit Gewicht in den Händen vor der Brust) Rumpfrotation mit 5 kg Scheibe Ellenbogen hoch nach hinten ziehen Ausfallschritte (mit oder ohne Zusatzgewicht in den Händen) Liegestütze auf einer Erhöhung (Abb. 5.28) Wadenheber (Abb. 5.24) Schulterdrücken mit Kurzhanteln (Abb 5.16)	Belastungsdauer wird je nach Übungsart und Ziel gewählt (Belastung zwischen 30–60 s, Pause zwischen 40–60 s). Übungen können von Kniebeugevarianten (mit oder ohne Zusatzgewicht), Überkopfbewegungen, Rumpfstabilisationsübungen bis hin zu Balanceübungen alles enthalten
Beweglichkeit	10	2 × 30 s pro Übung statisches Dehnen	Überwiegend Beinrückseite, Brust- und Hüftmuskulatur

5.14.6 Sehr fitte „Selbstversorger"

Bis auf anfallende, bereits erwähnte Zivilisationskrankheiten gilt diese ältere Bevölkerungsgruppe als Vorzeigemodell, da es aufgrund ihrer Leistungsvoraussetzungen und Mobilität keine Probleme gibt. Die einzige Schwierigkeit bei dieser Gruppe besteht darin, das richtige Maß an Belastung zu finden, um einen adäquaten Trainingsreiz zu setzen, da in dieser Gruppe relativ leicht Verbesserungen verbucht werden können (Tab. 5.13).

5.15   Hilfsblatt zur Trainingsdokumentation

Siehe Tab. 5.14.

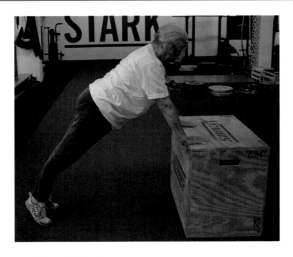

Abb. 5.28 Liegestützposition auf Erhöhung

Tab. 5.14 Trainingsplanvorlage

KW/Tag	Übung	Sätze/ Wiederholungen/ Gewicht	Schwierigkeit/ Schulnoten	Anmerkung
13/1	*Kniebeuge*	*3/15/10 kg Scheibe*	*2*	*Leicht – nächstes Mal erhöhen*
	Schulterdrücken	*3/10/5 kg Hantel pro Seite*	*5*	*Schulterschmerzen*

Literatur

American College of Sports Medicine (2010b) ACSM's resource manual for Guidelines for exercise testing and prescription. 6 Aufl. Lippincott Williams & Wilkins, Baltimore

Bachl N, Kinzlbauer M (2010) Metabolische Funktion bei Belastung. In: Löllgen H et al (Hrsg) Ergometrie. Belastungsuntersuchungen in Klinik und Praxis, 3., vollst. überarb. Aufl. Springer, Heidelberg, S 13–17

Bachl N, Löllgen H (2013) Ärztliche Vorsorgeuntersuchung im Sport – Sporttauglichkeitsuntersuchung. In: Reimers CD et al (Hrsg) Prävention und Therapie neurologischer und psychischer Krankheiten durch Sport. Urban & Fischer, München, S 133–146

Bachl N, Löllgen H (2017) Herz und Sport – Immer wieder aktuell. Herzmedizin 33(3):5

Bachl N, Löllgen H (2018a) Sportmedizin: Gegenwart und Zukunft. Sportmedizin im Wandel – Wandel durch Sportmedizin. Sportmedizin im Wandel – Wandel durch Sportmedizin. Deutsch Z Sportmed 69(4):83–84

Bachl N, Löllgen H (2018b) Sportärztliche Vorsorgeuntersuchung. In: Mooren FC, Reimers CE (Hrsg) Praxisbuch Sport in Prävention und Therapie. Elsevier, München, S 39

Bachl N et al (2006) Fit ins Alter: mit richtiger Bewegung jung bleiben. Springer, Wien

Bachl N, Löllgen H, Zupet P, Cummiskey J, Debruyne A (2018) Exercise prescription for health: the role of genetics and epigenetics. Arch med del deporte 35(3):140–142

Black LE, Swan PD, Alvar BA (2010) Effects of intensity and volume on insulin sensitivity during acute bouts of resistance training. J Strength Cond Res 24(4):1109–1116

Borg GAV (1970) Perceived exertion as an indicator of somatic stress. Scand J Rehab Med 2–3:92–98

Corrado D et al (2005) Cardiovascular pre-participation screening of young competitive athletes for prevention of sudden death: proposal for a common European protocol. Consensus Statement of the Study Group of Sport Cardiology of the Working Group of Cardiac Rehabilitation and exercise Physiology and the Working Group of Myocardial and Pericardial Diseases of the European Society of Cardiology. Eur Heart J 26:516–524

Cuff DJ, Meneilly GS, Martin A, Ignaszewski A, Tildesley HD, Frohlich JJ (2003) Effective exercise modality to reduce insulin resistance in women with type 2 diabetes. Diabetes Care 26(11):2977–2982

Groot C, Hooghiemstra AM, Raijmakers PG, van Berckel BN, Scheltens P, Scherder EJ, van der Flier WM, Ossenkoppele R (2016) The effect of physical activity on cognitive function in patients with dementia: a meta-analysis of randomized control trials. Ageing Res Rev 25:13–23

Hansen D et al (2017) The European Association of Preventive Cardiology Exercise Prescription in Everyday Practice and Rehabilitative Training (EXPERT) tool: a digital training and decision support system for optimized exercise prescription in cardiovascular disease. Concept, definitions and construction methodology. Eur J Prev Cardiol 24(10):1017–1031. https://doi.org/10.1177/2047487317702042

Harre D (Hrsg) (1979) Trainingslehre: Einführung in die Theorie und Methodik des sportlichen Trainings, 8., stark bearb. Aufl. Sport, Berlin, S 280 (68 Ill. u. graph. Darst)

Hofmann P, Wonisch M, Pokan R (2009) Grundprinzipien der therapeutischen Trainingslehre. In: Pokan R et al (Hrsg) Kompendium der kardiologischen Prävention und Rehabilitation. Springer, Wien, S 329–352

Löllgen H, Bachl N (2016) Kardiovaskuläre Prävention und regelmäßige körperliche Aktivität: Bewegung und Training als wahre „polypill". Herz 41(8):664–670. https://doi.org/10.1007/s00059-016-4506-5, https://doi.org/10.1007/s00059-016-4506-5

Löllgen H et al (2010) Allgemeine Aspekte der Ergometrie. In: Löllgen H et al (Hrsg) Ergometrie. Belastungsuntersuchungen in Klinik und Praxis, 3., vollst. überarb. Aufl. Springer, Heidelberg, S 21–46

Löllgen H et al (2014) Körperliche Aktivität und Klinik. Das große Defizit in der ärztlichen Therapie. Cardiovasc 14(5):28–30

Löllgen H, Zupet P, Wismach J, Bachl N, Predel H-G (2017) Körperliche Aktivität und gesundes Leben: Das Rezept für Bewegung. Herzmedizin 2:27–32

Löllgen H, Zupet P, Debruyne A, Bachl N (2018a) Comment on: "Exercise prescription on patients with different cominations of cardiovascular disease risk factors: a consensus statement from the expert working group". Sport Med 48(12):2891–2892

Löllgen H, Wismach J, Bachl N (2018b) Körperliche Aktivität als Medikament: Physical activity as treatment. Arzneiverordn Praxis 45(3):126–134

Mewes N (2013a) Epidemiologie körperlich-sportlicher Aktivität. In: Reimers CD et al (Hrsg) Prävention und Therapie neurologischer und psychischer Krankheiten durch Sport. Urban & Fischer, München, S 35–62

Morishita S et al (2013) Rating of perceived exertion for quantification of the intensity of resistance exercise. Int J Phys Med Rehabil 1(9):1–4

Münzer T (2018) Doping mit illegalen und legalen Substanzen im Alter. Z Gerontol Geriatrie 51(2):149–151

Pokan R et al (2004) Leistungsdiagnostik und Trainingsherzfrequenzbestimmung in der kardiologischen Rehabilitation. J Kardiol 11:446–452

Röthig P, Robert Prohl R (2003) Sportwissenschaftliches Lexikon, 7., völlig neu bearb. Aufl. Beiträge zur Lehre und Forschung im Sport Hofmann-Verlag GmbH & Co. KG, Reihe

Weineck J (2010) Optimales Training: Leistungsphysiologische Trainingslehre unter besonderer Berücksichtigung des Kinder- und Jugendtrainings, 16. Aufl. Spitta, Erlangen

Wonisch M et al (2009a) Spiroergometrie. In: Pokan R et al (Hrsg) Kompendium der kardiologischen Prävention und Rehabilitation. Springer, Wien, S 207–223

Wonisch M, Hofmann P, Pokan R (2009b) Krafttraining in der kardiologischen Rehabilitation. In: Pokan R et al (Hrsg) Kompendium der kardiologischen Prävention und Rehabilitation. Springer, Wien, S 354–371

Yrkesföreningarna för fysisk aktivitet: FYSS (2008) fysisk aktivitet i sjukdomsprevention och sjukdomsbehandling [Physical activity in prevention and treatment of disease]. Statens folkhälsoinstitut (The Swedish National Institute of Public Health), Stockholm, S. 621

Zubin MP, Schulman A, Lavie CJ, Narula J (2018) Personalized exercise dose prescription. Eur Heart J 39(25):2346–2355. https://doi.org/10.1093/eurheartj/ehx686

Weiterführende Literatur

American College of Sports Medicine (2002) Position stand on progression models in resistance-training for healthy adults. Med Sci Sport Exerc 34(2):364–380

American College of Sports Medicine (2010a) Exercise and type II diabetes. ACSM Joint Position Statement, 33(12):e147–e167

Bachl N (2019) Trainingstherapie. In: Frass M., Krenner L. (Hrsg) Integrative Medizin. Springer Berlin, p. 347–369

Canadian Society for Exercise Physiology (2017) PAR/Q-Test: https://www.csep.ca/

Frontera WR, et al (Hrsg) (2007) Clinical sports medicine. Medical management and rehabilitation. Elsevier, New York, S xi, 498

Halle M (Hrsg) (2008) Sporttherapie in der Medizin. Schattauer, Stuttgart, S XXI, 385

Lercher P (1998) Quantitative Aspekte des Ausdauertrainings – herausgegeben vom Wiener Universitätsverlag. ISBN 3-85114-491-0

Löllgen H, Bachl N (2015) The pre-participation examination in sports: EFSMA statement on ECG for pre-participation examination. Deutsch Z Sportmed, 151–155. https://doi.org/10.5960/dzsm.182

Löllgen H, Erdmann E, Gitt A (Hrsg) (2010) Ergometrie. Belastungsuntersuchungen in Klinik und Praxis, 3., vollst. überarb. Aufl. Springer, Heidelberg, S XXII, 483

Löllgen H, Halle M, Bachl N (2015) Sport auf Rezept – trotz hoher Evidenz vernachlässigt die Therapie körperliche Aktivität. Cardio News, 20

Mewes N (2013b) Grundlagen des Trainings. In: Reimers CD et al (Hrsg) Prävention und Therapie neurologischer und psychischer Krankheiten durch Sport. Urban & Fischer, München, S
89–132

Pedersen BK, Saltin B (2006) Evidence for prescribing exercise therapy in chronic disease.
Scand J Med Sci Sport 16:3–63

Physical Activity Guidelines Advisory Committee (2008) Part E, Integration and summary of science. p. E-35. In Physical Activity Guidelines Advisory Committee Report. U.S. Department
of Health and Human Services, Washington, DC

Powell KE, Paluch AE, Blair SN (2011) Physical activity for health: What kind? How much?
How intense? On top of what? Ann Rev Public Health 32:349–365

Roberts WO et al (2014) Advancing the preparticipation physical evaluation: an ACSM and
FIMS joint consensus statement. Clin J Sport Med 24:442–447

Whitlock EP et al (2002) Evaluating primary care behavioral counseling interventions: an evi-
dence-based approach. Am J Prev Med 22:267–284

http://www.efsma.eu/, 2019

http://www.fims.org/, 2019

https://www.acsm.org/, 2019

Tipps und weiterführende Infos

6

Inhaltsverzeichnis

▶   Oft klingen Ratschläge zum Psycho-Ernährungs-Bewegungsmanagement
    sehr einfach, die Umsetzung bedarf aber trotzdem noch einer gewissen
    Unterstützung. Daher umfasst dieses Kapitel einerseits Tipps für den
    Sportschuhkauf und die Sportbekleidung, sowie Hinweise für eine
    persönliche Unfallprophylaxe. Schließlich ergänzt eine ausführliche
    Rezepte Sammlung sowie das Beispiel eines Active Aging- Tages-
    ernährungsplanes zum Thema „Detox" sowie zum Thema Eiweiß und
    Muskelaufbau und hilft, einfache Rezepte umzusetzen und in den

© Springer-Verlag GmbH Deutschland, ein Teil von Springer Nature 2020   337
N. Bachl et al., *Bewegt Altern*, https://doi.org/10.1007/978-3-662-56042-6_6

täglichen Ernährungsplan bzw. in den Wochenplan zu integrieren. Schließlich sind am Ende dieses Kapitels noch einige Webpages für wichtige Institutionen, welche sich mit dem Älterwerden und Altern beschäftigen, angeführt, teilweise auch als QR-Codes, damit jede Leserin und jeder Leser auch immer wieder in die aktuellsten Veränderungen und Hinweise dieser Webpages Einblick nehmen kann.

6.1   Tipps für ein alltagstaugliches Bewegungsprogramm

Gib' Acht — Mach' 6 x 8
6 x 8- Tages-Bewegungsprogramm nach N. Bachl', 2020$^{©}$

Bringen Sie Dynamik in den Alltag! Bewegen = Leben

- 8.000 schritte
- 8 Stockwerke (Treppensteigen)
- 8 x 8 sec Beine:
  - 4 x 8 sec Zehenstände
  - 4 x 8 sec Tapping

- 8 x 8 sec Hände:
  - 4 x 8 sec Handgrip
  - 4 x 8 sec Tapping

- 8 x 8 sec Liegestütze auf Erhöhung (z. B. Kommode oder Tisch)
- 8 x 8 sec Einbeinstand (auch mit geschlossenen Augen)
  - 4 x 8 sec linkes Bein
  - 4 x 8 sec rechtes Beinl

6.2   Tipps für eine persönliche Unfallprophylaxe

- Trainieren Sie Ihre Koordination durch regelmäßige Bewegung und spezielle Koordinationsübungen
- Hochstehende Boden- oder Teppichkanten ausbessern und defekte Stufen reparieren
- Freiliegende Teppiche entfernen oder mit rutschfesten Unterlagen versehen
- In Toiletten, Duschen oder Badewannen Haltegriffe und Alarmeinrichtungen montieren
- Rutschfeste Bodenmatten im Nassbereich verwenden
- Bei Eis und Schnee festes Schuhwerk oder spezielle Spikes verwenden
- Das Hebe- und Tragegewicht sollte nicht mehr als 10 kg betragen
- Beim Einkaufen einen Trolley verwenden

6.3 Tipps für Pflege und Betreuung älterer Menschen

Die vier häufigsten Ursachen von Pflegebedürftigkeit sind Demenz mit 30 % gefolgt von Erkrankungen des Stütz- und Bewegungsapparates mit 23 %, und etwa gleich bedeutend sind Lähmungen mit 12 % und kardiopulmonale Erkrankungen mit 11 %. Siehe auch: https://broschuerenservice.sozialministerium.at.

Schätzungen zufolge werden ca. 80 % der pflegebedürftigen Menschen zu Hause gepflegt. Dabei wird der Großteil der Betreuungsleistungen von Familienangehörigen durchgeführt, die neben der psychischen und physischen Belastung mit einem hohen Zeitaufwand, hohen Kosten und überbordendem Papierkrieg konfrontiert werden. Informationen bezüglich Pflegegeld, finanziellen Unterstützungen, Zuschüssen, Förderungen und diversen Versicherungsmodellen gibt es auf der Heimpflege-Homepage des Sozialministeriums: www.pflegedaheim.at.

Pflegende Angehörige stellen die eigenen Bedürfnisse oftmals zurück, wodurch sie gefährdet sind, durch eine chronische Überlastung sowohl psychischer als auch physischer Natur Gesundheitsschäden zu erleiden.

6.4 Tipps für den Sportschuhkauf

▶ „Viele laufen zu sehr dem Leben hinterher, dass sie an ihm vorbeilaufen!" (Hannes Langer)

Tipps für den Kauf von neuen Laufschuhen (Laufen, Walking, Nordic Walking etc.): Laufschuhe sollten eher spätnachmittags (Füße sind größer!) bei einem Spezialisten gekauft werden. Versteifen Sie sich nicht auf einen Hersteller, sondern probieren Sie verschiedene Marken, da die Firmen unterschiedliche Leisten einerseits in Abhängigkeit von Ihrer Lauferfahrung und Ihres wöchentlichen Laufumfangs, andererseits in Abhängigkeit von der Fußstellung (normaler Fuß, Überpronierung oder Supinierung) anbieten. Tragen Sie bei der Anprobe Ihre Laufsocken. Achten Sie darauf, dass der Schuh der Ferse Halt gibt; zwischen Zehen und Schuhspitze sollte in etwa 1 Daumenbreite Platz sein. Seien Sie zu dem Verkäufer ehrlich und geben Sie Ihr Durchschnittstempo, Ihre Laufdauer an sowie den Untergrund, auf dem Sie üblicherweise laufen, gehen, Nordic Walken etc. Wichtig ist es, dass der Schuh perfekt passt. Probieren Sie daher beim Fachhändler Ihre Schuhe auf festem Boden und nehmen Sie sich genug Zeit, um Passform, Größe und Komfort zu überprüfen. Vergessen Sie nicht, dass Laufschuhe regelmäßig erneuert werden müssen, dies ist hauptsächlich vom Körpergewicht und von der Laufleistung abhängig. Ein Laufschuh hält im Schnitt zwischen 800 bis 1200 km. Wenn Sie bei Ihrem Fachhändler eine Laufbandanalyse durchführen, achten Sie darauf, dass nicht nur Fuß und Wade, sondern der ganze Körper gefilmt wird, dies sowohl von hinten wie auch von der Seite. Damit lässt sich eine adäquate Beratung hinsichtlich des richtigen Laufschuhs vom Fachhändler durchführen.

6.5   Prinzipien der Sportbekleidung

Eine moderne Sportbekleidung soll an die jeweiligen klimatischen Gegebenheiten sowie die sportarztspezifischen Anforderungen angepasst und möglichst modisch ansprechend sein. Dies bedeutet Haltbarkeit, leichte Reinigung, Zweckmäßigkeit, Thermoregulation, Schutz vor Sonne, Wind, Regen und Kälte, mechanische Widerstandsfähigkeit, Schmutzresistenz, in vielen Fällen auch Aerodynamik und Protektion (Unfallschutz – z. B. grelle Farben).

Um bei der Sportausübung die Körperkerntemperatur durch Wärmeabstrahlung bzw. Verdunstungskälte der Haut konstant zu erhalten, bedarf es zwischen Haut und Umfeld ungehinderter Austauschwege. Eine moderne Sportbekleidung vermag die Verdunstungsoberfläche zu vergrößern, sodass eine größere Menge Schweiß pro Zeiteinheit verdunsten kann, ohne dass die Haut nass wird. Dies wird bei der modernen Sportbekleidung durch drei Schichten (Innenschicht, Windstopper-Membran, Außenschicht) ermöglicht, sodass sie gleichzeitig atmungsaktiv und winddicht sein kann.

Für Sportarten in kalter Umgebung benötigt man einerseits den Schutz der Sportkleidung vor Unterkühlung, gleichzeitig aber auch den Abtransport von Schweiß. Daher zeichnen sich Stoffe für Winterkleidung durch Strukturen aus, welche Luft enthalten, gleichzeitig aber dicht genug sind, dass die Luftschichten vom Wind nicht verwirbelt werden können.

Daher verwendet die moderne Sportkleidung anstelle von natürlichen Fasern wie Baumwolle, Wolle, Leinen oder Seide hauptsächlich moderne Kunstfasern, da diese den Naturfasern in vielen Bereichen überlegen sind. Kunstfasern quellen nicht und lassen auch bei Schweißdurchfeuchtung weiterhin ungehindert Wasserdampf und Schweiß durch, sodass das Trockengefühl der Haut erhalten bleibt. Darüber hinaus ist die Reinigung von Kunstfaserkleidungsstücken einfacher, sie verändern sich auch bei vielfältigen Wasch-Trocknungs-Prozessen nicht und sind daher auch reiß- und farbstabiler als Naturprodukte.

Für Wintersportarten wurde das sogenannte „Zwiebelschalensystem" entwickelt: Zuerst eine durchlässige Polyesterunterwäsche mit hohem Wasserdampfpenetrationsgrad, dann einen Wollsweater (auch Polyacryl) mit relativ hohem Feuchtigkeitsspeicher- bzw. Penetrationsgrad als Zwischenschicht und schlussendlich eine feuchtigkeits- und windresistente Außenhaut (z. B. Anorak).

Schlussendlich sind Kleidungsstücke aus Chemiefasern leichter zu reinigen, zumal Schmutz und sonstige Substanzen mit den üblichen Waschmitteln bereits bei Waschtemperaturen von bereits 30 °C gelöst werden.

Wie bei vielen funktionellen Abläufen sind beim Organismus des älteren Sporttreibenden die Systeme der Thermoregulation und vor allem der Immunresistenz verändert bzw. oft auch abgeschwächt (Immunseneszenz), wodurch einer adäquaten Sportkleidung ein wesentlich höherer Stellenwert zur Infektvermeidung zukommt. Dies besonders, um den Körper vor niedrigen Temperaturen zu schützen, gleichzeitig aber auch den Schweißabtransport zu gewährleisten. Bei einer altersentsprechenden, vernünftig gewählten Trainingsintensität (extensiver Bereich), kann eine adäquate Sportkleidung wesentlich dazu beitragen, den älteren Sporttreibenden langfristig gesund und leistungsfähig zu erhalten (Walther M 2007).

6.6   Häufig gestellte Fragen

Wenn Sie dieses Buch gelesen haben, sollten Sie diese Fragen für sich befriedigend beantworten können:

Übersicht

1. Mit welcher/welchem körperlichen Aktivität/Sport/Training soll ich beginnen?
2. Wie viel körperliche Aktivität/Sport/Training benötige ich, um meine Gesundheit zu erhalten/zu verbessern und meine Leistungsfähigkeit zu erhöhen?
3. Wie vermeide ich Komplikationen bzw. Schäden bei Ausdauertraining?
4. Welche Ausdaueraktivitäten kann ich indoor durchführen?
5. Welche Ausdaueraktivitäten kann ich outdoor durchführen?
6. Welche Übungen kann ich in meiner Wohnung bzw. in meinem Haus durchführen?
7. Mit welchen Aktivitäten kann ich – vom Gehen beginnend – meine Ausdauer erhöhen?
8. Welche Sportarten können die Ausdauer verbessern?
9. Wie kann ich Komplikationen bzw. Überlastungen beim Krafttraining vermeiden?
10. Mit welchen Übungen kann ich meinen Oberkörper und die oberen Extremitäten trainieren?
11. Mit welchen Übungen kann ich meinen Rumpf, besonders die Wirbelsäule trainieren?
12. Mit welchen Übungen kann ich meine unteren Extremitäten trainieren?
13. Gibt es Übungen zur Verbesserung der Muskelkraft, wenn ich sitze?
14. Welche Gelenkigkeitsübungen kann ich im Liegen durchführen?
15. Wie kann ich mich sicher auf eine Bodenmatte legen und danach ohne Probleme bzw. Schmerzen wieder aufstehen?
16. Welche Balanceübungen kann ich ohne Risiko durchführen?
17. Welche Gelenkigkeitsübungen kann ich ohne Komplikationen durchführen?
18. Welche koordinativen Übungen kann ich ohne Komplikationen durchführen?

6.7   Rezeptesammlung

Anbei präsentieren wir Ihnen einfache Gerichte, die leicht zuzubereiten sind und zudem sehr gut schmecken. Sie sollen für Abwechslung im Speiseplan sorgen und sind zudem noch gesund und vitalisierend. Das ein oder andere Rezept mag auch dazu beitragen, dass die Motivation zu einer gesünderen und qualitativ hochwertigen Ernährung gewonnen wird. Die Portionsangaben sind unterschiedlich, manchmal empfiehlt es sich aus geschmacklichen, küchentechnischen oder organisatorischen Gründen, größere Mengen zuzubereiten. Hier sei jedoch erwähnt, dass man diese für eine Person portioniert abpacken und einfrieren kann. So hat man stets frisch gekochte Gerichte parat, die eine abwechslungsreiche und schnell und einfach zubereitbare Ernährung gewährleisten. In Bezug auf die Lebensmittel wird explizit auf die Verwendung von qualitativ hochwertigen Produkten hingewiesen. Dadurch kann weitgehend auf die Verwendung künstlicher Aromen, Würzmittel oder Hilfsstoffe verzichtet werden. Je hochwertiger die Qualität der Grundprodukte und Lebensmittel ist, desto intensiver sind die erzielten Geschmackssensationen. Die Auswahl der Gerichte ist so gewählt, dass ältere Menschen beim Genuss verschiedenste Benefits, wie beispielsweise eine hohe Nährstoff- oder Proteinzufuhr, haben. Aber prinzipiell sind die Speisen für „Alt und Jung" geeignet. Ein generationsübergreifendes, gemeinsames Essen macht Spaß und bringt Lebensfreude, tut gut und ist zudem auch gesundheitsfördernd.

Als besonderen Motivationsfaktor präsentieren wir Ihnen hier auch ein paar Rezepte der weltbekannten Haubenköchin Johanna Maier. Die von ihr ausgewählten Speisen schmecken nicht nur köstlich, sondern sind auch leicht zuzubereiten. Johanna Maier ist es wichtig, dass das Wissen um eine gesunde und besonders schmackhafte Zubereitung von Speisen für zukünftige Generationen bewahrt wird, weshalb wir uns sehr freuen, dass auch ihre Tochter Simone Ronacher, Inhaberin eines der bekanntesten 5-Sterne-Hotels Österreichs („Das Ronacher": www.ronacher.com), einen kleinen, aber feinen Beitrag zur Rezeptsammlung geleistet hat.

Am Ende dieser Rezeptsammlung präsentieren wir Ihnen beispielhafte Tagespläne von der Food-Bloggerin Michaela Lang, zu finden unter www.genussatelier-lang.com.

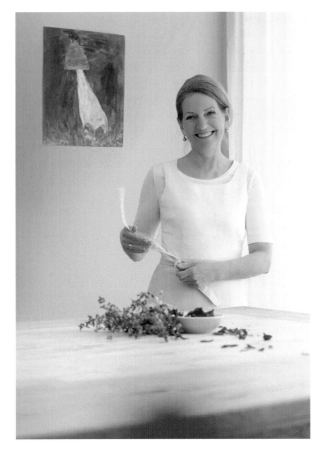

Johanna Maier. (Bildcredit: Mrazek)

Zur Person

Johanna Maier (geb. am 23. August 1951 in Radstadt, Land Salzburg) ist eine österreichische Köchin und Mitinhaberin des Restaurants „Das Maier" (www.dasmaier.at) in Filzmoos. Sie ist die erste Frau, die vom Restaurantführer Gault-Millau mit Vier Hauben als beste Köchin der Welt ausgezeichnet wurde. Zusätzlich wurde sie vom Guide Michelin mit zwei Sternen prämiert.

Maier absolvierte eine Koch- und Kellner-Lehre in ihrer Heimatgemeinde Radstadt. Danach folgte ein längerer Aufenthalt in Paris, wo sie auch ihren Mann Dietmar kennenlernte. Ab 1971 erfolgte die Mitarbeit im gemeinsamen Familienhotel, zunächst als Stubenmädchen und Kellnerin. Nach dem Tod der Schwiegermutter wechselte Johanna Maier in die Küche, wo sie sukzessive mit dem Aufbau ihres Lebenswerks begann. Nach dem Besuch diverser Kochseminare und Visitationen bei Topköchen, wie Dieter

Müller in Wertheim, Hans Haas in München, André Jaeger in Schaffhausen, Jean-Georges Vongerichten in New York oder Gray Kunz in Hongkong, erkochte sie sich 1987 die erste Haube. Nach dem Motto „das Schönste für mich ist, wenn's schmeckt" und in Kombination mit bodenständigen Zutaten, kulinarischer Kreativität und Innovationsgeist erreichte sie den internationalen Kochzenit mit zahlreichen Auszeichnungen. Im Jahr 2010 erhielt sie das Große Verdienstzeichen des Landes Salzburg. Im gleichen Jahr eröffnete sie ihre eigene Kochschule und 2015 schloss die Ausbildung zur Praktikerin der Traditionellen Europäischen Heilkunde ab.

6.7.1 Vitaldrinks

Bananen-Lassi
Zutaten:

1 Banane
Zucker
½ l Milch
4 EL Joghurt oder Topfen

Zubereitung:
   Die Banane mit Zucker zerstampfen, Milch und Joghurt bzw. Topfen dazugeben und gut verquirlen, bis das Lassi schaumig gerührt ist.

▶   **Gourmet-Tipp** Dieses „Power-Getränk" kann man auch mit Mangos zubereiten.

„Grüner" Chlorophyll-Immun-Smoothie (nach Simone Ronacher)
Schmeckt köstlich und ist eine herrliche Vitaminbombe.
   Zutaten:

200 g frischer Mangold gereinigt, gewaschen ohne Stiel
900 ml frisch gepresster Orangensaft (unbehandelt)
1 EL Limetten oder Zitronensaft (unbehandelt)
Ahornsirup

Den frischen Mangold, Orangensaft, Limettensaft im Mixer vermengen. Das Ganze durch ein Spitzsieb passieren und nach Geschmack mit Ahornsirup verfeinern.

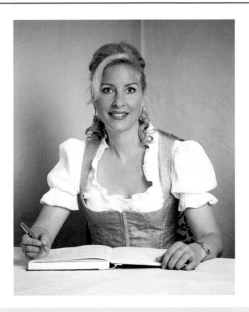

Simone Ronachers Vitaltipp

„Mangold ist ein wunderbares Vitamingemüse. Er ist nahe mit roten Rüben verwandt, obwohl sein Aussehen und sein Geschmack eher eine enge Verwandtschaft mit dem Blattspinat vermuten lassen. Mangold regt die Darmtätigkeit an und senkt den Blutfettspiegel. Orangensaft wirkt entzündungshemmend und ist cholesterinsenkend. Limettensaft wirkt stimmungsaufhellend, aufmunternd und erfrischend. Ahornsirup hilft beim Entschlacken."

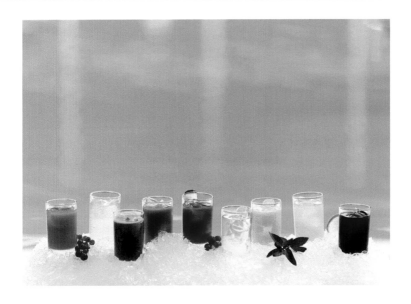

5-Elemente-Drink (nach Simone Ronacher)
Zutaten:

Ingwer
bunter Pfeffer aus der Mühle
2 Zitronen (unbehandelt)
Steinsalz
Waldhonig
etwas Angelikawurzel

Zubereitung:
1 l Wasser aufkochen, eine Handvoll geschnittenen Ingwer und eine Prise Pfeffer hinzugeben. Von der Herdplatte nehmen und den Sud 1 h ziehen lassen. Mit Zitrone und Waldhonig nach Belieben abschmecken und auch ein wenig Angelikawurzel als Bittergewürzessenz dazu geben.

Simone Ronachers Vitaltipp
„Der Geschmack unserer Lebensmittel bestimmt laut Traditioneller Chinesischer Medizin (TCM) die Wirkungsweise auf unserem Körper. Es wird dabei nach den 5 Elementen und den dafür bestimmten Geschmacksrichtungen gruppiert. Der 5-Elemente-Drink vereint die Eigenschaften dieser Nahrungsmittel und erzielt so die bestmögliche Wirkung. Außerdem hat er wenig Kalorien, regt den Stoffwechsel an".

„Fühl-dich-entspannt-Elixier"
Zutaten:

20 g Zitronenmelissenblätter
10 g Zitronenverbenenblätter
Alternativ 30 g Zitronenmelissenblätter
1 unbehandelte Zitrone, die Schale mit dem Sparschäler geschält
5 dl Wodka oder Kernobst (Bätzi, Träsch)
2 dl Wasser
200 g Rohzucker

▶ **Achtung** Dieses Getränk enthält Alkohol. Bei Alkoholsucht oder alkoholinduzierten Medikamentennebenwirkungen nicht einnehmen! Das Getränk kann auch ohne Zusatz von Alkohol zubereitet werden.

Zubereitung:
Wasser mit dem Zucker 10 min kochen und heiß über die Zitronenmelisse gießen. Zitronen auspressen, Zitronensaft beigeben und die grob zerteilten Zitronenschalen

ebenfalls beigeben und 24 h stehen lassen. Zwischendurch immer wieder umrühren. Am nächsten Tag die Melisse abseihen und den Alkohol dazu geben.

▶ **Gourmet-Tipp** Ein kleines Gläschen zum Genießen oder bei nervösem Herzklopfen, Schlaflosigkeit, Stress, Sorgen, Krämpfen im Darm und Unterleib, Übelkeit genügt.

6.7.2 Vorspeisen und gesunde Snacks

Ronachers „Low-Carb-Brot"
Für eine gesunde und ausgewogene Ernährung.
Zutaten:

½ kg Topfen
6 Bio-Freilandeier
200 g Karotten, frisch gerieben
2 EL Mandeln, gehobelt
4 EL Leinsamen, geschrotet
1 Packung Backpulver

Schnell zubereitet: Alle Zutaten einfach zusammenrühren und im Backrohr bei 200 °C 1 h lang backen.

„Humus" vegan (nach Simone Ronacher)
Der perfekte Brotaufstrich, um fit in den Tag zu starten.
Zutaten:

250 g Kichererbsen
1 gestrichener Mokkalöffel Oregano
1 Prise Salz
1 Prise Pfeffer
1 Tomate

Kichererbsen bissfest bis weich kochen und anschließend mit dem Stabmixer fein mixen. Mit Salz, Pfeffer und Oregano (stoffwechselanregendes und entzündungshemmendes Gewürz!) würzen und die fein gehakte oder pürierte Tomate (perfekt entwässernd!) untermischen.

Simone Ronachers Vitaltipp
„Oregano ist ein stoffwechselanregendes und entzündungshemmendes Gewürz und Tomaten wirken perfekt entwässernd."

6.7.3   Suppen

Kürbiscremesuppe

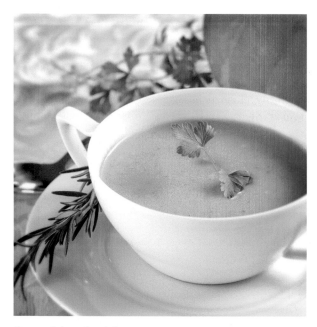

© emmi / stock.adobe.com

Zutaten:

750 g Hokkaido-Kürbis, würfelig geschnitten
2 EL Zucker oder Honig
1/8 l trockener Weißwein
2 EL weißer Balsamico-Essig
700 ml Gemüsefonds
200 ml Sahne
Salz, Pfeffer
Geröstete Kürbiskerne, Kürbiskernöl zum Anrichten

Zubereitung:
Waschen Sie den Hokkaido-Kürbis und schneiden Sie ihn würfelig. Beim Hokkaido-Kürbis kann auch die Schale mit ihren wertvollen Inhaltsstoffen mitgekocht werden. Erhitzen Sie 2 EL Zucker oder Honig und lassen Sie ihn karamellisieren. Fügen Sie den geschnittenen Kürbis hinzu und rösten Sie ihn etwas. Gießen Sie anschließend mit Weißwein und Essig auf und lassen es etwas einreduzieren, bevor Sie die Gemüsebrühe hinzufügen. Kochen Sie den Kürbis weich, pürieren

Sie die Suppe und geben Sie am Schluss noch die Sahne hinzu. Würzen Sie mit Salz und Peffer und richten Sie die Suppe mit gerösteten Kürbiskernen sowie etwas Kürbiskernöl an.

▶ **Gourmet-Tipp** Einen Gemüsefonds kann man sehr leicht selbst zubereiten. Man kocht frisches Gemüse und Küchenkräuter auf mittlerer Hitze, verfeinert dieses mit Salz und Gewürzen je nach Gusto und Verträglichkeit. Die Kochdauer kann durchaus bis zu einer Stunde betragen, für einen intensiveren Geschmack nimmt man weniger Wasser.

Nach dem Abseihen und Abkühlen kann man den Gemüsefonds in Eiswürfelbehälter gießen und tiefkühlen. Man hat so immer eine geeignete Portionsgröße als Würze zur Verfügung, die man auch für andere Speisezubereitungen verwenden kann. Das abgeseihte Gemüse selbst kann man auch pürieren und als Suppeneinlage genießen.

Kraftsuppe
Zutaten für 2 l:

1 kg Bio-Rindfleisch (Schulter, Brust, Beinfleisch)
½ kg Rindsknochen (mit Mark)
Salz
1 TL Pfefferkörner
1 kleine Zwiebel
Suppengemüse (Karotten, Petersilienwurzel, Sellerie, Lauch)
1 Lorbeerblatt
1 EL kalt gepresstes Olivenöl
Salz

Zubereitung:
Geben Sie das Rindfleisch und die Knochen in einen Topf mit kaltem Wasser, kochen Sie dieses ohne Salzzugabe ein paar Minuten auf, bis es schäumt, und gießen Sie das gesamte Wasser inklusive dem Schaum wieder ab.

Dünsten Sie die geviertelte Zwiebel sowie das geschnittene Gemüse leicht in Olivenöl an. Gießen Sie mit ca. 3 l Wasser auf, fügen Sie das Rindfleisch sowie die Rindsknochen hinzu, fügen Sie etwas Salz hinzu und lassen Sie die Suppe 1–3 h langsam köcheln, bis sie einreduziert ist und das Fleisch weich ist.

▶ **Gourmet-Tipp** Je länger die Suppe kocht, desto reduzierter wird sie und desto intensiver schmeckt sie. Schneller geht es im Druckkochtopf. Auch das Fleisch wird so schön weich. Eine stark reduzierte Suppe kann auch als Würzbasis für weitere Gerichte dienen. Dazu kann man sie auch in Eiswürfelformen gießen und tiefkühlen.

Suppentopf mit Huhn

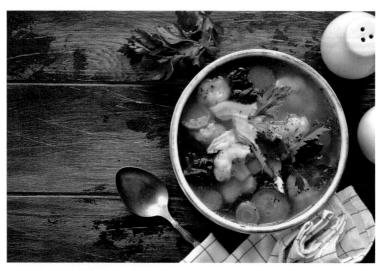

© lilechka75 / stock.adobe.com

Zutaten:

½ l Gemüsefonds
1 kleines Hühnerfilet oder Hühnerhaxerl
1 Karotte
100 g Lauch
100 g Erbsen (oder Blumenkohl)
100 g Suppennudeln
Etwas Schnittlauch

Zubereitung:

Gemüsesuppe aufkochen und das geschnittene Hühnerfleisch hineingeben. Karotte und Lauch in kleine Ringe schneiden und der Suppe beimengen. Nach etwa 10 min Erbsen und Nudeln dazu mischen. Die Suppe ist fertig, wenn die Nudeln bissfest sind. Schnittlauch fein hacken und zur Suppe servieren.

▶ **Gourmet-Tipp** Die Suppe ist ein wahrer Vitaltopf und gibt besondere „Kraft" bei grippalen Infekten.

Frühlingskräuterschaumsüppchen mit Vollkorntoastherzen
Zutaten für 4 Personen:

Für die Suppe:

20 g Sommerbutter
40 g Mehl (universal)
100 g Zwiebel
1 l Gemüsefonds oder Rindsuppe

Frühlingskräuter: z. B. Brennesselblätter, Gundelrebe, Bärlauchblätter, Schaf-
garbe, frische Gartenkräuter

  Salz, Pfeffer
  1/8 l Milch
  2 EL Sauerrahm
  Gänseblümchenblüten zum Garnieren

Toastbrotherzen:

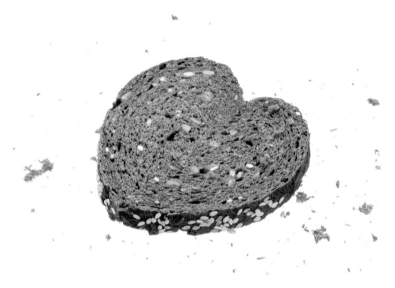

© xamtiw / stock.adobe.com

4 Scheiben Vollkorntoastbrot
3 Knoblauchzehen
40 g Butter

Zubereitung:
Zwiebel fein schneiden, Butter schmelzen, Zwiebeln darin glasig anrösten. Das
Mehl beimengen, umrühren, kurz anschwitzen und mit klarer Gemüsebrühe oder
Rindsuppe aufgießen.

Die Frühlingskräuter vorbereiten (wenn nötig, waschen und schneiden) und zur
Suppe geben, würzen. Suppe kurz aufkochen lassen. Anschließend fein pürieren,
Milch dazugeben und abschmecken. Vor dem Anrichten die Suppe nochmals mit
dem Pürierstab aufschäumen und mit den Gänseblümchenblüten garnieren und ein
Tüpferl Sauerrahm darauf geben.

Für die Vollkorn-Toastbrotherzen Butter erweichen, Knoblauch dazu pressen,
vermengen und ganz leicht salzen. Das Brot damit bestreichen, mit einem Keks-
ausstecher Herzen ausstechen und die Herzen vor dem Servieren zeitgerecht kurz
im Backrohr goldbraun backen.

▶   **Gourmet-Tipp** Die Suppe kann mit jeder Art von essbaren Blüten schön garniert werden. Dafür eignen sich beispielsweise die farbprächtigen Blüten der Kapuzinerkresse, aber auch Borretsch- oder Veilchenblüten. Besonders wertvoll sind auch Chrysanthemenblüten, die vor allem im asiatischen Raum als Heilpflanze zur Stärkung verwendet werden.

Rote -Rüben-Suppe (nach Johanna Maier)

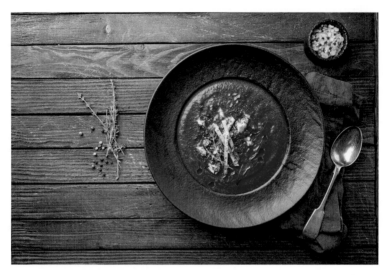

© petrrgoskov / stock.adobe.com

Zutaten:

750 ml Gemüsefonds
125 ml Schlagobers
50 dag rote Rüben
Saft einer ½ Zitrone (Schale ungespritzt)
2 EL frisch geriebener Kren
Salz, Peffer

Zubereitung:
Rote Rüben schälen und in kleine Würfel schneiden. Gemüsesuppe erhitzen, die roten Rüben hinzufügen und bei schwacher Hitze weich kochen. Mit Salz, Pfeffer und Zitronensaft abschmecken und in einem Mixbecher fein pürieren.

Obers steif schlagen, Kren unterheben. 1 EL Oberskren für die Garnitur wegnehmen, Rest in die Suppe rühren. Suppe mit Oberskren garnieren.

▶ **Gourmet-Tipp** Als Hingucker können auch gekochte und in Stifte geschnittene rote Rüben zum Garnieren der Suppe verwendet werden.

Mediterrane Fischsuppe
Zutaten:

1 kg Meeresfischfilets (z. B. Dorsch, Wolfsbarsch, Steinbutt)
6 EL Olivenöl, kaltgepresst
1 Zwiebel
1 Sellerie
1 Karotte
4 EL Petersilie
175 ml Weißwein
3 Tomaten
2 Knoblauchzehen, grob geschnitten
1,5 l Wasser
Salz, Pfeffer, Brot

Zubereitung:
Den kochfertigen Fisch waschen und in große Stücke schneiden. Das Olivenöl in einen Pfanne geben und die Zwiebel glasig dünsten. Auf kleiner Flamme köchelnd fügen Sie den Sellerie, die Karotte sowie die Petersilie hinzu. Gießen Sie mit Weißwein auf, fügen Sie die Tomaten sowie den Knoblauch hinzu und kochen Sie es weitere 3–4 min. Dabei öfters umrühren. Fügen Sie das kochend heiße Wasser hinzu, drehen Sie auf kleine Flamme und köcheln Sie die Suppe für weitere 15 min. Fügen Sie den Fisch hinzu und lassen Sie ihn weich kochen. Würzen Sie mit Salz und Pfeffer.

▶ **Gourmet-Tipp** Die Suppe ist ein Klassiker der mediterranen Küche und kann auch mit heimischen Süßwasserfischen zubereitet werden.

5-Elemente-Suppe (nach Johanna Maier)
Zutaten:

500 ml Gemüsefonds
100 g Tiefkühlmais
100 ml Kokosmilch
2 EL ayurvedisches Masala
1 EL Kurkuma
1 TL Curry
12 Kirsch- oder Mini-San-Marzano-Tomaten
Kresse zum Garnieren

Zubereitung:
Gemüsefonds aufkochen und die oben angeführten Zutaten hinzufügen. Etwa 20 min köcheln lassen. Einige Maiskörner beiseite geben und die restliche Suppe pürieren. Die Tomaten kurz in heißes Wasser legen, die Haut abziehen und in die Suppe geben. Mit den Maiskörnern und der Kresse garnieren.

Haferflockensuppe nach Hildegard von Bingen
Zutaten für 2 Personen:

1 EL Olivenöl, kaltgepresst
2 EL Haferflocken
2 kleine Karotten
1 Zwiebel
1 l Gemüsefond

Zubereitung:
1 EL Olivenöl in einen Topf geben, Zwiebel fein schneiden und andünsten. Die Haferflocken kurz mitrösten. Mit dem Gemüsefond aufgießen, geraspelte Karotten mitkochen, bis sie bissfest sind. Mit Küchenkräutern garniert servieren.

▶   **Gourmet-Tipp** Die Suppe ist rasch zubereitet und nach Hildegard von Bingen äußerst stärkend und bekömmlich. Sie kann auch mit essbaren Blüten sehr schön garniert werden. Dafür eignen sich beispielsweise die farbenprächtigen Blüten der Kapuzinerkresse.

6.7.4   Hauptspeisen

Altkärntner Sterz
Zutaten für 4 Personen:

400 g grob geschroteter Maisgrieß
1 l Wasser
Salz
2 EL Butter
200 g Bergkäse
Pfeffer aus der Mühle

Zubereitung:
Salzwasser zum Kochen bringen und die Butter stückweise dazugeben, bis sie sich völlig aufgelöst hat. Nach und nach den Maisgrieß dazugeben, gut durchrühren und darauf achten, dass sich das Getreide nicht am Boden der Kasserolle festsetzt. Wenn der Maisgrieß nach wenigen Minuten das ganze Wasser aufgenommen hat,

und sich kaum noch umrühren lässt, die Kasserolle vom Herd nehmen und rasten lassen, bis der Sterz erstarrt ist. Eine Jenaer-Glas-Form mit Wasser ausspülen, den Sterz mit einem Spachtel in das neue Gefäß umstechen, an der Oberfläche glatt-streichen und warten, bis er fast erkaltet ist. In der Zwischenzeit das Backrohr auf 200 Grad vorheizen. Den Sterz auf ein Küchenbrett stürzen und mit einem schar-fen Messer, das man nach jedem Schnitt erneut ins Wasser taucht, in Flecken von ca. 5 mal 10 cm schneiden. Bergkäse, am einfachsten mit einer Käsehobel, in dünne Scheiben von ungefähr demselben Umfang schneiden und nach Belieben auf jeden Sterzfleck ein bis zwei Käsescheiben legen. Ein Backblech mit Back-papier auslegen, die Käse-Sterz-Flecken darauflegen und im auf 200 Grad vor-geheizten Backofen so lange ausbacken, bis der Käse geschmolzen ist und eine hellbraune Kruste anzusetzen beginnt. Heiß servieren.

▶   **Gourmet-Tipp** Was für die Holzknechte jahrhundertelang als „g'sunde Kost" galt, erweist sich heute als nicht minder köstlich – und aufgrund seines Reichtums an wertvollen Nähr- und Ballaststoffen auch als aus-gesprochen ernährungsbewusst. Als äußerst nahrhaftes Frühstück wird der Sterz ohne Käse mit Malzkaffe genossen. Dabei kann man den Sterz auch in den Malzkaffee tunken.

Porridge mit Orangensaft und Schlagsahne
Zutaten:

½ l Wasser
120 g feine Haferflocken oder Haferschrot
1 Prise Salz
2 Orangen (Saft)
2 EL Honig
0,1 l flüssige Schlagsahne

Zubereitung:
Das Wasser mit den Haferflocken und der Prise Salz zum Kochen bringen. 10 min köcheln lassen, dann bei sehr milder Hitze 5–7 min ausquellen. Es sollte ein stei-fer Brei entstehen. Auf zwei Teller verteilen, jeweils mit dem Saft einer Orange gut vermischen, mit Honig überziehen und mit der gut gekühlten Sahne angießen.

▶   **Gourmet-Tipp** Wer es kalorienärmer will, nimmt statt Schlagsahne gut gekühlte entrahmte Frischmilch oder Sojamilch.

Pasta della nonna

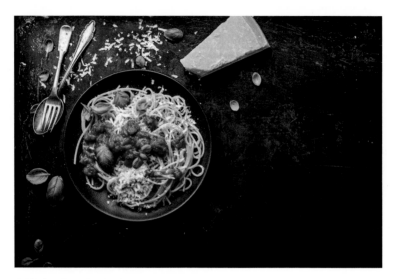

© Fischer Food Design / stock.adobe.com

Zutaten für 2 Personen:

250 g frische Tomaten
1 Knoblauchzehe
1 TL kalt gepresstes Olivenöl
einige frische Basilikumblätter
Nudeln aus Hartweizengrieß (z. B. Spaghetti, Linguine, Rigatoni)
Salz

Zubereitung:

Geben Sie 1 TL kalt gepreßtes Olivenöl in eine Pfanne und erhitzen Sie das Öl
leicht. Fügen Sie die frischen Tomaten (z. B. Datteltomaten, Kirschtomaten,
Mini-San-Marzano-Tomaten) hinzu und lassen Sie die Tomaten auf leichter Flamme
mit geschlossenem Deckel schwitzen. Erhitzen Sie das Salzwasser und kochen Sie
währenddessen die Nudeln al dente. Geben Sie die grob geschnittene Knoblauchzehe
zu den Tomaten und lassen Sie alles weich schmoren. Fügen Sie die Nudeln sowie
einige frische Basilikumblätter hinzu und vermischen Sie alles gut. Geben Sie nach
dem Anrichten am Teller noch etwas kalt gepresstes Olivenöl über die fertige Pasta.

▶   **Gourmet-Tipp** Nach Belieben kann das Gemüse mit Auberginen/
    Melanzani, Pilzen, Thunfisch oder Karotten ergänzt werden.
        Generell kann statt Tomaten jede andere Gemüseart verwendet wer-
    den, wodurch Abwechslung gewährleistet ist. Auch eine Ergänzung mit
    diversen, frischen Küchenkräutern (z. B. Petersilie, Rosmarin) sorgt für
    geschmackliche Abwechslung.
        Als besonderen Feinschmeckertipp kann man auch frischen Parme-
    san über die Pasta reiben.

Tagliatelle con salmone
Zutaten für 4 Personen:

450 g Tagliatelle
250 g frisches Lachsforellenfilet
150 g geräucherte Forelle, in feine Streifen geschnitten
1 kleine Zwiebel, fein geschnitten
1/8 l Schlagobers
1/8 l trockener Weißwein
4 EL kalt gepresstes Olivenöl
Saft von ½ Bio-Zitrone oder -Limette
Meersalz, frischer schwarzer Pfeffer
frische Petersilie, gehackt, zum Bestreuen

Zubereitung:

Zwiebel in Olivenöl glasig hell anbraten (optional Radicchio beifügen, siehe Gourmet-Tipp). Lachsforellenfilet häuten, würfeln und kurz mitbraten, mit Weißwein ablöschen und kurz aufkochen lassen. Obers zugeben, Sauce mit Salz, Pfeffer und Zitronensaft würzen, zudecken und vom Feuer nehmen. Inzwischen Tagliatelle bissfest kochen, abseihen (eventuell ein wenig Kochwasser auffangen) und zur Sauce geben.

Die nudelförmig geschnittene Räucherforelle untermengen und alles noch einmal temperieren. Anrichten und mit gehackter frischer Petersilie, Dill oder Schnittlauch bestreuen.

▶ **Gourmet-Tipp** Besonders aromatisch schmeckt dieses Gericht mit der feinen Bitternote von Radicchio. Dafür die Blätter von einem Strunk rotem Trevisaner-Radicchio in feine Streifen schneiden und gemeinsam mit der Zwiebel anbraten.

Linsen-Bohnen-Eintopf mit Dinkel
Für 6 Portionen

Vorbereitung:

Bei diesem Rezept werden vor der Zubereitung reichlich getrocknete Hülsenfrüchte mit ganzen Dinkelkörnern für mindestens 12 h in kaltem Wasser eingeweicht. Vor dem Kochen des Eintopfes die Hülsenfrüchtemischung durch ein Sieb abseihen, wieder in einen großen Topf geben und mit 2 l frischem Wasser begießen.

Zutaten:

350 g getrocknete Hülsenfrüchte (rote, braune oder grüne Linsen, weiße oder schwarze Bohnen)

150 g ganze Dinkelkörner
2 Karotten
1 Lauchstange

1 Stück Sellerie
2 Lorbeerblätter
2 Knoblauchzehen
1 EL Tomatenmark
1 EL Paprikamark
Salz, Pfeffer

Zubereitung:
Frische Gemüsesorten putzen, schälen und waschen, in kleine Gemüsewürfel schneiden und mit in den Topf geben. 2 Lorbeerblätter und 2 in kleine Würfel geschnittene Knoblauchzehen ebenfalls zum Eintopf geben. Kein Salz hinzugeben, gesalzen und gewürzt wird erst am Ende der Kochzeit!

Die ganze Gemüsemischung nun einmal aufkochen, anschließend weich kochen lassen. Das dauert etwa 2 h oder je nach persönlichem Geschmack auch länger. Wenn Bohnen, Dinkel, Linsen weich genug sind, den Eintopf mit Tomatenmark, Paprikamark, Salz und Pfeffer pikant abschmecken. Den Eintopf nach persönlicher Vorliebe eventuell noch mit etwas Brühe, Wein oder Wasser auffüllen. Diesen Eintopf kann man nun zusammen mit Bauernbrot als vegetarisches Eintopfgericht genießen.

▶   **Gourmet-Tipp** Im Druckkochtopf werden die Linsen schnell weich. Auch Reis bzw. Wildreis passt gut zu diesem Gericht.

Indisches Linsengericht (Dal mit roten Linsen)

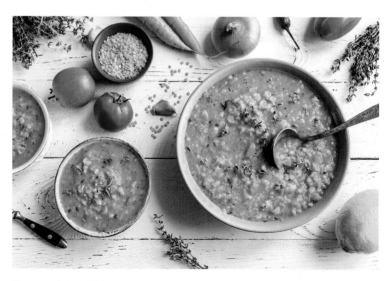

© mizina / stock.adobe.com

Zutaten für 4 Personen:

1 Tasse Mansoor-Dal (rote Linsen, die etwa 1 h in Wasser eingeweicht werden)
2 Tassen Wasser
1 EL Ghee (geklärtes Butterreinfett) oder Rapsöl
1 TL Salz
1 TL Kreuzkümmel
1 TL weißer Mohn
1 TL Chili, gemahlen
1 TL Kurkuma
1 TL Kokosraspeln
2 TL Koriander
6 Gewürznelken
5 cm Zimtstangen (zerstoßen)
4 Kardamomkapseln
einige Pfefferkörner
2 Zwiebeln

Zubereitung:
Die Gewürze zusammenmischen und gemeinsam mit den fein geschnittenen Zwiebeln in Ghee (geklärtes Butterreinfett) oder Öl leicht anrösten. Fügen Sie die Linsen hinzu und gießen Sie mit Wasser auf. Lassen Sie die Linsen weich werden und servieren Sie das Gericht mit Reis.

▶   **Gourmet-Tipp** Das Linsengericht wird in einem Druckkochtopf zum schnelleren Gelingen und Genuss zubereitet. Als Beilage passen Kartoffeln hervorragend zu diesem Gericht.

Obstknödel

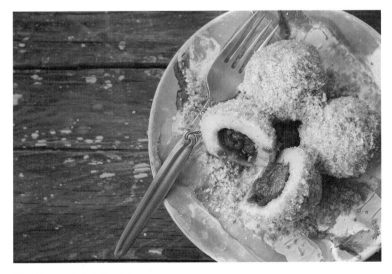

© hiddencatch / stock.adobe.com

Für ca. 20 Knödel

Zutaten für den Topfenteig:

400 g Topfen
2 Bio-Freilandeier
60 g Butter
200 g Mehl, griffig
1/3 TL Salz
20 Marillen oder Zwetschgen, entkernt
2 EL Butter
100 g Semmelbrösel
Staubzucker und Zimt zum Bestreuen

Zubereitung:

Den Topfenteig zu einer dicken Rolle von etwa 4 cm Durchmesser formen und in fingerdicke Scheiben schneiden. Entkernte Marillen oder Zwetschgen in die Teigscheiben einpacken und zu Knödeln formen. In einem großen, flachen Topf Salzwasser zum Sieden bringen, die Knödel einlegen und ohne Deckel leicht köcheln lassen, bis sie – nach etwa 15 min – aufsteigen. Dabei ausreichend Wasser verwenden, damit die Knödel nicht aneinanderkleben und frei an die Oberfläche schwimmen können. In einer großen Pfanne die Butter zergehen lassen und die Brösel kurz darin anrösten. Die Knödel mit einem Schaumlöffel aus dem Salzwasser heben, etwas abtropfen lassen und in den Bröseln wälzen. Mit Zimt und Zucker bestreut servieren.

▶   **Gourmet-Tipp** Knödel lassen sich auf Vorrat einfrieren, dies sollte allerdings in ungekochtem Zustand erfolgen. Bei der Zubereitung werden sie in gefrorenem Zustand ins kochende Wasser gelegt. Übrigens: Entkernte Marillen können auch mit einem Stück Würfelzucker gefüllt werden. Die saftigen, süßen Hauszwetschgen entkernt man besser nicht, da so weniger die Gefahr besteht, dass ihr Saft ausrinnt.

Saibling in Folie
Zutaten für 4 Portionen:

4 Saiblinge
Olivenöl, kaltgepresst
1 vollreifer Paradeiser (= Tomate)
4 Zweige Thymian
½ TL Basilikum, gehackt
½ TL Oregano, gehackt
Salz, Pfeffer aus der Mühle
1/8 l Weißwein, trocken
Alufolie

Zutaten:

Backrohr auf 200 °C Grad vorheizen. Die ausgenommenen und geputzten Saiblinge kurz ausspülen und mit Küchenpapier trocken tupfen. Vier ausreichend große Blätter Alufolie zurechtschneiden, auf der Arbeitsplatte ausbreiten und mit Olivenöl bepinseln. Die Paradeiser kreuzweise einschneiden, einige Sekunden in kochendes Wasser geben, abschrecken, häuten, entkernen und fein würfeln. Die Kräuter grob hacken und vermengen. Die Hälfte der Paradeiserwürfel und Kräuter auf der Alufolie verteilen und auf jedes Paradeiser-Kräuter-Bett einen Saibling legen. Salzen und mit frisch gemahlenem Pfeffer würzen. Die restlichen Kräuter und Paradeiserwürfel obenauf setzen. Den Weißwein über die Fische gießen und die Folie schließen, indem der Rand doppelt eingeschlagen wird. Es sollte aber noch etwas Platz bleiben, da sich im Inneren die heiße Luft ausdehnt. Die Saiblingpäckchen ins heiße Rohr legen und knapp 20 min garen. Mit Salz- oder Petersilerdäpfel servieren.

▶ **Gourmet-Tipp** Dieses Gericht lässt sich übrigens auch auf einem Holzkohlengrill zubereiten, wodurch dem Gericht eine besondere Note verliehen wird.

Saibling auf der Salzplatte gegart

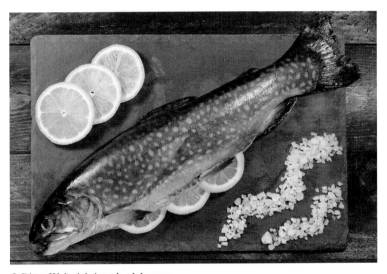

© Björn Wylezich / stock.adobe.com

Zutaten Für 2 Portionen

für die Salzplatte:

1,5 kg grobes Meersalz
2 Handvoll Gewürzkräuter wie Salbei, Lorbeer, Rosmarin, Thymian, 1 EL ganze rote Pfefferkörner

Zutaten für den Fisch:

2 küchenfertige Saiblinge
1 Bund Schnittlauch mit Blüten
½ Bund Rosmarin
½ Bund glatte Petersilie
4 Knoblauchzehen
1 Bio-Zitrone
2 Ringelblumenblüten, gezupft
Pfeffer

Zubereitung:
Für die Salzplatte Meersalz mit 1 Handvoll Kräuter und rosa Pfeffer mischen, auf einem Backblech zu einer 3 cm dicken Schicht glatt streichen. Blech im Ofen (Unter- und Oberhitze, unterste Schiene) auf 120 °C erhitzen. Weitere 20 min warten, bis das Salz die Hitze gut angenommen hat.

Inzwischen eine Handvoll Kräuter mit kochendem Wasser begießen, 30 min ziehen lassen, durch ein Sieb filtern, in eine Sprühflasche füllen (= Kräuterdekokt). Das Salz damit einsprühen. 10 min warten, bis das Salz trocken ist und eine kompakte Schicht bildet.

Für den Fisch Kräuter waschen und abtupfen. 1 Handvoll Kräuter und Blüten zupfen und hacken. Die Zitrone heiß waschen und trocknen. 1 TL von der Schale abreiben. Abrieb mit den Kräutern und Blüten mischen. Zitrone in dünne Scheiben schneiden. Fische waschen, trocken tupfen, auf jeder Seite 4-mal schräg einschneiden, pfeffern und mit der Hälfte der Kräuter einreiben.

Fische mit den übrigen Kräutern und Zitrone füllen, mit Küchengarn binden. Butterflocken darauf verteilen. Saiblinge auf das Salzbett legen, einen hohen Metalldeckel darüberstülpen. 10 min im Backofen garen. Nach 5 min Deckel kurz anheben und die Salzplatte mit dem Kräuterdekokt leicht besprühen. Nun die Fische herausnehmen, grobe Salzkristalle mit dem Pinsel entfernen, mit Olivenöl und Zitrone beträufeln und servieren.

▶ **Gourmet-Tipp** Sie können nach Belieben auch einen Meeresfisch auf diese Weise zubereiten. Meeresfische haben meistens weniger Gräten als Süßwasserfische.

Seezunge mit Blattspinat, Pinienkernen und Rosinen auf Steinpilzfond
Zutaten:

400 g frische Seezunge
Fischgewürz
Limettenöl
Olivenöl, kaltgepresst
1 Zitrone, unbehandelt

Blattspinat:

250 g frischer Blattspinat
2 EL Pinienkerne, geröstet
1 EL Rosinen
100 ml Rindsuppe
Gartenkräuter (frisch oder getrocknet)
Salz

Steinpilzfond:

½ weiße Zwiebel
2 EL Öl
1 ½ l Rindsuppe oder Gemüsefonds
500 g mehlige Kartoffeln, klein würfelig geschnitten und in Ascorbinwassser wegen der Farbe eingeweicht
2 EL getrocknete, in feine Streifen geschnittene Steinpilze
Frische oder getrocknete Gartenkräuter
Salz

Zubereitung:

Seezunge: Die Haut von der Seezunge entfernen. Das gelingt am einfachsten, wenn man den Fischschwanz ganz kurz in heißes Wasser taucht – danach lässt sich die Haut in einem Zug ablösen. Von den Seitengräten wird die Seezunge mit einer Schere befreit.

Die Seezunge würzen und in Olivenöl auf beiden Seiten kurz knusprig anbraten. Dann im 140 °C heißen Backofen 8 min fertig garen. Mit Limettenöl, Fischgewürz und Zitrone beträufeln.

Blattspinat: Den Blattspinat reinigen und im heißen Rinderfond auf Biss garen. Mit gerösteten Pinienkernen, Rosinen, Gartenkräutern, Salz und Limettenöl aromatisieren.

Steinpilzfond: Zwiebel in Öl kurz ohne Farbe ansautieren – Kartoffel dazugeben, Gewürze, Gemüsefonds oder Rindsuppe dazugeben – alles weich garen – passieren und zum Schluss die Steinpilze ca. 15 min in der Sauce ziehen lassen.

Rosa gegartes Milchkalbkaree mit Rosmarinjus und Spargelrisotto (nach Johanna Maier)
Zutaten für 4 Personen:

Milchkalbskaree:

600 g Kalbskaree mit Knochen
Olivenöl zum Anbraten

Rosmarinjus:

1,5 kg Fleischabschnitte und klein geschnittene Knochen
Olivenöl zum Anbraten
750–1000 g Wurzelgemüse (Karotten, Sellerie, Zwiebel, Lauch, eine mehlige
Kartoffel)
1 EL Tomatenmark
frische Gartenkräuter
je 1/4 l trockener Rotwein und Portwein
2 ½ l Wasser,
1 EL Gemüse- oder Rinderfonds

Spargelrisotto:

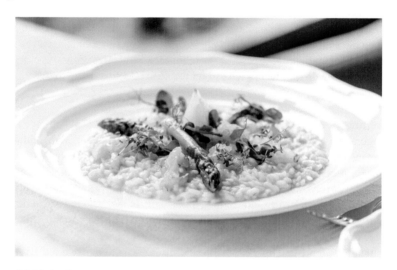

© Maksim Shebeko / stock.adobe.com

50 g Olivenöl, kaltgepresst
40 g Gemüsezwiebel, klein gehackt
200 g Risottoreis (z. B. Vialone Nano)
100–150 g trockener Weißwein
400–500 g Rindsuppe
4 Stück Solofino-Spargel, geschält und in kleine Stücke geschnitten
2 EL Parmesan
Gartenkräuter
Salz
Sahne oder Butter zum Verfeinern

Zubereitung:

Milchkalbskaree: Kalbskaree mit Salz und Gartenkräutern würzen, im heißen Olivenöl kurz goldbraun anbraten, mit Bratenthermometer versehen und in 90–120 °C heißem Backofen mit Bratgitter auf Kerntemperatur von 58 °C garen. Ofen auf 60 °C schalten, Kalbskaree wenn möglich 30–45 min darin regenerieren lassen.

Rosmarinjus: Klein geschnittene Fleischabschnitte in Olivenöl kräftig anbraten – Fett abseihen. Gemüse klein schneiden, mit dem Tomatenmark leicht anrösten, zu den Fleischabschnitten geben, mit Gartenkräutern leicht würzen. Mit dem Wein aufgießen, Wasser und Gemüse- oder Rinderfonds dazugeben – 2 h leicht köcheln lassen, durch grobes und feines Sieb passieren, auf die gewünschte Konsistenz einreduzieren.

Spargelrisotto: Olivenöl erhitzen, Gemüsezwiebel 2 min ohne Farbe anschwitzen, leicht mit Salz und Gartenkräutern würzen, Risottoreis dazugeben, mit heißem Weißwein aufgießen, wenn der Wein reduziert ist ca. 1/4 der heißen Rindsuppe dazugeben, einreduzieren lassen, diesen Vorgang dreimal wiederholen, bis der Risotto auf Biss gegart ist. Dauert ungefähr 20 min. Zehn Minuten vor dem Servieren die Spargelstücke dazu geben. Zum Schluss den Risotto je nach Geschmack mit Parmesan, Butter oder Sahne verfeinern.

Bemerkung

Dieses Gericht ist in der Zubereitung etwas aufwendig, ist aber äußerst schmack- und nahrhaft und vermittelt das Flair einer Haubenküche. Das Risottorezept kann alternativ mit anderen Gemüsesorten oder Pilzen zubereitet werden.

Kalbssteak Mexicaine
Zutaten für 2 Personen:

2 Kalbssteaks à je 120 g
Salz, Peffer, Paprikapulver
1 EL Olivenöl, kaltgepresst
150 g frische Paprika, in verschiedenen Farben
½ Zwiebel
1 Knoblauchzehe
50 g Maiskörner aus der Glaskonserve
1 EL Petersilie, gehackt
1 Messerspitze Sambal Oelek oder – falls nicht erhältlich – Cayenne-Pfeffer oder Paprika

Zubereitung:

Kalbssteaks mit Salz, Pfeffer, Paprika würzen und das Fleisch mit Öl bepinseln. Auf jeder Seite 2–3 min anbraten. Frische Paprika entkernen, in Streifen schneiden. Zwiebel und Paprika fein schneiden und in Öl erhitzen. Die Maiskörner beifügen. Zum Schluss Petersilie und die Gewürzmischung gut vermischen und über die Steaks verteilen.

▶ **Gourmet-Tipp** Ein rassig-pikantes Essen für mehr Abwechslung auf Ihrem Speiseplan.

Zucchini mit Lamm-Kräuter-Fülle

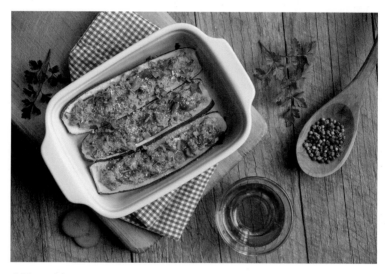

© Maresol / stock.adobe.com

Zutaten:

4 Zucchini à etwa 200 g
4 EL kalt gepresstes Olivenöl
2 mittelgroße Paradeiser
200 g Cocktailparadeiser mit Rispe
1 Zwiebel
50 g getrocknete Paradeiser
50 g schwarze Oliven
30 g Kapern
300 g Lammfaschiertes
40 g Semmelbrösel
1 mittelgroßes Ei (Bio-Freilandei)
1 EL fein gehackter Rosmarin
1 TL Senf
Salz, Pfeffer

Zubereitung:
Zucchini längs halbieren und die Hälfte der Unterseiten ein wenig abflachen. Zucchinihälften mit einem Kugelausstecher oder einem kleinen Löffel so aushöhlen, dass rundherum ein ca. 0,5 cm dicker Rand stehen bleibt. Für die Fülle Zwiebel schälen. Zwiebel und getrocknete Paradeiser in kleine Stücke schneiden. Oliven entkernen und in Ringe schneiden. Kapern hacken. Faschiertes mit Brösel, Ei, Senf, Zwiebeln, Paradeisern, Oliven, Kapern und Rosmarin vermischen, salzen und pfeffern und die Zucchini damit füllen. Rohr auf 180 °C vorheizen. Auflaufform mit 2 EL vom Öl ausstreichen. Von den Paradeisern den Strunk ausschneiden, Paradeiser in Scheiben schneiden. Zucchini, Paradeiserscheiben und Cocktailparadeiser in die Form legen, mit übrigem Öl beträufeln und im Rohr (untere Schiene/Gitterrost) ca. 25 min backen.

▶   **Gourmet-Tipp** Das Rezept schmeckt auch hervorragend mit Melanzani statt Zucchini.

Eierschwammerl-Gulasch
Zutaten für 4 Personen:

100 g rote Zwiebeln
1 roter Paprika
20 g Sommerbutter
1 EL Paprikapulver
550 ml Gemüsefonds
2 Knoblauchzehen
800 g Eierschwammerln
150 g Sauerrahm
1 EL Mehl
1 EL Majoran (gehackt)
Salz
Pfeffer
Kümmel
Rapsöl, kaltgepresst

Zubereitung:
Zwiebeln schälen, Paprika putzen. Beides in 1 cm große Stücke schneiden und in Butter anrösten. Paprikapulver einrühren und mitrösten, mit Gemüsefonds ablöschen, aufkochen und ca. 15 min köcheln. Knoblauch schälen und hacken. Sauce mit Salz, Pfeffer, Kümmel und Knoblauch würzen und pürieren. Eierschwammerln putzen und halbieren oder vierteln. Schwammerln in 1 EL Rapsöl rösten, bis die austretende Flüssigkeit verdampft ist. Paprikasauce unterrühren und aufkochen. Sauerrahm mit Mehl verquirlen, in das Gulasch einrühren und ca. 1 min köcheln. Majoran einrühren. Dazu passen Serviettenknödel.

▶ **Gourmet-Tipp** Statt den Serviettenknödeln kann man auch Petersilienkartoffeln oder ganz puristisch ein Brot als Beilage servieren.

Wachauer Butterschnitzerl mit Karfiol-Püree (nach Johanna Maier)
Zutaten:

Butterschnitzel:

> 300 g Bio-Kalbsschulter und 300 g Rindsschulter, faschiert
> 2 frische Semmeln
> 150 ml Heumilch
> 2 Bio-Freilandeier
> 1 Knoblauchzehe, klein geschnitten
> Salz, Pfeffer
> 1/2 Zwiebel, klein geschnitten
> 2 EL Maiskeimöl
> 2 EL Petersilie, fein gehackt
> 1 EL Estragonsenf
> 1/2 TL Majoran

Karfiol(Blumenkohl)-Püree:

> 1 Karfiol, mit Strunk klein geschnitten (im Strunk steckt viel Geschmack!)
> 1 weiße Zwiebel, fein würfelig geschnitten
> 400 ml Heumilch-Sahne
> 40 g Butter
> Salz, Muskatnuss

Zubereitung
Butterschnitzel: Semmeln kleinwürfelig schneiden und in Milch einweichen. Zwiebel und Knoblauch im Öl glasig anschwitzen. Mit Faschiertem und den restlichen Zutaten vermengen und mit Salz und Pfeffer abschmecken.

Zu ovalen Laibchen formen und in einer Pfanne kurz goldbraun anbraten. Im vorgeheizten Ofen bei 160 °C etwa 20 min lang fertig garen.

Karfiolpüree: Zwiebel in Butter glasig anschwitzen, den klein geschnittenen Karfiol zugeben, mit Sahne aufgießen und mit Salz und Muskatnuss würzen. Solange köcheln lassen, bis die Sahne dick einreduziert ist. Pürieren und durch ein feines Sieb passieren. Mit den Gewürzen abschmecken. Mit beliebigen Blattsalaten servieren.

Johanna Maiers Vitaltipp

Besonders bekömmlich wird es, wenn man nur Kalbfleisch verwendet. Kalbfleisch ist fein- und kurzfasrig, arm an Bindegewebe und daher leicht verdaulich.

Das Karfiolpüree kann man auch mit mehr Gemüseanteil und weniger Sahne zubereiten; anstatt Butter kann kaltgepresstes Olivenöl verwendet werden.

Süßkartoffel-Curry mit Kokos-Erdnuss-Sauce

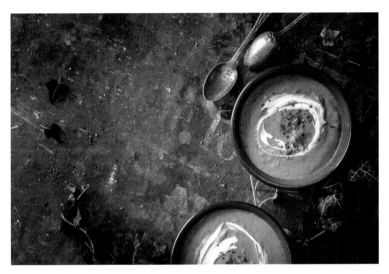

© asab974 / stock.adobe.com

Zutaten:

3/4 kg Süßkartoffel, geschält, mundgerecht gewürfelt
4 Frühlingszwiebel, in feine Streifen geschnitten
1 große Karotte, gewürfelt
1 TL geriebener frischer Ingwer
1/2 l Kokosmilch
4 EL gesalzene Erdnüsse
1 EL gelbes Currypulver
1 EL Tomatenmark
1 Knoblauchzehe, fein geschnitten
je 2 TL Habibi und ayurvedisches Gewürz
1–2 TL Sambal Oelek
2 EL frischer Koriander
Olivenöl zum Braten

Zubereitung:
Süßkartoffelwürfel und Karotten kurz in heißem Öl anbraten und im 160 °C heißen Backrohr während der Zubereitung der Sauce garen.

Kokos-Erdnuss-Sauce: Zwiebel, Knoblauch, Ingwer, Curry und Gewürze etwa 5 min schmurgeln (= „brutzeln" bzw. braten) lassen, das Tomatenmark dazugeben und mit der Kokosmilch aufgießen. Auf die gewünschte Konsistenz einreduzieren und danach passieren. Dazwischen die Erdnüsse kurz rösten und in die Sauce geben. Mit Koriander und Sambal Oelek würzig abschmecken.

Zum Schluss die Kartoffel-Karotten-Mischung mit der Kokos-Erdnuss-Sauce vermengen und mit Basmati-Reis servieren.

Johanna Maiers Vitaltipp
Wie die Kartoffel ist auch die Süßkartoffel (Batate) ein Gemüse für so ziemlich alle Fälle, obwohl sie mit der Kartoffel nicht verwandt ist. Sie schmecken süßlich, wie eine Mischung aus Kartoffel und Karotte. Ihr Pflanzenstoff Caiapo lässt den Nüchtern-Blutzuckerspiegel sinken, darum ist sie für Diabetiker besonders geeignet.

6.7.5 Salate

Griechischer Bauernsalat
Zutaten für 4 Personen:

1 Salatgurke
2 Paprikaschoten, rot und grün
500 g Paradeiser oder Langtomaten
2 rote Zwiebeln
200 g Schafskäse
100 g schwarze Kalamata-Oliven
Salz und Pfeffer
1 Zitrone unbehandelt
125 ml Olivenöl, kaltgepresst
Oregano (frisch oder getrocknet)

Zubereitung:
Gurke waschen und ungeschält in dünne Scheiben oder Stücke schneiden. Paprika waschen, entkernen und in dünne Streifen schneiden. Paradeiser oder Langtomaten waschen, den Stielansatz entfernen und achteln. Zwiebeln schälen und in feine Ringe schneiden. Schafskäse würfeln und mit Oregano bestreuen. Oliven abgießen und mit Gurke, Paprika, Tomaten, Zwiebeln und Schafskäse in eine Schüssel geben und vermengen. Olivenöl, Zitronensaft, Salz und Pfeffer zu einem

Salatdressing verrühren und über den Salat gießen. Nochmals gut durchmischen und genießen.

▶ **Gourmet-Tipp** Nach Lust und Laune können Sie auch Salatblätter dazugeben oder Ziegenkäse verwenden.

Bittersalat mit Birnen, Rüben und Nüssen (nach Johanna Maier)
Zutaten:
Gemischte Bittersalate (je ½ Kopf z. B. Frisée/Endivie, Chicorée, Radicchio)

12 Walnuss-Hälften (pro Person 3 Stück)
5 EL Walnussöl
1 TL Honig
3 EL Apfelessig
3 EL Fünf-Elemente-Suppe (Gemüse, Huhn oder Rind) oder Gemüsefonds
2 Kompottbirnen oder reife Birnen
8 Mini-Rüben gegart, geschält, geviertelt (Chiogga-Rübe oder Rote Rüben oder Gelbe Rüben)
Gartenkräuter
bunter Bergpfeffer
Kresse zum Garnieren

Zubereitung:
Salate waschen und trocken schleudern. Essig und Fond mit Kräutergewürz, Bergpfeffer und Honig verrühren, unter Rühren langsam Öl dazufließen lassen. Die Rote Rübe in die Marinade heben. Die Bittersalate erst kurz vor dem Servieren marinieren, mit Birnen, Nüssen und Kresse ausgarnieren.

> **Johanna Maiers Vitaltipp**
> Ich mag Bittersalate, sie erfrischen und beleben mich. Ein altes Sprichwort sagt: *Bitter im Mund macht den Magen gesund.* Wer vor dem Essen einen kleinen Bittersalat genießt, gönnt sich quasi einen Magenbitter ohne Alkohol. Darum macht ein Salat vor allem vor deftigen Speisen ganz viel Sinn.

▶ **Gourmet-Tipp** Die im Inneren rot-weiß-rot geringelte Chiogga-Rübe ist eine Unterart der Roten Rübe. Sie schmeckt leicht süßlich und weniger erdig. Nie zu lange kochen, sonst verliert sie ihr schönes Muster. Man kann sie auch roh genießen, z. B. als Carpaccio.

Wildkräutersalat

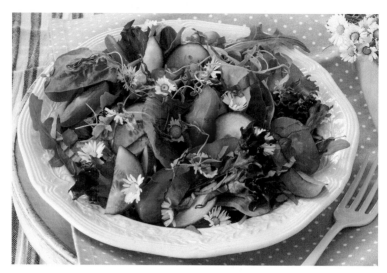

© foodolia / stock.adobe.com

Zutaten für 6 Personen:

je 1 Handvoll Blätter vom Löwenzahn, Sauerampfer, junge Brennesseln,
Gänseblümchen
6 Kirschparadeiser oder Mini-San-Marzano-Tomaten
2 Gelbe Rüben
3 Karotten
6 Radieschen
1 kleine Salatgurke
4 EL Rapsöl kaltgepresst
3 EL Apfelessig
1 TL Dijonsenf
2 Spritzer Ahornsirup
Salz, Pfeffer

Zubereitung:

Karotten und Rüben schälen und gut waschen. Spitzen und Enden abschneiden
und aus den Wurzeln der Länge nach 5 schmale Keile herausschneiden, dann die
Wurzel quer in Scheiben schneiden, die nun wie – etwas eckige – Blüten aussehen
sollten.

Gemüseblüten kurz in kochendem Salzwasser bissfest kochen, abseihen, und
zur Seite stellen. Radieschen waschen, Gurke schälen und beides in feine Scheiben hobeln. Die Kirschparadeiser oder Tomaten waschen und halbieren.

Löwenzahnblätter in Stücke schneiden, Sauerampfer und Brennesseln von den Stielen befreien, sorgfältig waschen und anschließend in der Salatschleuder trocken schleudern. Gänseblümchen von den Stielen befreien und vorsichtig säubern. Aus Rapsöl, Essig und den anderen Zutaten eine Vinaigrette herstellen. Wildkräuter und das Gemüse damit gut vermischen und am Schluss die Gänseblümchen darüber streuen.

▶ **Gourmet-Tipp** Fügen Sie auch noch andere Wiesenkräuter (z. B. guter Heinrich, Spitzwegerich) hinzu und genießen Sie das saisonale Wildkräuterangebot je nach Geschmacksvorliebe.

6.7.6 Nachspeisen

Topfen-Honig-Flan mit Zitronenverbene und Wachauer Marillen (nach Johanna Maier)
Zutaten:

2 Bio-Dotter
1 Bio-Freilandei
4 EL Honig
3 Blätter Gelatine (in kaltem Wasser einweichen und ausdrücken)
200 g gut ausgedrückter Topfen 20 %
250 ml cremig aufgeschlagene Heumilch-Sahne (50 ml davon separat erwärmen)
4 kleine Marillen
4 TL Honig
Zitronenverbene zum Garnieren
Pinienkerne (geröstet), oder Mandeln
Saft von 1 unbehandelten Zitrone

Zubereitung:
Dotter und Ei sehr schaumig aufschlagen, Topfen und 200 ml Sahne glatt rühren, Honig einrühren. Ausgedrückte Gelatine in 50 ml heißer Sahne auflösen und in die Topfen-Sahne-Mischung einrühren, aufgeschlagene Ei-Mischung vorsichtig unter die Sahnemischung heben. In schöne Gläser oder Schalen füllen, etwa 1 h zum Festigen kalt stellen.
  Mit den Marillen, den Pinienkernen und Zitronenverbene garnieren und mit je 1 TL Honig und Zitrone beträufeln.

Johanna Maiers Vitaltipp
Für eine kalorienarme Variante können Topfen und die Sahne durch insgesamt 450 ml cremigen oder fermentierten Naturjoghurt ersetzt werden.

Filzmooser Tiramisu (nach Johanna Maier)

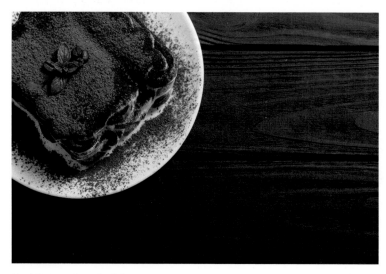

© whitestorm / stock.adobe.com

Zutaten:

6 Eidotter (von Bio-Freilandeiern)
3 Eiweiß (von Bio-Freilandeiern)
60–80 g Staubzucker
½ kg Mascarpone
30 Stk. Biskotten
4 cl Vanillerum
2 g Mocca
200 g Obers
¼ ausgeschabte Vanilleschote
2 Blatt Gelatine oder Agar Agar
Kakao zum Bestreuen

Zubereitung:

Eidotter mit dem halben Staubzucker schaumig aufschlagen, Eiweiß mit dem restlichen Staubzucker cremig schlagen, beide Massen zusammenrühren. Zum Schluss das cremig geschlagene Obers und Mascarpone unterheben. Starken Kaffee mit Rum (Vanillerum) vermengen, darin Biskotten tränken, Boden der Form damit auslegen. Einen Teil der Creme einfüllen, glattstreichen, abwechselnd Biskotten und Creme einfüllen. Die letzte Lage ist Creme, diese glattstreichen, 2–3 h im Kühlschrank durchkühlen. Zum Schluss: mit Kakao bestreuen.

▶ **Achtung** Diese Nachspeise enthält Alkohol – daher Vorsicht bei Alkoholsucht oder alkoholinduzierten Medikamentennebenwirkungen! Das Tiramisu kann auch ohne Zusatz von Alkohol zubereitet werden.

Schokoladensouffleé mit marinierten Weichseln und Heumilch-Vanille-Eis (nach Johanna Maier)
Zutaten:

125 g Schokolade (67 % Valrona)
125 g Butter
3 Dotter (von Bio-Freilandeiern)
3 Bio-Freilandeier
95 g Zucker
25 g glattes Mehl

Vanillesabayon:

250 g Obers
6 Eigelb (von Bio-Freilandeiern)
40 g Zucker
1/4 ausgeschabte Vanilleschote (ersatzweise Vanillezucker)

Marinierte Weichseln:

50 ml Portwein
100 ml Banyuls (Likörwein aus Südfrankreich, ersatzweise: lieblicher Rotwein oder Süßwein)
200 ml Kirschsaft
2 TL Lebkuchengewürz
etwa 1 EL mit Wasser angerührte Speisestärke
250 g frische oder tiefgekühlte entsteinte Weichseln (Sauerkirsche)
1 EL Kirschwasser

Zubereitung:
Schokolade und Butter schmelzen lassen. Dotter, Eier und Zucker verrühren. Mehl darunter heben. Porzellanschälchen (ca. 4 cm hoch und 4,8 cm im Durchmesser) buttern und zu ¾ mit der Souffléemasse füllen. Danach für 15 min bei 170 °C im Backofen backen.

Vanillesabayon: Eigelbe mit Zucker mindestens 5 min im Rührkessel (ersatzweise Mixer) aufschlagen. Das Obers erwärmen und die aufgeschlagene Eiermasse dazugeben und zügig mit dem Schneebesen die Masse einmal aufkochen lassen. 2–3 min leicht köcheln lassen, abpassieren (durch ein Sieb) und Vanilleschote einrühren.

Marinier.te Weichseln:

Portwein auf ein Drittel reduzieren, Banyuls angießen. Wieder auf ein Drittel reduzieren. Beides mit dem Kirschsaft zu den Gewürzen geben. Aufkochen, 5 min
köcheln lassen. Mit angerührter Speisestärke gut binden, durch ein feines Sieb
passieren. Weichseln im Fond etwa 1 min köcheln lassen. Kirschwasser hinzufügen, abkühlen lassen. Kalt stellen.

> **Bemerkung**
> Viele Nachspeisen sind hochkalorisch und für Diabetiker und adipöse Perso-
> nen kaum geeignet. Aber prinzipiell haben auch ältere Menschen das Recht,
> sich ab und zu einen Genuss zu gönnen.
> Vom Gesundheitsaspekt her betrachtet, bietet frisch und saisonal geerntetes
> Obst eine ebenso schmackhafte und praktikable Nachspeisenalternative.

Apfelstrudel
Zutaten für den Strudelteig:

100 g glattes Mehl
1 EL kalt gepresstes Olivenöl
Wasser, warm
Salz
1 Bio-Freilandei oder etwas Milch zum Bestreichen der Oberfläche

Zutaten für die Fülle:

500 g Äpfel
2 EL Zucker
Etwas Zimt

Zubereitung:
Vermengen Sie die Zutaten für den Strudelteig und kneten Sie ihn weich. Lassen
Sie den Teig rasten, während Sie die Äpfel schälen und in feine Spalten schneiden
oder raspeln. Fügen Sie den Äpfeln Zucker sowie etwas Zimt hinzu. Rollen Sie
den Teig so dünn als möglich aus, bestreichen Sie den Teig mit etwas Olivenöl,
geben Sie die Masse auf den ausgerollten Teig und rollen Sie alles zusammen. Der
Strudel kann vor dem Backen noch mit Olivenöl, Eigelb oder Milch bestrichen
werden. Backen Sie den Strudel im Backrohr bei Ober- und Unterhitze und 180 °C
ca. 20 min goldgelb.

▶ **Gourmet-Tipp** Der Fülle können Sie nach Belieben Rosinen, Cranber-
ries, gehackte Walnüsse und/oder Vollkornbrösel zufügen.

> **Bemerkung**
> In Zeiten zunehmender Konsumation von Fertigprodukten bietet es sich
> an, Teige wieder selbst herzustellen. Der Aufwand lohnt sich, denn man
> schmeckt zum einen den Unterschied und zum anderen ist es auch eine nette
> Beschäftigungstherapie.

6.8   Tagesernährungspläne

6.8.1   Beispiel eines Active-Aging-Tagesernährungsplans zum Thema „Detox"

Gestaltet von Michaela Lang, Foodbloggerin – Genussatelier Lang (gekrönt
zur Köchin des Jahres 2015 und 2017 vom wienlive look! Magazin) Fotocredit:
Stefan Joham

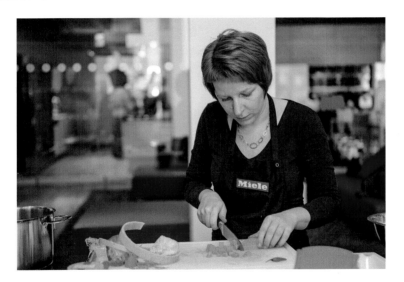

> **Frühstück: Overnight Oats (Haferbrei) mit Apfel und Heidelbeeren**
> **Zutaten pro Portion:**
> - 50 g Haferflocken
> - 1–2 TL Leinsamen
> - 120 ml Milch
> - ½ geriebener Apfel oder 2 EL Apfelmus

- 40 g Heidelbeeren
- 1 EL gehackte Walnüsse
- Zimt

Die Haferflocken gemeinsam mit den Leinsamen in ein verschließbares Glas oder Schüssel geben, mit Milch übergießen und gut durchrühren. Das Glas verschließen und über Nacht in den Kühlschrank stellen. Am Morgen aus dem Kühlschrank nehmen, den geriebenen halben Apfel, die Hälfte der Heidelbeeren und der Nüsse gemeinsam mit etwas Zimt unter den Haferbrei rühren. Mit den restlichen Heidelbeeren und Nüssen garnieren.

Tipp: Anstelle von Kuhmilch kann auch Mandel- oder Sojamilch verwendet werden. Für Abwechslung sorgen saisonales Obst (z. B. Marillen, Zwetschgen, Erdbeeren) und verschiedene Nüsse (z. B. Haselnüsse, Mandeln, Kürbiskerne) oder auch Kokosflocken.

Mittag: Zucchininudeln mit Bärlauchpesto
Zutaten für 2 Portionen:

- 2 mittelgroße Zucchini (ca. 600 g)
- 100 g Bärlauch
- 20 g Mandeln oder Pinienkerne
- 15 g Parmesan
- 100 ml Olivenöl
- Salz
- Pfeffer

Für das Pesto den Bärlauch waschen, trocken tupfen und in grobe Stücke schneiden. Parmesan reiben, Mandeln fein hacken. Bärlauch und Öl mit dem Stabmixer oder in der Küchenmaschine ganz fein pürieren, bis eine cremige Konsistenz entsteht. Parmesan und Mandeln unterheben (nicht mixen) und mit Salz und Pfeffer abschmecken.

Die Zucchini waschen und mit einem Spiralschneider in feine Streifen schneiden. Olivenöl in einer Pfanne erhitzen und die Zucchininudeln darin 2–3 min anbraten. Anschließend das Bärlauch-Pesto unterrühren und mit Salz und Pfeffer abschmecken. Vor dem Servieren mit etwas frisch geriebenen Parmesan bestreuen.

Tipp: Für das Pesto können anstelle von Bärlauch auch Wildkräuter oder Basilikum verwendet werden.

Abend: Karotten-Ingwer-Suppe mit Garnelen
Zutaten für ca. 4 Portionen:
Suppe:

- 500 g Karotten
- 1 kleine Zwiebel
- 1 Bund Suppengemüse
- 1 Bio-Orange (Saft und Schale)
- 600 ml Gemüsefond
- 125 ml Schlagobers
- 2 EL Olivenöl
- 1–2 TL Ingwer, klein geschnitten
- 1 Prise Zimt
- Muskat
- Salz
- Pfeffer
- Chili
- Kresse

Suppeneinlage:

- ca. 16 Stk. Garnelen
- 1 TL Chili, fein geschnitten
- 2 Knoblauchzehen
- 2 EL Sesamöl

Für die Suppeneinlage die Garnelen mit Sesamöl, Chili und Knoblauch marinieren. Im Kühlschrank etwas ziehen lassen.

Zwiebel, Ingwer und Sellerie in kleine Würfel schneiden, restliches Gemüse in 2 cm dicke Scheiben schneiden. Öl in einem Topf erhitzen, Zwiebel und Sellerie darin goldbraun anschwitzen. Danach das restliche Gemüse kurz mitdünsten. Mit dem Gemüsefond aufgießen, mit Muskat, Zimt, Ingwer und Orangensaft würzen. Zugedeckt ca. 25 min weich dünsten. Schlagobers zur Suppe geben und mit dem Mixstab fein pürieren. Sollte die Suppe zu dickflüssig sein, mit etwas Wasser aufgießen. Anschließend die Orangenzesten einrühren und mit Salz, Pfeffer und Chili abschmecken.

Die Garnelen samt Marinade in einer heißen Pfanne anbraten. Die Suppe am Teller mit den Garnelen anrichten und mit etwas Kresse und Chili garnieren.

Tipp: Anstelle der Garnelen können auch angeröstete Brotwürfel oder Kürbiskerne verwendet werden.

Zwischendurch: Detox-Wasser
Zutaten für 1 l:

- 1 Bio-Zitrone
- Ingwer (ca. Daumengroß)
- 1 l Leitungswasser

Ingwer schälen und in feine Scheiben schneiden. Die Zitrone gut waschen und ebenfalls in dünne Scheiben schneiden. Beides in eine Karaffe geben und mit 1 l Wasser aufgießen und mindestens 2 h ziehen lassen (oder über Nacht im Kühlschrank).

Tipp: Das Wasser kann mit frischer Minze, Salbei oder einigen Gurkenscheiben verfeinert werden.

6.8.2   Beispiel eines Active-Aging-Tagesernährungsplans zum Thema „Eiweiß- und Muskelaufbau"

Frühstück: Frühstücks-Muffins
Zutaten pro Portion:

- 1–2 Scheiben Speck (je nach Größe)
- 1 Bio-Freilandei
- frischer Schnittlauch oder Kresse
- Kräutersalz
- etwas Bio-Sonnenblumenöl

Die Mulden einer Muffinform mit etwas Öl einpinseln und mit dem Speck auslegen. Jeweils ein Ei aufschlagen und vorsichtig in eine Speckmulde geben. Im vorgeheizten Backrohr bei 180 Grad 12–15 min backen. Die Muffins vorsichtig aus der Form lösen und vor dem Servieren mit etwas Kräutersalz und Schnittlauch oder Kresse bestreuen.

Mittag: Indischer Linseneintopf
Zutaten für 4 Portionen:

1 rote Zwiebel
1 Knoblauchzehe
1 EL Butter
250 g rote Bio-Linsen
400 g geschälte und gewürfelte Tomaten
400 ml Kokosmilch
600 ml Gemüsebrühe
3 TL Garam Masala oder Curry
Salz

Pfeffer
Chilipulver (nach Geschmack)
gehackter Koriander

Zwiebel und Knoblauch schälen und kleinwürfelig schneiden. Die Butter in einem Topf erhitzen, Zwiebel und Knoblauch darin andünsten. Danach die Linsen und das Garam Masala untermischen und einige Minuten bei niedriger Hitze andünsten. Nicht anbrennen lassen! Die gewürfelten Tomaten, die Kokosmilch und die Gemüsebrühe einrühren, kurz aufkochen lassen und dann bei niedriger Hitze ca. 30 min ohne Deckel köcheln lassen. Mit Salz, Pfeffer und evtl. etwas Chilipulver abschmecken. Den Eintopf in Schalen anrichten und mit etwas gehacktem Koriander garnieren.

Tipp: Dazu passt Pita, Naan oder Fladenbrot.

Abend: Rindfleischsalat mit Käferbohnen
Zutaten für 2 Portionen:

- 200 g gekochtes Bio-Rindfleisch (z. B. Reste vom Tafelspitz) oder ca. 450 g mageres Meisel bzw. mageres Kochfleisch
- 250 g Käferbohnen (gekocht oder aus der Dose)
- 4 Radieschen
- 2 Mini-Gurken oder 1/2 Feldgurke
- 1 Spitzpaprika rot
- 1 rote Zwiebel
- 1 hartgekochtes Bio-Freilandei
- 8 EL Apfelessig
- 3 EL kaltgepresstes Kürbiskernöl
- 1 EL fein geschnittener Schnittlauch
- Salz
- Pfeffer
- evtl. gehackte Kürbiskerne

Das gekochte Rindfleisch in dünne Streifen schneiden. Die Zwiebel schälen, halbieren und in dünne Ringe schneiden. Radieschen, Gurken und Spitzpaprika in mundgerechte Stücke schneiden. Käferbohnen in einem Sieb gut abspülen. Alle Zutaten in einer Salatschüssel vermengen. Mit Apfelessig, Kürbiskernöl, Schnittlauch, Salz und Pfeffer marinieren und mindestens 15 min ziehen lassen. Danach eventuell nochmals mit Essig, Salz und Pfeffer abschmecken. Das Ei schälen und in dünne Scheiben schneiden. Den Salat in kleinen Schüsseln anrichten, mit Ei und evtl. etwas gehackten Kürbiskernen garnieren. Dazu passt frisches Bauernbrot.

Tipp: Falls vom Tafelspitz keine Reste über sind, ca. 450 g mageres Meisel gemeinsam mit 4 Pfefferkörnern und 1 Lorbeerblatt in kochendes Wasser legen und danach bei niedriger Temperatur ca. 1 h sanft garen. Danach das Fleisch auskühlen lassen.

Anhand dieser Beispiele können Sie sich Ihren individuellen Speise- und Ernährungsplan aus den im Buch dargestellten Rezepten zusammenstellen. Weitere Ideen und Speisen finden Sie auf: www.genussatelierlang.com/.

6.9 Die 15 einfachsten Schritte für ein gesundes Älterwerden

Zusammenfassung des Buchinhalts zur Förderung und Erhaltung eines selbsbestimmten und beschwerdefreien Alterns:

1. Starten Sie den Tag mit Morgengymnastik bzw. recken und strecken Sie sich vor dem Aufstehen ausgiebig in alle Richtungen.
2. Ernähren Sie sich vielseitig und ausgewogen und achten Sie auf die Qualität und nachhaltige und artgerechte Produktion der Nahrungsmittel und Produkte.
3. Bewegen Sie sich regelmäßig, am besten in der frischen Luft, zumindest zwei- bis dreimal pro Woche für mindestens je 30 Minuten. Bleiben Sie tagtäglich aktiv und selbstbestimmt und beherzigen Sie den Grundsatz: „Jede Bewegung ist besser als keine Bewegung."
4. Achten Sie auf regelmäßige Entspannungsphasen. Ein Kurzschlaf (Powernapping) zur Mittagszeit oder am Nachmittag erfrischt Körper und Geist.
5. Die beste Versicherung für alle Lebenslagen ist ein funktionierendes familiäres Umfeld und/oder ein aktiver Freundeskreis. Knüpfen und pflegen Sie daher geflissentlich ihr persönliches soziales Netz.
6. Machen Sie den Generationensprung und konfrontieren Sie sich und kommunizieren Sie mit Jüngeren.
7. Glaube und seelische Balance wirken Wunder.
8. Zweisamkeit, Zärtlichkeit und Sexualität tragen altersunabhängig zu Wohlbefinden und Gesundheit bei.
9. Setzen Sie sich laufend Ziele und bewahren Sie Ihre Neugierde.
10. Bleiben Sie auch geistig aktiv und betreiben Sie sinnstiftende Aktivitäten. Lesen, Rätsel- und Sudoku-Lösen, Musikinstrumente spielen, Pflege von Hobbys oder Gehirnjogging halten jung und aufmerksam.
11. Gestalten Sie Ihre Wohnumgebung zu einer Wohlfühloase. Genießen Sie nach dem Motto „Urlaub zu Hause" Ihre eigenen vier Wände und meiden Sie Situationen, in denen Sie sich eingesperrt fühlen. Eine Alternative zu Betreuungseinrichtungen stellen auch Senioren-WGs dar.
12. Nutzen Sie die interdisziplinären Beratungs- und Vorsorgemöglichkeiten. Professionelle Beratung gibt es für alle Lebensbelange.
13. Lassen Sie sich bezüglich einer Patientenverfügung oder Vorsorgevollmacht beraten.
14. Sehen Sie das Alter als Chance und nicht als Bürde. Seien Sie sich Ihrer Kompetenzen und Erfahrungen bewusst – machen Sie diese transparent und denken Sie diesbezüglich auch an die neuen Medien.
15. Nehmen Sie bei körperlichen oder psychischen gesundheitlichen Beschwerden professionelle Hilfe in Anspruch. Krankheiten und Beeinträchtigungen sind kein Schicksal, die hingenommen werden müssen.

6.10 Hilfreiche Webpages

Bemerkung:

Weitere hilfreiche Webpages sind in den jeweiligen Kapiteln und auch im Literaturteil angeführt.

Sicherheitstipps für Senioren:

https://www.schleswig-holstein.de/DE/Landesregierung/IV/Service/Broschueren/Broschueren_IV/Kriminalpraevention/seniorenSicherheitstipps.pdf?__blob=publicationFile&v=2

Sicher Wohnen – Sicherheitstipps für zu Hause:

https://www.bankaustria.at/files/SicherWohnen.pdf

Reisemedizin:

www.reisemed.at/senioren.html

Interessensgemeinschaft pflegender Angehöriger:

www.ig-pflege.at

Links zum Sozialministerium:

https://www.help.gv.at/Portal.Node/hlpd/public/content/k512/Seite.5120000.html

www.suchtschweiz.ch

Informationen und Beratung für allgemeine Fragen zum Älterwerden:

www.pro-senectute.ch

Sicher Wohnen – Sicherheitstipps für zu Hause

https://www.bankaustria.at/files/SicherWohnen.pdf

Sportmedizinische Untersuchung und ärztliche Lebensstilberatung

www.sportmedizingesellschaft.at

Literatur

Walther M (2007) Prinzipien der Sportbekleidung. Sportorthopädie. Sporttraumatologie 23:167–172. https://doi.org/10.1016/j.orthtr

Stichwortverzeichnis

© Springer-Verlag GmbH Deutschland, ein Teil von Springer Nature 2020
N. Bachl et al., *Bewegt Altern,* https://doi.org/10.1007/978-3-662-56042-6

Ihr kostenloses eBook

Vielen Dank für den Kauf dieses Buches. Sie haben die Möglichkeit, das eBook zu diesem Titel kostenlos zu nutzen. Das eBook können Sie dauerhaft in Ihrem persönlichen, digitalen Bücherregal auf **springer.com** speichern, oder es auf Ihren PC/Tablet/eReader herunterladen.

1. Gehen Sie auf www.springer.com und loggen Sie sich ein. Falls Sie noch kein Kundenkonto haben, registrieren Sie sich bitte auf der Webseite.
2. Geben Sie die eISBN (siehe unten) in das Suchfeld ein und klicken Sie auf den angezeigten Titel. Legen Sie im nächsten Schritt das eBook über **eBook kaufen** in Ihren Warenkorb. Klicken Sie auf **Warenkorb und zur Kasse gehen**.
3. Geben Sie in das Feld **Coupon/Token** Ihren persönlichen Coupon ein, den Sie unten auf dieser Seite finden. Der Coupon wird vom System erkannt und der Preis auf 0,00 Euro reduziert.
4. Klicken Sie auf **Weiter zur Anmeldung**. Geben Sie Ihre Adressdaten ein und klicken Sie auf **Details speichern und fortfahren**.
5. Klicken Sie nun auf **kostenfrei bestellen**.
6. Sie können das eBook nun auf der Bestätigungsseite herunterladen und auf einem Gerät Ihrer Wahl lesen. Das eBook bleibt dauerhaft in Ihrem digitalen Bücherregal gespeichert. Zudem können Sie das eBook zu jedem späteren Zeitpunkt über Ihr Bücherregal herunterladen. Das Bücherregal erreichen Sie, wenn Sie im oberen Teil der Webseite auf Ihren Namen klicken und dort **Mein Bücherregal** auswählen.

EBOOK INSIDE

eISBN	978-3-662-56042-6
Ihr persönlicher Coupon	KrQBbGnZQWwDWfS

Sollte der Coupon fehlen oder nicht funktionieren, senden Sie uns bitte eine E-Mail mit dem Betreff: **eBook inside** an **customerservice@springer.com**.

Printed by Printforce, the Netherlands